社区护理学

主　　编　姚蕴伍

副主编　陈雪萍　冯小君

编　　者　冯小君　陈雪萍　周杏仙

　　　　　姚玉娟　姚蕴伍　章冬瑛

ZHEJIANG UNIVERSITY PRESS

浙江大学出版社

图书在版编目（CIP）数据

社区护理学 / 姚蕴伍主编. —杭州：浙江大学出
版社，2014.11（2017.12 重印）
ISBN 978-7-308-13942-7

Ⅰ.①社… Ⅱ.①姚… Ⅲ.①社区－护理学
Ⅳ.①R473.2

中国版本图书馆 CIP 数据核字（2014）第 231622 号

社区护理学

姚蕴伍　主编

责任编辑	徐素君
封面设计	刘依群
出版发行	浙江大学出版社
	（杭州市天目山路 148 号　邮政编码 310007）
	（网址：http://www.zjupress.com）
排　　版	杭州中大图文设计有限公司
印　　刷	杭州杭新印务有限公司
开　　本	787mm×1092mm　1/16
印　　张	27
字　　数	680 千
版 印 次	2014 年 11 月第 4 版　2017 年 12 月第 11 次印刷
书　　号	ISBN 978-7-308-13942-7
定　　价	55.00 元

前　言

　　社区护理是社区卫生服务的重要组成部分,社区护理随着社区卫生服务的迅速发展而不断发展和完善,并为拓宽护理领域、满足人们对基本医疗卫生服务的需求发挥重要作用。社区护理的服务宗旨是提高社区人群的健康水平,以预防疾病、促进健康为主要工作目标。积极开展老年护理、居家护理及促进人群健康是社区护理的重要课题。社区护理学是在护理学、医学、社会学、公共卫生学、预防医学、康复医学等相关学科理论基础上所发展的新兴学科,是以社区人群为服务对象,以老年人、妇女、儿童和残疾人为重点,向他们提供集预防、医疗护理、康复、保健、健康教育和计划生育技术为一体的综合、连续、便捷的健康服务。

　　本书重点针对服务对象的特殊性——老、弱、残,而开展护理服务,同时也兼顾有关人群的健康、慢性病的预防,以及促进健康、加强健康教育的相关理论知识和技能。

　　全书共分十四章,主要介绍社区卫生服务、社区护理的基本理论、基本知识和工作方法;社区特殊人群儿童、妇女、老年人、残疾人的身心健康;慢性疾病及老年患者的自我管理、保健护理和康复护理;同时还介绍与公共卫生密切相关的社区卫生防疫、灾害护理及环境和家庭健康护理;人群的健康促进和健康教育,这些均为社区护士在社区护理工作中所必须了解和掌握的基本理论、知识和基本技能。本教材为远程教育护理本科生编写,也可供护理专业专科、本科学生、社区在职护士使用。为了便于学生的自我学习,我们将每章的学习目标居首,每章的重要知识点放在方框内,而有关的作业练习放在每章之后,便于学生学习。

　　本书在浙江大学远程学院教育部的关心和指导下,在浙江师范学院护理学院、钱江学院老师的大力支持和各位作者共同努力、通力合作下完成,并在原《社区护理学》的基础上编写而完成。由于作者水平有限,难免有不足之处,恳请各位专家以及其他读者不吝赐教。

编　者

2014.10

目　录

第一章　社区卫生服务

学习目标

1. 简述社区的概念、构成要素及功能。
2. 叙述社区卫生服务概念。
3. 解释发展社区卫生服务的意义
4. 叙述社区卫生服务特点。
5. 知道我国卫生改革总体目标及四位一体的基本医疗卫生制度。
6. 陈述发展社区卫生服务基本原则。
6. 解释新型城市医疗卫生服务体系。
7. 陈述双向转诊的概念、遵循的原则。

社区卫生服务是城市卫生工作的重要组成部分,是实现人人享有初级卫生保健目标的基础环节。目前,在城市卫生事业发展中还存在优质资源过分向大医院集中,社区卫生服务资源短缺、服务能力不强、不能满足群众基本卫生服务需求等问题。这是造成群众看病难、看病贵的重要原因之一。大力发展社区卫生服务,构建新型城市卫生服务体系的基础,着力推进体制、机制创新,为居民提供安全、有效、便捷、经济的公共卫生服务和基本医疗服务。

第一节　社区概述

社区(community)是以一定地理区域为基础的社会群体。1987 年,在阿拉木图召开的初级卫生保健国际会议将社区定义为:以某种形式的社会组织或团体结合在一起的一群人。WHO(1994)指出一个有代表性的社区,人口数约在 10 万～20 万之间,面积 5000～50000 平方公里。20 世纪 30 年代著名社会学家费孝通将社区定义为:社区是若干社会群体或社会组织聚集在某一地域里所形成的一个生活上相互关联的大集体。社区是构成社会的基本单位,是社会的一个缩影。在我国,社区一般指城市的街道或农村的乡、镇,社区人口一般在 2 万左右。

一、社区的构成要素

社区是由一定数量的人群组成,他们有共同的地理环境、共同的文化、共同的信念、共同的利益、共同的问题、共同的需求,这些共同点使他们形成了社区意识,互相合作并采取有组织的集体行动,求得共同发展,从而满足所在社区的共同需要。世界卫生组织认为社区是由共同地域,价值或利益体系所决定的社会群体。社区的基本构成有五个要素,包括人群、地域、生活服务设施、文化背景及生活方式、生活制度及管理机构。

1.人群。人群和地域是构成社区的基本要素，人群是指人口数量的构成和分布，一定数量的人群是社区的主体，也是构成社区的第一要素。社区是一种特殊的人类群体，是比家庭、初级群体等更大、更复杂的一个人类体系，包含更多数量的人口。构成社区的人口主体的不同（包括数量和结构的不同），将极大地影响社区的具体类型与特

> 社区的构成有五个要素：
> 　人群、地域、生活服务设施、文化背景及生活方式、生活制度及管理机构。
> 　人群和地域是构成社区的基本要素。

点，社区不光是一群人的集合，而且是这些人构成的一个"社会生活共同体"。这些人之间要有比较密切的相互交往和社会互动，彼此影响，这样才构成为真正的社区。

2.地域。地域是有一定的地理、人文空间，根据人群的共同地理位置划分社区，大部分社区是由居住在相同或相邻地区的居民组成的。我国的社区一般分为城市社区和农村社区两种。在城市，一般将相邻的几个街道或居委会合称一个社区；在农村，则将几个相邻的村或镇合称一个社区。地域的自然地理的和其他地理的状况、位置、特点，对整个社区有着重要的含义。地域是社区存在和发展的前提，是构成社区的重要条件。

3.生活服务设施。基本的生活服务设施不仅是社区人群生存的基本条件，也是联系社区人群的纽带，社区常常拥有一些基本的共同文化，商业、生活设施，以满足人们共同生活即活动的需要。

4.文化背景及生活方式。相对共同的文化背景和生活方式是社区人群相互关联的基础。群体的成员间多少彼此认同（即相互认同感），也表现为成员把自己的身份同这个群体相联系（对群体的归属感），还表现为某些时候对群体及对群体中其他成员的某种担当意识（共同责任感）。

5.生活制度及管理机构。相应的生活制度和管理机构是维持社区秩序的基本保障，是构成"大集体"的必要条件。

二、社区的功能

从社会学角度，社区具有较多的功能，但与社区卫生服务密切相关的功能主要有以下六种功能：

1.空间功能。社区作为人们生活、工作或学习的基本环境，它首先为人们提供了生存和发展的空间，缺少这个空间，人们就无法生存、繁衍。因此，它是社区的最基本的功能。

2.联接功能。社区常被人们比喻为宏观社会的缩影，其主要原因是因为社区具有突出的联接功能。社区不仅为人们提供了空间，而且将不同种族、年龄、文化、身份、生活方式、人生观和价值观等人群聚集在一起，并以各种方式将个人、家庭、商业、企事业机构等联接在一起，通过生产、分配、消费等活动满足居民

> **社区的功能**
> 1.空间功能
> 2.联接功能
> 3.传播功能
> 4.社会参与及归属功能
> 5.社会控制功能
> 6.相互支持及福利功能

的需要，提供彼此沟通、交流的机会，提倡共同参与社区活动、相互援助，从而将居民密切联接起来，构成一个小社会。

3.传播功能。社区人口密集，从而构成了文化源、知识源、技术源、信息源，为传播提供

了条件,成为各种信息的汇集地,各种信息在社区内外,以各种方式迅速传播、辐射,为人们及社区本身的发展创造了基础。

4.社会参与及归属功能。社区人群所特有的风俗习惯、文化特点、价值观念及意识形态的社会文化功能,并参与社区的政治文化、文艺、体育及互助等活动,尤其老年人在社区能参加一些力所能及的活动,而且还受到社区的照顾、关爱和帮助;青少年参与社区组织的有益于社会的活动。

5.社会控制功能。社区有一系列管理条例、规范及制度,社区人群需遵守有关的规定,有效地维持社区的秩序,以保护社区居民的安全。

6.相互支持及福利功能。社区设有养老院、福利院、康复中心等,提供社区人群共享。

三、网络社区

所谓网络社区,是一群拥有特别兴趣、喜好、经验的人,或是学有专精的专业人士,透过各种形式的电子网络以及电子邮件、新闻群组、聊天室或论坛等方式组成一个社区,让参与该社区的会员彼此之间能借此进行沟通交流,分享信息。由于这种社区不需要固定的聚会时间及实体的聚会地点,而是建构在虚拟的网络环境下,因此一般称之为网络社区,或称在线社区。

(一)网络社区的特点

网络社区有别于其他种类的社区,与现实社会中社区的不同主要有两点:一是没有面对面的互动,但仍然有"实质性"互动。二是活动不是在自然地理的区域中进行的,而是在网络上的某个网站里进行的。网络社区具有以下几项特点:

(1)它必须通过互联网网络来作为传播的媒介;

(2)它的成员通过网络社区能共享信息与沟通;

(3)成员能通过网络社区来满足社会生活需要;

(4)它的成员对它有一定的归属感。

(二)网络社区主要有四种功能

网络社区提供的服务内容凸现其服务形象。具有以下四种功能:

1.商业交易。网络社区居民"交换"信息的行为,在广义上,也是为了满足"交易"需求。这种社区的访客多半是要买某些东西的人,而在买之前,他希望能听听社区会员的意见。

2.兴趣交流。大多数人都有特别热衷的事物,例如户外活动、摇滚乐、旅游、养花莳草等等。很多早期的网络社区都是建立在共同兴趣上,这些社区聚集了许多分散各地、但对某一主题有共同兴趣或专长的人。

3.提供幻想空间。将网络社区当作是另一个家,创造一个新的身份,编造一个新的故事,让访客运用想象力,一起参与规划社区的未来。

4.建立关系,寻求支持。这种社区是在现实生活中具有相同遭遇的人,社区是他们互相倾诉安慰的地方,例如离婚、病痛、孤独者等,网络社区为这些同病相怜的人提供交换人生经验的场所、制造相遇相知的机会,使他们能够跨越时空限制,建立有意义的人际关系。

网络社区不再受地域的限制,而变成了一个数字化技术支撑的"拟想空间"。网民的人际交往也与现实社区中的人际交往有着明显的不同。网络社区的网民有同等机会表达心声,拥有同等的机会陈述自己的意见,人际互动既有公共性又有隐匿性,但缺乏非语言沟通中的身体语言和辅助语言的某些要素。

第二节　社区卫生服务概述

1997 年发布《中共中央、国务院关于卫生改革与发展的决定》,提出发展城市社区卫生服务。2011 年,卫生部启动创建示范社区卫生服务中心活动,通过创建,进一步调动地方政府发展社区卫生服务的积极性,强化社区卫生服务机构公益性质,规范机构管理,落实社区基本医疗和公共卫生服务功能,推动社区卫生服务健康发展。

一、社区卫生服务概念

社区卫生服务是指社区内的卫生机构及相关部门根据社区内存在的主要卫生问题而合理使用社区的资源和适宜技术,主动为社区居民提供的基层卫生服务。社区卫生服务是社区建设的重要组成部分,是在政府领导、社区参与、上级卫生机构指导下,以基层卫生机构为主体,全科医生为骨干,是以人的健康为中心、家庭为单位、社区为范围、需求为导向,以妇女、儿童、老年人、慢性患者、残疾人等为重点,以解决社区主要卫生问题、满足基本卫生服务需求为目的,融预防、医疗、保健、康复、健康教育、计划生育技术服务等为一体的,有效、经济、方便、综合、连续的基层卫生服务。

二、社区卫生服务的发展

社区卫生服务是城市卫生工作的重要组成部分,是实现人人享有初级卫生保健目标的基础环节。1997 年中共中央、国务院下发《关于卫生改革与发展的决定》,第一次正式提出了发展社区卫生服务这一新的模式。为加快发展城市社区卫生服务,鼓励社会各方面力量共同构建以社区卫生服务为基础、合理分工的新型城市卫生服务体系,增加基层卫生服务供给,更好地满足广大群众日益增长的健康需求。

> **社区卫生服务**
>
> 是指社区内的卫生机构及相关部门根据社区内存在的主要卫生问题合理使用社区的资源和适宜技术,主动为社区居民提供的基层卫生服务。
>
> 是以人群健康为中心、家庭为单位、社区为范围、需求为导向,以妇女、儿童、老年人、慢性患者、残疾人等为重点。以解决社区主要卫生问题、满足基本卫生服务需求为目的,融预防、医疗护理、保健、康复、健康教育、计划生育技术服务等"六位一体"的,有效、经济、方便、综合、连续的基层卫生服务。

(一)21 世纪前社区卫生服务

20 世纪 30 年代,北京协和医院成立公共卫生科。新中国建立后,城乡社区成立以城市的街道医院和农村的乡镇卫生院为医疗单位的,使初级卫生保健得到了发展。五六十年代中国城市开始建立基层卫生机构;80 年代政府投入不足,城市基层卫生组织逐渐萎缩;90 年代,医学模式、疾病谱转变,老龄化及卫生服务需求的增长,大城市开始探索发展社区卫生服务；1997 年《中共中央、国务院关于卫生改革与发展的决定》提出发展城市社区卫生服务，各地启动试点；1999 年 8 月十部委发布《关于发展城市社区卫生服务的若干意见》，提出城市社区卫生服务的目标，将社区卫生服务发展分三个阶段：

1. 试点阶段。1999—2000 年基本完成试点和扩大试点。随着城市建设速度的加快，居民区范围的扩大，促成了社区卫生服务这一新型卫生机构的产生。

2. 普及阶段。2001—2005 年基本实现现代化的县市建成较为完善的社区卫生服务体系。

3. 全面实施阶段。2006—2010 年建成完善的城乡社区卫生服务体系，居民享受与社会经济发展水平相适应的卫生服务。

(二)21 世纪社区卫生服务

2000 年我国提出发展全科医学的意见，它涉及财政、医保、税收、价格政策及社区卫生服务中心(站)指导标准及设置原则；2001 年开始全科医师任职资格考试，规范社区卫生服务基本工作内容。

2002 年国务院 11 部委联合印发《关于加快发展城市社区卫生服务的意见》提出：加快发展社区卫生服务；实施促进社区卫生服务发展的政策；提高社区卫生服务队伍水平；严格社区卫生服务的监督管理和加强社区卫生服务工作的组织领导等意见。认为卫生事业的发展与经济建设和社会进步的要求不相适应，地区间卫生发展不平衡，农村卫生、预防保健工作薄弱，医疗保障制度不健全，卫生投入不足，资源配置不够合理，存在医药费用过快上涨的现象，卫生服务质量和服务态度与人民群众的要求还有差距。改革城镇职工医疗保障制度，改革卫生管理体制，改革城市卫生服务体系，改革卫生机构运行机制，以增强卫生事业的活力。

为深化城市医疗卫生体制改革，优化城市卫生资源结构，发展社区卫生服务，努力满足群众的基本卫生服务需求而开展了社区卫生服务示范区活动，涌现出像天津、上海、北京等示范区。2003 年开始，卫生部、民政部、国家中医药管理局联合启动创建全国社区卫生服务示范区活动，沈阳、银川、成都、武汉、深圳、宁波、杭州、广州、贵阳等成为一批具有一定工作特色的社区卫生服务地区，全国创建了 108 个社区卫生服务示范区。

2006 年《国务院关于发展城市社区卫生服务的指导意见》提出：发展社区卫生服务的指导思想、基本原则和工作目标，将发展社区卫生服务作为深化城市医疗卫生体制改革、有效解决城市居民看病难、看病贵问题的重要举措，作为构建新型城市卫生服务体系的基础，着力推进体制、机制创新，为居民提供安全、有效、便捷、经济的公共卫生服务和基本医疗服务。坚持社区卫生服务的公益性质，注重卫生服务的公平、效率和可及性；坚持政府主导，鼓励社会参与，多渠道发展社区卫生服务；坚持实行区域卫生规划，立足于调整现有卫生资源、辅以改扩建和新建，健全社区卫生服务网络；坚持公共卫生和基本医疗并重，中西医并重，防治结合；坚持以地方为主，因地制宜，探索创新，积极推进等基本原则。到 2010 年，全国地级以上城市和有条件的县级市要建立比较完善的城市社区卫生服务体系的工作目标。

2009 年发布《中共中央国务院关于深化医药卫生体制改革的意见》，提出深化医药卫生体制改革的总体目标是：建立健全覆盖城乡居民的基本医疗卫生制度，为群众提供安全、有效、方便、价廉的医疗卫生服务。2011 年，卫生部启动创建示范社区卫生服务中心活动。创建活动的开展对于规范社区卫生服务机构管理、落实服务功能、完善服务模式起到了良好的推动作用。基本医疗保障制度全面覆盖城乡居民,基本药物制度初步建立,城乡基层医疗卫生服务体系进一步健全,基本公共卫生服务得到普及。2012年通过创建示范社区卫生服务中心活动,进一步调动地方政府发展社区卫生服务的积极性,强化社区卫生服务机构公益性质,规范机构管理,落实社区基本医疗和公共卫生服务功能,推动社区卫生服务健康发展。并推出《2012年示范社区卫生服务中心参考指标体系》。

到2020年,覆盖城乡居民的基本医疗卫生制度基本建立。普遍建立比较完善的公共卫生服务体系和医疗服务体系,比较健全的医疗保障体系,比较规范的药品供应保障体系,比较科学的医疗卫生机构管理体制和运行机制,形成四位一体的基本医疗卫生制度。人人享有基本医疗卫生服务,基本适应人民群众多层次的医疗卫生需求,人民群众健康水平进一步提高。

三、发展社区卫生服务的意义

以邓小平理论和"三个代表"重要思想为指导,全面落实科学发展观,坚持为人民健康服务的方向,提出社区卫生服务机构设置应合理,服务功能健全,人员素质较高,运行机制科学,监督管理规范,居民可以在社区享受到疾病预防等公共卫生服务和一般常见病、多发病的基本医疗服务。这对促进社会稳定和政治稳定、建设和谐社会、全面建设小康社会、促进社会精神文明建设都具有重要意义;解决低保人员或弱势群体基本医疗保障和老百姓"看病难、看病贵"问题起着重要作用。在社区建设中可以密切党群政群关系,提高政府卫生经费投入的公平性和有效性,可进一步促进卫生体制改革等,具有十分重要的意义:

1.提供基本卫生服务。社区卫生服务可满足人民群众日益增长的卫生服务需求,是提高人民健康水平的重要保障。社区卫生服务覆盖面广、方便群众、能使广大群众获得基本卫生服务,也有利于满足群众日益增长的多样化卫生服务需求。社区卫生服务强调预防为主、防治结合,有利于将预防保健落实到社区、家庭和个人,提高人群健康水平。

2.深化卫生改革。建立与社会主义市场经济体制相适应的城市卫生服务体系的重要基础,可以将广大居民的多数基本健康问题解决在基层。积极发展社区卫生服务,有利于调整城市卫生服务体系的结构、功能、布局,提高效率,降低成本,形成以社区卫生服务机构为基础,大中型医院为医疗中心,预防、保健、健康教育等机构为预防、保健中心,适应社会主义初级阶段国情和社会主义市场经济体制的城市卫生服务体系新格局。

3.建立城镇职工基本医疗保险制度的迫切要求。社区卫生服务可以为参保职工就近诊治一般常见病、多发病、慢性病,帮助参保职工合理利用大医院资源,并通过健康教育、预防保健,增进职工健康、减少发病,既保证基本医疗,又降低成本,符合"低水平、广覆盖"原则,对职工基本医疗保险制度长久稳定运行起重要支撑作用。

4.加强社会主义精神文明建设。密切党群干群关系,维护社会稳定的重要途径。社区卫生服务通过多种形式的服务为群众排忧解难,使社区卫生人员与广大居民建立起新型医患关系,有利于加强社会主义精神文明建设。积极开展社区卫生服务是为人民办好事、办实事的德政民心工程,充分体现全心全意为人民服务宗旨,有利于密切党群干群关系,维护社会稳定,促进国家长治久安。

第三节 社区卫生服务功能和特点

一、社区卫生服务的基本功能

1.开展社区卫生状况调查,进行社区诊断,向社区管理部门提出改进社区公共卫生的建议及规划,对社区爱国卫生工作予以技术指导。

2.有针对性地开展慢性非传染性疾病、地方病与寄生虫病的健康指导、行为干预和筛查,以及高危人群监测和规范管理工作。

3.负责辖区内免疫接种和传染病预防与控制工作。

4.运用适宜的中西医药及技术,开展一般常见病、多发病的诊疗。

5.提供急救服务。

6.提供家庭出诊、家庭护理、家庭病床等家庭卫生保健服务。

7.提供会诊、转诊服务。

8.提供临终关怀服务。

9.提供精神卫生服务和心理卫生咨询服务。

10.提供妇女、儿童、老年人、慢性患者、残疾人等重点人群的保健服务。

11.提供康复服务。

12.开展健康教育与健康促进工作。

13.开展计划生育咨询、宣传并提供适宜技术服务。

14.提供个人与家庭连续性的健康管理服务。

15.负责辖区内社区卫生服务信息资料的收集、整理、统计、分析与上报工作。

16.在社区建设中,协助社区管理部门不断拓展社区服务,繁荣社区文化,美化社区环境,共同营造健康向上、文明和谐的社区氛围。

17.根据社区卫生服务功能和社区居民需求,提供其他适宜的基层卫生服务。

二、社区卫生服务特征

社区卫生服务作为以门诊为主的初级卫生保健,是社区大多数居民就医时最先接触的医疗保健服务,是整个卫生服务体系的门户和基础。融预防、医疗、保健、康复、健康教育、计划生育技术服务的“六位一体”的综合服务内容,是我国社区卫生服务的主要特点。

1.人性化服务(personalized care)。以生物—心理—社会医学模式为基础,从整体论、系统论的观点出发,重视机体的生物、心理行为、社会文化等因素来观察、处理健康问题。既重视人的生物学特点,又重视人的社会心理特点。

重视人胜于重视病,注重研究人的个体生理、心理行为,在社会环境和自然环境中寻找影响健康和疾病的因素,针对个体实施诊疗措施。

2.综合性服务(comprehensive)。服务对象不分年龄、性别和疾病类型。服务内容包括医疗、预防、康复和健康促进。服务层面包括生理、心理和社会文化各个方面。服务范围包括个人、家庭和社区。以家庭为单位、社区为范围,个人和家庭之间存在着相互作用,家庭可通过遗传、社会化、环境和情感反应等途径影响个人健康,个人健康问题也可以影响家庭的其他成员乃至整个家庭的结构和功能,当家庭因资源缺乏或影响疾病,家庭又是诊治患者的重要场所和可利用的有效资源。因此,以家庭为单位的医疗保健服务,是社区卫生服务的特点。社区卫生服务还重视社区调查、社区诊断、社区问题评估,从卫生工作角度提出解决社区有关问题的方案,以实施社区预防和社区健康教育。

3. 持续性服务(continuous)。社区卫生服务从围产期保健到濒死期的临终关怀;从疾病发展的阶段,即从健康危险因素潜在期,到机体功能失调、疾病发生、演变、康复等各个时期,包括各种新旧健康问题,急性和慢性疾病等问题,就服务过程(从接诊、出诊、跟踪出诊、转诊和家庭服务等等)体现服务的连续性。

预防为主,以预防为导向的社区卫生服务对个人、家庭和社区健康问题的整体负责与全程控制,实施三级预防的策略措施,使预防为主的思想得以真正落实。在社区中开展经常性的健康检查、计划免疫、健康教育,使预防工作结合到日常医疗服务工作中去,让社区居民实现"有病早医、无病早防",使卫生工作获得更多的主动性。

社区卫生服务特征
人性化服务
综合性服务
持续性服务
协调性服务
可及性服务

4. 协调性服务(coordinated care)。社区卫生服务工作中应掌握有关医疗卫生机构和专家的信息,以及家庭和社区支持服务系统的信息(保健访视员、公共卫生护士、亲戚、邻里等),并与之保持经常性的良好关系,为居民提供援助性保健服务。

社区卫生服务强调的是团队合作,采用团队合作的方式,而不是个人行为。由全科医生和社区护士为主体,以全科医生为核心或组织者,将社区卫生服务工作有关人员、机构、部门联合在一起,发挥集体优势、互相支持、分工协作、交流学习,从而全面保证对社区居民的预防、医疗、康复及健康促进等的实施。

5. 可及性服务(accessible care)。社区居民在任何情况下需要医疗保健照顾时都能及时得到社区卫生服务,包括方便的基本医疗设施、固定的医疗关系、有效的预约系统、下班后和节假日的服务、地理位置上接近、病情熟悉、医患关系亲密、经济上可接受等。

第四节　社区卫生服务体系

社区卫生服务机构提供公共卫生服务和基本医疗服务,具有公益性质,不以赢利为目的。以社区、家庭和居民为服务对象,以妇女、儿童、老年人、慢性患者、残疾人、贫困居民等为服务重点,以主动服务、上门服务为主,开展健康教育、预防、保健、康复、计划生育技术服务和一般常见病、多发病的诊疗服务。

社区卫生服务以政府为主导、鼓励社会参与,建立健全社区卫生服务网络。有计划、有步骤地建立健全以社区卫生服务中心和社区卫生服务站为主体,以诊所、医务所(室)、护理院等其他基层医疗机构为补充的社区卫生服务网络。在大中型城市,政府原则上按照3万~10万居民或按照街道办事处所辖范围规划设置1个社区卫生服务中心,并根据需要可设置若干社区卫生服务站。社区卫生服务中心与社区卫生服务站可实行一体化管理。2009年《中共中央国务院关于深化医药卫生体制改革的意见》中提出,完善医药卫生四大体系,建立覆盖城乡居民的基本医疗卫生制度,建立覆盖城乡居民的公共卫生服务体系、医疗服务体系、医疗保障体系、药品供应保障体系,形成四位一体的基本医疗卫生制度。四大体系相辅相成,配套建设,协调发展。

一、全面加强公共卫生服务体系建设

1.建立健全疾病预防控制、健康教育、妇幼保健、精神卫生、应急救治、采供血、卫生监督和计划生育等专业公共卫生服务网络,完善以基层医疗卫生服务网络为基础的医疗服务体系的公共卫生服务功能,建立分工明确、信息互通、资源共享、协调互动的公共卫生服务体系,提高公共卫生服务和突发公共卫生事件应急处置能力,促进城乡居民逐步享有均等化的基本公共卫生服务。

> 国务院《关于深化医药卫生体制改革的意见》中提出,完善医药卫生四大体系:
>
> 建立覆盖城乡居民的公共卫生服务体系、医疗服务体系、医疗保障体系、药品供应保障体系,形成四位一体的基本医疗卫生制度。

2.确定公共卫生服务范围。明确国家基本公共卫生服务项目,逐步增加服务内容。鼓励地方政府根据当地经济发展水平和突出的公共卫生问题,在中央规定服务项目的基础上增加公共卫生服务内容。

3.完善公共卫生服务体系。进一步明确公共卫生服务体系的职能、目标和任务,优化人员和设备配置,探索整合公共卫生服务资源的有效形式。完善重大疾病防控体系和突发公共卫生事件应急机制,加强对严重威胁人民健康的传染病、慢性病、地方病、职业病和出生缺陷等疾病的监测与预防控制。加强城乡急救体系建设,学校卫生,以及农民工等流动人口卫生工作。

> **发展社区卫生服务的基本原则**
>
> 1.坚持社区卫生服务的公益性质,注重卫生服务的公平、效率和可及性。
> 2.坚持政府主导,鼓励社会参与,多渠道发展社区卫生服务。
> 3.坚持实行区域卫生规划,立足于调整现有卫生资源,辅以改扩建和新建,健全社区卫生服务网络。
> 4.坚持公共卫生和基本医疗并重,中西医并重,防治结合。
> 5.坚持以地方为主,因地制宜,探索创新,积极推进。

二、发展社区卫生服务的基本原则

完善的社区卫生服务体系,成为卫生服务体系的重要组成部分,使城市居民能够享受到与经济社会发展水平相适应的卫生服务,提高人民健康水平。发展社区卫生服务应遵循以下基本原则:

1.坚持社区卫生服务的公益性质,注重卫生服务的公平、效率和可及性。

2.坚持政府主导,鼓励社会参与,多渠道发展社区卫生服务。

3.坚持实行区域卫生规划,立足于调整现有卫生资源、辅以改扩建和新建,健全社区卫生服务网络。

4.坚持公共卫生和基本医疗并重,中西医并重,防治结合。

5.坚持以地方为主,因地制宜,探索创新,积极推进。

三、社区卫生服务机构

为贯彻落实 2009 年《中共中央、国务院关于发展城市社区卫生服务的指导意见》提出,到 2020 年,覆盖城乡居民的基本医疗卫生制度基本建立。普遍建立比较完善的公共卫生服

务体系和医疗服务体系目标,健全基层医疗卫生服务体系。加快农村三级医疗卫生服务网络和城市社区卫生服务机构建设,发挥县级医院的龙头作用,建成比较完善的基层医疗卫生服务体系,按照政府为主导,鼓励社会力量参与,多渠道发展社区卫生服务的原则,指导社区卫生服务机构合理配置人力资源,保证功能发挥,提高运行效率,加快发展社区卫生服务。2006 年,卫生部公布城市社区卫生服务中心和服务站基本标准,具体见附件 1 和附件 2。2009 年,国务院对城市社区卫生服务机构设置和编制标准提出指导意见,具体见附件 3 和附件 4。

(一)机构设置

社区卫生服务机构的建设,必须遵守国家有关法律、法规和国家有关卫生工作的政策,应适应项目所在地区社会、经济发展状况,正确处理需要与可能、现状与发展的关系。机构设置要有利于方便群众就医,人员编制的核定,要符合精干、高效的要求,保证社区卫生服务机构最基本的工作需要。社区卫生服务机构由社区卫生服务中心和社区卫生服务站组成,具备条件的地区可实行一体化管理。社区卫生服务机构的设置范围,当地政府原则上按照街道办事处范围或 3 万～10 万居民规划设置社区卫生服务中心,并根据需要可设置若干社区卫生服务站。一般在 2000～5000 人口设立一个相应规模的社区卫生服务站,因交通不便或居住分散,也可在 500～1000 人口的社区内设立一个小型的社区卫生服务站。距离社区卫生服务站最远的居民不超过 2 公里,使多数居民能用较短时间(步行 20 分钟)到达社区卫生服务站。新建社区,可由所在街道办事处范围的社区卫生服务中心就近增设社区卫生服务站。

1.社区卫生服务中心。社区卫生服务中心设置科室:临床科室主要包括全科诊室、中医诊室、康复治疗室、抢救室、预检分诊室、治疗室、处置室、观察室等;预防保健科室主要包括预防接种室、儿童保健室、妇女保健与计划生育指导室、健康教育室等;医技科室主要包括检验室、B 超室、心电图室、药房、消毒间;管理保障科室主要包括健康信息管理室、办公室等。

> 3 万～10 万居民规划设置社区卫生服务中心
>
> 2000～5000 人口设立一个相应规模的社区卫生服务站
>
> 距离社区卫生服务站最远的居民不超过 2 公里
>
> 步行 20 分钟可到达社区卫生服务站

社区卫生服务中心原则上不设住院治疗功能的病床,可设一定数量以护理康复为主要功能的病床。设置护理康复床位的社区卫生服务中心,其规模应根据当地医疗机构设置规划,并考虑服务人口数量、当地经济发展水平、服务半径、交通条件等因素合理确定,每千服务人口(指户籍人口)宜设置 0.3～0.6 张床位。相邻的社区卫生服务中心床位可以合并设置,原则上一个社区卫生服务中心床位数不得超过 50 张。

2.社区卫生服务站。可由社区卫生服务中心或由综合性医院、专科医院举办,也可根据国家有关标准,通过招标选择社会力量举办。

(二)职能配置

1.社区卫生服务机构的服务对象。社区卫生服务机构以社区、家庭和居民为服务对象,以妇女、儿童、老年人、慢性患者、残疾人、贫困居民等为服务重点,开展健康教育、预防、保健、康复、计划生育技术服务和一般常见病、多发病的诊疗服务,具有社会公益性质,属于非赢利性医疗机构。对危急重病、疑难病症治疗等,应交由综合性医院或专科医院承担。

2.社区卫生服务机构的主要职责。

(1)社区预防　主要有社区卫生诊断,传染病疫情报告和监测,预防接种,结核病、艾滋病等重大传染病预防,常见传染病防治,地方病、寄生虫病防治,健康档案管理,爱国卫生指导等。

(2)社区保健　主要有妇女保健,儿童保健,老年保健等。

(3)社区医疗　主要有一般常见病、多发病的诊疗,社区现场救护,慢性病筛查和重点慢性病病例管理,精神病患者管理,转诊服务等。

(4)社区康复　主要有残疾康复,疾病恢复期康复,家庭和社区康复训练指导等。

(5)社区健康教育　主要有卫生知识普及,个体和群体的健康管理,重点人群与重点场所健康教育,宣传健康行为和生活方式等。

(6)社区计划生育　主要有计划生育技术服务与咨询指导,发放避孕药具等。

(三)编制配备

社区卫生服务人员主要由全科医师、护士等有关专业卫生技术和管理人员组成。加强基层医疗卫生人才队伍建设,特别是全科医生的培养培训,着力提高基层医疗卫生机构服务水平和质量;努力造就一支高素质的以全科医师为骨干的社区卫生服务队伍,适应居民对社区卫生服务的需求。

原则上社区卫生服务中心按每万名居民配备2～3名全科医师,1名公共卫生医师;每个社区卫生服务中心在医师总编制内配备一定比例的中医类别执业医师。全科医师与护士的比例,目前按1∶1的标准配备,其他人员不超过社区卫生服务中心编制总数的5%。

四、逐步建立分级诊疗和双向转诊制度

逐步建立分级诊疗和双向转诊制度,为群众提供便捷、低成本的基本医疗卫生服务。2009年起,逐步向城乡居民统一提供疾病预防控制、妇幼保健、健康教育等基本公共卫生服务。实施国家重大公共卫生服务项目,有效预防控制重大疾病及其危险因素,进一步提高突发重大公共卫生事件处置能力。大中型医院要逐步减少一般常见病的门诊服务,集中精力诊治疑难重症,开展临床科研,培养医学人才。通过双向转诊服务,真正起到合理分流患者,避免盲目就诊并发挥连续性服务作用。

(一)逐步实行分级医疗和双向转诊制度

社区卫生服务机构与大中型医院合作的制度,社区卫生服务机构承担一般常见病的诊疗,对难于在社区诊治的疾病应及时转诊到综合医院、专科医院;医院收治的住院患者在康复期也要适时转回社区卫生服务机构进行康复、护理,逐步实行分级医疗和双向转诊制度。

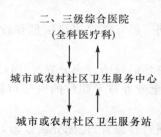

1.综合性医院全科医疗科。城市二、三级综合性医院应设置全科医疗科,接受基层卫生

服务中心的患者,并负责协调医院内各专科间的转诊医疗,开展全科医学科的教学与科研,也直接承担部分全科医疗临床服务工作。全科医疗科的人员配备应根据医院的规模和服务的需求而确定,由全科医生、护士、康复师、心理医生等组成。

2.社区卫生服务中心。城市社区是指街道、居委会或一个居住小区,农村则以乡、镇或村为一个社区单位。社区卫生服务中心是城市医院服务网中一级医疗机构,又是农村医疗服务网中的二级转诊机构,担负社区人群的医疗、预防、保健、康复、健康教育和计划生育技术指导"六位一体"的医疗卫生服务的任务,能解决社区人群中90%以上的健康问题。同时还负责社区卫生服务的业务指导、人员培训和接受转诊患者等工作。因此,社区卫生服务中心的人员配备和科室设置应充分考虑到它的职能和发展方向。

社区卫生服务机构执业,须严格遵守国家有关法律、法规、规章和技术规范,加强对医务人员的教育,实施全面质量管理,预防服务差错和事故,确保服务安全。建立健全规章制度,包括人员职业道德规范与行为准则、岗位责任制度、人员聘用、培训、管理、考核与奖惩制度、技术服务规范与工作制度、服务差错及事故防范制度、服务质量管理制度、医疗废物管理制度、社区协作与民主监督制度及财务、药品、固定资产、档案、信息管理制度。

社区卫生服务机构提供本地有关大中型医疗机构专科设置、联系方式等转诊信息,支持社区卫生服务机构与大中型医疗机构建立转诊协作关系。社区卫生服务机构对限于设备或者技术条件难以安全、有效诊治的患者应及时转诊到相应医疗机构诊治。对医院转诊患者,社区卫生服务机构应根据医院建议与患者要求,提供必要的随访、病例管理、康复等服务。

社区卫生服务机构应妥善保管居民健康档案,保护居民个人隐私。社区卫生服务机构在关闭、停业、变更机构类别等情况下,须将居民健康档案交由当地区(市、县)级政府卫生行政部门妥善处理。社区卫生服务机构应严格掌握家庭诊疗、护理和家庭病床服务的适应证,切实规范家庭医疗服务行为。

> 双向转诊是指在社区卫生服务中心就诊的约定医疗服务对象,因病情和诊疗确需转诊的,由经治医师开具定向转诊单并经上级医师审核,按照约定协议和相关规定转往指定的二、三级医疗机构继续诊治的过程。

(二)双向转诊

1.双向转诊的定义。社区卫生服务中心双向转诊(以下简称"双向转诊")是指在社区卫生服务中心就诊的约定医疗服务对象,因病情和诊疗确需转诊的,由经治医师开具双向转诊单并经上级医师审核,按照约定协议和相关规定转往指定的二、三级医疗机构继续诊治的过程。

2.双向转诊遵循的原则。

(1)坚持临床诊治需要的原则　遵守医疗法律法规和诊疗规范,合理诊治,根据病情需要实施双向转诊,确保医疗安全。

(2)坚持社区卫生服务中心主导的原则　充分发挥社区卫生服务中心"守门人"作用,由社区卫生服务中心具有主治及以上专业技术职称的医师审核把关,根据病情需要及时进行转诊。

(3)坚持规范转诊原则　加强宣传教育,提倡分级诊治,按照规定的标准和程序,在规定的范围内实施转诊。

3.双向转诊的条件。患者病情符合以下条件之一的,应当及时予以转诊:

> **双向转诊遵循的原则**
> (1)坚持临床诊治需要的原则
> (2)坚持社区卫生服务中心主导的原则
> (3)坚持规范转诊原则

(1)符合急诊和危重指征。

(2)连续三次门诊不能明确诊断,或有难以解释的症状;经规范治疗、完整疗程,但疗效不清,或体征继续加重。

(3)超越社区卫生服务中心诊疗范围,或社区卫生服务中心检查和诊疗手段无法支持的。

(4)因病情较重、复杂(合并多种较为严重的夹杂症等)或自身体质等原因,可能发生病情突变的。

(5)存在其他较为复杂的诊疗等问题。

4.双向转诊医疗机构的选择。双向转诊医疗机构的选择应当遵循就近、及时、便捷的原则。

(1)双向转诊 医疗机构的首选是社区卫生服务中心所在区(县)范围内的二级医疗机构。

(2)转诊方法 如果患者病情复杂,或为诊断明确的疑难、专科病例,且区域内的二级医疗机构不具备诊疗条件或能力的,可直接转诊至相应的三级专科医疗机构,也可直接转诊至设有相应市临床医学中心或重点学科的三级综合性医疗机构。

附件 1

城市社区卫生服务中心基本标准(卫生部 2006)

一、城市社区卫生服务中心应按照国家有关规定提供社区基本公共卫生服务和社区基本医疗服务。

二、床位

根据服务范围和人口合理配置,至少设日间观察床 5 张;根据当地医疗机构设置规划,可设一定数量的以护理康复为主要功能的病床,但不得超过 50 张。

三、科室设置

至少设有以下科室:

(一)临床科室:

全科诊室、中医诊室、康复治疗室、抢救室、预检分诊室(台)。

(二)预防保健科室:

预防接种室、儿童保健室、妇女保健与计划生育指导室、健康教育室。

(三)医技及其他科室:

检验室、B超室、心电图室、药房、治疗室、处置室、观察室、健康信息管理室、消毒间。

四、人员

(一)至少有 6 名执业范围为全科医学专业的临床类别、中医类别执业医师,9 名注册护士。

(二)至少有 1 名副高级以上任职资格的执业医师,至少有 1 名中级以上任职资格的中医类别执业医师,至少有 1 名公共卫生执业医师。

（三）每名执业医师至少配备1名注册护士，其中至少具有1名中级以上任职资格的注册护士。

（四）设病床的，每5张病床至少增加配备1名执业医师、1名注册护士。

（五）其他人员按需配备。

五、房屋

（一）建筑面积不少于$1000m^2$，布局合理，充分体现保护患者隐私、无障碍设计要求，并符合国家卫生学标准。

（二）设病床的，每设1床位至少增加$30m^2$建筑面积。

六、设备

（一）诊疗设备

诊断床、听诊器、血压计、体温计、观片灯、体重身高计、出诊箱、治疗推车、供氧设备、电动吸引器、简易手术设备、可调式输液椅、手推式抢救车及抢救设备、脉枕、针灸器具、火罐。

（二）辅助检查设备

心电图机、B超、显微镜、离心机、血球计数仪、尿常规分析仪、生化分析仪、血糖仪、电冰箱、恒温箱、药品柜、中药饮片调剂设备、高压蒸汽消毒器等必要的消毒灭菌设施。

（三）预防保健设备

妇科检查床、妇科常规检查设备、身长（高）和体重测查设备、听（视）力测查工具、电冰箱、疫苗标牌、紫外线灯、冷藏包、运动治疗和功能测评类等基本康复训练和理疗设备。

（四）健康教育及其他设备

健康教育影像设备、计算机及打印设备、电话等通信设备，健康档案、医疗保险信息管理与费用结算有关设备等。

设病床的，配备与之相应的病床单元设施。

七、规章制度

制定人员岗位责任制、在职教育培训制度，有国家制定或认可的各项卫生技术操作规程，并打印成册。

八、各省、自治区、直辖市卫生行政部门可以此为基础，根据实际情况适当提高部分指标，作为地方标准，报卫生部核准备案后施行。由医院转型的社区卫生服务中心，可根据当地实际和原医院规模等情况，给予一定过渡期，逐步调整功能和规模，达到本标准要求。

附件 2

城市社区卫生服务站基本标准（卫生部2006）

一、城市社区卫生服务站应按照国家有关规定提供社区基本公共卫生服务和社区基本医疗服务。

二、床位

至少设日间观察床1张。不设病床。

三、科室

至少设有以下科室：

全科诊室、治疗室、处置室、预防保健室、健康信息管理室。

四、人员

(一)至少配备2名执业范围为全科医学专业的临床类别、中医类别执业医师。

(二)至少有1名中级以上任职资格的执业医师;至少有1名能够提供中医药服务的执业医师。

(三)每名执业医师至少配备1名注册护士。

(四)其他人员按需配备。

五、房屋

建筑面积不少于150m²,布局合理,充分体现保护患者隐私、无障碍设置要求,并符合国家卫生学标准。

六、设备

(一)基本设备

诊断床、听诊器、血压计、体温计、心电图机、观片灯、体重身高计、血糖仪、出诊箱、治疗推车、急救箱、供氧设备、电冰箱、脉枕、针灸器具、火罐、必要的消毒灭菌设施、药品柜、档案柜、电脑及打印设备、电话等通信设备、健康教育影像设备。

(二)有与开展的工作相应的其他设备。

七、规章制度

制定人员岗位责任制、在职教育培训制度,有国家制定或认可的各项卫生技术操作规程,并打印成册。

八、各省、自治区、直辖市卫生行政部门可以此为基础,根据实际情况适当提高部分指标,作为地方标准,报卫生部核准备案后施行。

附件3

市社区卫生服务中心设置指导标准(2009)

一、基本功能

1. 开展社区卫生状况调查,进行社区诊断,向社区管理部门提出改进社区公共卫生的建议及规划,对社区爱国卫生工作予以技术指导。

2. 有针对性地开展慢性非传染性疾病、地方病与寄生虫病的健康指导、行为干预和筛查,以及高危人群监测和规范管理工作。

3. 负责辖区内免疫接种和传染病预防与控制工作。

4. 运用适宜的中西医药及技术,开展一般常见病、多发病的诊疗。

5. 提供急救服务。

6. 提供家庭出诊、家庭护理、家庭病床等家庭卫生保健服务。

7. 提供会诊、转诊服务。

8. 提供临终关怀服务。

9. 提供精神卫生服务和心理卫生咨询服务。

10. 提供妇女、儿童、老年人、慢性患者、残疾人等重点人群的保健服务。

11. 提供康复服务。

12. 开展健康教育与健康促进工作。

13. 开展计划生育咨询、宣传并提供适宜技术服务。

14. 提供个人与家庭连续性的健康管理服务。

15. 负责辖区内社区卫生服务信息资料的收集、整理、统计、分析并向上级报告。

16. 在社区建设中，协助社区管理部门不断拓展社区服务，繁荣社区文化，美化社区环境，共同营造健康向上、文明和谐的社区氛围。

17. 根据社区卫生服务功能和社区居民需求，提供其他适宜的基层卫生服务。

二、基本设施

1. 业务用房使用面积不应少于400平方米，布局合理，符合国家卫生学标准及体现无障碍设计要求。

2. 根据社区卫生服务功能、居民需求、社区资源等可设置适宜种类与数量的床位。

3. 具备开展社区预防、保健、健康教育、计划生育和医疗、康复等工作的基本设备以及必要的通讯、信息、交通设备，具体内容由省级卫生行政部门规定。

4. 常用药品和急救药品的配备按省级卫生行政部门及药品监督管理部门的有关规定执行。

三、科室设置

设有开展全科诊疗、护理、康复、健康教育、免疫接种、妇幼保健和信息资料管理等工作的专门场所。

四、人员配备

1. 从事社区卫生服务的专业技术人员须具备法定执业资格。

2. 根据功能、任务及服务人口需求，配备适宜类别、层次和数量的卫生技术人员。辖区人口每万人至少配备2名全科医师。在全科医师资格认可制度尚未普遍实施的情况下，暂由经过全科医师岗位培训合格、具有中级以上专业技术职称的临床执业医师承担。医护人员在上岗前须接受全科医学及社区护理等知识培训。

3. 待国家有关部门颁布社区卫生服务机构人员编制标准后，按有关规定执行。

五、管理制度

建立健全各项规章制度。其中包括：

1. 各类人员职业道德规范与行为准则。

2. 各类人员岗位责任制。

3. 各类人员培训、管理、考核与奖惩制度。

4. 社区预防、保健、健康教育、计划生育和医疗、康复等各项技术服务工作规范。

5. 家庭卫生保健服务技术操作常规。

6. 服务差错及事故防范制度。

7. 会诊及双向转诊制度。

8. 医疗废弃物管理制度。

9. 财务、药品、设备管理制度。

10. 档案、信息资料管理制度。

11. 社区卫生服务质量管理与考核评价制度。

12. 社会民主监督制度。

13. 其他有关制度。

附件 4

城市社区卫生服务站设置指导标准(2009)

一、基本功能

1.开展社区卫生状况调查,协助社区管理部门实施健康促进。

2.开展免疫接种、传染病的预防与控制工作。

3.开展一般常见病、多发病的诊疗以及诊断明确的慢性病的规范化管理工作。

4.提供院外急救服务。

5.提供家庭出诊、家庭护理、家庭病床等家庭卫生保健服务。

6.提供双向转诊服务。

7.提供妇女、儿童、老年人、慢性患者、残疾人等重点人群的保健服务。

8.提供康复服务。

9.开展健康教育与心理卫生咨询工作。

10.提供计划生育咨询、宣传服务。

11.提供个人与家庭的连续性健康管理服务。

12.在社区建设中,协助社区管理部门不断拓展社区服务,繁荣社区文化,美化社区环境,共同营造健康向上、文明和谐的社区氛围。

13.根据社区卫生服务功能和社区居民需求,提供其他适宜的基层卫生服务。

二、基本设施

业务用房使用面积不应少于60平方米,至少设诊断室、治疗室与预防保健室,有健康教育宣传栏等设施,符合国家卫生学标准及体现无障碍设计要求。

三、人员配备

1.从事社区卫生服务的专业技术人员须具备法定执业资格。

2.根据功能、任务及服务人口需求,配备适宜类别、层次和数量的卫生技术人员。辖区人口每万人至少配备2名全科医师。在全科医师资格认可制度尚未普遍实施的情况下,暂由经过全科医学培训、具有中级专业技术职称的临床执业医师承担。医护人员在上岗前须接受全科医学及社区护理等知识培训。

3.待国家有关部门颁布社区卫生服务机构人员编制标准后,按有关规定执行。

四、管理制度

参照《城市社区卫生服务中心设置指导标准》。

复习题

一、单选题

1.构成社区的基本要素之一是指 （ ）

    A.人群　　　　B.管理机构　　　　C.生活服务设施　　　　D.文化背景

2.开展社区卫生服务的意义,下列哪项是不符合的? （ ）

    A.提供基本卫生服务　　　　　　B.建立城镇职工基本医疗

    C.抑制医药费用不合理增长　　　D.转变服务理念的最佳途径

3.社区的最基本的功能是 （ ）

    A.联接功能   B.空间功能

    C.相互支持及福利功能   D.社会参与及归属功能

4.一般多少居民范围可设立一个社区卫生服务中心?   (   )

    A.3万～15万   B.3万～10万   C.1万～10万   D.1万～5万

5.下列哪项不属于社区卫生服务特征?   (   )

    A.人性化服务   B.综合性服务   C.间断性服务   D.可及性服务

6.双向转诊应遵循的原则除哪项以外?   (   )

    A.社区卫生服务中心直接转诊至三级医疗机构原则

    B.坚持社区卫生服务中心主导的原则

    C.坚持规范转诊原则

    D.遵守医疗法律法规和诊疗规范原则

7.社区内的各种社会群体和组织之间的相互关系是反映社区的   (   )

    A.结构要素特点   B.同质性特点   C.地域性特点   D.人口数量特点

8.社区卫生服务中心的设置,下列哪个概念是不符合的?   (   )

    A.3万～10万居民设置社区卫生服务中心

    B.2000～5000人口设立一个社区卫生服务站

    C.居民步行20分钟可到达社区卫生服务中心

    D.距离社区卫生服务站最远的居民不超过2公里

9.下列哪项是不符合社区卫生服务概念?   (   )

    A.以社区为范围   B.以人的健康为中心

    C.以家庭为单位   D.以满足人的需求为中心

10.社区卫生服务机构的重点服务对象,除哪项以外?   (   )

    A.妇女儿童   B.残疾人

    C.老年人与慢性患者   D.重症患者

11.下列哪项不是社区的功能?   (   )

    A.社会文化功能   B.满足居民的经济增长的功能

    C.社会参与及归属功能   D.社会控制功能

12.下列哪项不属于四位一体的基本医疗卫生制度?   (   )

    A.公共卫生服务体系   B.医疗服务体系

    C.药品供应保障体系   D.健康服务体系

13.社区卫生服务基本原则,除哪项以外?   (   )

    A.坚持预防为主   B.坚持为人民服务的宗旨

    C.坚持社区卫生服务与社区文化背景相结合   D.坚持政府领导

14.下列哪项不属于社区卫生服务中心的六位一体的服务?   (   )

    A.康复   B.学校卫生   C.预防   D.计划生育技术服务

15.原则上社区卫生服务中心编制按每万名居民配备2～3名全科医师外,还配备   (   )

    A.2名公共卫生医师,2～3名护士   B.1名公共卫生医师,2～3名护士

    C.2名公共卫生医师,1名护士   D.1名公共卫生医师,1名护士

二、问答题

1.社区卫生服务有哪些特征? 基本原则有哪些?

2.简述社区卫生服务的对象、一个中心、四个重点、五个服务、六个一体及领导关系。

3.国务院关于深化医药卫生体制改革的意见中提出完善医药卫生哪四大体系?

(姚蕴伍   冯小君)

第二章 社区护理

学习目标

1. 解释社区护理的概念。
2. 知道社区护理的发展概况。
3. 叙述社区护理目标、原则及其特点。
4. 陈述社区护理的范围、内容和任务。
5. 知道社区护士的角色。
6. 解释服务对象护理模式的概念。
7. 叙述明尼苏达护理模式的概念。
8. 解释社区护理评估内容。
9. 陈述社区护理收集资料的方法。
10. 叙述社区卫生服务的 OMAHA 系统(护理诊断和结果评价)。
11. 运用社区护理程序(评估目标、计划、实施、评价)。
12. 陈述社区护理干预原则和干预重点。

社区护理(community health nursing)是以人的健康为中心,社区人群为对象,社区护士应用临床医学、公共卫生学、社会科学等方面的知识,运用护理程序提供个人、家庭、社区健康服务,促进社区整个人群的健康,包括疾病的预防、健康的恢复及保持健康,并从事健康人和居家患者的访视与护理,开展健康教育、健康指导、家庭护理、康复指导、营养指导、妇幼及老年人保健及心理咨询等,以增进健康,促进和维护社区人群健康为目标,提高人群的生活质量和健康水平。

第一节 社区护理概述

进入 20 世纪 70 年代后,社区护理在世界各国相继发展,越来越多的护士以社区为范围,以健康促进、疾病防治为目标,提供医疗护理和公共卫生护理服务。社区护理是护理专业领域中的一个新课题,它是社会发展、科技腾飞以及医学模式转变的必然产物,是促进健康、保持健康、预防疾病和恢复健康的重要途径。

一、社区护理概念

社区护士是对社会人群提供健康服务和公共实践,不限于特殊的年龄或诊断,也不仅是在疾病流行期间,而是持续对整个社会人群的健康负有责任,护士是直接对个人、家庭、群体所有人群提供健康护理、促进健康、维持健康和健康教育。1980年美国护士会（American Nurses Association，ANA）对社区护理定义为：社区护理是综合公共卫生学与专业护理学的理论，应用于促进与维持群众的健康，是一种专门和完整的实务工作。它的服务不限于一个特别的年龄群或诊断，而是提供连续性、非片断性的服务，其主要职责是将人口群体视为一个整体，直接提供个体、家庭或团体护理，以使全民达到健康。应用整体护理的方法促进健康、维护健康、健康教育及管理和合作，提供连续性护理来管理社区中个体、家庭和团体的健康。

加拿大公共卫生学会认为：公共卫生护理工作是专业性的护理工作，经由组织的社会力量将工作重点放在一般家庭、学校或生活环境中的人群。公共卫生护理除照顾到健康的、生病的和残障之人以外，还致力于预防疫病或延滞疫病的发展，减少不可避免的疾病发生的影响，对居家患者或有健康障碍的人提供熟练的护理，援助那些面临危机情况者，对于个人、家庭、特别团体以及整个社区提供知识并鼓励他们养成有益于健康的生活习惯。

我国社区护理的定义"是依靠有组织和社会力量，从事个人、家庭、社区促进健康、预防疾病、早期诊断、早期治疗、限制残障及促进患者发挥最佳健康效果的服务"。社区护理不仅使个人的健康得到保障，而且也要促使社区整个人群的健康，包括疾病和受伤的预防、健康的恢复以及促进健康。随着我国社会经济的发展，人们对健康的需

> **社区护理定义**
>
> "是依靠有组织和社会力量，从事个人、家庭、社区促进健康、预防疾病、早期诊断、早期治疗、限制残障及促进患者发挥最佳健康效果的服务"。

求逐步提高，同时要让更多的人能看到病和看得起病，必须加速发展社区护理，培养更多的符合社区护理需要的护理人才，以适应社会的需要。

二、社区护理的发展

(一)国外社区护理

早在公元后至1859年，公共卫生护理与宗教及慈善事业有密切关系；1669年创立了"慈善姐妹社"，主要是帮助贫困人群。由于卫生服务资源的匮乏、医疗水平的局限及护理专业的空白，多数患者均在家中休养，由家庭主妇看护、照顾。在这些家庭主妇中，绝大多数既没有文化，也没有受过任何看护训练，她们只能给予患者一些基本的生活照顾。然而正是这种简单、基础的家庭护理为早期护理和社区护理的诞生奠定了基础。拉维妮亚·道克女士(Lavinia Dock)是女权运动的倡导者，一生都致力于护理和健康服务的促进。玛丽·卡迪娜女士(Marry Gardner)《展现综合性和权威性的社区护理》一书，书中提到当时护理工作者多为修女或具有高阶层社会里的女性基督徒，这对于发展护理事业具有倡导和催化作用。在19世纪中期到19世纪末期的50年间，英国、美国为了使贫病交加人群能享受到基本的护理服务从而改善贫困人群健康状况，陆续开设了地段护理(district nursing)服务。地段护理在英、美两国主要侧重于对居家贫困患者的护理，包括指导家属对患者进行护理。从事地段护理的人员多数为志愿者，少数为护士。圣菲比(St. phoebe)是第一个访视护士(visiting nurse)。威廉·勒思明(Willian Rathbone)是一位企业家，因为他亲自护理生病的妻子而使其得到康复，体会到居家照顾可减轻患者痛苦，可解决家庭困难，提出家庭护理运动，创立了第一个地段访视护理机构，有计划训练护理人员从事贫病者访视照顾工作，因此

有人将他荣誉为地段访视之父。地段访问护士,对贫病个体、人群注重预防工作,并成立访视协会。

自 19 世纪末期起,地段护理在其服务对象和服务内容上逐步拓宽,其服务对象由贫困患者,扩大至地段居民;其服务内容也由单纯的医疗护理,扩展至预防保健服务。在从事公共卫生护理人员中,绝大多数为公共卫生护士,少数为志愿者,对有需要的群体、家庭进行治疗预防,发展为公共卫生护理。美国的丽莲·沃德(Lillian Wald),被认为是现代社区护理的先驱,积极推进社区护理运动,她为社区护理人员正名为"公共卫生护士(Public Health Nurse)",认为护士在社区当中,从事社区和家庭评估,确定社区居民的要求,并尽力提供服务,为学校卫生护理和社区护理的发展做出了贡献。1912 年成立全国公共卫生护士组织。美国露丝·依思曼使用了"社区护理"一词,认为社区护理是护理人员在不同形式的卫生机构服务,而社区护理的重点是社区,是促进健康、预防疾病。美国护理协会将这种融医疗护理和公共卫生护理为一体服务称之为社区护理,将从事社区护理的人员称之为社区护士。1978 年,世界卫生组织给予肯定并加以补充,要求社区护理成为社区居民"可接近的、可接受的、可负担得起的"卫生服务。从此社区护理以不同的方式在世界各国迅速地发展起来,社区护士的队伍也在世界各国从质量和数量上逐步壮大。不少国家已有专门机构,社区护士的教育也有配套措施,教育水平已达到本科、硕士和博士。

（二）我国社区护理的发展

1925 年,协和医院公共卫生科与北京市卫生联合科联合创立卫生教学区称"北京市第一卫生事务所",举办医护公卫进修班。1925—1949,全国从事公共卫生的护士有所增加。1949—1996,全国医疗机构进行了统一规范,城市有城市医院、门诊部(所)医疗站、防疫站、妇幼保健所。城区有卫生局,下设防疫站、妇幼保健所,结核病防治所、部分医院开设地段保健科或家庭病床。农村是县医院、乡(卫生院)、村(卫生室)三级网络。

自 1997 年我国发布《中共中央、国务院关于卫生改革与发展的决定》以来,政府的宏观调控及组织管理、政策、法规及制度的不断完善,全国范围内建成较为完善的社区卫生服务体系,成为卫生服务体系的重要组成部分,全国共设置社区卫生服务中心 6340 个,基本医疗保障制度全面覆盖城乡居民,基本药物制度初步建立,城乡基层医疗卫生服务体系进一步健全,基本公共卫生服务得到普及。为了满足广大人群的需要,社区护理也在不断推广、完善及发展,卫生部已制订了发展社区护理规范要求,各省着手制订社区护理的规范、制度及护理标准,为提高社区护理质量打下了基础,促使社区护理管理的科学化、规范化、标准化、计算机网络化。为完善社区护理教育体制,对社区护士的培养,除了岗位培训以外,建立社区护士中专、大专、本科及研究生的教学体系,已培养出社区护理的本科生、硕士和博士生,社区护理人员的数量和质量将大幅提高。社区护理服务理念、服务范围、服务内容等方面也得到发展和提升,多层次社区保健体制逐步建立和完善,社区服务中心、服务站、养老机构等已初步形成规模,但还远远不能满足社会需求,需要不断完善和健全。很多城市已步入老年社会,老年人单独居住,如何加强家庭护理、老年护理和健康教育已至关重要,对家庭及老年人的护理及开展家庭访视已是社区护理中的重要课题。

第二节　社区护理的目标、原则和特点

一、目标

1.发现和评估健康问题。每一个人、家庭、团体或社区,其健康需求和问题各不相同,护士必须先行判断,确立并研究解决问题。影响人群健康的最大的问题还是不良的生活习惯,社区护士要大力开展健康教育,启发及培养、指导及督促社区公众形成健康的生活方式,预防疾病、促进健康、提高生活质量,以促进全民的健康水平,人群的保健意识,懂得如何改变不良的健康行为。

2.协助家庭成员了解卫生知识。社区护士不仅要发现及评估个人、家庭、社区的卫生问题,而且要让社区所有居民都认识健康问题的存在及其所构成的危害性,并采取行动以解决问题。

3.提供各类人群所需要的护理服务。社区护士依照个人的特殊情况,提供适当的护理、转诊或社会资源的利用。如对长期卧床的心血管患者的家属给予基本护理知识的指导(擦浴、翻身、测血压等等),以期提供患者舒适、安全的护理。

> **社区护理目标**
> 1.发现和评估健康问题
> 2.协助家庭成员了解卫生知识
> 3.提供各类人群所需要的护理服务
> 4.控制(或尽量消除)威胁健康或降低生活兴趣的社会环境
> 5.协助居民早期发现健康问题

4.控制(或尽量消除)威胁健康或降低生活兴趣的社会环境。社区护士应协助有关部门做好环境安全工作,去除威胁健康的因素,如意外事件、传染病疫源、药物成瘾、水源污染、噪声、空气及土壤污染、居民生活垃圾的处理等。

5.协助居民早期发现健康问题。社区护士通过借助各种健康筛检和对居民的健康评估,早期发现个体疾病,早期治疗。

二、应遵循原则

社区护理是对辖区内的人群提供健康服务和公共实践,在服务时应遵循以下原则:

1.社区护士必须具有满足社区内卫生服务需求的责任感。社区护士应运用社区内可利用的资源,发挥护理功能,以满足社区内居民的健康需求。

2.社区内的弱势团体(老弱残障)应列为优先的服务对象。社区护理的服务对象是不分种族、宗教、信仰、年龄、性别或其他任何特征的。但重点是弱势团体(老弱残障),我国已进入老龄化社会,老年人在身体、心理、社会、经济等方面都存在许多问题,健康状况每况愈下,照顾自己的能力也

> **社区护理服务遵循原则**
> 1.社区护士必须具有满足社区内卫生服务需求的责任感;
> 2.社区内的弱势团体(老弱残障)应列为优先的服务对象;
> 3.社区护理的服务对象必须参与卫生服务的计划与评估;
> 4.坚持就近性、方便性、主动性、可及性的服务原则。

随着年龄的增长而逐渐减退,子女的工作压力也随着社会的发展而加大,照顾老人成为社会问题。因此,社区护理中如何加强弱势群体的照顾应作为工作的重点。

3.社区护理的服务对象必须参与服务计划的评估。评估是了解每个个体、家庭、团体以及整个社区健康的需求,社区护士应设法满足这些需求,并需要服务对象的共同参与,提出和落实合理的措施,以保证社区护理计划的落实。

4.坚持就近性、方便性、主动性、可及性的服务原则。促使辖区居民能得到及时的护理服务。

三、社区护理的特点

社区护理是将护理学与公共卫生学有效的结合,既强调疾病的预防,又强调疾病的护理,它的特点表现为:

1.以健康为中心。医院的护理多以恢复人的健康为主,而社区护理则强调促进健康,它的中心任务是以预防保健为主,开展一级预防。通过卫生防疫、传染病管理,健康教育和健康促进,提高整个社区人群的生理、心理、社会、精神整体健康水平;提高社区健康水平,减少社区人群的发病率,达到维持健康的目的。

2.强调群体健康。社区护理对象包括:个人、家庭、团体、人口群体、社区五个层次。因此,社区护理不限于对个人、家庭和特殊年龄的服务,而视社区群体为一整体,以人群健康服务为重点,运用护理程序的工作方法,解决人群中主要的健康问题。

3.具有较高的自主性与独立性。医院护士通常是在医嘱的指导下进行工作,而社区护士由于工作范围广,对社区群体要运用流行病学方法来找出容易出现健康问题的高危人群,因而她们的工作自主性较强。在对个人和家庭的服务中,护理往往是一个人行动,应具备决策、判断、分析问题、解决问题的能力,因而她们的工作独立性较强。

4.服务的长期性。一般医院的患者住院时间较短,护士只照顾他住院期间的需要。而社区服务对象长期居住于社区,社区护士对其个人服务时,有时还兼顾对家庭的服务。慢性病患者、老年人常需要长期照护。

5.具有多方人员的协作性。医院护士接触的除患者外,主要是院内工作人员,社区中除医务人员之间要密切合作外,护士还要与当地行政领导、福利单位、教育事业、厂矿企业等多方人员的联系和密切协调合作。因此,社区护士需要主动与各方人员加强合作,才能做好社区卫生服务。

社区护理的特点
以健康为中心;
强调群体健康;
具有较高的自主性与独立性;
服务的长期性;
具有多方人员的协作性。

第三节　社区护理的任务及工作内容

社区护理工作应以维护人的健康为中心,家庭为单位,社区为范围,社区护理需求为导向,以妇女、儿童、老年患者、慢性病、残疾人为重点,在开展社区预防、保健、促进健康、计划生育和常见病、多发病、诊断明确的慢性病的治疗和康复工作中,提供相关的护理服务。

一、社区护理任务

社区护理不同于医院护理,它不仅延续医院的护理,同时以社区护理需求为导向,以三级预防为重点,向社区人群提供基层的护理服务。其任务是:

1.提供社区保健服务。社区护理的服务宗旨是提高社区人群的健康水平,以预防疾病、促进健康为主要工作目标。通过一级预防途径,如卫生防疫、传染病管理、意外事故防范、健康教育等,向社区各类人群提供健康护理保健服务,特别是妇女、儿童和老年人。通过运用公共卫生及护理的专业理论、技术和方法,达到促进健康、维持健康的目的。

2.提供社区慢性疾病患者的护理管理。向社区所有的慢性疾病、传染性疾病及精神疾病患者提供所需要的护理及管理服务。

3.提供社区急、重症患者的转诊服务。帮助在社区无法进行适当的护理或管理的急重疾病患者转入适当的医疗机构,以得到及时、必要的救治。

4.提供社区临终护理。向社区的临终患者及家属提供他们所需要的身心护理服务。

5.提供社区护理健康教育。向社区各类人群提供有计划、有组织、有评价的护理健康教育、健康促进活动,提高居民对健康的认识,养成健康的生活方式及行为,促进和维护群体的健康。

> **社区护理任务**
> 提供社区保健服务;
> 提供社区慢性疾病患者的护理管理;
> 提供社区急、重症患者的转诊服务;
> 提供社区临终护理;
> 提供社区护理健康教育;
> 提供社区康复护理服务。

6.提供社区康复护理服务。向社区残障者及病后恢复期患者提供康复护理服务,以帮助他们改善健康状况,恢复正常功能。

二、社区护理的内容

1.传染病防治。开展传染病预防的健康教育和有关健康指导。督促预防接种、及早防范,早发现,及时报告,采集标本,早隔离治疗,防止并发症发生,尤其要开展防止性病传播知识教育,加强对肝炎、性病、寄生虫病及结核病等的控制。

2.社区精神心理卫生保健。对个人、家庭成员及特定人群的心理评估,确认心理健康问题,通过健康教育、心理咨询等手段,提高社会适应能力,使他们通过自身努力,保持心理精神健康。

3.社区环境卫生。社区环境对人的影响因素主要是空气、水、食品、土壤、噪音、放射线、垃圾等,因此,要做好饮水卫生,污水处理、垃圾处理、食品卫生、家庭环境卫生(主要是水、空气、放射性污染预防管理)。

4.慢性病防治与管理。主要是高血压、糖尿病、精神病、老年性痴呆、中风防治等,为社区家庭提供护理技术与护理服务。

5.社区特殊人群的健康服务。社区中的老人、儿童、妇女、残疾人属于社区特殊人群,是重点服务对象。

6.职业卫生与护理。职业卫生是认识、评估及控制与职业有关的危险或危害因素,以保证职业人员身心健康的科学。

7.学校卫生保健。是以青少年为服务对象的一项团体卫生工作,保健服务内容有环境卫生、公共卫生、预防保健、学生心身照护,对学生的社会适应能力及人际关系能力的培养。

8.卫生教育。主要有防疫、保健、医疗、复健、营养、视力保健、减少抽烟等。评估社区年龄、疾病、十大死因、教育程度、性别、职业、交通等。

9.院前急救。提高社区现场急救能力及救护质量。

10.临终关怀。为濒临死亡的患者及家属提供社区护理,减少临终患者的痛苦,满足他们的需要,使患者认知生存的意义和生命的价值,提高临终阶段生命质量。

第四节　社区护士的职责与角色

社区护士在社区中的护理场所可以从社区内的各种卫生机构或社区人群对护理服务的需求来考虑,如社区卫生服务中心、社区卫生服务站、社区护理中心、社区老人院、社区护理院、临终关怀院、社区康复中心等,在这些场所护士应承担社区护士的职责和角色。

一、社区护士职责

社区护士要了解社区健康状况,主要是家庭、社区及有关团体评估,为不同健康层次的人群提供服务,与不同机构协调,做好居家护理,鼓励个人、家庭自主与自我管理,观察家庭环境中对健康的影响,并与有关专业人员联系。

1.承担社区卫生服务护理工作。掌握人群不同生命周期的预防保健和常见病(慢性病、传染病)三级预防与康复护理技术,配合医生完成双向转诊、药品管理、健康档案、资料录入等各项工作。参与社区居民健康档案建立和社区诊断、康复、精神卫生、慢性病防治、传染病预防与控制、居民生殖保健服务等项工作。

2.家庭访视。独立完成各项家庭访视与护理工作;向家庭患者和身心残障者提供直接家庭护理。

2.保护环境。协助做好环境监测,保护资源和减少环境污染。

3.提供健康教育、咨询和指导。对居民定期进行健康教育讲座,开展与护理内容相关的社区居民健康教育活动。

4.确认患者和亚健康人的健康问题,提供有效护理措施,解决并满足其问题和护理服务。

5.提供安全护理技术与护理服务。严格执行各项规章制度、操作规程,严防差错事故发生。

6.按护理程序提供社区患者的直接护理。

7.承担社区护理教育和实习生带教,开展社区护理科研工作。

卫生部社区护理管理的指导意见(试行)中指出护士的职责:

1.参与社区诊断工作,负责辖区内人群护理信息的收集、整理及统计分析。了解社区人群健康状况及分布情况,注意发现社区人群的健康问题和影响因素,参与对影响人群健康不良因素的监测工作。

2.参与对社区人群的健康教育与咨询、行为干预和筛查、建立健康档案、高危人群监测和规范管理工作。

3.参与社区传染病预防与控制工作,参与预防传染病的知识培训,提供一般消毒、隔离技术等护理技术指导与咨询服务。

4.参与完成社区儿童计划免疫任务。

5.参与社区康复、精神卫生、慢性病防治与管理、营养指导工作。重点对老年患者、慢性患者,残疾人、婴幼儿、围产期妇女提供康复及护理服务。

6.承担诊断明确的居家患者的访视、护理工作,提供基础或专科护理服务,配合医生进行病情观察与治疗,为患者与家属提供健康教育、护理指导与咨询服务。

7.承担就诊患者的护理工作。

8.为临终患者提供临终关怀护理服务。

9.参与计划生育技术服务的宣传教育与咨询。

二、社区护士工作的核心标准

社区护士工作的核心标准的制定是为测评社区护理质量提供指导,并使人们对社区护理的特点有所认识,对开展社区护理工作,提高护理服务质量,获取最佳社区人群满意度和效益具有十分重要意义和作用。核心标准包括:

1.根据国家相关法规和政策。社区护士必须具有从业执照,并经注册后被认定具有社区护士资格。

2.正确的护理决策。护士必须应用她的护理知识和经验及一切可利用的资源在社区护理实践中做出正确的护理决策。

3.运用护理程序。护士在实践中必须系统地运用护理程序指导社区护理实践,为社区群体、家庭和个体服务对象提供护理服务。

4.提升自我专业能力。护士必须为护理专业的发展、不断提升自我专业能力、与同行交流信息和知识等承担责任。

5.不断更新知识。社区护士应通过不断更新知识,并将获得的新知识结合到社区护理实践中,保证社区护理质量。

6.协同合作。护士应与其他社区卫生保健工作者协同工作。

7.进行研究。社区护士必须通过社区卫生保健的实践进行相关的课题研究。

三、社区护士角色

社区护理的工作范围和职责决定了社区护士在社区卫生服务中将扮演多种角色,其主要角色有:

1.健康意识的唤醒者。健康咨询与教育者,使个人、群体、社区提高健康保健意识,提供合适的社会资源与信息,向社区居民提供各种教育指导服务,包括患者教育、健康人群教育、患者家属的指导,以解决服务对象的问题和需要,做好健康教育。

2.护理服务者。提供直接护理,包括一般护理、专科护理、康复护理,提高患者的生活质量。初级卫生保健者,做好预防保健,三级预防,提高人群的自我保健及防护能力。

3.咨询者。向社区居民提供有关卫生保健及疾病防治咨询服务,解答居民的疑问和难题。

社区护士的角色
健康意识的唤醒者;
护理服务者;
咨询者;
管理者;
社区卫生代言人;
协调者与合作者;
研究者。

4.管理者。根据社区的具体情况及居民的需求,设计、组织各种有益于健康促进和健康维护的活动。对社区卫生、环境、个人健康行为的评估、调查、研究,提出建议,组织人员实施和评价。

5.社区卫生代言人。了解社区人群的健康需求,对不利于社区人群健康的环境、制度、政策,提出合理化建议。

6.协调者与合作者。协调社区内各类人群与社区其他医务工作者的密切合作,加强与社团、家庭的联系和协调,包括社区卫生服务机构内各类卫生服务人员与居民或社区管理者的关系等等。

7.研究者。社区护士不仅要向社区居民提供各种卫生保健服务,同时还要注意观察、探讨和研究与护理及社区护理相关的问题,对社区人群健康状况通过观察、研究,与其他部门通力合作,进行深入研究分析,通过试点,总结经验,以点带面,进行推广,不断完善社区护理工作。

四、社区护士伦理准则

社区护理伦理准则明确地表明了专业的基本价值,社会所赋予的、专业所应承担的职责,护士在工作中应遵循以下的行为准则:

1.忠诚护理事业。全心全意地为维护社区人群的健康服务。

2.树立高尚的精神境界和信念。以救死扶伤、保护人群健康为天职,时刻把社区群众的利益放在首位,对待工作认真负责,一丝不苟。

3.全面履行社区护理工作的责任和义务。以强烈的社会责任感,踏实努力工作。

4.不受种族、国籍、信仰、年龄、性别、政治或社会地位的影响,对服务对象一视同仁。

5.尊重社区人群的生命、权利和尊严。尊重社区人群的信仰、价值观和风俗习惯;尊重社区人群的基本需要和愿望。

6.保护服务对象的隐私。审慎地使用护理对象的资料,执行护理工作时,应确保护理对象的安全。

7.与医疗、保健、社区各级、各类人员紧密合作。群策群力,共建健康社区。

8.以科学结果为依据,实事求是。为社区人群提供优质的护理服务。

9.积极参与科研。拓展及提高护理知识和技能,勤奋学习,不断进取,努力创新。

五、社区护士的条件和素质要求

(一)条件

2002 年 1 月卫生部《社区护理管理的指导意见》中规定社区护士职业资格是:"具有国家护士执业资格并经注册,经地(市)以上卫生行政部门规定的社区护士岗位培训,对必须独立从事家庭访视护理的护士,应具有在医疗机构从事临床护理 5 年以上的工作经历"。一般应具备:身心健康,品德优良,丰富的学识、经验及技能,敏锐的观察力及护理评估能力,良好的服务态度。

(二)社区护士应该具备的素质

世界卫生组织(WHO)于 1974 年制定了三项社区卫生护士必备的特质,即:

1.必须有以促进社区健康为己任的责任感:社区护士必须具有责任感和热忱的服务态度,积极为社区服务。

2.必须要以照顾弱势团体为优先:社区护理人员必须要有独立自主的能力,以群体的脆弱性来决定提供服务的优先顺序。

3.必须要能与个案(不论是个人、家庭、团体或社区)合作,共同计划与评价所需的健康服务:即要有合群的态度、能与人共事的能力,以尊重个案的自主性,充分发挥团队精神,获取最大的效益。

根据世界卫生组织制定的社区卫生护士必备的特质,社区护士应该具备以下素质:

> **WHO 提出社区卫生护士必备的特质:**
> 1. 必须有以促进社区健康为己任的责任感。
> 2. 必须要以照顾弱势团体为优先。
> 3. 必须要能与个案(不论是个人、家庭、团体或社区)合作。

1.丰富的护理知识、经验及能力。社区护理服务内容广泛,工作性质相对独立,因此,要求社区护士必须具有丰富的医学护理知识,了解各种疾病的临床转归及预后,熟悉流行病学、统计学、身体评估及心理评估等知识,以便及时发现问题,及时采取措施,防止疾病的蔓延。

2.敏锐的观察能力及护理评估能力。护理人员可通过身体评估,以望、触、叩、听了解服务对象心身等方面的情况,正确判断其健康问题,确定是否需要医生的治疗或转诊服务。

3.良好的职业道德及服务态度。社区护士必须对工作热忱,有同情心、了解服务对象的需要,对任何人一视同仁。有爱心、耐心、责任心,并能以身作则,为公众树立良好的榜样。

4.健康的心身。社区护士除担任卫生所的医疗护理服务外,还需经常配合及参加各种医疗卫生服务。如参加学校运动会的救护、老人活动的医护工作;对各种传染病的筛查,预防接种、家庭访视及参加社区的各项卫生活动等。因此,没有健康的心身,很难应付如此繁忙的工作。

第五节 社区护理模式

社区护理究竟应按照什么样的模式进行运转? 社区护理工作者应从实际工作出发,探索一条适合我国国情的社区护理模式。

一、南丁格尔模式

南丁格尔模式认为:通过护理的作用,直接或间接对人所处的环境进行管理,因环境是影响人群的健康因素。

二、社区作为服务对象模式

该模式的核心是社区健康,在人、护理、环境、健康四个概念的基础上,认为社区护理是具有独特专业的特点和整体观念的专业,有两个核心内容:一个是社区评估反映了组成社区核心的是人,受居住环境、教育、安全、交通、政府、健康和社会服务系统、通讯、经济、娱乐的影响;另一个核心是护理程序,社区护理活动是以护理程序作为行动指南(见图 2-1)。

> **服务对象模式**
> 核心是社区健康
> 核心内容:
> 一个是社区的人;
> 另一个核心是护理程序。

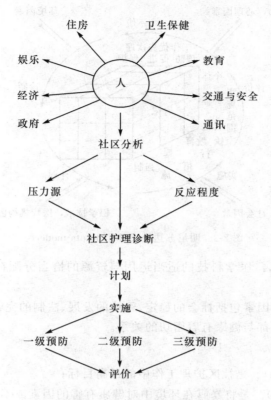

图 2-1　社区作为服务对象模式

护理目标是维持一个平衡健康的社区,包括维护和促进社区的健康,模式的主要对象是社区人群包括家庭和个人,通过三级预防,提高社区对不良因素的防御和抵抗能力,减少对社区健康的影响。

三、社区护理概念模式

Marla S White 于 1982 年提出了社区护理明尼苏达模式(Minnesota model,见图 2-2),将护理程序的概念应用于维护、促进人类健康的实际工作中。明尼苏达模式评估影响健康的因素,包括生物、心理、环境、社会、医疗科技;工作的优先次序是预防、保护、促进;实施社区护理工作的措施是教育、工程、强制。而在实际工作中对于优先次序的考虑以及在执行工作时应根据实际情况运用不同的措施。

(一)影响健康因素

1. 生物、心理因素。包括个体的遗传特性、体质、抵抗传染性疾病的能力和个体的心理品质。

2. 环境因素。环境是指个体的生存空间,包括生活、学习、工作、娱乐的场所、地理环境、气候变化等。气候的急剧变化、地震、噪声、水源及空气污染、生活场所是否安全等都会直接影响到个体、家庭或社区人群的健康。

3. 医学科技与医疗机构因素。医学科学的进步为挽救生命、延长人类的寿命起着极其

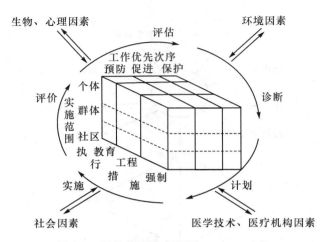

图 2-2　明尼苏达模式（Minnesota model）

重要的作用，就目前而言，医学科技的适当运用与资源的恰当分配在维持人群中起着决定作用。

4.社会因素。社会因素包括社会的稳定、经济的发展、法制的完善、教育的普及、居民的收入、社会福利、家庭等都与健康有着密切的关系。

（二）工作优先次序

1.预防（prevention）。是社区护理工作中的最高目标；

2.保护（protection）。是将暴露在环境中对健康有害的因素或不良影响因素降至最低；

3.促进（promotion）。在社区护理工作中是属于消极和被动的，因为所采取的策略和行动不是个体在理想或最佳的健康状态下，而是为去除已造成对个体的不良影响因素及使个体恢复健康而施行的。

（三）实施社区护理工作的措施

1.教育（education）。是给予个体信息，使之自动在认知态度或行为上有所改变，朝着有利于健康的方向转变。

2.工程（engineering）。是应用一种活动以提供科学技术方法。

3.强制（enforcement）。在教育、工程的措施被执行仍无法达到社区护理的目标时，不得不采取强制的命令，迫使大众执行，以达到有益于健康的目的。

第六节　社区护理程序

护理程序是系统地为护理对象确认健康问题和解决问题的科学工作方法，是一个非常广义和综合的护理实践。社区护士在护理工作中应遵循护理程序的方法和步骤，即评估、诊断、目标、计划、实施和评价。通过对社区及社区人群的健康评估和资料收集，确定诊断/问题，制定护理计划，实施护理措施，并不断地进行评价，发现和解决新的问题，满足社区人群的健康需求，以达到社区健康的目标。

一、评估

评估是护士有目的、有计划、系统和持续地收集社区及社区人群与健康有关的资料,评估的对象应包括个人、家庭、人口人群及社区本身,并通过资料的整理、核实、记录,为确定诊断或健康问题提供依据。

(一)评估内容(见表 2-1)

1.社区人口特征。人是社区最主要的组成部分,了解人群特征,以明确社区人群的健康需求,提供适当的护理服务。人口指标和人的构成、人口的密度、人口的变动情况、人口的健康状况(居民的平均寿命、罹患疾病的原因、失业率、暴力事件等),反映社区的居民整体健康水平。资料的收集包括社区人群的数量、年龄、性别、职业、种族、价值、信仰、宗教、婚姻、文化程度和文化特征、职业及受教育程度。

2.社区环境。社区健康因受到社区所处地理、自然及人为环境的影响,因此,资料的收集包括居住情况,地理位置和气候条件,空气、水源、水质和食物等质量和污染情况,噪声和交通状况、垃圾处理、绿化和生态环境等。

3.社区功能

(1)社区管理:社区组织间的沟通协调方式,居民参与决策方式,社区档案的建立及利用。

(2)社区活动:常规活动及临时活动,社区内部活动及对外交流活动。

评估内容
社区人口特征
社区环境
社区功能
社会服务资源
人群健康
个人评估

(3)社区发展:社区历史的传承,社区发展规划和社区评价体系。

(4)社区状态:①家庭生活质量:离婚率、结婚率、贫困率、家庭暴力、和睦家庭;②教育质量:失学率、升学率、旷课率、及格率、毕业率;③劳动质量:失业率、就业率、事故发生率、犯罪率;④服务质量:顾客利用率、顾客满意度、社会支持系统。

4.社会服务资源

(1)政治和政策　政府对社区的有关政策和支持程度。

(2)社区的健康资源　社区卫生资源影响居民的就医、保健和健康水平,资料的收集包括健康服务机构、服务设施、医疗条件、医院、服务中心、服务站、诊所、家庭护理等;卫生服务机构的地理位置、分布、交通是否便利、医护人员数量、素质、提供保健服务能力等。

(3)社会服务机构　服务机构、人员结构、财力资源、服务费用和时间、服务对象来源、咨询服务、支持系统,福利和娱乐设施,福利院、老人院、公园、儿童乐园等。

(4)社区经济情况/就业情况　社区居民的经济水平,居民的收入和职业的特点,无业人员和退休人员在社区居民中所占的比例。

5.人群健康。包括居民健康状况和职业健康。群体健康状况评价指标有:

(1)直接指标　出生指标:出生率、生育率;死亡指标:粗死亡率、年龄别死亡率,死因别死亡率、

群体健康状况评价指标
直接指标　出生指标;死亡指标;疾病指标;期望寿命。
间接指标　人口指标;社会经济指标;卫生保健指标;社区卫生工作指标;卫生人力指标;综合指标。

死因构成及顺位、特殊人群死亡率、标准化死亡率;疾病指标:两周患病率、慢性病患病率、传染病发病率、两周就诊率、每人每年因病休学、休工卧床日数、残疾患病率、疾病经济负担指标;期望寿命。

（2）间接指标　人口指标:人口数、人口密度、自然增长率、人口构成;社会经济指标:国内生产总值、人均 GDP、人均收入、居民消费水平;卫生保健指标:人均卫生总费用、卫生总费用占国内生产总值百分比、人均防疫保健经费;社区卫生工作指标:计划生育率、人群吸烟率、健康行为形成率;卫生人力指标:千人口医师数、千人口专业预防保健技术人员数;综合指标:人类发展指数、社会发展指数。

6.个人评估。个人评估的内容包括对家庭成员生理、心理等,特别是对慢性病或存在危险因素的个体进行生理、心理、社会、精神、文化状况的整体评估。常用指标为个体的身高、体重、体重指数。生活方式:生活丰度、主导生活内容、不利于健康的活动、生活满意度、行为模式是 A 型还是 B 型。

表 2-1　社区评估单

1.社区人口特征

人口指标:人口数_____人口的密度_____自然增长率_____人口的变动情况_____

人的构成:年龄_____性别_____种族_____信仰_____宗教_____婚姻_____

　　　　文化程度_____社区人口的职业类型_____教育程度_____

　　　　家庭总数及型态_____

人口的健康状况:人口的出生率_____生育率_____平均寿命_____婴儿死亡率_____

　　　　死亡率_____居民的平均寿命_____

　　　　社区居民的主要健康问题_____

　　　　患病率_____发病率_____慢性病患病率_____传染病发病率_____

　　　　两周就诊率_____残疾患病率_____罹患疾病的原因_____

　　　　暴力事件_____致残情况_____

　　　　人群的健康行为及生活方式_____

2.社区环境

居住情况:地理位置及面积_____　地理特点:周围环境_____

靠近河川或山脉:是　否,气温、湿度_____气候对社区健康的影响_____

应付气候变化的能力_____社区中的主要工业空气污染_____

水源和水质_____食物_____噪声污染_____交通状况_____

垃圾处理_____环境美化_____绿化率_____

周围植物与动物等生态环境的分布_____

3.社区功能

社区管理:社区组织间沟通协调方式_____

　　　　居民参与决策方式_____

　　　　社区档案的建立及利用_____

社区活动:常规活动及临时活动_____

　　　　社区内部活动及对外交流活动_____

社区发展:社区历史的传承_____

　　　　社区发展规划及社区评价体系_____

社区状态：

家庭生活质量：离婚率＿＿＿＿＿＿结婚率＿＿＿＿＿＿贫困率＿＿＿＿＿＿家庭暴力＿＿＿＿＿＿
　　　　　　　和睦家庭＿＿＿＿＿＿

教育质量：失学率＿＿＿＿＿＿升学率＿＿＿＿＿＿旷课率＿＿＿＿＿＿及格率＿＿＿＿＿＿毕业率＿＿＿＿＿＿

劳动质量：失业率＿＿＿＿＿＿就业率＿＿＿＿＿＿事故发生率＿＿＿＿＿＿犯罪率＿＿＿＿＿＿

服务质量：顾客利用率＿＿＿＿＿＿顾客满意度＿＿＿＿＿＿差错发生率＿＿＿＿＿＿
　　　　　　社会支持系统＿＿＿＿＿＿＿＿＿＿

4. 社区卫生资源

医疗保健：卫生服务的机构种类、数目：服务中心＿＿＿＿＿＿服务站＿＿＿＿＿＿诊所＿＿＿＿＿＿
　　　　　家庭护理＿＿＿＿＿＿医院就诊记录＿＿＿＿＿＿地理位置及分布＿＿＿＿＿＿是否便利＿＿＿＿＿＿
　　　　　医护人员的数量＿＿＿＿＿＿提供保健服务的能力＿＿＿＿＿＿设备与人口比例＿＿＿＿＿＿
　　　　　服务人口数＿＿＿＿＿＿万人床位数＿＿＿＿＿＿医护人员数＿＿＿＿＿＿药店数量与分布＿＿＿＿＿＿
　　　　　社区卫生经费数及来源＿＿＿＿＿＿卫生经费＿＿＿＿＿＿

教育：正规、非正规的文教机构＿＿＿＿＿＿社区居民的接受度和利用度＿＿＿＿＿＿

经济系统：主要的经济类型＿＿＿＿＿＿居民的职业类别＿＿＿＿＿＿社会经济地位＿＿＿＿＿＿
　　　　　社区居民的经济水平＿＿＿＿＿＿居民的收入和职业的特点＿＿＿＿＿＿
　　　　　人均收入＿＿＿＿＿＿居民消费水平＿＿＿＿＿＿无业人员和退休人员的比例＿＿＿＿＿＿

政治系统：政府对社区卫生的关心度＿＿＿＿＿＿政府组织的分布＿＿＿＿＿＿
　　　　　服务时间＿＿＿＿＿＿居民的满意度＿＿＿＿＿＿社区福利机构的分布＿＿＿＿＿＿

沟通系统：社区内的大众传播媒体有无：公告栏＿＿＿＿＿＿海报＿＿＿＿＿＿电话＿＿＿＿＿＿
　　　　　电视＿＿＿＿＿＿报纸＿＿＿＿＿＿传真＿＿＿＿＿＿电脑网络＿＿＿＿＿＿

安全与交通系统：社区内的消防＿＿＿＿＿＿警署＿＿＿＿＿＿主要交通工具＿＿＿＿＿＿是否便利＿＿＿＿＿＿

社会服务机构：咨询服务＿＿＿＿＿＿支持系统＿＿＿＿＿＿福利和娱乐设施＿＿＿＿＿＿福利院＿＿＿＿＿＿
　　　　　　　养老院＿＿＿＿＿＿托儿所＿＿＿＿＿＿食堂＿＿＿＿＿＿公园＿＿＿＿＿＿儿童乐园＿＿＿＿＿＿
　　　　　　　健身设施＿＿＿＿＿＿休息空间＿＿＿＿＿＿活动场地＿＿＿＿＿＿

其他：

　　　　　　　　　　　　　　　　　　　　　　　　　　　　　　　　　　记录者

（二）收集资料方法

收集资料方法
观察
与居民非正式交谈
调查
收集其他调查资料

1. 观察。观察住房、卫生条件、道路、绿化情况，通过参与社区活动，有意识观察社区居民对健康的认识、信念和态度，与健康相关行为和健康状况。

2. 与居民非正式交谈。通过与居民非正式交谈以了解居民对健康的认识、保健意识和对健康的需求。

3. 调查。通过问卷调查以了解社区问题的代表性和真实性，有关环境、生活方式、健康服务需求等。

4. 收集其他调查资料。如从防疫站、人口普查等单位了解相关资料。

（三）分析、整理资料

收集的资料应包含主观资料和客观资料的整理和分析。对社区存在的主要健康问题、影响因素、严重程度进行分析，与国际、国内标准进行比较，发现问题找出原因，确认问题，提出措施，核实资料的真实性和准确性。

(四)记录资料,完成护理评估

二、诊断

(一)分类

1. 内布拉斯加州(Nebraska)奥马哈(Omaha)访视协会在 20 世纪开始发展适合社区卫生服务的 OMAHA 系统,将护理诊断分为环境、心理社会、生理、健康相关行为 4 个领域,包括卫生、角色改变、人际关系、精神压力、认知、疼痛、营养、睡眠、身体活动等问题,具体见表 2-2。

表 2-2　OMAHA 系统护理诊断(问题)分类表

领　域	护　理　诊　断　分　类
环境	收入、卫生、住宅、邻居/工作场所、其他
心理社会	与社会资源的联系、社会接触、角色改变、人际关系、精神压力、哀伤、情绪稳定性、性、照顾、忽略儿童/成人、虐待儿童/成人、生长发育、其他
生理	听觉、视觉、说话与语言、咀嚼、认知、疼痛、意识、皮肤、神经肌肉骨骼系统与功能、呼吸、循环、消化、排泄功能、生殖泌尿功能、产前产后、其他
健康相关行为	营养、睡眠与休息型态、身体活动、个人卫生、物质滥用(酒精或药品)、家庭计划、健康指导、处方用药、特殊护理技术、其他

2. 北美护理诊断委员会(North America Nursing Diagnosis Association,简称 NANDA)。NANDA 提议的新的护理诊断分类框架"护理诊断分类系统 Ⅱ",是一个"多轴系健康型态框架(A Multiaxial Health Patterns Framework)",第二套分类结构框架分 6 个轴系(axes),12 个范畴(domains)。

(1)健康认知与管理　健康意识、健康管理

护理诊断(nursing diagnosis,ND):家庭处理治疗计划不当/无效,社区处理治疗计划不当/无效,寻求健康的行为,健康维护低效/无效,持家能力障碍。

(2)营养与代谢　吞咽、消化、吸收、代谢、水化

ND:婴幼儿喂养形态不当/无效,吞咽障碍,营养失调:低于机体需要量,营养失调:高于机体需要量,有营养失调的危险:高于机体需要量。

(3)排泄　　泌尿系统、胃肠道系统、皮肤系统、呼吸系统

ND:排尿异常　尿潴留、完全性尿失禁、功能性尿失禁、压迫性尿失禁、急迫性尿失禁、反射性尿失禁、有急迫性尿失禁的危险。大便失禁、腹泻、便秘、有便秘的危险、感知性便秘。

(4)精力维持　睡眠/休息、活动/运动、能量平衡、心肺-血管性反应

ND:睡眠型态紊乱、睡眠剥夺、疲乏、活动无耐力、有活动无耐力的危险。

(5)认知与认识　　注意力、定向力、感觉/感知、认知、沟通

ND 有废用综合征的危险、躯体移动障碍、床上移动障碍、借助轮椅移动障碍、轮椅转移障碍、行走障碍、娱乐活动缺乏、穿衣/修饰自理缺陷、沐浴/卫生自理缺陷、进食自理缺陷、如厕自理缺陷。

(6)自我认知与自我概念　自我概念、自尊、身体形象。

ND:知识缺乏(特定的)、急性意识模糊/混乱、慢性意识模糊/混乱、记忆力障碍、思维过

程异常、语言沟通障碍。

（7）角色关系 照顾者角色、家庭关系、角色履行

ND：个体认同障碍、无能为力、有无能为力的危险、绝望、有孤独的危险、慢性低自尊、情景性低自尊、有情景性低自尊的危险、身体形象紊乱、有照顾者角色紧张的危险、父母不称职、有父母不称职的危险。家庭运作中断、家庭运作功能障碍：酗酒、有亲子依附关系受损的危险、母乳喂养有效、母乳喂养不当/无效、母乳喂养中断、角色履行不当/无效、父母亲角色冲突、社交障碍。

（8）性/生殖 性特征、性功能、生殖

ND：性功能障碍、性生活型态、性生活低效/无效。

（9）适应与压力耐受 创伤后反应、应对反应、神经行为性压力

ND：迁居压力综合征、有迁居压力综合征的危险、强暴创伤综合征、强暴创伤综合征：混合性反应创伤后综合征、有创伤后综合征的危险、焦虑、慢性悲伤、预期性悲哀、家庭失能性应对失调、家庭妥协性应对失调、恐惧、无效性否认、功能障碍性悲哀调节障碍、个人应对无效、社会应对失调、家庭有增强应对的愿望、社区有增强应对的愿望、婴幼儿行为紊乱、婴幼儿有行为紊乱的危险、婴幼儿有行为能力增强的愿望。

（10）价值与信念 价值、信念、价值/信念/行为的一致性

ND：有增进精神健康的愿望、有精神困扰的危险、决策冲突（特定的）、不合作（特定的）。

（11）安全与保护 感染、机体创伤、暴力行为、环境危险、防御、体温调节

ND：有感染的危险、皮肤完整性受损、口腔黏膜受损、有受伤的危险、有摔倒的危险、有外伤的危险、有皮肤完整性受损的危险、组织完整性受损、牙齿异常、有误吸的危险、有窒息的危险、清理呼吸道低效/无效、自我保护低效/无效、有自伤的危险、有对他人暴力行为的危险、有自我暴力行为的危险、有自杀的危险、有中毒的危险、体温过低、体温过高、体温调节无效。

（12）舒适 生理性舒适、环境舒适、社区舒适。

ND：急性疼痛、慢性疼痛、恶心。

护理诊断是在收集、整理评估资料的基础上，确认社区及社区人群对存在或潜在的健康问题的反应。这些反应可由护士确认和处理，以解决服务对象的健康问题、减轻或消除疾病，预防疾病的发生。社区护理诊断必须符合：能反映社区目前的健康状况，每个诊断符合逻辑，并且从现有的资料中提出。诊断的核心标准为：

1. 护理诊断或健康问题的确立应以评估的资料为依据。

2. 根据轻、重、缓、急，确立护理诊断或健康问题的排序。

3. 记录护理诊断或健康问题。护理诊断的名称应尽量统一书写，不要随意编造护理诊断。护理诊断应包括生理、心理、社会各方面。相关因素的陈述必须准确和具体，用词要恰当，勿将护理措施或诊断依据当成护理诊断。

三、目标

目标是指在制订护理计划时预期要达到的目的和效果，它是计划实施和效果评价的依据。根据居民需求促进健康，重点是人群不良行为的消除和健康行为的建立，每个目标均应做到 SMART(specific,measurable,attainable,relevant,timely)即特定的、可达到、可测量、

重要的、有时间限制五个方面,以便实施和评价。

目标的核心标准为:

1.与患者、家庭和社区人群共同建立护理目标。

2.根据护理诊断确立患者和社区健康的预期目标。

3.确定达到预期目标的时间。

4.预期目标的制定应简明、扼要、可观察和可测量。

5.根据服务对象状态和再评估资料调整预期结果。

> 目标均应做到 SMART
> 特定的
> 可达到的
> 可测量的
> 重要的
> 有时间限制的

四、计划

计划是为提供持续的预防、保健、护理、康复及促进健康等根据护理目标而制定的护理对策或措施,在提出干预措施时要考虑确定目标人群,落实可利用的人、财、物资源,选择最佳干预策略。护理干预可采用一、二、三级预防,以达到预防疾病和促进康复的目的。

(一)计划的核心标准为

1.根据患者和社区的特征或情况,与服务对象共同制订个体、家庭和社区的护理计划。

2.根据目标制订包括健康促进、保护、预防、康复等在内的护理计划。

3.护理计划应体现出持续和连续性。

4.护理计划应包括履行计划的具体策略和时间。

5.书写护理计划,并记录在案。

(二)干预原则

1.针对性。应针对不同对象、不同时间、不同健康问题和心理状态,给予有针对性的教育和指导。

2.预防性。对健康人群、亚健康人群和患者提供健康咨询。

3.有效性。通过干预能改善不良健康行为、控制危险因素并收到较好效果。

4.可行性。根据社区资源和条件采取措施,并能得到政府、管理机构的支持。

(三)护理干预

1.社区人群的积极参与,改变不良健康行为。

2.传染病防治、免疫接种、家庭护理、健康咨询、健康教育。

3.与各专业人员合作。

> **干预原则**
> 针对性
> 预防性
> 有效性
> 可行性

五、实施

实施包括组织与执行护理计划,是将护理计划付诸行动的过程。实施的核心标准为:

1.根据计划直接提供护理。

2.鼓励并协助患者、家属和社区人群参与计划的实施。

3.充分利用社区卫生资源,有效实施护理计划。

4.对完成的护理措施及时准确记录。

计划实施步骤:

1.明确任务。护士、服务参与者、服务对象明确活动的目的、时间、方法、预期结果及各自的责任。

2.营造氛围。计划实施环境、设备等。

3.完成计划。与有关人员共同完成计划。

4.记录护理实施情况。

六、评价

评价是系统地对服务对象实施护理措施前后的效果比较。

(一)评价的核心标准

1.评价应系统、持续和有针对性。

2.根据目标达到的程度,计划的内容和进程进行有效性评价。

3.评价包含对患者、家属或照顾提供者及社区本身,参考 OMAHA 系统结果评定见表2-3。

4.依据评价资料对未实现的目标和计划进行及时修订。

5.记录评价内容。

表 2-3　OMAHA 系统结果评定表

概　念	含义(个案)	1分	2分	3分	4分	5分
知识	记忆和理解信息能力	完全没有	一点点	基本的	认知适当	认知良好
行为	可被观察的反应或行为	完全不适当	有些适当	不稳定	合适	合适稳定
症状体征	表现主客观症状体征	非常严重	严重	一般	很少	没有

(二)评价内容

1.健康目标的进展。

2.护理活动效率,所投人、财、物、时间及所得结果。

3.有效性、效果。

4.活动的影响、社会效益、经济效益。

(三)评价方法

(1)直接观察　评价服务对象学习效果,目标是否达到,有哪些行为改变。

(2)交谈　通过直接交流可了解服务对象的认知、态度、要求,行为改变的困难,需要哪些支持。

(3)问卷调查　较客观了解目前对健康教育的需求、目前学习状况、需要改进的具体问题。

(4)标准检查　通过检查确定按标准实施情况。

复习题

一、单选题

1.世界上首次提出"社区护理"一词的人是　　　　　　　　　　　　　　　　　　(　　)

　A.威廉·勒斯明　B.圣菲比　　　　C.丽莲·伍德　　D.露丝·依瑞曼

2.社区护理起源于　　　　　　　　　　　　　　　　　　　　　　　　　　　　(　　)

　A.康复医学　　　B.替代护理　　　C.临床医学护理　　D.公共卫生护理

3.下列哪项不是社区护理应遵循的服务原则?　　　　　　　　　　　　　　　(　　)

    A. 就近性   B. 方便性   C. 主动性   D. 全面性

4. 下列哪项是不符合社区护理的特点？   (   )

    A. 以健康为中心   B. 强调群体健康

    C. 服务的广泛性   D. 具有较高的自主性与独立性

5. 下列哪项不是社区护理的内容？   (   )

    A. 社区精神心理卫生保健   B. 食品卫生检测

    C. 社区环境卫生   D. 院前急救

6. 社区护理工作范围不包括   (   )

    A. 社区经济管理   B. 社区健康教育

    C. 社区家庭护理   D. 社区儿童保健

7. 社区护理对象按社区、家庭、个人分类，不包括下列哪项？   (   )

    A. 社区群体的健康   B. 家庭整体健康   C. 社区的整体功能   D. 个人生理、心理健康

8. 社区护理应遵循原则，除哪一项以外？   (   )

    A. 社区护士必须要有满足社区内卫生服务需求的责任感

    B. 社区内的弱势团体(老弱残障)应列为优先的服务对象

    C. 社区护理服务的独立性

    D. 社区护理的服务对象必须参与服务计划的评估

9. 社区护理的任务，除下列哪项以外？   (   )

    A. 提供社区护理健康教育   B. 提供社区保健服务

    C. 提供社区急、重症患者的护理   D. 提供社区康复护理服务

10. 社区护理评估主要内容不包括下列哪项？   (   )

    A. 社区失业人员   B. 社会服务资源

    C. 人群健康   D. 群体健康状况

11. 社区护理的概念，除下列哪项以外？   (   )

    A. 以社区为基础   B. 以个人为服务对象

    C. 促进家庭健康服务   D. 提高社区人群的健康水平

12. 下列哪项不属于社区护理干预原则？   (   )

    A. 可行性   B. 针对性   C. 整体性   D. 有效性

13. 下列哪项不是群体健康状况评价间接指标？   (   )

    A. 综合指标   B. 死亡指标   C. 卫生保健指标   D. 社会经济指标

14. 下列哪项不是 OMAHA 系统结果评定主要内容？   (   )

    A. 知识   B. 行为   C. 态度   D. 症状体征

15. 下列哪项不是群体健康状况评价直接指标？   (   )

    A. 出生指标   B. 死亡指标   C. 疾病指标   D. 社会经济指标

16. 下列哪项不是 Omaha 系统问题(护理诊断)分类中的领域？   (   )

    A. 环境   B. 心理社会   C. 人际关系   D. 健康相关行为

17. 社区护理每个目标的制定均应做到 SMART，下列哪项不是   (   )

    A. 特定的、可测量的   B. 可达到的

    C. 有时间限制的   D. 不相关的

18. 下列哪项是社区护理干预重点？   (   )

    A. 人群不良行为的消除和健康行为的建立

    B. 安全的意外损伤防范

    C. 控制吸烟

D. 控制高血压

19. 下列哪项不属于社区护理明尼苏达模式实施社区护理工作的措施？ （ ）

    A. 教育   B. 工程   C. 强制   D. 诱导

20. 社区护理作为服务对象模式，其中一个核心是 （ ）

    A. 社区健康   B. 人   C. 政府   D. 家庭

二、问答题

1. 社区护理的目标是什么？

2. 社区护理应遵循哪些原则？

3. 社区护理有哪些特点？

4. 社区护理有哪些任务？

5. 社区护士承担哪些角色？

6. 请叙述社区护理明尼苏达模式。

（姚蕴伍　冯小君）

第三章　环境与健康

学习目标

1. 简述环境自净与环境污染概念。

2. 简述大气污染、一次污染和二次污染概念。

3. 解释大气污染对人体的危害。

4. 陈述大气污染的综合防治。

5. 简述水体污染的概念,水污染的危害。

6. 陈述水污染防治措施、水体自净、废水处理及水的消毒方法。

7. 简述职业病概念、职业性有害因素。

8. 叙述苯中毒临床表现和处理。

9. 陈述铅中毒临床表现及治疗和处理方法。

10. 叙述影响矽肺发生的因素、临床表现和处理方法。

11. 陈述农药中毒临床表现,急性有机磷中毒毒物清除和解毒治疗。

12. 简述噪声的危害,职业性损害的预防。

　　人类生命始终处于一定的环境中,环境涉及生活环境、生产环境和社会环境,其共同的要素可概括为生物的、化学的、物理的和社会心理的因素。由于自然因素和人类社会行为的作用,使环境受到破坏,使人体健康受到影响,当这种破坏和影响在一定限度内时,环境和人体所具有的调节功能有能力使失衡的状态恢复原有的面貌;如果超过环境和机体所能承受的限度,可能造成生态失衡及机体生理功能破坏,甚而导致人类健康近期和远期的危害。因此,社区应该通过提高对环境保护意识,认清环境与健康的关系,控制和减少大气污染、水体污染和土壤污染,规范社区行为,保持生态平衡,促进环境生态向良性循环发展,建立保护环境的法规和标准,充分开发利用环境中的各种资源,为了生存的需要,提高生活质量,维护和促进健康。

第一节　环境污染

　　环境是人类生存发展的基础,可提供人类活动所必需的各种自然条件和自然资源。环境是人类从事生产的物质、能源的源泉,也是各种生物基本重要条件。环境消纳和同化人类活动产生的产品,同时也会有一些一时未能被利用的副产品排入环境而成为废物。而人类新陈代谢和消费活动,也产生各种废弃物归还给周围自然环境。当废物排放量超过环境的自净能力时,环境质量下降。环境不仅能为人类提供物质资源,而且还能满足人们对舒适的要求。清洁的空气和水是农业生产必需的要素,也是人们健康、愉快的生活需求。

一、环境问题

环境问题已成为人类面临的严峻挑战之一。环境问题是指任何不利于人类生存和发展的环境结构和状态的变化,产生的原因包括人为、自然两方面,其实质是人类不合理的社会经济活动与环境可持续发展间的矛盾。环境问题主要包括原生环境问题和次生环境问题两大类。

1.原生环境问题。原生环境是指天然形成的自然环境,如空气、水、土壤等,是第一类环境问题,是由自然环境自身变化引起的,没有人为因素或很少有人为因素参与。这一类环境问题是自然诱发的,是经过较长时间自然蕴蓄过程之后才发生的,包括地震、火山活动、滑坡、泥石流、台风、洪水、干旱等。

2.次生环境问题。次生环境是指由于工农业生产和人群聚居等对自然所施加的额外影响,引起人类生存条件的改变。次生环境是危害人体健康的主要环境因素,是人类活动作用于周围环境引起的环境问题,是第二类环境问题。主要是人类不合理利用资源所引起的环境衰退和工业发展所带来的环境污染等问题。

> 次生环境是危害人体健康的主要环境因素。问题是:
> 环境破坏。
> 环境污染与环境干扰。

(1)环境破坏　环境破坏又称生态破坏,主要指人类的社会活动引起的生态退化及由此而衍生的有关环境效应,它们导致了环境结构与功能的变化,对人类的生存与发展产生了不利影响。环境破坏主要是由于人类活动违背了自然生态规律,不合理开发利用,造成地质结构破坏和地貌景观破坏。

(2)环境污染与干扰　环境污染指自然的或人为的向环境中添加某种物质而超过环境的自净能力而产生危害的行为。也可以说环境污染是指有害物质或因子进入环境,并在环境中扩散、迁移、转化,使环境系统的结构性与功能发生变化,对人类或其他生物的正常生存和发展产生不利影响的现象,导致环境质量下降。如陆地污染、大气污染、水污染、放射性污染等威胁着人类的健康。环境干扰指的是人类活动所排出的能量进入环境,达到一定程度产生对人类不良的影响。

次生环境问题已经构成环境危机,不仅影响了当代人的生活质量,也威胁后代人的生存。我们在可持续发展鼓励经济增长的同时,不仅重视增长数量,而且要求质量,提高效益,节约能源,减少废物,改变传统的生产和消费模式,实施清洁生产和文明消费。是以保护自然为基础,控制环境污染,改善环境质量,减少生态破坏,保持地球生态系统的完整性,改善和提高人类的生活质量为目的,满足人们对清洁的空气、干净的水、健康而稳定的生态系统的基本需要,创造一个稳定而健康的生态环境。

二、环境污染的原因

人们对工业高度发达的负面影响预料不够,预防不利,导致了全球性的三大危机:资源短缺、环境污染、生态破坏。人类不断地向环境排放污染物质,但由于大气、水、土壤等的扩散、稀释、氧化还原、生物降解等的作用,污染物质的浓度和毒性会自然降低,这种现象叫做环境自净。如果排放的物质超过了环境的自净能力,环境质量就会发生不良变化,危害人类健康和生存,这就发生了环境污染。

环境污染会给生态系统造成直接的破坏和影响,环境污染的最直接、最容易被人所感受的后果是使人类环境的质量下降,影响人类的生活质量、身体健康和生产活动。例如城市的空气污染造成空气污浊;水污染使水环境质量恶化,饮用水源的质量普遍下降,威胁人的身体健康,引起胎儿早产或畸形等等。严重的污染事件不仅带来健康问题,也造成社会问题。

> 人类不断地向环境排放污染物质,但由于大气、水、土壤等的扩散、稀释、氧化还原、生物降解等的作用,污染物质的浓度和毒性会自然降低,这种现象叫做环境自净。
>
> 环境污染:排放的物质超过了环境的自净能力,环境质量就会发生不良变化,危害人类健康和生存。
>
> 环境污染包括陆地、海洋、空气、水体、噪音、放射性污染等。

1.陆地污染。大量的生活废弃品、塑料袋(也称白色垃圾)、一次性木筷、一次性饭盒和农膜导致的白色污染已蔓延全国各地,垃圾的清理成了各大城市的重要问题,城市垃圾没有好好处理,没有分类收集,造成垃圾污染,全国城市生活垃圾年产生量为 1.4 亿吨,好多是不能焚化或腐化的,达到无害化处理要求的不到 10%。另外,还存在土地荒漠化、沙灾和水土流失等问题。

2.海洋污染。海洋污染主要是从油船与油井漏出来的原油,农田用的杀虫剂和化肥,工厂排出的污水,矿场流出的酸性溶液;它们使得大部分的海洋湖泊都受到污染,结果不但海洋生物受害,就是鸟类和人类也可能因吃了这些生物而中毒。

3.空气污染。大气污染是指空气中污染物的浓度达到或超过了有害程度,导致破坏生态系统和人类的正常生存和发展,对人和生物造成危害。主要来自工厂、汽车、发电厂等放出的一氧化碳和硫化氢等,引进了污染环境的企业,一些中小企业不重视保护环境,甚至没有净化污染物的设备,对于造成污染的企业,处理不力。机动车尾气排放严重污染大气环境。农药、化肥的过量使用,二氧化硫、烟尘、工业粉尘排放量极其严重,每天都有人因接触了这些污浊空气而染上呼吸器官或视觉器官的疾病。

4.水体污染。水体污染是指水体因某种物质的介入,而导致其化学、物理、生物或者放射性污染等方面特性的改变,从而影响水的有效利用,危害人体健康或者破坏生态环境,造成水质恶化的现象。中国七大水系的污染程度依次是:辽河、海河、淮河、黄河、松花江、珠江、长江,其中 42% 的水质超过 3 类标准(不能做饮用水源);全国有 36% 的城市河段为劣 5 类水质,丧失使用功能。大型淡水湖泊(水库)和城市湖泊水质普遍较差,75% 以上的湖泊富营养化加剧,主要由氮、磷污染引起。

5.噪音污染。噪音污染是指所产生的环境噪声超过国家规定的环境噪声排放标准,并干扰他人正常工作、学习、生活的现象。

6.放射性污染。放射性污染是指由于人类活动造成物料、人体、场所、环境介质表面或者内部出现超过国家标准的放射性物质或者射线。

第二节　空气与健康

空气是一切生命活动的必要条件,大气是由一定比例的氮、氧、二氧化碳、水蒸气和固体杂质微粒组成的混合物。就各种自然的变化会引起大气成分的变化,例如火山爆发和森林火灾会产生有害气体及其他微尘颗粒,但这种变化是局部的、短暂的。而随着现代工业和交通运输的迅速发展,向大气中排放的物质的量越来越多,种类也越来越复杂,引起大气成分发生急剧变化。当大气正常成分之外的物质达到危害人类的健康时,说明大气受到了污染。

一、大气的结构和组成

(一)大气的结构

地球外部的四大圈层为大气圈、水圈、岩石圈、生物圈。大气层是指包围在地球外围的空气层,是地球自然环境的重要组成部分。大气是环境的重要组成要素,并参与地球表面的各种过程。人类活动和某些自然过程不断和大气之间进行着各种物质与能量交换。大气质量的优劣对整个地球的生态系统和人类健康有着直接的影响。整个大气层随高度不同表现出不同的特点可分为五层。

1.对流层。是大气中最低的一层,这一层的空气对流很明显,对人类生产、生活和生态平衡影响最大。

2.平流层。对流层顶上直至大约50km高度之间称为平流层。平流层内水蒸气和尘埃很少。

3.中间层。距地表50～85km的区域,空气已经很稀薄,突出的特征是气温随高度增加而迅速降低。

4.热成层(电离层)。在中间层之上,当太阳光照射时,太阳光中的紫外线被该层中的氧原子大量吸收,因此温度升高,故又称暖层。电离层很厚,大约距地球表面80km以上。电离层是高空中的气体,被太阳光的紫外线照射,电离层由带电荷的正离子和负离子及部分自由电子形成。

5.散逸层。在暖层之上,是大气圈的最外层,也称外大气层,为带电粒子所组成。

除此之外,还有臭氧层,臭氧层距地面20～30km,实际介于对流层和平流层之间。这一层主要是由于氧分子受太阳光的紫外线的光化作用造成的,使氧分子变成了臭氧。大气中臭氧的总含量非常少,尚不到 $1\mu g/mL$。但对于地球上的生命非常重要,因为臭氧能吸收阳光中的紫外线,将这些波长很短并有致命危险的辐射线,转换成热能,使其只有极少量能到达地表。紫外线会破坏包括DNA在内的生物分子,增加罹患皮肤癌、白内障的几率,而且和许多免疫系统疾病有关。

(二)大气的组成

大气的主要组成为:氮分子(N_2)占78.00%和氧分子(O_2)占20.25%的均匀混合体,其次为0.93%的氩(Ar)与0.03%的二氧化碳(CO_2)。再其次的组成元素(按含量的递减而排列)为氖、氦、氪、氙、氢、氯、氧化亚氮、臭氧、二氧化硫、二氧化氮、氨、一氧化氮及碘。二氧化碳及臭氧在大气中的含量虽然很少,但它们却是大气中之重要成分,因为二氧化碳可保持环境温度,臭氧则可防止太阳的某种有害人类之短波辐射至地面。大气中的水蒸气及微尘之含量,则是随高度之增加而降低,它们对于大气之变化,都有重要的作用。

二、大气污染

由于自然现象和人类活动,使得排放到大气中的某些物质呈现出过量的浓度,如过多的烟尘和废气,且持续较长的时间。当大气中某些有毒、有害物质超过正常值或大气自净能力时,对人类的生活和身体健康,对设施或环境产生了不利影响,这就形成了大气污染。空气污染可引起疾病,还能对气候产生不良影响,如降低能见度,减少太阳的辐射。大气污染物能腐蚀物品,影响产品质量;近十几年来,不少国家发现酸雨,雨雪中酸度增高,使河湖、土壤酸化鱼类减少甚至灭绝,森林生长受影响,这与大气污染是有密切关系。

> 当大气中某些有毒、有害物质超过正常值或大气自净能力时,对人类的生活和身体健康,对设施或环境产生了不利影响,这就形成了大气污染。
>
> 一次污染物是指直接从污染源排放的污染物质。
>
> 二次污染物是指由一次污染物在大气中互相作用经化学反应或光化学反应形成的与一次污染物的物理、化学性质完全不同的新的大气污染物,其毒性比一次污染物还强。

1.大气污染物。气态污染物又分为一次污染物和二次污染物。

(1)一次污染物 一次污染物是指直接从污染源排放的污染物质,如二氧化硫、一氧化氮、一氧化碳、颗粒物等。

(2)二次污染物 二次污染物是指由一次污染物在大气中互相作用经化学反应或光化学反应形成的与一次污染物的物理、化学性质完全不同的新的大气污染物,其毒性比一次污染物还强。最常见的二次污染物如硫酸及硫酸盐气溶胶、硝酸及硝酸盐气溶胶、臭氧、光化学氧化剂 OX 等。

2.大气污染源。大气污染物种类同能源结构、工业结构有密切关系。燃煤的主要污染物是烟尘和二氧化硫,燃油的主要污染是二氧化硫和氮氧化物,工业生产过程因行业不同,排放各种不同的无机和有机气体及有毒金属粉尘等。

(1)工业:工业生产是大气污染的一个重要来源。工业生产排放到大气中的污染物种类繁多,有烟尘、硫的氧化物、氮的氧化物、有机化合物、卤化物、碳化合物等。其中有的是烟尘,有的是气体。

(2)生活炉灶与采暖锅炉:城市中大量民用生活炉灶和采暖锅炉需要消耗大量煤炭,煤炭在燃烧过程中要释放大量的灰尘、二氧化硫、一氧化碳等有害物质污染大气。

(3)交通运输:汽车、火车、飞机、轮船是当代的主要运输工具,它们烧煤或石油产生的废气也是重要的污染物。特别是城市中的汽车,量大而集中,排放的污染物能直接侵袭人的呼吸器官,对城市的空气污染很严重,成为大城市空气的主要污染源之一。汽车排放的废气主要有一氧化碳、二氧化硫、氮氧化物和碳氢化合物等。

(4)森林火灾产生的烟雾。

三、大气污染对人体的危害

大气污染物主要可以分为两类,即天然污染物和人为污染物,引起公害的往往是人为污染物,它们主要来源于燃料燃烧和大规模的工矿企业。

（一）污染物

1.颗粒物。指大气中液体、固体状物质，又称尘。PM2.5是指大气中直径小于或等于2.5μm的颗粒物，也称为可入肺颗粒物。它的直径还不到人的头发丝粗细的1/20。虽然PM2.5只是地球大气成分中含量很少的组分，但它对空气质量和能见度等有重要的影响，且在大气中的停留时间长、输送距离远，因而对人体健康和大气环境质量的影响更大。细颗粒物的化学成分主要包括有机碳（OC）、元素碳（EC）、硝酸盐（NO_3^-）、硫酸盐（SO_4^{2-}）、铵盐（NH_4^+）、钠盐（Na^+）等。

（1）总悬浮颗粒物（total suspended particular，TSP）：指能悬浮在空气中，空气动力学当量直径≤100μm的颗粒物。总悬浮颗粒物也称为PM100，粒径10μm以上的颗粒物会被挡在人的鼻子外面。

（2）可吸入颗粒物（particular matter less than 10 μm，PM10）：指空气动力学当量直径≤10μm的颗粒物。粒径在2.5～10μm之间的颗粒物能够进入上呼吸道但部分可通过痰液等排出体外，也可能被鼻腔内部的绒毛阻挡，对人体健康危害相对较小。

> 总悬浮颗粒物：指能悬浮在空气中，空气动力学当量直径≤100μm的颗粒物。
>
> 可吸入颗粒物：指空气动力学当量直径≤10μm的颗粒物。
>
> 可入肺颗粒物（PM2.5）：指环境空气中空气动力学当量直径≤2.5μm的颗粒物，也称细颗粒物。

（3）可入肺颗粒物（PM2.5）：指环境空气中空气动力学当量直径≤2.5μm的颗粒物，也称细颗粒物，粒径在2.5μm以下的细颗粒物（PM2.5）不易被阻挡，当吸入PM2.5之后可能抵达细支气管壁并干扰肺内的气体交换引发包括哮喘、支气管炎和心血管病等方面的疾病。因此，与PM10相比，PM2.5更具危险性，

2012年05月24日环保部公布了《空气质量新标准——第一阶段监测实施方案》，要求全国74个城市在10月底前完成PM2.5"国控点"监测的试运行。空气质量等级：24h PM2.5平均标准值优0～50，良50～100，轻度污染100～150，中度污染150～200，重度污染200～300，严重污染大于300及以上。

雾是由大量悬浮在近地面空气中的微小水滴或冰晶组成的气溶胶系统，是近地面层空气中水汽凝结（或凝华）的产物。如果目标物的水平能见度降到1000m以内，其浮在近地面空气中的水汽凝结物的天气称为雾（fog），雾呈乳白色或青白和灰色。霾是空气中的灰尘、硫酸、硝酸、有机碳氢化合物等粒子使大气混浊，视野模糊并导致能见度恶化，如果水平能见度小于10000m时，将这种

> 霾是空气中的灰尘、硫酸、硝酸、有机碳氢化合物等粒子使大气混浊、视野模糊并导致能见度恶化，如果水平能见度小于10000m时，将这种非水成物组成的气溶胶系统造成的视程障碍称为霾（haze）或灰霾（dust-haze）。

非水成物组成的气溶胶系统造成的视程障碍称为霾（haze）或灰霾（dust-haze）。霾粒子的分布比较均匀，而且灰霾粒子的尺度比较小，从0.001～10μm，平均直径大约在1～2μm，肉眼看不到空中飘浮的颗粒物。由于灰尘、硫酸、硝酸等粒子组成的霾，其散射波长较长的光比较多，因而霾看起来呈黄色或橙灰色。阴霾天气现象出现增多，空气质量恶化，危害加重。

霾的组成成分非常复杂，包括数百种大气化学颗粒物质。其中有害健康的主要是直径

小于 $10\mu m$ 的气溶胶粒子,如矿物颗粒物、海盐、硫酸盐、硝酸盐、有机气溶胶粒子、燃料和汽车废气等,它能直接进入并黏附在人体呼吸道和肺泡中。尤其是亚微米粒子会分别沉积于上、下呼吸道和肺泡中,可能会引起急性上呼吸道感染(感冒)、急性气管支气管炎及肺炎、哮喘发作,诱发或加重慢性支气管炎等。特别是小孩呼吸道——鼻、气管、支气管黏膜柔嫩,且肺泡数量较少,弹力纤维发育较差,间质发育旺盛,更易受到呼吸道病毒的感染。雾霾天对人体心脑血管疾病的影响也很严重,会阻碍正常的血液循环,浓雾天气压比较低,人会产生一种烦躁的感觉,血压自然会有所增高。导致心血管病、高血压、冠心病、脑溢血,也可能诱发心绞痛、心肌梗死、心力衰竭等。雾霾天气还可导致近地层紫外线的减弱,使空气中的传染性病菌的活性增强,传染病增多。

2. 硫氧化物。硫氧化物是硫的氧化物的总称,包括二氧化硫、三氧化硫、三氧化二硫、一氧化硫等。二氧化硫(SO_2)主要由燃煤及燃料油等含硫物质燃烧产生,其次是来自自然界,如火山爆发、森林起火等产生。二氧化硫对人体的结膜和上呼吸道黏膜有强烈刺激性,可致支气管炎、肺炎,甚至肺水肿。长期接触浓度为 $0.1mg/m^3$ 空气的人群呼吸系统疾病增加。国家环境质量标准规定,居住区日平均浓度低于 $0.15mg/m^3$,年平均浓度低于 $0.06mg/m^3$。

3. 碳的氧化物。碳的氧化物主要是一氧化碳(CO),一氧化碳是无色、无臭的气体。主要来源于含碳燃料、卷烟的不完全燃烧,其次是炼焦、炼钢、炼铁等工业生产过程所产生的。人体吸入一氧化碳易与血红蛋白相结合生成碳氧血红蛋白,而降低血液载氧能力,导致中枢神经、心脏和呼吸功能减弱;受害人感到头昏、头痛、恶心、乏力,甚至昏迷死亡。我国空气环境质量标准规定,居住区一氧化碳日平均浓度低于 $4.00mg/m^3$(二氧化碳不属于大气污染物)。

4. 氮氧化物(NO_x)。氮氧化物是氮的氧化物的总称,包括氧化亚氮、一氧化氮、二氧化氮、三氧化二氮等。汽车排出的氮氧化物(NO_x)有 95% 以上是一氧化氮,一氧化氮进入大气后逐渐氧化成二氧化氮。能刺激呼吸器官,引起急性和慢性中毒,影响和危害人体健康。氮氧化物中的二氧化氮毒性最大,它比一氧化氮毒性高 $4\sim5$ 倍。氮氧化物主要是对呼吸器官有刺激作用。由于氮氧化物较难溶于水,因而能侵入呼吸道深部细支气管及肺泡,并缓慢地溶于肺泡表面的水分中,形成亚硝酸、硝酸,对肺组织产生强烈的刺激及腐蚀作用,引起肺水肿。亚硝酸盐进入血液后,与血红蛋白结合生成高铁血红蛋白,引起组织缺氧。

> **污染物**
>
> 颗粒物
> 硫氧化物
> 碳的氧化物
> 氮氧化物(NO_x)
> 氟化物(F)
> 碳氢化合物

5. 氟化物(F)。指以气态与颗粒态形成存在的无机氟化物。主要来源于含氟产品的生产、磷肥厂、钢铁厂、冶铝厂等工业生产过程。氟化物对眼睛及呼吸器官有强烈刺激,吸入高浓度的氟化物气体时,可引起肺水肿和支气管炎。长期吸入低浓度的氟化物气体会引起慢性中毒和氟骨症,使骨骼中的钙质减少,导致骨质硬化和骨质疏松。我国环境空气质量标准规定,城市地区日平均浓度为 $7\mu g/m^3$。

6. 碳氢化合物。碳氢化合物是以碳元素和氢元素形成的化合物,如甲烷、乙烷等烃类气体。

其他有害物质:如重金属类,含氯气体等。

(二)酸雨

指降水的 $pH < 5.6$,即为酸雨。煤炭燃烧排放的二氧化硫和机动车排放的氮氧化物是

形成酸雨的主要因素;其次气象条件和地形条件也是影响酸雨形成的重要因素。降水酸度 pH<4.9 时,将会对森林、农作物和材料产生明显损害。

(三)致癌物质

工业废气中可能含有多种有毒有害化学物质,如镉、铍、锑、铅、镍、锰、汞、砷、氟化物、石棉、有机氯杀虫剂等。它们虽然浓度很低,但可在体内逐渐蓄积,影响神经系统、内脏功能和生殖、遗传等。大气中砷、镍、铍、铬、多环芳烃及其衍生物还具有致癌作用。WHO 发布了环境中若干种主要的致癌物质,大致可分为三类:一类为核素类,包括有砷、六价铬、镉、镍、氡及其子体。二类为化合物,包括苯、甲苯、多环芳香烃(苯并芘)、氯乙烯、1,2-二氯乙烯、三氯乙烯、1,1,2,2-四氯乙烯、1,3-丁二烯、丙烯腈、乙醛、双氯甲基醚。三类为其他,包括柴油机废气、短纤维、主动与被动吸烟。这其中多环芳香烃和六价铬的致癌危险度最高。

(四)臭氧减少的危害

臭氧层变薄将是大剂量紫外线到达地球,紫外线增加对人类健康所造成的危害,主要是紫外线能破坏人体内的蛋白质和核酸,可致皮肤癌、白内障及降低免疫功能。黄种人和黑种人由于皮肤外层较能吸收或扩散大量紫外线,使到达皮肤内层细胞的紫外线量减少,因此比缺乏黑色素的白人较不易罹患皮肤癌。但是紫外线对人眼睛的伤害与人种无关。

> WHO 发布环境中致癌物质
> 一类为核素类:砷、六价铬
> 二类为化合物:苯、甲苯、多环芳香烃(苯并芘)
> 三类为其他,包括柴油机废气、短纤维、主动与被动吸烟。多环芳香烃和六价铬的致癌危险度最高

眼在强烈紫外线照射下,会使透明的角膜混浊,引起角膜炎,或造成结膜充血的结膜炎,最严重的则是白内障。紫外线(UV-B)强度指数达 6~7 时,紫外线辐射具有极强伤害性,在上午 10 时~下午 4 时这段时间最好不要暴露在日光照射下;当紫外线指数≥8 时,应尽量避免外出。

四、室内空气污染对人的影响

适宜的室内居住环境要求有宽松的居住空间,良好的室内空气质量,适宜的温、湿度,无噪音污染,以及符合要求的水、电、燃气供应。如果室内空气受到污染,就有可能引起人体的各种疾病。轻的会使我们的生活质量不高,重的会危及生命。要保持室内良好的空气质量,首先要减少

> 要保持室内良好的空气质量
> 要减少室内污染物的排放
> 保持室内一定的新风量
> 二氧化碳低于标准规定的 0.1%
> 每人每小时需要新鲜空气 30m³

室内污染物的排放,如不吸烟,不养宠物,少用化妆品,不用劣质化妆品,不燃香,养成良好的卫生习惯。其次要注意保持室内一定的新风量。在正常情况下,要使室内空气中的二氧化碳低于标准规定的 0.1%,每人每小时需要新鲜空气 30m³。建筑、装修要选择符合标准的材料。

1. 室内环境主要污染物对人体的危害。引起室内环境污染的主要物质大体有以下几种:建筑材料和装修材料、室内污染物、燃烧产物和人的活动。室内装饰用的油漆、胶合板、刨花板、内墙涂料等均有甲醛、苯等有毒物质。另外,室内家具和室内装潢以及某些建筑材料离不开的有机原料和增塑剂、发泡剂等,经装饰后的室内自然会散发出一定量的挥发性有

机化合物气体,包括卤代烃化合物、芳香烃化合物、醛类化合物、酮类及脂类化合物等,对人体健康都有一定的危害。

(1)氡　是从放射性元素镭衰变而来的一种无色无味的放射性惰性气体,是自然界唯一的天然放射性气体,存在于自然界各种各样的矿石、岩石以及土壤中,常在开采和建筑施工时释放出来,并能与空气中的尘埃结合被人体吸入。室内放射性污染主要是氡的污染,人如果长期生活在氡浓度过高的环境中,沉积在呼吸道上皮组织内的氡对人体产生强烈的内照射,导致诱发肺癌等疾病的发生概率增加,危害人体健康。目前已被 WHO 认定为致使癌因素之一。

(2)苯　是一种无色且具有特殊芳香气味的液体,具有易挥发、易燃的特点。它对人的皮肤和黏膜有局部刺激作用,短时间内吸入高浓度苯蒸气可引起以中枢神经系统抑制作用为主的急性苯中毒,目前室内装饰中仍多处使用的油漆、涂料及其饰料中都含有苯系物包括苯、甲苯、乙苯、二甲苯等,为严重致癌物质。

(3)氨　是一种挥发性无色气体,具有强烈的刺激性臭味,主要来自建筑工程中使用的阻燃剂、混凝土外加剂,会随着温湿度等环境因素的变化从混凝土中还原成氨气缓慢释放出来。室内装饰的材料,比如家具涂饰时所用的添加剂和增白剂大部分都用氨水。对人体的黏膜产生刺激和腐蚀作用,使人眼胀、咽痛、头晕、憋闷、恶心,减弱人体对疾病的抵抗力,严重的会造成呼吸道、眼黏膜的损害。

> **室内环境主要污染物**
>
> 室内放射性污染主要是氡的污染。
>
> 苯为严重致癌物质。
>
> 总挥发性有机化合物。
>
> 甲苯二异氰酸酯。
>
> 甲醛也称福尔马林。
>
> 电磁辐射。

(4)总挥发性有机化合物(TVOC)是常温下能够挥发成气体的各种有机化合物的总称。TVOC 作为室内污染物,种类多,成分非常复杂,而且新的种类不断被合成出来。由于它们单独存在时浓度低,不予以逐个分别表示,而以 TVOC 表示总量。常见的除醛类外,还有苯、甲苯、二甲苯、三氯乙烯、三氯甲烷、萘、二异氰酸酯类等。长期吸入 TVOC 会引起机体免疫水平失调,影响中枢神经系统功能,出现头晕、头痛、嗜睡、乏力、胸闷、食欲不振、恶心、贫血等症状,严重时可损伤肝脏和造血系统,出现变态反应等。

(5)甲苯二异氰酸酯(TDI)为无色液体,是溶剂型涂料中容易存在的一种有毒物质,在以聚氨酯树脂为基料生产的涂料和胶黏剂中,存在游离的 TDI 及其他氰酸,对皮肤、眼睛和呼吸道有强烈刺激作用。

(6)甲醛也称福尔马林　甲醛对人体皮肤和黏膜有强烈的刺激作用,可使细胞中的蛋白质凝固变性,抑制一切细胞机能,长期接触低剂量甲醛可引起慢性呼吸道疾病,引起鼻咽癌、结肠癌、脑瘤、妊娠综合征、新生儿染色体异常、白血病等;甲醛在体内生成甲醇对视丘及视网膜有较强损害作用,可对人体嗅觉异常、刺激、过敏、免疫功能异常等健康的影响。《居室空气中甲醛的卫生标准》规定甲醛的最高允许浓度为 $0.08 mg/m^3$。

(7)电磁辐射对人体的危害　电磁辐射对人体具有潜在的危害,能够诱发癌症并加速细胞增殖,能影响人的生殖系统,表现为男性精子质量降低、孕妇自然流产和胎儿畸形等。

(8)空调机　绝大多数为封闭式,空调机仅可调温和部分除湿,极少新鲜空气补给,所以空调机不能引进新鲜空气。空调机体和管道中会积累大量污染物,空气中二氧化碳增高,氧气减少,负离子数目接近零,细菌数量却增加。所以,改善室内空气质量的最有效方法是自然通风,增加新风量。当室内空气负离子达到 20000 个/cm³ 时,空气中含飘尘量会减少 98% 以上。负离子可使人体吸氧及排出二氧化碳增加,减少肌肉中的乳酸,增强全身肌体的活力。

五、环境空气质量标准

实施《环境空气质量标准》(GB3095—2012)是新时期加强大气环境治理的客观需求。经济发达地区氮氧化物(NO$_x$)和挥发性有机物(VOCs)排放量显著增长,臭氧(O$_3$)和细颗粒物(PM2.5)污染加剧,在可吸入颗粒物(PM10)和总悬浮颗粒物(TSP)污染还未全面解决的情况下,京津冀、长江三角洲、珠江三角洲等区域 PM2.5 污染加重,灰霾现象频繁发生,能见度降低,迫切需要实施新的《环境空气质量标准》。标准规定了环境空气功能区分类、标准分级、污染物项目、平均时间及浓度限值、监测方法、数据统计的有效性规定及实施与监督等内容。标准中的污染物浓度均为质量浓度。2012 为第三次修订,标准自 2013 年,113 个环境保护重点城市和国家环保模范城市实施;2015 年,所有地级以上城市实施,2016 年 1 月 1日起在全国实施。标准调整了环境空气功能区分类,将三类区并入二类区;增设了颗粒物(粒径≤2.5μm)浓度限值和臭氧 8h 平均浓度限值;调整了颗粒物(粒径≤10μm)、二氧化氮、铅和苯并[a]芘等的浓度限值。标准要点是:

1. 环境空气质量功能区分类和质量要求

(1)环境空气质量功能区分类:环境空气功能区分为两类:一类区为自然保护区、风景名胜区和其他需要特殊保护的区域;二类区为居住区、商业交通居民混合区、文化区、工业区和农村地区。

(2)环境空气质量标准分级:环境空气质量标准分为二级:一类区执行一级标准,二类区执行二级标准。

2. 环境空气质量功能区质量要求。一类区适用一级浓度限值,二类区适用二级浓度限值,一、二类环境空气质量功能区质量要求:环境空气污染物基本项目浓度限值见表 3-1。环境空气污染物其他项目浓度限值见表 3-2。环境空气中有关镉、汞、砷、六价铬和氟化物参考浓度限值见表 3-3。

表 3-1 环境空气污染物基本项目浓度限值

序 号	污染物项目	平均时间	浓度限值		单 位
			一 级	二 级	
1	二氧化硫(SO$_2$)	年平均	20	60	$\mu g/m^3$
		24h 平均	50	150	
		1h 平均	150	500	
2	二氧化氮(NO$_2$)	年平均	40	40	
		24h 平均	80	80	
		1h 平均	200	200	
3	一氧化碳(CO)	24h 平均	4	4	mg/m^3
		1h 平均	10	10	

续表

序 号	污染物项目	平均时间	浓度限值 一级	浓度限值 二级	单 位
4	臭氧（O₃）	日最大 8h 平均	100	160	
		1h 平均	160	200	
5	颗粒物（粒径≤10μm）	年平均	40	70	μg/m³
		24h 平均	50	150	
6	颗粒物（粒径≤2.5μm）	年平均	15	35	
		24h 平均	35	75	

表 3-2　环境空气污染物其他项目浓度限值

序 号	污染物项目	平均时间	浓度限值 一级	浓度限值 二级	单 位
1	总悬浮颗粒物（TSP）	年平均	80	200	
		24h 平均	120	300	
2	氮氧化物（NO$_x$）	年平均	50	50	
		24h 平均	100	100	
		1h 平均	250	250	μg/m³
3	铅（Pb）	年平均	0.5	0.5	
		季平均	1	1	
4	苯并[a]芘（BaP）	年平均	0.001	0.001	
		24h 平均	0.0025	0.0025	

表 3-3　环境空气中镉、汞、砷、六价铬和氟化物参考浓度

序 号	污染物项目	平均时间	浓度（通量）限值 一级	浓度（通量）限值 二级	单 位
1	镉（Cd）	年平均	0.005	0.005	
2	汞（Hg）	年平均	0.05	0.05	
3	砷（As）	年平均	0.006	0.006	
4	六价铬[Cr(Ⅵ)]	年平均	0.000025	0.000025	μg/m³
5	氟化物（F）	1h 平均	20[1]	20[1]	
		24h 平均	7[2]	7[2]	
		月平均	1.8[2]	3.0[3]	
		植物生长季平均	1.2[2]	2.0[3]	μg/(dm²·d)

注：①适用于城市地区；②适用于物业区和以牧业为主的半农半牧区，蚕桑区；③适用于农业和林业区。

六、环境空气质量指数

为贯彻落实《中华人民共和国环境保护法》和《中华人民共和国大气污染防治法》中华人民共和国环境保护批准《环境空气质量指数(air quality index AQI)技术规定》(HJ633—2012),标准也引用 GB3095 环境空气质量标准。主要规定是:

1. 空气质量分指数(individual air quality index,IAQI)级别及对应的污染物浓度限值见表 3-4。

表 3-4　空气质量分指数级别及对应的污染物浓度限值

污染物浓度值(单位:mg/m³)

空气质量分指数(IAQI)	二氧化硫(SO_2)日均浓度值	二氧化氮(NO_2)日均浓度值	颗粒物(PM10)日均浓度值	一氧化碳(CO)日均浓度值	臭氧(O_3)日1h浓度最大值	臭氧(O_3)日8h浓度最大值	颗粒物(PM2.5)日均浓度值
50	0.050	0.040	0.050	2.0	0.160	0.100	0.035
100	0.150	0.080	0.150	4.0	0.200	0.160	0.075
150	0.475	0.180	0.250	14.0	0.300	0.215	0.115
200	0.800	0.280	0.350	24.0	0.400	0.265	0.150
300	1.600	0.565	0.420	36.0	0.800	0.800	0.250
400	2100	0.750	0.500	48.0	1.000	(1)	0.350
500	2620	0.940	0.600	60.0	1.200	(1)	0.500

说明:臭氧(O_3)日 8h 浓度最大值高于 0.800mg/m³ 的,不进行其空气质量分指数计算。

说明:实时发布二氧化硫(SO_2)、二氧化氮(NO_2)、颗粒物(PM10)、一氧化碳(CO)、颗粒物(PM2.5)和臭氧(O_3)各点位日 1h 平均浓度值,及臭氧(O_3)日 8h 平均浓度值。每一整点时刻后即可发布前 1h 浓度平均值,滞后时间不应超过 1h。

2. 空气质量指数级别　空气质量指数及相关信息见表 3-5。

表 3-5　空气质量指数及相关信息

空气质量指数	空气质量指数级别	空气质量指数类别及表示	颜色	对健康影响情况	建议采取的措施
0~50	一级	优	绿色	空气质量令人满意,基本无空气污染	各类人群可正常活动
51~100	二级	良	黄色	空气质量可接受,但某些污染物可能对极少数异常敏感人群健康有较弱影响	极少数异常敏感人群应减少户外活动
100~150	三级	轻度污染	橙色	易感人群症状有轻度加剧,健康人群出现刺激症状	儿童、老年人及心脏病、呼吸系统疾病患者应减少长时间、高强度的户外锻炼

续表

空气质量指数	空气质量指数级别	空气质量指数类别及表示	颜色	对健康影响情况	建议采取的措施
151～200	四级	中度污染	红色	进一步加剧易感人群症状,可能对健康人群心脏、呼吸系统有影响	儿童、老年人及心脏病、呼吸系统疾病患者避免长时间、高强度的户外锻炼,一般人群适量减少户外运动
201～300	五级	重度污染	紫色	心脏病和肺病患者症状显著加剧,运动耐受力降低,健康人群普遍出现症状	老年人和心脏病、肺病患者应停留在室内,停止户外运动,一般人群减少户外运动
>301	六级	严重污染	褐红色	健康人运动耐受力降低,有明显强烈症状,提前出现某些疾病	老年人和患者应当留在室内,避免体力消耗,一般人群应避免户外活动

3.首要污染物及超标污染物的确定方法。空气质量指数>50时,空气质量分指数最大的污染物为首要污染物,若空气质量分指数最大的污染物为两项或两项以上时,并列为首要污染物。浓度超过国家环境空气质量二级标准的污染物,即 IAQI>100 的污染物为超标污染物。

七、大气污染的防治

(一)大气污染物的控制

为防治大气污染,保护和改善生活环境和生态环境,保障人体健康,促进经济和社会的可持续发展,《中华人民共和国大气污染防治法》已由全国人大于 2000 年修订并实施,有关大气污染防治的监督管理,国家采取措施,有计划地控制或者逐步削减各地方主要大气污染物的排放总量;防治燃煤产生的大气污染,国家推行煤炭洗选加工,降低煤的硫分和灰分,限制高硫分、高灰分煤炭的开采;防治机动车船排放污染,机动车船向大气排放污染物不得超过规定的排放标准,任何单位和个人不得制造、销售或者进口污染物排放超过规定排放标准的机动车船;防治废气、尘和恶臭污染等有关规定。向大气排放粉尘的排污单位,必须采取除尘措施,严格限制向大气排放含有毒物质的废气和粉尘,确需排放的,必须经过净化处理,不超过规定的排放标准。2014 年国家将加快修订已列入立法计划的《大气污染防治法》,以应对当前日益严重的大气污染。统一规划并综合运用各种防治措施,有效地控制大气污染。

1.搞好城市规划,完善基础设施建设。城市要严格控制污染工业的发展,城市布局要合理,调整工业结构,合理工业布局,工业区要布置在城市的下风向,工业区和居民区、商业区要分开,其间尽可能留出一些空地,建成绿化带以减轻污染危害。完善城市基础设施建设,可以节约大量能源,减少污染物的排放量。

2.减少或防止污染物的排放。①改革能源结构,采用无污染能源(如太阳能、风力、水力)和低污染能源(如天然气、沼气、酒精)。②对燃料进行预处理,以减少燃烧时产生污染大气的物质。③改进燃烧装置和燃烧技术,降低有害气体排放量。④采用无污染或低污染的工业生产工艺。⑤节约能源和开展资源综合利用。⑥加强企业管理,减少事故性排放和逸散。⑦及时清理和妥善处置工业、生活和建筑废渣,减少地面扬尘。

3.治理排放的主要污染物。控制污染物排放浓度和排放总量,根据污染物落地浓度随烟囱的高度增加而减少的原理,可通过广泛采用高烟囱和集合烟囱排放来促进污染物扩散,降低污染源附近的污染强度,还可利用各种除尘器去除烟尘和各种工业粉尘;采用气体吸收塔处理有害气体;应用物理、化学方法回收利用废气中的有用物质,或使有害气体无害化。

> **大气污染物的控制**
> 1.搞好城市规划,完善基础设施建设。
> 2.减少或防止污染物的排放。
> 3.治理排放的主要污染物。
> 4.机动车污染控制。
> 5.发展植物净化。
> 6.利用环境的自净能力。
> 7.加强大气管理。
> 8.重视雾霾天气的预防。

4.机动车污染控制。机动车所排放的 NO_x,VOC 和 PM 也是影响区域环境空气质量的重要因素。控制的方法:首先要不断严格新车排放标准;通过检查/维护(I/M)制度加强在用车污染管理;通过改善燃油品质控制污染物排放;结合加强交通管理,鼓励公共交通发展;通过经济杠杆鼓励清洁能源汽车的发展。

5.发展植物净化。植物具有美化环境、调节气候、截留粉尘、吸收大气中有害气体等功能,可以在大面积的范围内,长时间地、连续地净化大气。绿色植物能吸收 CO_2 放出 O_2。发展绿色植物,恢复和扩大森林面积,可以起到固碳作用,从而降低大气 CO_2 含量,减弱温室效应。绿色植物还可以过滤吸附大气颗粒物、吸收有毒有害气体,起到净化大气的作用。

6.利用环境的自净能力。大气环境的自净有物理、化学(扩散、稀释、氧化、还原、降水洗涤等)和生物作用。充分利用大气自净能力,可以降低大气中污染物浓度,避免或减少大气污染危害。如以不同地区、不同高度的大气层的空气动力学和热力学的变化规律为依据,可以合理地确定不同地区的烟囱高度,使经烟囱排放的大气污染物能在大气中迅速地扩散稀释。

7.加强大气管理。大气环境管理就是运用法律、行政、经济、技术、教育等手段,通过全面规划,从宏观上、战略上、总体上研究解决大气污染问题。法律是环境管理中的一种重要手段,是以规范性、强制性、稳定性和指导性的方式来管理环境。

8.重视雾霾天气的预防。雾霾天气不晨练,要少出门,若一定要出门不要骑自行车;少抽烟,卷烟、雪茄和烟斗在不完全燃烧的情况下会产生很多属于PM2.5范畴的细颗粒物;在灰霾天气,尽量不要开窗;戴口罩,要阻挡 PM2.5 需要医用 N95 口罩,其对 $0.3\mu m$ 的颗粒能抵挡 95%;出门后进入室内要及时洗脸、漱口、清理鼻腔,去掉身上所附带的污染残留物,以防止 PM2.5 对人体的危害。

(二)提高室内环境质量的措施

1.防治有害气体的污染。防治放射性氡气污染:建筑工程应尽量避开氡异常的地质环境,采取有效的处理措施,减少地质、土壤环境产生的氡;

防治甲醛污染:改革生产工艺过程,减少甲醛的使用量,降低产品中的甲醛含量;

防治氨污染:建筑工程中所使用的阻燃剂、混凝土等严禁含有氨水、尿素、硝铵等可挥发氨气的成分;

防治苯及 TVOC 的污染:工程中应采用符合国家标准的和污染少的装修材料。

2.建筑的选址要合理。首先考虑的是作为地基的地质环境质量,避开一些污染企业产生诸如噪声、异味、烟尘和辐射源等的影响及水源、河流、湖泊、绿化、植物种类、区域小气候等的影响。

3. 选择环保的装修材料和家具。选材时选择经国家权威部门鉴定或正规厂家生产的无毒少毒的环保装饰材料,在选用石材时要注意放射性物质的危害,在选择胶漆涂料和复合地板、胶合板等装饰装修板材及家具时,应把甲醛和挥发性有机物释放量作为选择的主要条件之一。尽量选用无毒和少毒的材料,最好是选择天然材料或接近天然材料的产品。

4. 采用合适的空气净化技术。为了减少由室内装潢造成的空气污染,简单易行的办法就是加强通风。目前的室内净化技术主要包括:以活性炭作为吸附介质的吸附法,这种办法成本低廉,无毒无副作用,但是见效较慢,可用臭氧氧化技术,利用臭氧强氧化性,净化空气,杀除空气中的有害成分。另外高压电负离子,利用高压电离分解苯、甲醛等有害气体。

提高室内环境质量的措施
1. 防治有害气体的污染。
2. 建筑的选址要合理。
3. 选择环保的装修材料和家具。
4. 采用合适的空气净化技术:简单易行的办法就是加强通风。
5. 室内种植花卉植物。
6. 养成良好的生活习惯。

5. 室内种植花卉植物。不少植物能够分解一些有毒物质,其中花卉、草类植物具有一种以酶作催化剂的潜在解毒力,吸收室内产生的一些污染物质,净化空气。

6. 养成良好的生活习惯。要充分发挥抽油烟机的功能。无论是炒菜还是烧水,只要打开灶具,就应把抽油烟机打开。在打扫卫生时,有条件的最好使用吸尘器,或者用拖把和湿抹布。应经常通风换气,使用空调的家庭,最好能启用一台换气机或定期开窗通风。

(三)颗粒污染物的治理

颗粒污染物分为粉尘、烟和雾三种类型。去除大气中颗粒污染物的方法很多,就是利用一定的外力作用使粉尘从空气中分离出来,它是一个物理过程. 使粉尘从空气中分离。根据它的作用原理,可以分为下列四种类型:

颗粒污染物的治理
机械式除尘器
湿法
过滤法
静电法

1. 机械式除尘器。通过颗粒本身的重力和离心力,使气体中的颗粒污染沉降而从气体中去除的方法,如重力除尘、惯性除尘和离心除尘。常用的设备有重力沉降室、惯性除尘器和旋风除尘器等。

2. 湿法。湿法装置使含尘气体与液体(一般为水)密切接触,利用水滴和尘粒的惯性碰撞及其他作用捕集尘粒,同时尘粒在水的作用下凝聚性增加而使粉尘从空气中分离出来或使粒径增大。水与含尘气流的接触主要有三种形式:水滴、水膜和气泡。常用的设备有:喷雾塔、填料塔、泡沫除尘器、文丘里洗涤器等。

3. 过滤法。使含有颗粒污染物的气体通过具有很多毛细孔的滤料,而将颗粒污染物截留下来的方法,如填充层过滤、布袋过滤等。常用的设备有颗粒层过滤器和袋式过滤器。

4. 静电法。在正、负电极之间形成高压电场,使空气电离,当含尘气体通过电场时,粉尘被荷电,从而使尘粒向集尘极运动并沉积于集尘极上,使气体得到净化。常用的设备有干式静电除尘器和湿式静电除尘器。

第三节　饮水与健康

水是人体生理活动必需的物质,在保持个人卫生、改善生活条件和促进健康方面有着重要作用。地球上 97.2% 是海水,2% 是淡水,其中可利用的淡水资源不足淡水总量的 1%。我国水资源紧张,多年平均水资源总量为 28124 亿 m^3。按 1998 年人口计算,人均水资源占有量为 2221 立方米,仅为世界人均的 1/4。全国 300 多个城市缺水,其中近百个城市严重缺水。中国的地表水资源主要集中在七大水系:长江、黄河、松花江、辽河、珠江、海河、淮河。全国地表水污染严重,七大水系水质总体为中度污染,不仅河流、湖泊受到污染,海洋也同样污染严重,全国近岸海域水质总体为轻度污染。为了防治水污染,保护和改善环境,保障饮用水安全,促进经济社会全面协调可持续发展,水污染防治应当坚持预防为主、防治结合、综合治理的原则,优先保护饮用水水源,严格控制工业污染、城镇生活污染,防治农业水源污染,积极推进生态治理工程建设,预防、控制和减少水环境污染和生态破坏。

一、水的种类

(一)水源的种类

1.降水。是指从空气中降到地面或水面的液态或固态的水,包括雨、雪等。

2.地面水。是降水在地表径流和汇集后形成的水体,包括江河水、湖泊水和水库水。我国制定的《地面水环境质量标准 GB3838—2002》依据地面水水域使用目的和保护目标,将其划分为五类标准。Ⅰ类:主要适用于源头水、国家自然保护区;Ⅱ类:主要适用于集中式生活饮用水水源地一级保护区、珍贵鱼类保护区及游泳区;Ⅲ类:主要适用于集中式生活饮用水水源地二级保护区、一般鱼类保护区及游泳区;Ⅳ类:主要适用于一般工业用水区及人体非直接接触的娱乐用水区;Ⅴ类:

> 水体的富营养化是指富含磷酸盐和某些形式的氮素的水,在光照和其他环境条件适宜的情况下,水中所含的这些营养物质足以使水体中的藻类过量生长,在随后的藻类死亡和随之而来的异养微生物代谢活动中,水体中的溶解氧很可能被耗尽,造成水体质量恶化和水生态环境结构破坏的现象。
>
> 海洋遭受污染后所产生的一种灾害性海洋现象就是赤潮

主要适用于农业用水区及一般景观要求水域。当水质下降到Ⅲ类标准以下,即:Ⅳ类和Ⅴ类,由于所含的有害物质高出国家规定的指标,会影响人体健康,因此不能作为饮用水源。全国地表水污染严重。七大水系水质总体为中度污染。湖泊(水库)水体中有机污染指标和水体富营养化指标升高,水体的富营养化是指富含磷酸盐和某些形式的氮素的水,在光照和其他环境条件适宜的情况下,水中所含的这些营养物质足以使水体中的藻类过量生长,在随后的藻类死亡和随之而来的异养微生物代谢活动中,水体中的溶解氧很可能被耗尽,造成水体质量恶化和水生态环境结构破坏的现象。28 个国家重点湖(库)中,满足Ⅱ类水质的仅 4 个,主要污染指标为总氮和总磷。污染的江河会继续污染海洋,而且海上溢油污染事件的频繁出现,也是污染海洋的重要原因,海洋遭受污染后所产生的一种灾害性海洋现象就是赤潮。赤潮引起海洋生态异变,局部中断海洋食物链,有些赤潮生物分泌毒素,这些毒素被食物链中的某些生物摄入,如果人类再食用这些生物,则会导致中毒甚至死亡。

3.地下水。是降水和地表水经土壤地层渗透到地面以下而形成,分为浅层地下水、深层地下水和泉水。有些地区地下水水位总体呈下降趋势,地下水位降落漏斗区已连成一片。局部地区地下水部分水质指标超标,主要有矿化度、总硬度、硝酸盐、亚硝酸盐、氨氮、铁、锰、氯化物、硫酸盐、氟化物、pH 值等指标。

(二)水污染的概念

1.水体污染。水体污染是指人类活动排放的污染物进入水体,使水及水体底质的理化特性和水环境中的生物特性、组成发生改变,从而影响水的有效利用,造成水质恶化、危害人体健康或破坏生态环境的现象。

> 水体污染是指人类活动排放的污染物进入水体,使水及水体底质的理化特性和水环境中的生物特性、组成发生改变,从而影响水的有效利用,造成水质恶化、危害人体健康或破坏生态环境的现象。

2.水污染物。水污染物是指直接或者间接向水体排放的,能导致水体污染的物质。

3.有毒污染物。是指那些直接或者间接被生物摄入体内后,可能导致该生物或者其后代发病、行为反常、遗传异变、生理机能失常、机体变形或者死亡的污染物。

(三)水污染源

水的污染有两类:一类是自然污染;另一类是人为污染。人为的污染源有生活用水和工业废水的排放、农药、肥料等物质,经由地表水或地下水的渗透与流动而进入水体,使得水体环境受到污染。水污染可根据污染杂质的不同而主要分为化学性污染、物理性污染和生物性污染三大类。化学性污染物又可分为无机污染物、无机有毒物、有机有毒物、需氧污染物、植物营养物、油类物质等、物理性污染(悬浮物污染、放射性污染、热污染)和生物污染。从防治角度可以将水污染分为:工业污染、农业污染及生活污染。

1.工业性污染。工业生产所排放的污水是水环境中污染物的主要来源之一,虽然其排放量要比生活污水少,但具有量大、面广、成分复杂、毒性大、不易净化、难处理等特点。其危害要比生活污水大得多,工业污染物主要包括:汞、镉、铅等重金属和砷的化合物以及氰根离子、亚硝酸根离子,如果这些废水不经处理直接排到自然水体中,将对生态环境造成严重破坏。工业水污染主要来自造纸业、冶金工业、化学工业以及采矿业等。

2.农业性污染。农业废水是畜禽养殖废弃物对农村水环境的污染。农业污染源包括牲畜粪便、农药、化肥等。农药污水中,一是有机质、植物营养物及病原微生物含量高,二是农药、化肥含量高。随着禽畜养殖业规模化发展,禽畜粪便排放量急剧增加,成为农村环境污染的主要来源之一。未经安全处理的畜禽粪污直接排放或任意堆放,造成氮、磷污染所致的水体富营养化,严重污染地下水和地表水环境;大量的化肥流失导致农田土壤污染,通过农田径流加剧了湖泊和海洋的富营养化。

> **危　害**
>
> 生物性污染危害:由于饮用水或接触了受病原体污染的水而引起的疾病称之为介水传染病。
>
> 化学性污染危害:水体受到工业废水和农业使用的农药污染,使水中含有多种有害化学物质。
>
> 物理性污染危害:由热污染和放射性污染所致,水体污染水质臭、浑浊,水的感官差。

3.生活污染。生活污水是生活污水及粪便、垃圾,来自家庭、机关、商业和城市公用设施及城市径流的污水,生活污水随人口增加逐年增加,所占比例持续升高。生活污水的主体为水,固体杂质不到1‰,其中无机盐有氰化物、硫酸盐、磷酸盐、铵盐、亚硝酸盐、硝酸盐和一些重碳酸盐等;另外还有各种洗涤剂和微量金属,后者如锌、铜、铬、锰、镍和铅等;生活污水中还含有大量的杂菌,主要为大肠菌群。另外生活污水中氮磷的含量比较高,正在成为一个巨大的污染源。城市化进程的加快,导致生活污水的排放空前增长。

4.危害

(1)生物性污染危害:由于饮用水或接触了受病原体污染的水而引起的疾病称之为介水传染病。这类疾病主要是霍乱、痢疾、肝炎等传染病及寄生虫病。水源受病原体污染后未经净化和消毒,居民通过饮用或接触含有病原体的水引起介水传染病的流行,严重时引起疾病的暴发流行,造成人的感染中毒和死亡。

(2)化学性污染危害:水体受到工业废水和农业使用的农药污染,使水中含有多种有害化学物质,如汞、砷、铬、氰化物、多氯联苯和农药等。居民通过饮水、食物链等途径可引起急慢性中毒或远期危害。

(3)物理性污染危害:由热污染和放射性污染所致,水体污染使水质变臭、浑浊,水的感官差,也具有流行病学意义。

二、饮用水的标准和水的净化与消毒

1.生活饮用水水质卫生要求。生活饮用水水质应符合《中华人民共和国生活饮用水卫生标准》(GB5749—2006)下列基本要求,保证用户饮用安全。生活饮用水中不得含有病原微生物;化学物质不得危害人体健康;放射性物质不得危害人体健康;感官性状良好;生活饮用水应经消毒处理。生活饮用水水质应符合表3-6卫生要求。集中式供水出厂水中消毒剂限值、出厂水和管网末梢水中消毒剂余量均应符合表3-7要求。

2.生活饮用水水源水质卫生要求。采用地表水为生活饮用水水源时,应符合表3-8要求。

三、水污染防治

水污染防治应当坚持预防为主、防治结合、综合治理的原则,优先保护饮用水水源,严格控制工业污染、城镇生活污染,防治农业水源污染,积极推进生态治理工程建设,预防、控制和减少水环境污染和生态破坏排放水污染物,不得超过国家或者地方规定的水污染物排放标准和重点水污染物排放总量控制指标。

(一)水污染防治措施

1.禁止向水体排放油类、酸液、碱液或者剧毒废液。禁止在水体清洗装贮过油类或者有毒污染物的车辆和容器。禁止向水体排放、倾倒放射性固体废物或者含有高放射性和中放射性物质的废水。向水体排放含低放射性物质的废水,应当符合国家有关放射性污染防治的规定和标准。向水体排放含热废水,应当采取措施,保证水体的水温符合水环境质量标准。含病原体的污水应当经过消毒处理;符合国家有关标准后,方可排放。禁止向水体排放、倾倒工业废渣、城镇垃圾和其他废弃物。禁止将含有汞、镉、砷、铬、铅、氰化物、黄磷等的可溶性剧毒废渣向水体排放、倾倒或者直接埋入地下。禁止在江河、湖泊、运河、渠道、水库最高水位线以下的滩地和岸坡堆放、存贮固体废弃物和其他污染物。

表 3-6 水质常规指标及限值

指标	限值	指标	限值
1.微生物指标[a]		3.感官性状和一般化学指标	
总大肠菌群（MPN/100mL 或 CFU/100mL）	不得检出	色度（铂钴色度单位）	15
耐热大肠菌群（MPN/100mL 或 CFU/100mL）	不得检出	浑浊度（散射浑浊度单位）/NTU	1 水源与净水技术条件限制时为 3
大肠埃希氏菌（MPN/100mL 或 CFU/100mL）	不得检出	臭和味	无异臭、异味
菌落总数（CFU/mL）	100	肉眼可见物	无
2.毒理指标		pH	不小于 6.5 且不大于 8.5
砷（mg/L）	0.01	铝（mg/L）	0.2
镉（mg/L）	0.005	铁（mg/L）	0.3
铬（六价,mg/L）	0.05	锰（mg/L）	0.1
铅（mg/L）	0.01	铜（mg/L）	1.0
汞（mg/L）	0.001	锌（mg/L）	1.0
硒（mg/L）	0.01	氯化物（mg/L）	250
氰化物（mg/L）	0.05	硫酸盐（mg/L）	250
氟化物（mg/L）	1.0	溶解性总固体（mg/L）	1000
硝酸盐（以 N 计,mg/L）	10 地下水源限制时为20	总硬度（以 $CaCO_3$ 计,mg/L）	450
三氯甲烷（mg/L）	0.06	耗氧量（COD_{Mn}法,以 O_2 计,mg/L）	3 水源限制,原水耗氧量 ＞6mg/L 时为 5
四氯化碳（mg/L）	0.002	挥发酚类（以苯酚计,mg/L）	0.002
溴酸盐（使用臭氧时,mg/L）	0.01	阴离子合成洗涤剂（mg/L）	0.3
甲醛（使用臭氧时,mg/L）	0.9	4.放射性指标[b]	指导值
亚氯酸盐（使用二氧化氯消毒时,mg/L）	0.7	总 α 放射性（Bq/L）	0.5
氯酸盐（使用复合二氧化氯消毒时,mg/L）	0.7	总 β 放射性（Bq/L）	1

a MPN 表示最可能数;CFU 表示菌落形成单位。当水样检出总大肠菌群时,应进一步检验大肠埃希氏菌或耐热大肠菌群;水样未检出总大肠菌群,不必检验大肠埃希氏菌或耐热大肠菌群。

b 放射性指标超过指导值,应进行核素分析和评价,判定能否饮用。

表 3-7 饮用水中消毒剂常规指标及要求

消毒剂名称	与水接触时间（min）	出厂水中限值/（mg/L）	出厂水中余量/（mg/L）	管网末梢水中余量/（mg/L）
氯气及游离氯制剂（游离氯）	≥30	4	≥0.3	≥0.05
一氯胺（总氯）	≥120	3	≥0.5	≥0.05
臭氧（O_3）	≥12	0.3	—	≥0.02 如加氯,总氯≥0.05
二氧化氯（ClO_2）	≥30	0.8	≥0.1	≥0.02

表 3-8 地表水环境质量标准基本项目标准限值　　　　　　单位:mg/L

序　号	项目	Ⅰ类	Ⅱ类	Ⅲ类	Ⅳ类	Ⅴ类
1	水温(℃)	人为造成的环境水温变化应限制在: 周平均最大温升≤1;周平均最大温降≤2				
2	pH 值(无量纲)	6~9				
3	溶解氧≥	饱和率90% (或 7.5)	6	5	3	2
4	高锰酸盐指数≤	2	4	6	10	15
5	化学需氧量(COD)≤	15	15	20	30	40
6	五日生化需氧量(BOD_5)≤	3	3	4	6	10
7	氨氮(NH_3-N)≤	0.15	0.5	1.0	1.5	2.0
8	总磷(以 P 计)≤	0.02(湖、库 0.01)	0.1(湖、库 0.025)	0.2(湖、库 0.05)	0.3(湖、库 0.1)	0.4(湖、库 0.2)
9	总氮(湖、库,以 N 计)≤	0.2	0.5	1.0	1.5	2.0
10	铜≤	0.01	1.0	1.0	1.0	1.0
11	锌≤	0.05	1.0	1.0	2.0	2.0
12	氟化物(以 F-计)≤	1.0	1.0	1.0	1.5	1.5
13	硒≤	0.01	0.01	0.01	0.02	0.02
14	砷≤	0.05	0.05	0.05	0.1	0.1
15	汞≤	0.00005	0.00005	0.0001	0.001	0.001
16	镉≤	0.001	0.005	0.005	0.005	0.01
17	铬(六价)≤	0.01	0.05	0.05	0.05	0.1
18	铅≤	0.01	0.01	0.05	0.05	0.1
19	氰化物≤	0.005	0.05	0.2	0.2	0.2
20	挥发酚≤	0.002	0.002	0.005	0.01	0.1
21	石油类≤	0.05	0.05	0.05	0.5	1.0
22	阴离子表面活性剂≤	0.2	0.2	0.2	0.3	0.3
23	硫化物≤	0.05	0.1	0.2	0.5	1.0
24	粪大肠菌群(个/L)≤	200	2000	10000	20000	40000

　　2. 工业水污染防治。合理规划工业布局,造成水污染的企业进行技术改造,采取综合防治措施,提高水的重复利用率,减少废水和污染物排放量。对严重污染水环境的落后工艺和设备实行淘汰制度。禁止新建不符合国家产业政策的小型造纸、制革、印染、染料、炼焦、炼硫、炼砷、炼汞、炼油、电镀、农药、石棉、水泥、玻璃、钢铁、火电以及其他严重污染水环境的生产项目。企业应当采用原材料利用效率高、污染物排放量少的清洁工艺,并加强管理,减少水污染物的产生。

　　3. 城镇水污染防治。城镇污水集中处理设施及配套管网、城镇污水的收集率和处理率,应符合国家或者地方规定的水污染物排放标准。建设生活垃圾填埋场,应当采取防渗漏等措施,防止造成水污染。

4.农业和农村水污染防治。使用农药,应当符合国家有关农药安全使用的规定和标准。采取措施指导农业生产者科学、合理地施用化肥和农药,控制化肥和农药的过量使用,防止造成水污染。国家支持畜禽养殖场、养殖小区建设畜禽粪便、废水的综合利用或者无害化处理设施,保证污水达标排放,防止污染水环境。向农田灌溉渠道排放工业废水和城镇污水,应当保证其下游最近的灌溉取水点的水质符合农田灌溉水质标准。船舶排放含油污水、生活污水,应当符合船舶污染物排放标准。

> 水污染防治应当坚持预防为主、防治结合、综合治理的原则,优先保护饮用水水源,严格控制工业污染、城镇生活污染,防治农业水源污染,预防、控制和减少水环境污染和生态破坏排放水污染物,不得超过国家或者地方规定的水污染物排放标准和重点水污染物排放总量控制指标。

(二)饮用水水源和其他特殊水体保护

国家建立饮用水水源保护区制度。饮用水水源保护区分为一级保护区和二级保护区;必要时,可以在饮用水水源保护区外围划出一定的区域作为准保护区。在饮用水水源保护区的边界设立明确的地理界标和明显的警示标志。在饮用水水源保护区内,禁止设置排污口。禁止在饮用水水源一、二级保护区内新建、改建、扩建与供水设施和保护水源无关的建设项目,禁止在饮用水水源一级保护区内从事网箱养殖、旅游、游泳、垂钓或者其他可能污染饮用水水体的活动。二级保护区内从事网箱养殖、旅游等活动的,应当按照规定采取措施。

(三)水污染治理的管理

完善法律法规,强化管理,严格执法,加强对工业污水排放的监督和管理,对不严格处理污水的企业应严肃处理。加强对地表水和地下水的水质监测和水源的保护工作。对集中排污口的各类污染源,加强跟踪监测,发现问题及时解决。在水处理方面加强研究,建立足够的污水处理厂,尽量降低污水处理的成本。加强宣传,提高全民的环保意识,提倡节约用水。

(四)水的净化

1.水体自净。水体中污染物浓度自然逐渐降低的现象称为水体自净。水体自净机制有3种。一是物理净化,物理净化是由于水体的稀释、混合、扩散、沉积、冲刷、再悬浮等作用而使污染物浓度降低的过程。二是化学净化,化学净化是由于化学吸附、化学沉淀、氧化还原、水解等过程而使污染物浓度降低。三是生物净化,生物净化是由于水生生物特别是微生物的降解作用使污染物浓度降低。

水体自净的3种机制往往是同时发生,并相互交织在一起,哪一方面起主导作用取决于污染物性质和水体的水文学和生物学特征。水体污染恶化过程和水体自净过程是同时产生和存在的。但在某一水体的部分区域或一定的时间内,

> 水体中污染物浓度自然逐渐降低的现象称为水体自净。
> 水体自净机制有3种。物理净化,二化学净化和生物净化。

这2种过程总有一种过程是相对主要的过程,它决定着水体污染的总特征。因此,当污染物排入清洁水体之后,水体一般呈现出3个不同水质区,即水质恶化区、水质恢复区和

水质清洁区。

2.废水处理。废水处理的目的就是对废水中的污染物以某种方法分离出来,或者将其分解转化为无害稳定物质,从而使污水得到净化。一般要达到防止毒物和病菌的传染;避免有异臭和恶感的可见物,以满足不同用途的要求。按照水质状况及处理后出水的去向确定其处理程度,废水处理一般可分为一级、二级和三级处理。

(1)一级处理采用物理处理方法　即用格栅、筛网、沉沙池、沉淀池、隔油池等构筑物,去除废水中的固体悬浮物、浮油,初步调整 pH 值,减轻废水的腐化程度。

(2)二级处理是采用生物处理方法及某些化学方法　去除废水中的可降解有机物和部分胶体污染物。经过二级处理后的水,一般可达到农灌标准和废水排放标准。

> 按照水质状况及处理后出水的去向确定其处理程度
> 一级处理:初步调整 pH 值,减轻废水的腐化程度。
> 二级处理:可达到农灌标准和废水排放标准。
> 三级处理:以除去某些特定污染物。

(3)三级处理是进一步去除二级处理未能去除的污染物　如磷、氮及生物难以降解的有机污染物、无机污染物、病原体等。三级处理是在二级处理的基础上,进一步采用化学法(化学氧化、化学沉淀等)、物理化学法(吸附、离子交换、膜分离技术等)以除去某些特定污染物。三级处理耗资巨大,但能充分利用水资源。

一般废水的处理方法大致可分为物理法、化学法及生物法三大类。

(1)物理法:利用物理作用除去污水的漂浮物、悬浮物和油污等,同时从废水中回收有用物质的一种简单水处理法。常用方法有重力分离、过滤、蒸发结晶和物理调节等方法。

重力分离法指利用污水中泥砂、悬浮固体和油类等在重力作用下经过自然沉降,将污水中比重较大的悬浮物除去;离心分离法指在机械高速旋转的离心作用下,把不同质量的悬浮物或乳化油通过不同出口分别引流出来,进行回收;过滤法是用石英砂、筛网、尼龙布、隔栅等作过滤介质,对悬浮物进行截留;蒸发结晶法是加热使污水中的水气化,固体物得到浓缩结晶;

> **废水的处理方法**
> 物理法:利用物理作用除去污水的漂浮物、悬浮物和油污等。
> 化学法:使有毒、有害废水转为无毒无害水或低毒水的一种方法。
> 生物法:水中的微生物起着清洁污水的作用,把有机物变成简单的无机物。

磁力分离法是利用磁场力的作用,快速除去废水中难以分离的细小悬浮物和胶体,如油、重金属离子、藻类、细菌、病毒等污染物质。

(2)化学法:使有毒、有害废水转为无毒无害水或低毒水的一种方法,主要有酸碱中和法,采用加碱或加酸性物质,两者中和后,加以过滤可将废水基本净化;混凝法是将污水中加入明矾,充分搅拌,使带电荷的胶体离子沉淀下来;化学沉淀是废水中加入化学沉淀剂,使之与废水中的重金属污染物发生反应,以生成难溶的固体物而沉淀;氧化还原是加入化学氧化剂或还原剂,有选择地改变废水中有毒物质的性质,使之变成无毒或微毒的物质;电化学法是利用电解槽的化学反应,处理废水中污染物质的一种技术,包括电解氧化还原、电解凝聚等不同的过程。

(3)生物法:水中的微生物起着清洁污水的作用,它们以水体中的有机污染物作为自己的营养食料,通过吸附、吸收、氧化、分解等过程,把有机物变成简单的无机物,既满足了微生物本身繁殖和生命活动的需要,又净化了污水。菌类、藻类和原生动物等微生物,具有很强的吸附、氧化、分解有机污染物的能力。

废水究竟采用哪种方法处理,首先是根据废水的水质和水量、水排放时对水的要求、废物回收的经济价值、处理方法的特点等,然后通过调查研究,进行科学试验,并按照废水排放的指标、地区的情况和技术可行性而确定。

3. 水的消毒方法。可分化学的和物理的两种。物理消毒方法有加热法、紫外线法、超声波等法。化学方法有加氯法、臭氧法、重金属离子法以及其他氧化剂法等。其中以加氯法使用最为普遍,因为氯的消毒能力强,价格便宜,设备简单,余氯测定方便;便于加量调节等优点而得到广泛应用。

(1)氯消毒　主要是通过次氯酸的氧化作用来杀灭细菌,但对于水中的病毒、寄生虫卵的杀灭效果较差,氯消毒后水消毒副产物的含量会超过净水标准。另外,采用氯消毒的口感比采用其他消毒剂差。氯胺消毒的机理一般认为与氯消毒相同.氯胺在管网中的持续时间更长,氯胺消毒也缓解自来水中的氯味问题,然而氯胺和氯消毒对水中的隐孢子虫的去除效果却不够令人满意。二氧化氯是一种强氧化剂,对大多数细菌表现出比氯更高的去除效率,对水中的隐孢子虫有着很

水的消毒方法
氯消毒
臭氧
紫外线
膜消毒
复合消毒

好的去除效果,二氧化氯消毒所产生的主要的消毒副产物为亚氯酸盐和氯酸盐,它们对人体健康有潜在的危害。

(2)臭氧　臭氧一经溶解在水中是直接氧化,具有很高的氧化电位和容易通过微生物细胞膜扩散,对一些顽强的微生物如病毒、芽孢等有强大的杀伤力.臭氧是目前已知的化学消毒剂中最为有效的一种消毒剂,在臭氧消毒产生的消毒副产物中,有机的消毒副产物以甲醛为代表,无机的副产物主要是溴酸根离子.消毒后水的口感明显好于氯消毒水。

(3)紫外线　消毒的波长为 $250\sim270nm$,紫外线波长为 $254nm$ 附近能够改变 DNA 和 RNA 内含氮的杂环物质,导致微生物不能进行自我复制,可达到消毒的目的.一般细菌的体积越大或者 DNA 和 RNA 数目越多,对其灭活所需的紫外线剂量就越大,而水中的病毒和成孢细菌对紫外线的抵抗能力也要比其他的细菌高,在很低的消毒剂量和很短的停留时间的条件下,就能够有效地杀灭致病菌,而且其中有一些致病菌是液氯消毒难以灭活的。不向水中添加新的物质,消毒后的水中不会产生消毒副产物,紫外线消毒所面临的主要问题就是消毒后的水中无"余氯"作用,在管网内细菌容易重新繁殖。

(4)膜消毒　主要应用的压力驱动膜根据孔径的尺寸可以分为微滤、超滤、纳滤和反渗透膜过滤,在水处理中不仅作为去除细菌的有效手段,同时也可去除其他污染物质,膜消毒不是将细菌杀死,而是将细菌从水中通过筛分截留、吸附作用隔离出来,也防止了水中的死细菌再次成为热源。处理后的水质优良,仅需很少量的化学药剂,低消耗,消毒效果不受原水水质影响,缺点是膜的堵塞,或膜的完整性破坏后,滤后水质变坏。

(5)复合消毒　由于每一种消毒方法都有一定的局限性,于是人们提出了复合消毒的方法,即采用臭氧或紫外线作为第一步的消毒工艺,有效地杀灭水中的各种病原微生物,再投加二氧化氯、液氯或氯胺等不易分解的消毒剂来维持持续消毒效果。

第四节　生产环境与健康

职业卫生是研究人类从事各种职业劳动过程中的卫生问题,其中包括劳动环境对劳动者健康的影响及防止职业性危害的对策。只有创造合理的劳动工作条件,才能使所有从事劳动的人员在体格、精神、社会适应等方面都保持健康。只有防止职业病和与职业有关的疾病,才能降低病伤缺勤,提高劳动生产率。因此,职业卫生实际上是指对各种工作中的职业有害因素所致损害或疾病的预防。

一、职业性有害因素

职业性有害因素(occupational hazards)是指生产劳动过程及其环境中产生和/或存在的,对职业人群的健康、安全和作业能力可能造成不良影响的一切要素或条件的总称。职业性有害因素种类较多,所引起的疾病各不相同。职业有害因素按其来源可以分为:

（一）生产过程中的有害因素

1. 化学因素。工业生产中,作业工人所接触的生产原料、中间体、辅助剂、成品、副产品、杂质和废弃物等,有可能是不同毒性程度的化学毒物。

（1）生产性毒物　毒物(poison)是在一定条件下,以较小剂量引起机体功能性或器质性损害,甚至危及生命的化学物质。生产性毒(productive toxicant)是生产过程中产生的,存在于工作环境中的毒物,按其化学成分可分为无机毒物、有机毒物等;按物理状态可分为固态、液态、气态毒物;按毒理作用可分为刺激性、腐蚀性、窒息性、神经性、溶血性和致畸、致癌、致突变性毒物等。一般将生产性毒物按其综合性分为以下几类:金属及类金属毒物如铅、汞、锰、镉、铬、砷、磷等;刺激性气体如氨、氯、二氧化硫、二氧化氮、光气、硫酸二甲酯、臭氧等;窒息性气体如一氧化碳、硫化氢、二氧化碳和氢化物等;有机溶剂如醇类、酯类、氯烃、芳香烃等;苯的氨基和硝基化合物如苯胺、硝基苯等;高分子化合物生产中的毒物苯的氨基、硝基化合物;农药杀虫剂,如有机氯、氨基甲酸酯类和拟除虫菊酯类杀虫剂等。

（2）生产性粉尘　是指在生产过程中形成的,并能长时间飘浮在空气中的固体微粒。可吸入性粉尘:空气动力学直径(aerodynamic equivalent diameter,AED)$<15\mu m$ 的尘粒可进入呼吸道。呼吸性粉尘:AED 在 $5\mu m$ 以下的粒子可到达呼吸道深部和肺泡区。工业生产过程中,对固体物料进行破碎、研磨、熔融,粉料的装卸、运输、混拌以及气态物质的升华、氧化等操作时,都可能接触生产性粉尘。常见的生产性粉尘:①无机粉尘,如石英、石棉、石墨、滑石、煤、铁、铅、锌、锰、稀土、水泥、陶瓷、玻璃、合金材料等。②有机粉尘,如毛、羽、丝、棉、麻、谷物、蔗渣、木、茶、合成树脂、合成纤维等。

2. 物理因素

①异常气象条件,如高温、热辐射、高湿和低温等。②异常气压,如高气压、低气压等。③噪声、振动、超声波等。④非电离辐射,如可见强光、紫外线、红外线、射频、微波、激光等。⑤电离辐射,如 X 射线、γ 射线等。

3. 生物因素。存在于生产工作环境中危害职业人群健康的致病微生物、寄生虫及动植物、昆虫等及其所产生的生物活性物质统称为生物性有害因素。如炭疽杆菌、布氏杆菌、森林脑炎病毒、尘螨等。

(二)劳动过程中的有害因素

1.劳动组织和制度不合理 如劳动时间过长、工作制度不健全或不合理等。

2.劳动中的精神过度紧张 如在生产流水线上的装配作业工人等。

3.劳动强度过大或劳动安排不当 如安排的作业与劳动者的生理状况不相适应,或生产定额过高,或超负荷的加班加点等。

4.个别器官或系统过度紧张 如由于光线不足而引起的视力紧张等。

5.工作体位不良,劳动工具不佳 长时间处于某种不良的体位或使用不合理的工具、设备等。

(三)生产环境中的有害因素

厂房建筑或布置不合理,生产环境中缺乏必要的防尘、防毒、防暑降温等设备,采光照明不足,通风不良,烈日下室外作业,有毒作业与无毒作业安排在一个车间内等,造成生产过程中有害因素对生产环境污染。

二、职业性损害

劳动是人类生存和发展的必需手段,劳动与健康本质上是相辅相成、相互促进的。然而,不良的劳动条件,则可影响劳动者的生命质量,以致危及健康,导致职业性损害。劳动条件包括生产工艺过程、劳动过程、生产环境三方面。防止职业性损害应从"工艺"、"劳动"和"环境"入手,研究劳动条件对健康的影响,以及改善劳动条件,创造安全、卫生、满意和高效的工作环境,提高劳动者的生活质量。

职业有害因素所致的各种职业性损害,包括职业病(occupational diseases)、工作有关疾病(work-related diseases)和职业性外伤(occupational injuries)统称职业性损害,可由轻微的健康影响到严重的损害,甚而导致伤残或死亡,故必须加强预防。

(一)职业病

1.职业病的范围和含义。广义的职业病泛指当职业有害因素作用于人体的强度与时间超过机体的代偿功能,造成机体功能性或器质性改变,并出现相应的临床征象,影响劳动能力者,称为职业病。2011年《中华人民共和国职业病防治法》将职业病定义为:职业病是指企业、事业单位和个体经济组织的劳动者在职业活动中,因接触粉尘、放射性物质和其他有毒、有害物质等因素而引起的疾病。各国政府根据本国的经济和科技水平,用法令的形式对职业病的范围作出明确的规定,每个国家所规定的职业病名单不尽相同,只在本国具有立法意义,称为法定职业病(officially recognized occupational diseases)。根据《中华人民共和国职业病防治法》的规定,2002年4月18日卫生部、劳动和社会保障部对职业病重新调整,并公布了《职业病目录》,共10类115种。目前我国公布的职业病名单有:①尘肺;②职业中毒;③职业性放射性疾病;④物理因素所致职业病;⑤生物因素所致职业病;⑥职业性皮肤病;⑦职业性眼病;⑧职业性耳鼻喉口腔疾病;⑨职业性肿瘤;⑩其他职业病等。

2.职业病特点

(1)病因明确,在控制了相应的病因或限制了作用条件后,发病可以减少或消除;

（2）疾病和病因常有明确的剂量（接触水平）-反应关系（exposure-dose-response-relationship），职业病的病因大多是可以识别和定量检测的，有害因素的接触水平、接触时间常与发病率或机体受损程度间有明显的联系；

（3）在接触同样有害因素的人群中，常有一定的发病率，很少出现个别患者的现象；

（4）一般情况下，如能早期诊断，合理处理，预后较好，康复也容易；

（5）不少职业病目前尚无特殊治疗方法，发现愈晚，疗效也愈差。所以，重在预防，关键在于执行三级预防。

3.职业病的诊断和处理原则。职业病的诊断是一项政策性和科学性很强的工作，它关系到患者的健康与福利，并涉及劳保待遇也涉及国家和企业的利益。因此，在诊断上有别于一般疾病，需具有职业病诊断权的机构诊断。为了防止误诊、漏诊，在诊断上需采取以当地为主和以防治机构或职业病诊断组的集体诊断为准的原则。诊断职业病时应从以下方面进行考虑。

（1）职业史　详细询问、仔细核对职业史是诊断职业病的先决条件，职业史内容应包括：①全面、系统地了解患者全部职业的工种和工龄；②接触有害因素的种类、时间和数量，接触方式及防护措施的使用情况；③同工种其他工人患病情况；④排除可引起类似职业中毒征象的非职业性接触，如家庭使用农药、有机溶剂、服药史等。

（2）生产环境调查　通过生产环境调查，了解患者接触有害因素的情况、生产方式、浓度、时间、毒物的人体途径及防护设备等情况，结合历年车间中有害物质的浓度、工人健康状况及职业病发病情况，进行分析。

（3）病史及临床检查　详细询问及分析各种症状出现的时间、发展顺序、严重程度与接触有害因素时间先后的关系。特别要注意早期症状及典型症状。体格检查除一般常规检查外，应有选择性地重点检查一些与接触职业有害因素有关的项目。根据有害因素作用的特点，有针对性地进行毒物代谢物的生物检测。

（二）职业性外伤

系指工人在从事生产劳动过程中，由于操作者缺乏安全操作知识，缺乏必要的防护措施、违反操作规程或防护设备缺乏、生产管理不善而导致机体组织的突发性意外伤害。

直接引起职工伤害的因素可分为机械伤、温度伤、化学伤及电伤等，其种类极多，涉及面很广，严重的头部伤和重要内脏器官的损伤可以致命，眼外伤有时可致盲，上、下肢的严重外伤可致残，即使轻伤也常可引起一时性丧失劳动能力而误工和影响职工健康。

职业性外伤的评定由国家指定机构做出。

（三）工作有关疾病

由于工作环境及劳动过程中某些不良因素，造成职业人群常见病发病率增高、潜伏的疾病发作或现患疾病的病情加重等，这类疾病统称为工作有关疾病，不属于法定职业病。

常见的与职业有关的疾病有：①心血管系统疾病；②骨骼及软组织损伤；③生殖紊乱及消化道疾患等。

三、职业中毒

发生在接触生产性毒物的工人中。最常见的有铅、汞、锰、苯、有机磷农药、一氧化碳、三硝基甲苯、砷、磷等中毒。

（一）铅中毒

金属铅、铅合金及铅化合物，用途广泛，使用量大，接触面广，是主要环境和工业毒物之一，可经不同的接触方式引起不同类型中毒。

1.不同类型中毒。职业性铅中毒是我国常见职业中毒之一，发生在铅冶炼和熔炼、酸式蓄电池制造和铅颜料生产。铅烟和铅尘易经呼吸道吸入，引起以呼吸道为主进入途径的职业性铅中毒。铅的污染主要来自铅的生产和加工业；城市交通含四乙基铅动力汽油尾气的排放；含铅颜料、油漆等的广泛使用对生活环境的污染；生活性铅接触日益增多，如油漆家具、塑料制品、化妆品染发剂、皮蛋加工等；服用含铅丸剂樟丹、黑锡丹治疗癫痫与支气管哮喘，如达到中毒剂量，可引起中毒；可经胎盘和乳腺分泌传递给胎儿和婴儿，损害正常发育和引起中毒。

> **职业中毒**
>
> 最常见的有铅、汞、锰、苯、有机磷农药、一氧化碳、三硝基甲苯、砷、磷等中毒。

2.毒理。工业生产中金属及铅化合物，主要以粉尘、烟或蒸气形态经呼吸道吸入，少量经消化道摄入。铅的吸收和毒性取决于分散度和组织中的溶解度。铅烟颗粒小，化学活性大，溶解度大，易经呼吸道吸收。当人体大量摄入铅，并超过了机体的正常排泄能力与不溶性铅的储存能力，机体铅负荷增高。过量负荷的铅，特别是活性大的可溶性铅，对机体发生毒性作用。可导致神经系统、消化系统、血液系统及肾脏的功能紊乱和病理改变，发生大脑皮层兴奋和抑制功能紊乱，皮层-内脏的调节障碍；神经纤维节段性脱髓鞘所致周围神经感觉和运动障碍；脑血管痉挛所致脑水肿或弥漫性病变；消化系

> **铅中毒临床表现**
>
> 神经系统症状：出现头昏、头痛、无力、肌肉关节酸痛、睡眠障碍、记忆力减退、纳差等神经衰弱症候群。肢端麻木或呈手套、袜套样感觉迟钝或缺失，伸肌无力，握力减退；重者瘫痪，呈"腕下垂"。
>
> 消化系统症状：有纳差、恶心、腹胀、腹隐痛、腹泻或便秘等。少数可见齿龈边缘约1mm的蓝灰色或蓝黑色"铅线"与口腔黏膜较大的铅斑。
>
> 血液系统：外周血红细胞、网织红细胞和多嗜性红细胞增多；轻度低色素性正常细胞型贫血。

统肠道功能紊乱；肾小管及肾间质损害引起肾功能异常。铅对血液系统的主要损害是干扰卟啉代谢，影响血红素合成，铅中毒早期的主要改变是血红蛋白降低，发生低血色素性正常细胞型贫血。

3.临床表现。急性中毒少见，但可见亚急性铅中毒。亚急性铅中毒常见症状为腹绞痛、恶心、呕吐、便秘或腹泻等，肝脏肿大，可伴黄疸，肝功异常。工业生产和铅接触工人主要是慢性中毒，轻度中毒时出现神经衰弱症候群和消化系统症状；中毒较重时出现贫血、腹绞痛；严重时出现铅性麻痹或中毒性脑病。

（1）神经系统症状　出现头昏、头痛、无力、肌肉关节酸痛、睡眠障碍、记忆力减退、纳差等神经衰弱症候群；轻重不同的感觉型、运动型和混合型周围神经病；早期出现感觉和运动神经传导速度减慢，肢端麻木或呈手套、袜套样感觉迟钝或缺失，伸肌无力，握力减退；重者瘫痪，呈"腕下垂"。中毒性脑病主要表现为表情淡漠、精神异常、运动失调；重者昏迷、惊厥、呕吐、呈癫痫样发作，出现脑损害综合征的症状与体征。

（2）消化系统症状　有纳差、恶心、腹胀、腹隐痛、腹泻或便秘等。腹绞痛见于较重病例或急性发作,其主要表现为顽固性便秘后出现阵发性腹正中绞割样疼痛,腹软、喜按、多伴呕吐、面色苍白、全身冷汗。少数可见齿龈边缘约 1mm 的蓝灰色或蓝黑色"铅线"与口腔黏膜较大的铅斑。

（3）血液系统　血、尿卟啉代谢产物异常增高;外周血红细胞、网织红细胞和多嗜性红细胞增多;轻度低色素性正常细胞型贫血。此外,铅可引起妇女月经失调和流产;也可引起肾脏损害,较重者可出现蛋白尿及肾功能减退。

4.诊断及诊断标准。慢性铅中毒的诊断,应依据确切的接触史和以神经、消化、血液系统损害为主的临床表现及有关实验室检查,参考接触环境或接触材料的调查检测,进行综合分析,作出诊断。实验室检查指标,应依据指标的意义、灵敏度、特异性及影响因素作出判断,不能仅凭一次检验结果即下诊断。

5.治疗和处理。

（1）腹绞痛　10％葡萄糖酸钙 10～20mL,静脉注射,或用阿托品 0.5mg,肌肉注射。

（2）驱铅治疗　适用于急、慢性中毒。首选药物为依地酸二钠钙（cana2-edta）,每日 1g加 5％葡萄糖生理盐水 500mL 静脉滴注;也可 0.5～1.0g 分 2 次加普鲁卡因肌肉注射。3～4 日为一疗程,两疗程间隔 3～4 日,疗程视患者情况而定,轻度铅中毒一般不超过 3 个疗程。也可用二巯基丁二酸钠（na-dms）或二巯基丁二酸（dms）,或促排灵（二乙烯三胺五乙酸三钠钙,cana3-dtpa）驱铅。驱铅治疗中均需观察肾毒副反应。

6.预防控制　控制铅的接触水平

（1）用无毒或低毒物代替铅　如以锌钡白代替铅白造漆,电瓶以聚乙烯代替铅封口等。

（2）改革生产工艺　实行自动化生产,密闭化作业;控制熔铅温度,减少铅的蒸发;加强铅烟尘局部吸出和回收利用,控制铅对周围环境的污染。

（3）加强预防保健与健康教育　定期进行环境监测与健康监护,推动和监督卫生法规的实施,严格实行职业禁忌证。

（二）苯中毒

1.理化特性。苯（benzene）属芳香烃类化合物,有特殊芳香气味。常温下为油状液体,沸点 80.1℃,蒸气比重为 2.8。微溶于水,易溶于乙醇、乙醚及丙酮等有机溶剂。

2.接触机会。苯应用于工业生产,主要有以下接触:煤焦油分馏或石油裂解生产苯及其同系物甲苯、二甲苯;苯用作化工原料,如生产酚、合成纤维、塑料、染料等;苯用作溶剂及稀释剂,在制药、橡胶加工等用作溶剂;在喷漆制鞋行业中用作稀释剂。在现代生活中,住宅装潢、工艺品等制作增加了人群接触的机会。

3.毒理。苯在生产环境空气中以蒸汽状态存在,主要通过呼吸道进入人体,皮肤仅能吸收少量。苯蒸气进入肺泡后,苯的吸收约 50％以原形由呼吸道重新排出。40％左右在体内氧化,形成酚（23.5％）、对-苯二酚（4.8％）、邻-苯二酚

> **苯中毒**
> 　　主要通过呼吸道进入人体,皮肤仅能吸收少量。
> 　　苯蒸气进入肺泡后,吸收的苯约 50％以原形由呼吸道重新排出。留在体内的苯主要分布在骨髓、脑及神经系统等含脂肪组织多的组织内,尤以骨髓中含量最多,约为血液中的 20 倍。

(2.2%)等,这些代谢物与硫酸和葡萄糖醛酸结合(约30%)随尿排出,故测定尿中硫酸盐及尿酚的量可反映近期体内吸收的情况,一部分邻-苯二酚也可氧化形成黏糠酸,然后分解为CO_2和水排出体外。留在体内的苯主要分布在骨髓、脑及神经系统等含脂肪组织多的组织内,尤以骨髓中含量最多,约为血液中的20倍。苯的代谢主要在肝脏内进行。

苯属中等毒类。空气中苯浓度达2%时,人吸入后在5～10min内致死。成人摄入约15mL苯可引起虚脱、支气管炎及肺炎。大量吸入苯主要引起中枢神经系统抑制作用,长期接触一定量的苯,可损害造血系统,出现血象及骨髓象异常,甚至发生再生障碍性贫血或白血病。

4.临床表现

(1)急性中毒　急性苯中毒是由于短时间在通风不良的作业场所,例如在密闭船舱、室内喷涂时吸入大量苯蒸气而引起。主要表现为中枢神经系统症状,轻者出现黏膜刺激症状,患者诉头痛、头晕、恶心、呕吐等,随后出现兴奋或酒醉状态,严重时发生昏迷、抽搐、血压下降、呼吸和循环衰竭。目前急性中毒罕见。

> **苯中毒**
> 急性中毒:
> 主要表现为中枢神经系统症状。
> 慢性中毒:
> 以造血系统损害为主要表现。

(2)慢性中毒　以造血系统损害为主要表现。患者常伴有头晕、头痛、乏力、失眠、记忆力减退等神经衰弱症候群的表现。造血系统损害以白细胞数减少最常见,主要为中性粒细胞减少,白细胞数低于$4×10^9/1$有诊断意义。除数量变化,中性粒细胞中出现中毒颗粒或空泡时,示有退行性变化。此外,血小板亦出现降低,皮下及黏膜有出血倾向,血小板数减至$80×10^9/1$有诊断意义。出血倾向与血小板数往往不平行。中毒晚期可出现全血细胞减少,致再生障碍性贫血。也可引起白血病。

(3)皮肤经常直接接触苯　可因脱脂而变干燥、脱屑以致皲裂,有的出现过敏性湿疹。

5.诊断。急性苯中毒的诊断是根据短期内吸入大量高浓度苯蒸气,临床表现有意识障碍,并在排除其他疾病引起的中枢神经功能改变情况下,方可诊断急性苯中毒;又按意识障碍程度,分为轻度和重度两级。

慢性苯中毒的诊断是根据较长时期密切接触苯的职业史,临床表现主要有造血抑制,亦可有增生异常,参考作业环境调查及现场空气中苯浓度测定资料进行综合分析,并排除其他原因引起的血象改变,方可诊断为慢性苯中毒;慢性苯中毒又按血细胞受累及的系列和程度,以及有无恶变分为轻、中、重三级。

(1)急性苯中毒。①急性轻度中毒:短期内吸入高浓度苯蒸气后出现头晕、头痛、恶心、呕吐、兴奋、步态蹒跚等酒醉样状态,可伴有黏膜刺激症状。呼气苯、血苯、尿酚测定值增高可作为苯接触指标。

②急性重度中毒:吸入高浓度苯蒸气后出现烦躁不安、意识模糊、昏迷、抽搐、血压下降,甚至呼吸和循环衰竭。呼气苯、血苯、尿酚测定值增高,可作为苯接触指标。

(2)慢性中毒。

①慢性轻度中毒:在3个月内每1～2周复查1次,如白细胞计数持续或基本低于$4×10^9/L(4000/mm^3)$或中性粒细胞低于$2×10^9/L(2000/mm^3)$。常有头晕、头痛、乏力、失眠、记忆力减退等症状。

②慢性中度中毒:多有慢性轻度中毒症状,并有易感染和/或出血倾向。符合下列之一者:①白细胞计数低于 $4\times10^9/L(4000/mm^3)$ 或中性粒细胞低于 $2\times10^9/L(2000/mm^3)$,伴血小板计数低于 $60\times10^9/L(6\,万/mm^3)$;②白细胞计数低于 $3\times10^9/L(3000/mm^3)$ 或中性粒细胞低于 $1.5\times10^9/L(1500/mm^3)$。

③慢性重度中毒:出现下列之一者:①全血细胞减少症;②再生障碍性贫血;③骨髓增生异常综合征;④白血病。

6.处理。急性中毒患者应立即移至空气新鲜处,脱去被苯污染的衣服,清除体表污染物;误服苯者应及时洗胃,可用 1:5000 的高锰酸钾液,或温水反复洗胃。若呼吸抑制,应给予氧气和辅以人工呼吸。静脉注射大量维生素 C 和葡萄糖醛酸,有辅助解毒作用。忌用肾上腺素或麻黄素。慢性苯中毒治疗的关键是增升白细胞,可采用中西医疗法,给以多种维生素、核苷酸类药物以及皮质激素、丙酸睾丸素等。发生再生障碍性贫血或白血病者,可按内科治疗。

苯中毒预防
无毒或低毒的物质代替苯
改革生产工艺
通风排毒
卫生保健措施

7.预防

(1)无毒或低毒的物质代替苯 如喷漆作业中改用无苯稀料,印刷工业中以汽油代替苯作溶剂。用对血液系统影响不明显的甲苯、二甲苯代替作溶剂。

(2)改用无苯胶 在现今乡镇制鞋行业中用含苯 80% 左右的氯丁胶作黏胶剂是重度苯中毒高发的主要原因,因此改用无苯胶,改革生产方式,以达到工作人员不接触或少接触苯的目的。

(3)通风排毒 使用苯的操作在排毒罩内进行,排出的气体要进行回收处理,以防污染大气环境。

(4)卫生保健措施 对苯作业现场进行定期的劳动卫生调查和空气中苯浓度的测定。对劳动防护设备加强管理,注意维修及更新,以防失效。对企业管理人员和工人要加强宣传教育,使他们了解苯的毒性及预防苯中毒的基本知识,苯作业工人进行定期体检,增强自我保健意识。

(三)农药中毒

农药(pesticide)指用于消灭、控制危害农作物的害虫、病菌、鼠类、杂草及其他有害动植物和调节植物生长的药物。按其用途可分为杀虫剂、杀螨剂、杀线虫剂、杀软体动物剂、杀鼠剂、除草剂、脱叶剂和植物生长调节剂等。我国目前杀虫剂用量居前四位的为有机磷、有机氯、杀虫脒及氨基甲酸酯类。

农药中毒是中毒和意外死亡的主要病因之一,以急性生活性中毒为多,主要是由于误服或自杀,不遵守《农药安全使用标准(gb4285-84)》,滥用农药引起。

1.有机磷农药理化特性。有机磷农药为油状液体,工业品呈淡黄色至棕色,具有大蒜臭味。一般不溶于水,而溶于有机溶剂及动植物油,对光、热、氧均较稳定,遇碱易分解破坏,敌百虫例外,敌百虫为白色结晶,能溶于水,遇碱可转变为毒性较大的敌敌畏。

2.毒理。有机磷农药可经消化道、呼吸道及完整的皮肤和黏膜进入人体。职业性农药中毒主要由皮肤污染引起。吸收的有机磷农药在体内分布于各器官,其中以肝脏含量最大,脑内含量则取决于农药穿透血脑屏障的能力。

磷农药中毒的主要机理是抑制胆碱酯酶的活性。有机磷与胆碱酯酶结合,形成磷酰化胆碱酯酶,使胆碱酯酶失去催化乙酰胆碱水解作用。积聚的乙酰胆碱有两种作用:①毒蕈碱样作用。乙酰胆碱在副交感神经节后纤维支配的效应器细胞膜上与毒蕈碱型受体结合,产生副交感神经末梢兴奋的效应,表现为心脏活动抑制,支气管胃肠壁收缩,瞳孔括约肌和睫状肌收缩,呼吸道和消化道腺体分泌增多;②烟

> ### 急性有机磷中毒的临床表现
>
> **毒蕈碱样症状:**主要表现食欲减退、恶心、呕吐、腹痛、腹泻、流涎、多汗、视力模糊、瞳孔缩小、呼吸道分泌增多,严重时出现肺水肿。
>
> **烟碱样症状:**全身紧束感,言语不清,胸部、上肢、面颈部以至全身肌束震颤,胸部压迫感,心跳频数,血压升高,严重时呼吸麻痹。
>
> **中枢神经症状:**头昏、头痛、乏力、烦躁不安,共济失调,重症病例出现昏迷、抽搐。

碱样作用。乙酰胆碱在交感、副交感神经节的突触后膜和神经肌肉接头的终极后膜上与烟碱型受体结合,引起节后神经元和骨骼肌神经终极产生先兴奋、后抑制的效应。这种效应与烟碱相似,称烟碱样作用。

3.临床表现。慢性中毒多见于农药厂工人。突出的表现是神经衰弱症候群与胆碱酯酶活性降低。有的有机磷农药可引起支气管哮喘、过敏性皮炎及接触性皮炎。急性中毒的临床表现可分三类:

(1)毒蕈碱样症状 早期即可出现,主要表现食欲减退、恶心、呕吐、腹痛、腹泻、流涎、多汗、视力模糊、瞳孔缩小、呼吸道分泌增多,严重时出现肺水肿;

(2)烟碱样症状 病情加重时出现全身紧束感,言语不清,胸部、上肢、面颈部以至全身肌束震颤,胸部压迫感,心跳频数,血压升高,严重时呼吸麻痹。

(3)中枢神经症状 头昏、头痛、乏力、烦躁不安,共济失调,重症病例出现昏迷、抽搐,往往因呼吸中枢或呼吸肌麻痹而危及生命。

迟发性神经病:一般在急性中毒症状缓解后8～14天,出现感觉障碍,继而发生下肢无力,直至下肢远端弛缓性瘫痪,严重者可累及上肢,多为双侧。

4.诊断。急性中毒根据大量有机磷接触史、接触时间及临床表现,结合全血胆碱酯酶活性降低。职业性中毒参考作业环境与皮肤污染检测,尿代谢产物测定,食品污染所致中毒参考剩余食品或洗胃液检测及人群流行病学,进行综合分析,排除其他疾病后方可诊断。

5.预防控制

(1)预防农药污染与中毒 改革农药生产工艺,特别是出料、包装实行自动化或半自动化;严格实施农药安全使用规程;农药实行专业管理和严格保管,防止滥用;加强个人防护与提高人群自我保健意识;接触人群中毒筛检;对农药中

> ### 急性有机磷中毒
>
> *毒物清除*
>
> 1. 皮肤污染,脱去衣服,除敌百虫外,立即用5%碳酸氢钠溶液或肥皂水,或温清水清洗。
>
> 2. 插入胃管后先抽胃内容物;注入洗胃液每次不大于500mL;第一次洗胃液中可加5mg去甲肾上腺素,以减少有机磷的吸收;彻底反复洗胃,至灌洗出液体清而无味为止
>
> *解毒治疗*
>
> 1. 拮抗剂阿托品。拮抗和消除毒蕈碱样症状和中枢神经系统症状;兴奋呼吸中枢。
>
> 2. 复制剂,常用的有解磷定与氯解磷定。

毒高危人群,如农药厂农药出料、包装工,检修工定期进行农药中毒筛检;对敌敌畏、敌百虫、马拉硫磷等急性中毒患者,在急性中毒症状消失后,以神经-肌电图进行筛检。早期可发现迟发性周围神经病。

(2)农药急性中毒并发症的控制 急性有机磷农药中毒病死率高,由于抢救早期多因胆碱酯酶严重抑制、发生肺水肿、脑水肿及呼吸循环衰竭;抢救后期出现"反跳",多由洗胃不彻底有机磷再吸收或阿托品停用过早引起;恢复期中猝死,原因尚未完全清楚,有的因并发症或心脏中毒性损害所致。因此,控制的重点在排毒与解毒。

6.清除毒物。皮肤污染,脱去衣服,除敌百虫外,立即用5‰碳酸氢钠溶液或肥皂水,或温清水、清水洗清,包括头发、指甲;眼污染用2‰碳酸氢钠溶液或温清水或清水彻底冲洗。口服中毒要彻底洗胃,操作时应注意:①插入胃管后先抽胃内容物;②注入洗胃液每次不大于500mL;③第一次洗胃液中可加5mg去甲肾上腺素,以减少有机磷的吸收;④彻底反复洗胃,至灌洗出液体清而无味为止,一般需1万mL以上,洗胃液应吸出充分,防止吸收,以免诱发或加重肺水肿、脑水肿;⑤中毒12h以上,症状未好转者,仍可洗胃;昏迷患者也应洗胃。

7.解毒治疗

(1)拮抗剂阿托品 拮抗和消除毒蕈碱样症状和中枢神经系统症状;兴奋呼吸中枢,是解毒治疗的必用药。阿托品用药必须采取早期、足量、重复给药,直到毒蕈碱样症状明显好转和"阿托品化"即瞳孔较正常略大,轻度烦躁,颜面潮红,皮肤干燥无汗,腺体分泌减少,肺部湿性啰音显著减少或消失,心率增快,意识障碍减轻或昏迷患者开始苏醒,再考虑用维持量或停药观察。阿托品与复能剂合用时,阿托品用量应酌减,注意避免过量使用引起阿托品中毒。

(2)复制剂 常用的有解磷定与氯磷定。对有机磷与胆碱结合不稳固的,如对硫磷、内吸磷等,及时给药效果好;对乐果、敌百虫、敌敌畏、马拉硫磷复能效果差。过量使用复能剂可发生复能剂中毒,出现与有机磷中毒类似的症状。此外,对急性中毒患者临床表现消失后仍应继续观察2~3天;乐果、马拉硫磷、久效磷中毒者,应延长治疗观察时间;重度中毒患者避免过早活动,防止病情突变。

(四)生产性粉尘

生产性粉尘是指在工农业生产中形成的,并能够长时间浮游在空气中的固体微粒,长期吸入主要引起肺部病变。

1.分类。根据生产性粉尘的性质,可分以下三类:

(1)无机性粉尘(inorganic dust)。根据来源不同,可分:金属性粉尘,例如铝、铁、锡、铅、锰等金属及化合物粉尘;非金属的矿物粉尘,例如石英、石棉、滑石、煤等;人工无机粉尘例如水泥、玻璃纤维、金刚砂等。

(2)有机性粉尘(organic dust)。植物性粉尘,例如木尘、烟草、棉、麻、谷物、茶、甘蔗等粉尘;动物性粉尘,例如畜毛、羽毛、角粉、骨质等粉尘。

(3)合成材料粉尘(synthetic material dust)。主要见于塑料加工过程中。塑料的基本成分除高分子聚合物外,还含有填料、增

> **生产性粉尘**
>
> 生产性粉尘是指在工农业生产中形成的,并能够长时间浮游在空气中的固体微粒,长期吸入主要引起肺部病变。可分:
>
> 无机性粉尘
>
> 有机性粉尘
>
> 合成材料粉尘

塑剂、稳定剂、色素及其他添加剂。

2.接触机会。各种不同生产场所,可以接触到不同性质的粉尘。如在采矿、开山采石、建筑施工、铸造、耐火材料及陶瓷等行业,主要接触的粉尘是石英的混合粉尘;石棉开采、加工制造石棉制品时接触的是石棉或含石棉的混合粉尘;焊接、金属加工、冶炼时接触金属及其化合物粉尘,农业、粮食加工、制糖工业、动物管理及纺织工业等,接触植物或动物性有机粉尘为主。

3.粉尘的危害。根据不同特性,粉尘可对机体引起各种损害。如可溶性有毒粉尘进入呼吸道后,能很快被吸入血流,引起中毒;放射性粉尘,则可造成放射性损伤;某些硬质粉尘可损伤角膜及结膜,引起角膜混浊和结膜炎等;粉尘堵塞皮脂腺和机械性刺激皮肤时,可引起粉刺、毛囊炎、脓皮病及皮肤皲裂等;粉尘进入外耳道混在皮脂中,可形成耳垢等。粉尘对机体影响最大的是呼吸系统损害,包括上呼吸道炎症、肺炎(如锰尘)、肺肉芽肿(如铍尘)、肺癌(如石棉尘、砷尘)、尘肺(如二氧化硅等尘)以及其他职业性肺部疾病等。尘肺是由于在生产环境中长期吸入生产性粉尘而引起的肺弥漫性间质纤维性改变为主的疾病。它是职业性疾病中影响面最广、危害最严重的一类疾病。根据粉尘性质不同,尘肺的病理学特点也轻重不一。

(1)石英、石棉所引起的间质反应以胶原纤维化为主 胶原纤维化往往呈结节状,肺部结构永久性破坏,肺功能逐渐受影响,一旦发生,即使停止接触粉尘,肺部病变仍继续进展。

(2)锡、铁、锑等粉尘 主要沉积于肺组织中,呈现异物反应,以网状纤维增生的间质纤维化为主,在X线胸片上可以看到满肺野结节状阴影,主要是这些金属的沉着,这类病变不损伤肺泡结构,因此肺功能一般不受影响,脱离粉尘作业,病变可以不再继续发展,甚至肺部阴影逐渐消退。

为了更好地保护工人健康,在我国1988年公布实施的《职业病范围和职业病患者处理办法的规定》中,规定了十二种尘肺名单,即矽肺、石棉肺、煤工尘肺、石墨尘肺、炭黑尘肺、滑石尘肺、水泥尘肺、云母尘肺、陶工尘肺、铝尘肺、电焊工尘肺及铸工尘肺。尘肺中以矽肺(silicosis)为最严重,其次为石棉肺(asbestosis)。在十二种尘肺中,其病变轻重程度主要与生产性粉尘中所含二氧化硅量有关,以矽肺最严重,石棉肺次之,后者由含结合型二氧化硅(硅酸盐)粉尘引起。其他尘肺病理改变和临床表现均较轻。

其他职业性肺部疾病有吸入棉、亚麻或大麻尘引起的棉尘病,它是休息后第一天上班末出现胸闷、气急和/或咳嗽症状,可有急性肺通气功能改变,吸烟又吸入棉尘可引起非特异性慢性阻塞性肺病(chronic obstructive pulmonary diseases,COPD);职业性变态反应肺泡炎是由于吸入带有霉菌孢子的植物性粉尘、如草料尘、粮谷尘、蔗渣尘等引起,患者常在接触粉尘4~8h后出现畏寒、发热、气促、干咳,第二天后自行消失,急性症状反复发作可以发展为慢性,并产生不可逆的肺组织纤维增生和COPD;职业性哮喘可在吸入很多种粉尘(例如铬酸盐、硫酸镍、氯铂酸铵等)后发生。

(五)矽肺

矽肺是由于生产过程中,长期吸入游离二氧化硅(矽)(SiO_2)含量较高的粉尘所致的以肺组织纤维化为主的疾病。矽肺患者约占尘肺的一半。

1.病因。游离二氧化硅在自然界中分布很广,是地壳的主要成分,约95%的矿石中含有游离二氧化硅,如石英中游离二氧化硅量可达 99%,故通常以石英代表游离二氧化硅。接触含有 10% 以上游离二氧化硅的粉尘作业,称为矽尘作业。常见的矽尘作业,如矿山采掘时使用风钻凿岩或爆破、选矿等作业;开山筑路、修建水利工程及开凿隧道等;在工厂,如玻璃厂、石英粉厂、耐火材料厂等生产过程中矿石原料破碎、碾磨、筛选、配料等作业;机械制造业中铸造车间的型砂粉碎、调配、铸件开箱、清砂及喷砂等作业,均可产生大量的含矽粉尘。有的沙漠地带,砂中含矽量也很高。

2. 影响矽肺发生的因素

(1)空气中粉尘浓度　在环境粉尘中游离 SiO_2 含量越高,粉尘浓度越大,则造成的危害越大。长期吸入后,在肺组织中形成矽结节。

(2)接触时间　矽肺的发展是一个慢性过程,一般在持续吸入矽尘 5～10 年发病,有的长达 5～20 年以上。但持续吸入高浓度、高游离 SiO_2 含量的粉尘,经 1～2 年即可发病,称为"速发型矽肺"(acute silicosis)。有些矽尘作业工人,在离开粉尘作业时没有发现矽肺的征象,但日后出现矽结节,并诊断为矽肺,为"晚发型矽肺"(delayed silicosis)。

> **矽肺发生的影响因素**
> 空气中粉尘浓度中游离 SiO_2 含量
> 接触时间
> 粉尘分散度
> 机体状态

(3)粉尘分散度　分散度是表示粉尘颗粒大小的一个量度,以粉尘中各种颗粒直径大小的组成百分比来表示。分散度大小与尘粒在空气中的浮动和其在呼吸道中的阻留部位有密切关系。直径 >10μm 粉尘粒子在空气中很快沉降,即使吸入也被鼻腔鼻毛阻留,随擤涕排出;5μm 以下的粉尘,可进入肺泡;0.5μm 以下的粉尘,因其重力小,不易沉降,随呼气排出;而 <0.1μm 以下的粉尘因布朗氏运动,阻留率反而增高。

(4)机体状态　人体呼吸道有一系列的防御装置,吸入的粉尘,因鼻毛的滤尘作用和鼻中隔偏曲而阻留;由支气管树的分叉、黏膜上皮纤毛运动而阻留并随痰排出;部分尘粒被巨噬细胞或肺泡间质巨噬细胞吞噬成为尘细胞,尘细胞或未被吞噬的游离尘粒可沿着淋巴管进入肺门淋巴结。

凡有慢性呼吸道炎症者,则呼吸道的清除功能较差,个体因素如年龄、健康素质、个人卫生习惯、营养状况等也是影响矽肺发病的重要条件。

3. 发病机理。进入呼吸道的粉尘 98% 在 24h 内通过各种途径排出体外,粉尘浓度愈大,超过机体清除能力时,滞留在肺内的量愈大,病理改变也愈严重。含尘细胞的死亡是矽肺发病的首要条件。肺组织纤维化本质上是肺泡组织不可逆损伤的一种非特异性修复过程。矽肺的基本病理改变是肺组织纤维化和矽结节形成,矽结节是特征性病理改变,纤维化病理改变有结节型和弥漫性间质纤维化型。

> **矽肺临床表现**
> 早期无明显症状,随病情进展,或有合并症时,出现气短、胸闷、胸痛、咳嗽、咯痰等症状和体征。通气及换气功能损害,可出现不同程度胸闷、气急。当活动或病情加重时,呼吸困难可加重。
>
> **X 线检查**
> 为肺纹理增多、增粗、出现圆形或不规则小阴影。晚期肺门阴影可呈"残根样"改变,横膈可呈现"天幕状"影像。肺功能显示肺活量和肺总量减低。

4. 临床表现

(1)症状和体征　患者早期无明显症状,随病情进展,或有合并症时,出现气短、胸闷、胸痛、咳嗽、咯痰等症状和体征。症状和体征程度与病变范围及性质有关,由于肺组织的广泛纤维化,使肺泡大量破坏、支气管变形、狭窄、痉挛以及胸膜增厚和粘连,使通气及换气功能损害,可出现不同程度胸闷、气急。当活动或病情加重时,呼吸困难可加重。早期患者多数无明显的阳性体征,少数患者两肺可听到呼吸音粗糙、减弱或干啰音;支气管痉挛时可听及哮鸣音,合并感染可有湿啰音。

(2)X线检查　为肺纹理增多、增粗、出现圆形或不规则小阴影。晚期X线片上显示融合块状大阴影。肺门阴影扩大,密度增高。晚期由于肺部纤维组织收缩和团块的牵拉,使肺门上举外移,肺门阴影可呈"残根样"改变。如果在淋巴结包膜下有钙质沉着可呈现蛋壳样钙化。胸膜广泛纤维化增厚。晚期由于肺部纤维组织收缩牵拉和粘连,横膈可呈现"天幕状"影像,肺底胸膜粘连,使肋膈角变钝。

(3)呼吸功能改变　早期矽肺由于病变轻微,对呼吸功能影响不大,随着病变进展,肺组织纤维增多,肺泡弹性改变,肺功能显示肺活量和肺总量减低,当肺泡大量损害和肺泡毛细血管壁因纤维化而增厚时,可引起肺弥散功能障碍,肺功能以限制性障碍为特点。

(4)合并症　矽肺患者的主要合并症有肺结核、肺及支气管感染、自发性气胸及肺心病等,其中最常见的是肺结核,是矽肺患者主要死亡原因之一。严重的融合团块性矽肺可引起右心衰竭,最终因充血性心力衰竭而死亡。

5.矽肺诊断。根据职业史、病史、临床表现和胸部X线检查,结合工作环境中粉尘浓度和粉尘中游离SiO_2的含量和操作方式。依据我国1986年国家公布的尘肺X线诊断标准(gb5906-86)。

6.矽肺的防治

(1)治疗　矽肺的治疗应采取综合措施,原则是提高患者的抗病能力,积极防治并发症,消除和改善症状,减轻患者痛苦,延长寿命。增强体质锻炼,注意加强营养,预防感染。药物治疗,各地采用的药物有克矽平(聚2-乙烯吡啶氮氧化物,p204)、汉防己甲素、磷酸哌喹及柠檬酸铝等。

> **矽肺的治疗**
>
> 原则是提高患者的抗病能力,积极防治并发症,消除和改善症状,减轻患者痛苦,延长寿命。增强体质锻炼,注意加强营养,预防感染。
>
> 关键在于预防
>
> 采取综合的防尘措施,严格控制空气中的矽尘浓度。

(2)预防　至今尚未有消除矽肺病变的办法,关键在于预防。采取综合的防尘措施,严格控制空气中的矽尘浓度。矽肺患者一旦确诊,立即脱离接触,并作劳动能力鉴定,安排适当工作或休息。教育患者善于自我保健,戒烟、戒酒,增加营养,并进行适当的体育锻炼,改善体质,延长寿命。

四、理化因素对健康的影响

(一)高温

1.原因。高温作业系指工作地点有生产性热源,当室外温度达到本地区夏季通风设计计算温度时,工作地点的气温高于室外2℃或2℃以上的作业。

(1)高温强热辐射作业　其特点是气温高,热辐射强度大。大多数高温作业属于这种类型。如炼钢、炼铁、铸造、玻璃、陶瓷、火力发电等。

(2)高温高湿作业　其特点是不但工作场所的气温高,而且湿度也高,如造纸、印染等。

(3)夏季露天作业　如农业劳动、野外考察、露天装卸、建筑等。

2.高温影响。高温强辐射作业有两种不同性质的热,即对流热(被加热了的空气)和辐射热(热源及二次热源)。对流热作用于体表,通过血液循环使全身加热。辐射热除作用于体表外,尚作用于深部组织,加热作用更快更强。高温高湿作业虽气温尚不很高,但由于蒸发散热困难,大量出汗而不能发挥有效的散热作用,故易导致体内热蓄积或水、电解质平衡失调,从而可发生中暑,夏季露天作业的热辐射强度虽较高温车间为低,但其作用的持续时间较长,且头颅常受阳光直接照射,加之中午前后气温较高,此时如劳动强度过大,则人体极易因过度蓄热而中暑。

3.症状。人体通过辐射和对流散热发生障碍,身体只能靠出汗散热,如果此时汗的蒸发亦受影响,散热有困难,热便在体内积蓄,易发生中暑。可使作业工人产生热、头晕、心慌、烦、渴、无力疲倦等不适感。可出现一系列生理功能的改变,主要表现为体温升高、体内酸碱平衡和渗透压失调、血压下降、消化不良和其他胃肠道疾病增加、神经系统可出现中枢神经系统抑制。我国法定职业病名单中规定有热射病、热痉挛及日射病三种,但实际常按临床表现分为先兆中暑,轻症中暑和重症中暑三型。先兆中暑有轻微头晕、头疼、眼花、耳鸣、心悸、脉搏频数、恶心、四肢无力、注意力不集中、动作不协调等症状,体温正常或略有升高,但尚能勉强坚持工作;轻症中暑因中暑症状经短时休息,症状消失,并能恢复工作;重症中暑因中暑症状被迫停止工作后当日未能恢复工作或在恢复工作后出现突然晕厥及热痉挛。

4.预防

(1)防止烈日下曝晒　作业环境要保持通风,注意劳逸结合,尽量避免过度疲劳,穿白色或浅色衣服。在劳动和工作时,戴上草帽或安全帽。

(2)日常生活中饮食要清淡　居室要清凉通风,应避免长时间在高温下劳动。还要保证睡眠时间充足。高温作业工人恰当的饮水应遵循补足补够原则。要比平常每天多饮水 3～5L,食盐 20g;饮水方式以少量多饮为宜;饮水和补盐同时进行,以含盐饮料为佳。

(3)在劳动时　可随身携带一些人丹、十滴水、藿香正气水、含盐清凉饮料从事高温作业。人丹可每隔 3～4h 服 4～8 粒;清凉油可每隔 1～2h 在额部或太阳穴处涂擦一次。如有头晕、头痛、恶心、胃肠不适等症状,可服十滴水半瓶到一瓶。在平时还可多饮用清热解毒的清凉饮料,如绿豆汤等。

(4)发生中毒时　应尽快撤离高温作业环境,将患者抬到通风良好阴凉的地方,解开衣扣和裤带,把上身稍垫高些,用温水擦洗全身,或用凉水敷头部,饮用一些凉茶或糖盐水。重症中暑必须紧急送医疗单位抢救。

(二)噪声

噪声(noise),物理学观点噪声是指各种频率、不同强度的声音无规律的杂乱组合或单一频率一定强度的声音持续刺激;生理观点是指凡是使人烦恼的、讨厌的不同频率和强度的杂乱无章的声音。环境噪声污染是指所产生的环境噪声超过国家规定的环境噪声排放标准,并干扰他人正常生活、工作和学习的现象。噪声广泛存在于人的工作过程或环境中,是世界性公害之一,根据噪声污染源类型的不同,一般分为交通噪声、工业噪声、建筑施工噪声和社会生活噪声。分贝是声压级的大小单位(符号:db),声音压力每增加一倍,声压量级增加 6 分贝。人耳对声音的感觉,不仅和声压有关,还和频率有关。声压级相同、频率不同的声音,听起来响亮程度也不同。按人耳对声音的感觉特性,依据声压和频率定出人对声音的主观音响感觉量,称为响度级,单位为方,低频的 80 分贝的声音,听起来和高频的 37 分贝的声音感觉是一样的。声压级在80分贝以上时，各个频率的声压级与响度级的数值就比较接近，这表明当声压级较高时，人耳对各个频率的声音的感觉基本是一样的。1分贝是人类耳朵刚刚能听到的声音，一般来说，20分贝以下的声音是安静的，20～40分贝是细语，40～60分贝属正常的交谈声音。60分贝以上就是吵闹声了，70分贝是很吵，开始损害听力神经，90分贝以上就会使听力受损，而待在100～120分贝的空间内，如无意外，一分钟人就可能暂时性失聪（致聋）。

我国城市区域环境噪声标准（GB 3096—2008），按区域的使用功能特点和环境质量要求，声环境功能区分为以下五种类型：

0类声环境功能区：指康复疗养区等特别需要安静的区域。

1类声环境功能区：指以居民住宅、医疗卫生、文化体育、科研设计、行政办公为主要功能，需要保持安静的区域。

2类声环境功能区：指以商业金融、集市贸易为主要功能，或者居住、商业、工业混杂，需要维护住宅安静的区域。

3类声环境功能区：指以工业生产、仓储物流为主要功能，需要防止工业噪声对周围环境产生严重影响的区域。

4类声环境功能区：指交通干线两侧一定区域之内，需要防止交通噪声对周围环境产生严重影响的区域，包括4a类和4b类两种类型。4a类为高速公路、一级公路、二级公路、城市快速路、城市主干路、城市次干路、城市轨道交通（地面段）、内河航道两侧区域；4b类为铁路干线两侧区域环境噪声限值。各类声环境功能区使用于表3-6规定的环境噪声等效声级限值。

表 3-6　环境噪声限值　　　　　　　　　　　　　　　单位 dB(A)

声环境功能区类别 时　段	昼　间	夜　间
0 类	50	40
1 类	55	45
2 类	60	50
3 类	65	55
4 类 4a 类	70	55
4b 类	70	60

各类声环境功能区夜间突发噪声，其最大声级超过环境噪声限值的幅度不得高于15dB(A)。

1.临床表现。神经衰弱症候群，表现头晕、头痛、易怒、易倦、耳鸣、心前区痛、睡眠不良甚至影响体温调节；呼吸脉搏加快、心律不齐、血压升高、皮肤血管收缩、冷汗、胃液分泌减少、蠕动受抑、食欲下降；听力虽有一定适应过程，但噪声达50dB(A)可降低工作效能，长期在65dB(A)环境下工作可有10%的人出现某种程度的永久性听力损失，长期在85dB(A)环境下工作可致难听或耳聋并影响语言能力。

2.噪声的危害。降低工作、学习效率和生活质量。对听力损害，造成听力下降，可导致永久性的无可挽回的听力损失，甚至导致严重的职业性耳聋。长期接触噪音会影响人的中枢神经系统、消化系统和心血管系统，出现头痛、失眠、记忆力减退、脾气急躁等神经系统症状。使心跳加快、血压不稳定，甚至导致月经不调、流产等。

3.预防

(1)控制噪声源　交通噪声、工业企业噪声、社会生活噪声的控制，工作场所应采用隔音、吸音、消音等设备，尽量减轻噪声的影响。当出现症状后应及时脱离噪声环境，强调早期治疗，不要消极等待自然恢复。

(2)健康监护　对噪声环境工作工人应进行就业前体检，建立听力记录档案，并定期体检，以便及时发现噪声敏感者和早期听力损伤者。

(3)加强个人听力防护　在现场工作时要使用个体防护用品，如耳罩、耳塞等。对接触噪声工人应常规佩戴护耳器。

(三)电离辐射和非电离辐射

1.电离辐射(ionization radiation)。人类环境中存在着天然及人工污染的放射性物质，由于它们本身的衰变而以 α、β 粒子及 γ 和 X 线的形式不断地向环境释放能量。如宇宙射线、高本底地表，核爆炸、核电站、核工业、建筑材料中的放射性物质可直接作用于人体形成外照射，也可直接或间接通过空气、水、食物中的放射性物质进入人体形成内照射。电离辐射的特点是波长短、频率高、辐射能量高，具有电离作用。

一次较大量(>1Gy)的内照射剂量可使机体出现近期效应，如头晕、头痛、食欲下降、睡眠障碍等神经系统及消化系统症状，继之出现白细胞数和血小板急骤减少等造血系统障碍；累计剂量为 1Gy 以下的小剂量长期照射可引起远期效应，如寿命缩短、白血病、诱发肿瘤(肿瘤，甲状腺癌、骨肉瘤)、晶体白内障、染色体断裂、畸变、基因突变和胎儿畸形、智力发育障碍、不孕或死产等。

2.非电离辐射(nonionizing radiation)。非电离辐射包括射频辐射、微波、红外线、可见光及紫外线。其特点与电离辐射相反，波长长、频率低、辐射能量低，不具有电离作用。

非电离辐射强度大时的射频电磁辐主要的热效应，即机体把吸收的射频能转换为热能，形成由于过热引起的多系统损伤，射频辐射的非热作用也可引起机体神经系统、心血管系统等变化。

(1)微波(microwave)可致神经衰弱症候群、植物神经功能紊乱；辐射强度>80mW/cm² 可使晶体受损，长时期>100mW/cm² 可致白内障；使男性性功能障碍，女性月经紊乱及流产；血流动力学失调，血管通透性降低，心电图改变，促进心血管疾病发生发展；血小板和白细胞数减少；降低体液及细胞免疫功能。

(2)激光(laser)　红外激光可致角膜灼伤，紫外激光(<40nm)及近红外激光(1400nm)可致晶体白内障，激光束(>500nm)损伤视网膜色素上皮层造成视网膜充血、水肿、移位穿孔，中心盲点和斑痕形成，视力下降；长期低剂量激光束可影响色觉；大功率激光器无距离即可灼伤皮肤。

(3)紫外辐射(ultraviolet radiation)<300nm 波长可致皮肤红斑效应，造成起泡、脱皮及致癌；250～320nm(288nm 左右)可引致急性角膜结膜炎(电光性眼炎)及抗佝偻病作用；200～275nm(<250nm)可分解氧分子形成不稳定的有毒的臭氧，有杀菌作用；160nm 以下(真空紫外线)可使空气中的氮、氧分子结合成氮氧化物，造成光化学烟雾的条件。

（4）红外辐射（infrared radiation）扩张皮肤毛细血管，形成永久性色素沉着；强烈照射可致灼伤、角膜损伤、白内障（炉前工）、视网膜脉络膜损伤，如日蚀性视网膜炎。

五、职业性损害的预防

（一）三级预防原则

职业性损害的预防应遵循医学的三级预防原则。

1. 第一级预防（primary prevention）。即从根本上消除或最大可能地减少对职业有害因素的接触。例如改革工艺；改进生产过程；制订职业接触限值，使工作环境或生产过程达到安全卫生标准要求；为人群中的易感者制订职业禁忌证等。

2. 第二级预防（secondary prevention）。当第一级预防未能完全达到要求，职业有害因素开始危害劳动者健康时，应尽早发现，采取补救措施。它的主要任务是早期检测，及时处理，防止职业性损害的进一步发展。

3. 第三级预防（tertiary prevention）。指对已发展成职业性损害的患者，作出正确诊断，及时处理，包括脱离接触，实施治疗，预防并发症，促进康复等。

职业性损害和其他疾病一样，除与直接病因有关外，还受到相关潜在因素的影响。个体的健康状况、生活方式、遗传特征等，都可能成为附加的危险因素。例如，高血脂个体增加对二硫化碳诱发心血管损害的易感性；吸烟者极大地提高石棉接触诱发肺癌的危险性等。因此，除三级预防原则外，又有了旨在控制相关危险因素的"初始级预防"（primordial prevention），为综合干预措施提供了策略依据。

> **职业性损害的预防**
>
> 一级预防即从根本上消除或最大可能地减少对职业有害因素的接触。
>
> 二级预防即职业有害因素开始危害劳动者健康时，应尽早发现，采取补救措施。
>
> 三级预防指对已发展成职业性损害的患者，作出正确诊断，及时处理，包括脱离接触，实施治疗，预防并发症，促进康复。

（二）防治措施

1. 法律措施。我国职业卫生和职业病的防治发布了一系列文件，从法律上防止职业性有害因素对职业人群健康的影响，为保护职业人群的健康和保障人民群众生命和财产安全提供了有力的保障。

2. 组织管理

（1）领导重视 严格按有关职业卫生法规、条例和标准组织生产，履行控制职业病危害的承诺和义务，保障职工"人人享有安全与卫生"的合法权益。

（2）加强教育 加强"预防为主"观念的教育、职业心理健康教育、上岗前职业安全教育与健康教育、与职业人群健康监护相结合的健康教育，以增强自我保护意识，积极参与职业性有害因素和职业病危害的控制。

（3）建立健全合理的职业卫生制度。

3. 技术措施。改革工艺过程，消除或减少职业性有害因素的危害；生产过程尽可能机械化、自动化和密闭化，减少工人接触毒物、粉尘及各种有害物理因素的机会；加强工作场所的通风排毒除尘；厂房建筑和生产过程的合理设置。

4.卫生保健措施

(1)工作场所职业病危害因素的检测与评价　健康危险度管理(health risk management)是其中的核心,它是一个连续的分步骤进行的过程。基本步骤包括危害鉴定、剂量-反应(效应)评价、接触评定、危险度特征的描述、健康监护、记录保存和控制措施等。

(2)职业人群的健康监护　健康监护(health surveillance)包括健康检查、建立健康监护档案及健康状况分析和劳动力鉴定几个方面,实际上是应用现场流行病学方法,通过各种检查和分析,评价职业有害因素对接触者健康的影响及其程度,掌握职业人群健康状况,及时发现健康损害征象,以便采取相应的预防措施,防止职业性损害的发生和发展。

(3)职业卫生技术服务　提供职业病危害的评价、职业病防护设施与职业病防护用品效果评价、化学品毒性鉴定、放射卫生防护检测与评价等服务。为用人单位提供一系列职业病危害因素控制的资料和建议,为有效地消除或控制职业病的危害提供依据。

(4)合理使用个体防护用品和合理供应保健食品和饮料。

复习题

一、单选题

1.直接从污染源排放的污染物质的大气污染称之为 　　　　　( )

　　A.一次污染物　　　　　　　　　B.二次污染物

　　C.三次污染物　　　　　　　　　D.四次污染物

2.漂浮于空气中可吸入颗粒物能达细支气管壁并干扰肺内的气体交换,一般直径小于或等于 ( )

　　A.5μm　　　　B.10μm　　　　C.2.5μm　　　　D.1μm

3.空气中的灰尘、硫酸、硝酸、有机碳氢化合物等粒子使大气混浊、视野模糊并导致能见度恶化,如果水平能见度小于10000m时造成的视程障碍的是 ( )

　　A.雾　　　　　　B.酸雨　　　　　C.粒子状污染物　　　D.霾

4.汽车排出的有害气体主要是 ( )

　　A.一氧化碳　　　B.一氧化氮　　　C.二氧化氮　　　　D.三氧化二氮

5.室内环境中放射性污染物主要是 ( )

　　A.苯　　　　　B.甲苯二异氰酸酯　C.氡　　　　　D.甲醛

6.水质指标中的细菌学指标应是 ( )

　　A.菌落总数50cfu/mL　总大肠菌群每100mL水样中不得检出

　　B.菌落总数100cfu/mL　总大肠菌群每100mL水样中不得检出

　　C.菌落总数200个/mL 总大肠菌群5个/L

　　D.菌落总数100个/mL 总大肠菌群5个/L

7.关于水体污染的概念,下列哪项有误? ( )

　　A.人类活动排放的污染物进入水体　　B.水体底质的生物特性、组成发生改变

　　C.水的理化特性发生改变　　　　　　D.造成水质恶化、危害人体健康

8.下列哪项不符合水质要求? ( )

　　A.饮用水不含有病原体

　　B.饮水中不能含有对机体有害的化学物质

　　C.pH5.5~6.5

　　D.水的感官性状良好

9.消毒后的水中无"余氯"作用,在管网内细菌容易重新繁殖的消毒法是 ( )

A. 氯消毒   B. 臭氧   C. 紫外线   D. 膜消毒

10. 职业病有以下特点,除哪项以外?   (　　)

  A. 病因明确   B. 早期发现,及时处理,预后良好

  C. 接触人群中常有一定发病率   D. 症状典型,多有特效疗法

11. 苯的慢性中毒对人体哪一系统损害为主?   (　　)

  A. 造血系统   B. 神经系统   C. 泌尿系统   D. 呼吸系统

12. 铅中毒神经系统特征性临床表现,下列哪项不是?   (　　)

  A. 头昏、头痛   B. 肌肉关节酸痛

  C. 肢端僵硬   D. 重者瘫痪,呈"腕下垂"

13. 治疗铅中毒的首选药物是   (　　)

  A. 二巯基丙磺酸钠   B. 二巯基丁二酸钠

  C. 二巯基丙醇   D. 依地酸二钠钙

14. 矽肺发生的影响因素与下列哪项无关?   (　　)

  A. 空气中 SiO_2 含量   B. 接触时间

  C. 粉尘分散度   D. 呼吸道黏膜

15. 患者出现气短、胸闷、胸痛、咳嗽、咯痰,为肺纹理增多、增粗,出现圆形阴影,晚期肺门阴影可呈"残根样"改变,说明患者患的是   (　　)

  A. 铅中毒   B. 矽肺   C. 苯中毒   D. 有机磷中毒

二、简答题

1. 大气污染的综合防治。

2. 水污染防治措施,废水处理及水的消毒方法。

3. 简述职业性损害的预防防治措施。

(姚蕴伍)

第四章 食物与健康

民以食为天,饮食是人类赖以生存的首要物质条件,人们通过饮食获得所需要的各种营养素和能量,维护身体健康。合理的饮食、充足的营养能提高人的健康水平,预防多种疾病的发生发展,延长寿命。不合理的饮食,营养过度或不足都会给健康带来不同程度的危害。因饮食不科学、不卫生导致的疾病已成为当今的主要健康问题。

第一节 营养素和能量

一切生物都需要能量来维持生命活动。人体所需要的能量主要来源于食物。凡是能维持人体健康以及提供生长、发育和劳动所需要的各种物质均为营养素。人体所必需的营养素有蛋白质、脂肪、碳水化合物、维生素(脂溶性维生素和水溶性维生素)、矿物质(常量元素和微量元素)、水和膳食纤维(可溶性膳食纤维和不可溶性膳食纤维)等 7 类。蛋白质、脂肪、碳水化合物被称为三大营养素。

一、营养素

营养素(nutrient)是指食物中可给人体提供能量、构成机体和组织修复以及具有生理调节功能的化学成分。

(一)蛋白质

1.蛋白质生理功能:蛋白质占人体重量的 18%。由 20 种氨基酸按不同的数量、比例组合而成。其主要功能如下：

(1)构成和修补人体组织；

(2)调节身体功能(构成酶和激素成分、构成抗体、调节渗透压水平衡和酸碱平衡)；

(3)供给能量。

2.必需氨基酸(essential amino acid,EAA)。必需氨基酸指的是人体自身不能合成或合成速度不能满足人体需要，必须从食物中摄取的氨基酸。EAA 有 8 种：异亮氨酸、亮氨酸、赖氨酸、甲硫氨酸(蛋氨酸)、苯丙氨酸、苏氨酸、色氨酸和缬氨酸。组氨酸是婴儿的 EAA。

> 营养素是指食物中可给人体提供能量、构成机体和组织修复以及具有生理调节功能的化学成分。
>
> 人体所必需的营养素有蛋白质、脂肪、碳水化合物、维生素、矿物质、水和膳食纤维。

3.蛋白质生物学价值。指蛋白质经消化吸收后，可以储留和利用的部分。食物蛋白质的生物学价值主要取决于其必需氨基酸的含量和比例。动物性食物高于植物性食物。

4.蛋白质互补作用。将富含某种必需氨基酸的食物与缺乏该种必需氨基酸的食物互相搭配而混合食用。其中所含有的必需氨基酸取长补短，相互补充，达到较好的比例，从而提高蛋白质利用率的作用，称为蛋白质互补作用。如：谷豆类混食。

5.蛋白质的膳食来源。动物性蛋白质：如畜肉、禽肉、鱼、虾、蟹、蛋、奶等。

植物性蛋白质：如谷类、豆类、菌类、蔬菜、水果、干果等。

6.蛋白质供给量。蛋白质应占总能量 10%～15%。儿童及少年为 12%～15%，成人 10%～12%。成人每日 1.0～1.2g/kg 体重。

> 三大营养素摄入量各占总能量的比例：
> 蛋白质 10%～15%
> 脂肪 20%～30%
> 碳水化合物 55%～65%

(二)脂肪

1.脂肪营养功能：脂肪占人体重量的 13%～19%。

(1)提供并储存能量：9kCal/g；

(2)提供必需脂肪酸；

(3)提供或促进脂溶性维生素吸收；

(4)类脂：参与组织构成(磷脂、多不饱和脂肪酸)；

(5)改善食品风味，增强饱腹感。

2.脂肪分类。脂肪分中性脂肪(triglyceride)即甘油三酯(triglycerides)和类脂(胆固醇(cholesterol)、磷脂(phospholipids)、脂蛋白等)。

3.脂肪酸的种类

(1)按碳链长度：长链脂肪酸(>14C)、中链脂肪酸(6～12C)和短链脂肪酸(<5C)。

(2)按饱和程度：饱和脂肪酸、单不饱和脂肪酸、多不饱和脂肪酸。

(3)按双键位置(距离 ω 碳原子的位置)：ω-3 系列不饱和脂肪酸[α-亚麻酸、二十碳五烯酸(EPA)、二十二碳六烯酸(DHA)等]、ω-6 系列不饱和脂肪酸(亚油酸、γ-亚麻酸、花生四烯酸等)、ω-9 系列不饱和脂肪酸等。

(4)按不饱和脂肪酸空间构象分类：顺式不饱和脂肪酸(cis-fatty acid)、反式不饱和脂肪酸(trans-fatty acid)。

4.必需脂肪酸(essential fatty acids)。人体不能自身合成的多不饱和脂肪酸，包括 ω-6 系列多不饱和脂肪酸-亚油酸(LA)和 ω-3 多不饱和脂肪酸 α-亚麻酸(ALA)。

5.膳食来源和供给量。各种脂肪酸食物来源:植物油、动物油、肉类、坚果、油料种子、营养补剂(鱼油)。

(1)含饱和脂肪酸的脂肪有牛、羊、猪油、椰子油等。

(2)含单不饱和脂肪酸的脂肪有橄榄油、茶籽油、鸭、鹅油等。

(3)含多不饱和脂肪酸的脂肪有花生、大豆、玉米、芝麻油等。

(4)胆固醇来源:动物性食品(内脏)。

(5)反式脂肪酸:氢化植物油、反刍类动物。

脂肪的供给量:

(1)一般应占总摄入能量的 20%～30%为宜(相对于成年人来说为 50～80g)。

(2)饱和脂肪酸应小于总摄入能量的 10%;饱和脂肪酸:单不饱和脂肪酸:多不饱和脂肪酸的比值应为 1:1:1。

(3)胆固醇的摄入量每日不应超过 300mg。

(三)碳水化合物(carbohydrate)

1.营养功能

(1)供给能量:4kCal/g;

(2)参与构成生命物质;

(3)节约蛋白质作用与抗生酮作用;

(4)在肝脏内有解毒作用。

2.分类

(1)单糖:葡萄糖、半乳糖、果糖、糖醇类(衍生物)。

(2)双糖:蔗糖、乳糖、麦芽糖。

(3)低聚糖:棉籽糖、水苏糖。

(4)多糖:淀粉(可利用多糖),膳食纤维(不可利用多糖)。

3.膳食来源和供给量

食物来源:粮谷类、根茎类、膳食纤维和果胶、蔬菜和水果。

供给量:占总能量摄入的 55%～65%(相当于 300～500g)

(四)维生素

1.特点

(1)大多数维生素不能在体内合成,或合成量不能满足机体的需要,必须由食物供给;

(2)维生素不参与机体组成,也不提供能量;

(3)人体每日维生素的需要量甚微,但维生素却是机体不可缺少的营养素,在调节物质代谢过程中起重要作用,一旦缺乏,就会引起相应的疾病发生。

2.分类

(1)脂溶性维生素:维生素 A、D、E、K。

(2)水溶性维生素:包括 B 族维生素(维生素 B1、B2、B6、B12、烟酸、叶酸、泛酸、生物素等)和维生素 C。

3.几种维生素的食物来源

(1)维生素 A 与胡萝卜素:肝脏、蛋黄、奶类、鱼肝油、红橙深绿蔬菜和水果、红心甜薯。

(2)维生素 D:膳食(鱼肝油、奶油、肝、蛋)、皮肤合成。

(3)维生素 B1(硫氨素):主要为未精制的谷类食物、动物内脏、瘦肉、蛋类、豆类、酵母、绿叶蔬菜。

(4)维生素 B2(核黄素):广泛存在于动物和植物性食物中,如肉、肝、肾、心、乳类、蛋黄、谷类、绿叶蔬菜、豆类。谷类和蔬菜是我国居民获取核黄素的主要来源,但谷类精加工会降低核黄素的含量。

(5)抗坏血酸(维生素 C):新鲜蔬菜、水果(柿椒、番茄、花菜、深色叶菜、柑橘、柠檬、枣、山楂、猕猴桃)。

(五)矿物质

有机物中除碳、氢、氧、氮元素以外,其他均为矿物质(也称无机盐或灰分),是构成人体组织的重要成分;调解细胞膜通透性,维持渗透压和酸碱平衡;维持神经和肌肉的兴奋性;组成激素、维生素、蛋白质和多种酶类的成分。

1.常量元素:钙、磷、钠、钾、氯、镁、硫等。其中钙的成人适宜摄入量为 1000mg/d。食物来源于奶和奶制品、小虾皮、海带、豆类、绿色蔬菜。

2.必需微量元素:铜、钴、铬、铁、氟、碘、锰、钼、硒、锌。其中铁的需要量为成人男性 15mg/d,女性 20mg/d,来源于动物性食物,如猪肝、瘦肉、鸡蛋、禽、鱼等;锌的需要量为成人男性 15mg/d,女性 11.5mg/d,来源于贝壳类海产品、红肉、蛋类、谷类、花生等;硒的需要量为成人 50μg/d,来源于海产品和动物内脏;碘的需要量为成人 150μg/d,孕妇和乳母 200μg/d,来源于海带、紫菜、干贝等海产品。

3.可能必需微量元素:硅、镍、硼、钒。

4.具有潜在毒性的微量元素:铅、镉、汞、砷、铝、锡、锂。

(六)膳食纤维(dietary fiber)

膳食纤维是在人体内不被小肠消化吸收,但能在大肠被发酵的可食用植物性成分、碳水化合物及相类似物质的总称。分为非水溶性和水溶性纤维两大类。纤维素、半纤维素和木质素是 3 种常见的非水溶性纤维;而果胶和树胶等属于水溶性纤维,存在于自然界的非纤维性物质中。中国营养学会建议,每人每天都要摄入 30g 左右的膳食纤维。膳食纤维素的主要功能为:防止便秘,预防肠道疾病;有利于控制体重;降低餐后血糖水平;预防结肠癌和影响阳离子吸收。

常量元素:钙、磷、钠、钾、氯、镁、硫. 钙的成人适宜摄入量为 1000mg/d。
必需微量元素:铜、钴、铬、铁、氟、碘、锰、钼、硒、锌。
铁的需要量为成人男性 15mg/d,女性 20mg/d。
锌的需要量为成人男性 15mg/d,女性 11.5mg/d。
碘的需要量为成人 150μg/d。
膳食纤维:每人要摄入 30g/d 左右。
膳食纤维素的主要功能为:防止便秘,预防肠道疾病;有利于控制体重;降低餐后血糖水平;预防结肠癌和影响阳离子吸收。
水成人每天约需 2500mL。

(七)水

水是人体中含量最多的营养素,约占成年男性 60% 体重,占成年女性的 50%～55%,婴儿含水 80% 左右,年龄越小,体内含水比率越高。水的功能为:是各种营养素的载体;人体构造的重要成分;代谢产物的溶剂;参与新陈代谢;调节体温;滋润皮肤,润滑关节。成人每天约需 2500mL,如果失水达体重 2％即出现口渴;失水达体重 10％以上即出现严重症状;达 20％时可死亡。所以饮水应少量多次,要主动,不要感到口渴时再喝水。饮水最好选择白开水。

二、能量

(一)能量概念

1.定义:能量指的是人体维持生命活动(如内脏的活动、肌肉的收缩、维持体温以及生长发育等)所需要的热能。

2.能量的单位:常用单位:卡(cal)、千卡(kCal);国际单位为焦耳(J)、千焦耳(kJ)、兆焦耳(MJ)。1kCal＝4.184kJ;1kJ＝0.239kCal。

3.生热营养素及能量系数:食物中的碳水化合物、脂肪和蛋白质是供给机体热能的主要营养素,所以又称生热营养素或三大营养素。而维生素、无机盐、微量元素和水等是不产热的。1g 碳水化合物燃烧后可产生 4kCal 热量,1g 脂肪燃烧后可产生 9kCal 热量,1g 蛋白质燃烧后可产生 4kCal 热量。这三种营养素提供给机体的热量比例为:碳水化合物占 55％～65％,脂肪占 20％～30％,蛋白质占 10％～15％。另外,乙醇也可以给机体提供热量,其生理燃烧值为 7.1kCal/g。

(二)能量消耗

1.维持基础代谢所需要的能量:基础代谢指维持人体最基本生命活动所必需的能量。在无任何体力活动及紧张思维活动、全身肌肉松弛、消化系统处于静止状态情况下,用以维持体温、心跳、呼吸、细胞内外液中电解质浓度差及蛋白质等大分子合成的能量消耗。

2.从事各种劳动(活动)的能量消耗。

3.食物特殊动力作用:因为摄食过程引起的额外能量消耗。相当于基础代谢的 10％。

4.其他特殊人群能量需要:

(1)生长发育:每增长 1g 体重,需要 4.78kCal 的能量;

(2)孕妇:供给胎儿和体脂储存;

(3)乳母:合成乳汁,每分泌 100mL 乳汁需要能量 85kCal;

(4)创伤恢复。

(三)能量供给量

1.查表法:根据年龄、性别、劳动强度查中国居民膳食营养素参考日摄入量(DRIs)中能量的推荐摄入量(RNI)。

2.计算法:

(1)计算标准体重:男性:身高(cm)－105＝标准体重(kg)。

女性:身高(cm)－100＝标准体重(kg)。

(2)体质指数:体质指数＝实际体重(kg)/身高的平方(m²)。根据体质指数(BMI),判断其体型属于偏瘦＜18.5,正常 18.5～24.9,超重 25～29.9,肥胖≥30.0。

(3)劳动强度分级:①极轻体力劳动:如办公室工作、组装和修理收音机、钟表等工作。

> 全日能量供给量(kCal)＝标准体重(kg)×标准体重能量需要量(kCal/kg)。
>
> 全日三大营养素总量
>
> 每日供给量＝总能量×供能比例÷该营养素生理能值。

②轻体力劳动:如售货员、一般化验室的操作、教员讲课等。③中等体力劳动:如学生的日常活动、机动车的驾驶、电工、安装工、金属切削等。④重体力劳动:如非机械化农业劳动、炼钢、舞蹈、体育运动等。⑤极重体力劳动:如非机械化的装卸、伐木、采矿、砸石等劳动。

(4)计算全日能量供给量:全日能量供给量(kCal)=标准体重(kg)×单位标准体重能量需要量(kCal/kg),根据体型和劳动强度查成人日能量供给量获得,见表 4-1。

表 4-1　成人日能量供给量表(kCal/kg)

体　型	劳动强度			
	极轻体力劳动	轻体力劳动	中体力劳动	重体力劳动
消　瘦	30	35	40	40～45
正　常	20～25	30	35	40
肥　胖	15～20	20～25	30	35

(5)全日三大营养素总量:按三大营养素比例取值,算出三大营养素每日供给量。

每日供给量=总能量×供能比例÷该营养素生理能值

第二节　合理营养

合理营养的基础是合理膳食,不但能提供足够数量的热能和各种营养素满足人体的正常需要,而且还要保持各种营养素之间的数量平衡,以利于它们的吸收和利用,以期达到合理营养的目的。当人们的膳食结构合理,营养平衡时,必能满足机体对热能和各种营养素的需要,促进机体的抗病能力,提高工作与劳动效率,而且还能预防和治疗某些疾病;当膳食结构不合理,摄入的热能营养素不平衡,即营养失调时,因某个或某些营养素摄入不足,不能满足机体的需要,久之,体内的营养储备严重消耗,则出现相应的病理性改变,继而发生临床上可见的营养缺乏病。反之,过量摄入热能和某些营养素,则可导致肥胖、心血管疾病、肿瘤等发生,或因某些营养素过量而发生中毒,有碍健康。因此,平衡膳食、合理营养,是维持人体健康与生存的重要保证。

一、合理营养基本概念(rational nutrition)

通过合理的膳食和科学的烹调加工,向机体提供足够的能量和营养素;营养素种类齐全,相互间比例恰当,以满足人体的正常生理需要、维持人体的健康和营养。合理营养的唯一途径是平衡膳食(balanced diet)。

1.合理营养基本要求

(1)提供充足能量和各种营养素,并达到平衡;

(2)合理的加工烹调;

(3)合理的膳食制度;

(4)对机体无毒无害。

2.膳食参考摄入量(dietary reference intakes,

> 合理营养的唯一途径是平衡膳食。
> 1.合理营养基本要求
> (1)提供充足能量和各种营养素,并达到平衡;
> (2)合理的加工烹调;
> (3)合理的膳食制度;
> (4)对机体无毒无害。

DRIs）。膳食参考摄入量是在推荐膳食供给量（RDA）基础上发展起来的一组每日平均膳食营养素摄入量的参考值,包括 4 项内容：

（1）平均需要量（estimated average requirement，EAR）。

（2）推荐摄入量（recommended nutrients intake，RNI）。

（3）适宜摄入量（adequate intake，AI。)

（4）可耐受最高摄入量（upper level，UL）。

3.食品的营养价值（Nutritional Value）。通常指食品中所含营养素和热能能满足人体需要的程度,包括营养素种类齐全、数量及其相互比例适宜,且易被人体消化、吸收和利用。

4.食品的营养价值的评定

（1）营养素种类及含量:接近人体需要,则营养价值高。

（2）营养素质量:消化利用率高,则营养价值高。

（3）加工烹调影响:利弊都存在,合理的加工方法和技术可提高营养价值。

（4）抗营养因素:存在于食物中的某些成分,可影响人体对某些营养素的消化吸收。

5.食品营养价值的影响因素

（1）食品中营养素的种类、含量等。

（2）加工烹调方法。

（3）储存条件。

二、各种食品的营养价值

任何一种食品都是由多种营养素组成的复杂混合体,都具有一定的营养价值,但没有一种含有人体所需要的一切营养素。由于食品的种类繁多,故食品的分类一般按大类划分,可分为:谷类、豆类及豆制品、动物性食品（畜、禽、鱼肉类、蛋类）、奶类、蔬菜类、水果类、坚果类以及油、糖、调味品等杂类和饮料类等。

（一）谷类:谷类包括米、面、杂粮

1.谷类食品的热能主要来自碳水化合物和脂肪　每 100g 供热能 350kCal。

2.一般谷类的蛋白质赖氨酸含量少　苏氨酸、色氨酸、苯丙氨酸、蛋氨酸含量偏低,蛋白质营养价值低于动物性食品。

3.谷类的碳水化合物主要为淀粉　是人类最理想最经济的能量来源,我们每天所需热量有 60％～70％来自于谷物。

4.谷类的脂肪含量低　约 2％左右,其中玉米和小米含脂肪量较高。

5.谷类的矿物质约为 1.5％～3％　主要存在于谷皮和糊粉层。其中主要是磷、钙,消化吸收较差。

6.谷类是膳食 B 族维生素的主要来源　大部分维生素集中在谷胚中和谷皮中。

（二）豆类及豆制品

豆类主要有豌豆、蚕豆、豇豆、绿豆、红豆;豆制品有:豆腐、豆浆、豆芽等。它们是植物蛋白的主要来源,提供蛋白质、脂肪、矿物质和 B 族维生素。

1.蛋白质。大豆含蛋白质 35％～40％,其氨基酸组成接近人体的需要,是优质蛋白。大豆蛋白富含赖氨酸、苏氨酸是谷物蛋白质理想的氨基酸互补食品。食用大豆蛋白还有降低血中胆固醇的作用。

2.脂肪。大豆含脂肪15％～20％,主要为不饱和脂肪酸(占85％),必需脂肪酸占55％～63％。此外,大豆还含有2％左右的磷脂。这些不饱和脂肪酸能减少人体动脉壁上胆固醇的沉积。大豆中含有的异黄酮、皂苷等,在降血脂、抗氧化、抗血栓、抗病毒等方面有较好的疗效。

3.碳水化合物和膳食纤维。大豆中的碳水化合物含量为25％～30％,多数为人体不能消化吸收的膳食纤维。

4.矿物质与维生素。大豆和其他豆类含有丰富的钙、磷、铁、锌等无机元素:钙0.19％～0.21％、磷0.63％、铁0.01％,维生素B1、维生素B2、维生素B5的含量都明显高于谷物。

(三)动物性食品:畜、禽、鱼肉类、蛋类

1.畜肉的营养价值

(1)蛋白质含量在10％～20％,含有人体八种必需氨基酸,而且数量和彼此间的比例也接近人体的需要,是优质蛋白。

(2)脂肪含量0.4％～30％,因肥瘦程度和部位而异,以饱和脂肪酸为主。一般肉类饱和脂肪酸和胆固醇都比较高,尤其是动物的脑、肝、肾含大量的胆固醇,猪脑3100mg/100g、猪肝368mg/100g、猪肾为405mg/100g、瘦猪肉为77mg/100g,肥肉是瘦肉的2～3倍。兔肉脂肪很少,几乎不含胆固醇,适于老年人和心脑血管疾病患者食用。

2.禽肉的营养价值:与畜肉相似,但脂肪含量较少,含20％的亚油酸,易于消化吸收。

3.鱼肉的营养价值

(1)是良好的蛋白质来源　蛋白质含量15％～25％,更易消化,营养价值与畜、禽肉相似。色氨酸含量偏低。

(2)鱼肉脂肪含量少　不饱和脂肪酸占80％,含长链多不饱和脂肪酸(EPA、DHA),有防治心脑血管疾病和健脑等作用。鱼子胆固醇含量高。

(3)鱼类、水产品是维生素的良好来源　鳝鱼、蟹富含维生素B2。海鱼的肝脏含较多维生素A。

(4)鱼类、水产品含较多无机盐　含量为1％～2％。海产品含碘特多,约为500～1000μg/kg。牡蛎中含有丰富的锌和铜。鱼肉一般含钙比畜肉类高。

4.蛋类的营养价值:蛋类是全营养食品。

(1)蛋的主要成分(见表4-2)

表 4-2　蛋的主要成分(%)

成　分	水　分	蛋白质	脂　类	碳水化合物	灰　分
全　蛋	70	13～15	11～15	1.6	1.1
蛋　黄	49.5	15.7	33.3	1.7	1.6
蛋　清	86.2	12.3	0.2	1.5	0.6

(2)蛋的营养特点:①其蛋白质是天然食品中最优质的蛋白质。②脂类中66％是脂肪(其不饱和脂肪酸多)、28％是卵磷脂和脑磷脂、3％～5％胆固醇及少量其他脂类。卵磷脂有助于防止动脉粥样硬化。卵磷脂也是脑细胞和脑神经的组成成分,因此,蛋黄是最佳的补

脑、增强记忆、预防痴呆症的食物。③蛋含有较多的钙、铁、铜、锌等必需元素,尤其蛋黄富含铁,是补铁的良好食品。④蛋中含有丰富的维生素,主要集中在蛋黄,有维生素 A、维生素 D、维生素 B 族。

(四)奶类:鲜牛奶的营养价值

1. 蛋白质:含量约为 3.5%(人奶约为 1.25%),含有全部必需氨基酸,其相对含量与鸡蛋近似,利用率高。

2. 无机盐:钙的含量高达 1.2mg/mL,且吸收率很高,是补钙的良好来源。但铁的含量很少,所以用牛奶喂养婴儿从第四个月开始应补充含铁食品。

3. 维生素:牛奶中含有维生素 A、D、C 和维生素 B1、B2、烟酸等多种维生素。

(五)蔬菜类、水果类

1. 蔬菜。蔬菜有叶菜、根茎、花芽、瓜果、荚菜、菌藻等六大类,绿叶蔬菜为矿物质的主要来源,含有钙、铁、铜等。叶菜类和鲜豆类含铁量较多;根茎类含钙、磷较多。蔬菜是维生素(特别是维生素 C、胡萝卜素和维生素 B2)的主要来源。绿色、黄色蔬菜含有胡萝卜素,薄叶绿色蔬菜含量最多。新鲜蔬菜均含维生素 C,其中西红柿、黄瓜含量较多,一般叶菜类比茎菜类含维生素量多。蔬菜中还含有较多量的纤维素。

2. 水果。水果也是各种维生素和矿物质主要的食物来源,水果的营养价值与新鲜的蔬菜极为相似。

三、膳食指南(Dietary guideline,DG)

膳食指南是根据营养学原则,结合国情提出的一组以食物为基础的,指导人们合理选择与搭配食物,以达到合理营养促进健康为目的的指导性意见。

(一)中国居民平衡膳食宝塔(见图 4-1)

中国居民平衡膳食宝塔共分五层:底层是谷类食物,每人每天应吃 300~500g;蔬菜、水果第二层,每天应吃 400~500g 蔬菜和 100~200g 水果;动物性食物位第三层,每天应吃 125~200g(鱼虾类 50g,畜、禽肉 50~100g,蛋类 25~50g);奶类和豆类食物合占第四层,每天应吃奶类和奶制品 100g(相当于鲜奶 200g 或奶粉 28g),豆类及豆制品 50g(相当 40g 大豆或 80g 豆腐干);第五层塔尖是油脂类,每天不超过 25g。

各餐占全天总热量
早餐 25%~30%
午餐 40%
晚餐 35%~30%
早、中餐应摄入高热量的食物。
晚餐应选择高碳水化合物,低脂肪、易消化的食物。

(二)合理的膳食制度

膳食制度:是指把全天的食物按一定次数,一定的时间间隔和一定数量、质量分配到各餐的一种制度。

1. 两餐间隔时间:两次进餐间隔时间以 5h 左右较为合适。

2. 每日进餐次数:理想的进餐次数应是每日 4 次,考虑到我国的工作制度和人们的生活习惯,还是以一日三餐较为合适,这样基本上合乎营养要求。

3. 各餐食物分配:根据我国的工作制度,全天各餐食物比例应以午餐最多,早、晚餐少一点为好,各餐占全天总热量具体分配是:早餐 25%~30%;午餐 40%(提倡占 50%);晚餐

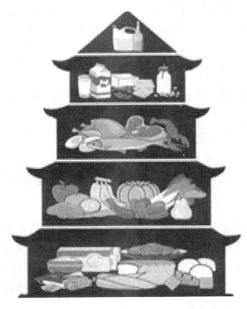

油脂类 25 g (0.5 两)

奶类及奶制品 100 g (2 两)
豆类及豆制品 50 g (1 两)

畜禽肉类 50~100 g (1~2 两)
鱼虾类 50 g (1 两)
蛋类 25~50 g (0.5~1 两)

蔬菜类 400~500 g (8 两~1 斤)
水果类 100~200 g (2~4 两)

谷类
300~500 g (6 两~1 斤)

图 4-1　中国居民平衡膳食宝塔

35%～30%。早、中餐应摄入高热量的食物,以满足一天工作、学习的热能需要;晚餐应选择高碳水化合物、低脂肪、易消化的食物。

(三)合理膳食

1.食物多样,谷类为主,粗细搭配。平衡膳食必须由多种食物组成,才能满足人体各种营养需求,达到合理营养、促进健康的目的。谷类食物是中国传统膳食的主体,是人体能量的主要来源。坚持谷类为主是为了保持我国膳食的良好传统,避免高能量、高脂肪和低碳水化合物膳食的弊端。注意增加薯类的摄入。一般成年人每天摄入 250g～400g 为宜。另外要注意粗细搭配,经常吃一些粗粮、杂粮和全谷类食物。粗粮含更多的膳食纤维和 B 族维生素,有利于避免肥胖和控制血糖水平。

薯类含淀粉较多,可代替一部分主食;血糖生成指数排名:如果葡萄糖定为100,那么富强粉馒头88、精米饭83、小米71、粗米饭70、玉米粉68、荞麦54、燕麦55。

2.多吃蔬菜水果。新鲜蔬菜水果能量低,是维生素、矿物质、膳食纤维和植物化学物质的重要来源。推荐我国成年人每天吃蔬菜300～500g,水果200～400g。合理选择和利用蔬菜,建议每天选用多种蔬菜;深色蔬菜至少占一半;注意掌握蔬菜的合理烹调方法。先洗后切:不应将理好切好的蔬菜长时间浸泡;急火快炒:减少维生素的损失;开汤下菜:不宜长时间烫煮;炒好即食:避免反复加热。

> **合理膳食**
> 1.食物多样,谷类为主,粗细搭配。
> 2.多吃蔬菜水果。
> 3.每天吃奶类、大豆或其制品。
> 4.常吃适量的鱼、禽、蛋和瘦肉。
> 5.减少烹调油用量,吃清淡少盐膳食。
> 6.保持体重。
> 7.食量适当。
> 8.多饮水。
> 9.限酒。
> 10.吃新鲜卫生的食物。

3.每天吃奶类、大豆或其制品。奶类除含丰富的优质蛋白质和维生素外,含钙量较高,且利用率也很高,是膳食钙质的极好来源,建议每人每天平均饮奶 300mL;建议每人每天摄入 30～50g 大豆或相当量的豆制品。

4.常吃适量的鱼、禽、蛋和瘦肉。鱼、禽、蛋和瘦肉均属于动物性食物,是人类优质蛋白、脂类、脂溶性维生素、B 族维生素和矿物质的良好来源。目前我国部分城市居民食用动物性食物较多,尤其是食入的猪肉过多。应适当多吃鱼、禽肉,减少猪肉摄入。

5.减少烹调油用量,吃清淡少盐膳食

(1)脂肪总量控制　脂肪摄入过多是引起肥胖、高血脂、动脉粥样硬化等多种慢性疾病的危险因素之一。脂肪分为饱和脂肪酸、单不饱和脂肪酸、多不饱和脂肪酸,饱和脂肪酸不容易被人体吸收,不饱和脂肪酸容易被人体吸收。不饱和脂肪酸中,尚有几种必须从食物中食入,这些不饱和脂肪酸称为必需脂肪酸(EFA)。一般认为亚油酸(十八碳二烯酸)、亚麻酸(十八碳三烯酸)、花生四烯酸(二十碳四烯酸)这三种为必需脂肪酸。以橄榄油所含油酸为代表的 ω-9 系列不饱和脂肪酸;以植物油中所含的亚油酸为代表的 ω-6 系列不饱和脂肪酸;以鱼油所含的二十碳五烯酸(EPA)和二十二碳六烯酸(DHA)为代表的 ω-3 系列不饱和脂肪酸。α-亚麻酸亦属于 ω-3 系列。一般 ω-6 与 ω-3 之比应是 4～10：1。婴幼儿每日需摄入 DHA：11～20mg/kg;成人体内的长链酶可将 α-亚麻酸转变为 DHA,摄入 α-亚麻酸:800～1000mg/d,或摄入 DHA、EPA350mg/d,均可满足需要。烹调油每天不宜超过 25～30g;烹调多采用蒸、煮、炖、焖、急火快炒、拌的方法;总量控制,家庭采用特制油壶定好全家一天的用油量。

(2)膳食盐的摄入量过高与高血压的患病率密切相关　食用油和食盐摄入过多是我国城乡居民共同存在的营养问题。食盐 6g/d,如果使用酱油、酱类,应相应减少用盐量;烹调时放少许醋可提味;少吃咸菜、腌菜。

6.保持体重。食不过量,天天运动,保持健康体重,进食量和运动是保持健康体重的两个主要因素。食不过量意味着少吃几口,不要每顿饭都吃到十成饱。目前我国大多数成年人体力活动不足或缺乏体育锻炼,应改变久坐少动的不良生活方式。

> ω-6 与 ω-3 之比应是 4～10：1
>
> 婴幼儿每日需摄入 DHA：11～20mg/k
>
> 成人摄入 α-亚麻酸:800～1000mg/d,或摄入 DHA、EPA350mg/d。
>
> 食盐 6g/d。

7.食量适当。三餐分配要合理,零食要少。

8.多饮水。每天足量饮水,合理选择饮料。

9.限酒。如饮酒应限量,建议一天饮用酒的酒精量不超过 15～25g。

10.吃新鲜卫生的食物。吃新鲜卫生的食物是防止食源性疾病、实现食品安全的根本措施。

第三节　特定人群的营养与膳食

人的出生、成长到衰老是一个连续的过程,每个阶段有其生理特点和营养需求,尤其是婴、幼儿及老年特殊人群,妇女的妊娠期、哺乳期,母体要承担自己和胎儿(婴儿)两个人的营养需求。

一、孕妇的营养与膳食

1. 妊娠期的生理特点

(1)内分泌变化:血浆甲状腺素水平升高,体内合成代谢增加,基础代谢率升高。碘需要量增加。

(2)消化系统功能改变:孕酮分泌增加,易出现饱胀,便秘;消化酶分泌减少,导致消化不良;贲门括约肌松弛,引起反胃等早孕反应。但对铁、钙和维生素 B12 的吸收增强。

(3)血液改变:血浆容量增加 50%,但红细胞只增加 20%,常导致生理性贫血。

(4)肾功能变化:负担加重,肾小球滤过率增 50%,餐后 15min 可出现糖尿,血糖浓度未改变,常出现水溶性维生素损失。

(5)体重增加约 10~13kg。

2. 妊娠期营养不良的影响

(1)对母体的影响:妊娠期营养不良母体可发生营养性贫血(缺铁性贫血、巨幼红细胞贫血);骨质软化症;营养不良性水肿(蛋白质摄入严重不足、VB₁₂ 严重缺乏引起)。

(2)对胎体的影响:妊娠期营养不良可发生先天畸形(congenital malformation),由于叶酸缺乏,VA 缺乏或过多;低出生体重(low birth weight,LBW),指出生体重<2500g;脑发育受损。

> **妊娠期营养不良**
>
> 母体可发生营养性贫血(缺铁性贫血、巨幼红细胞贫血);骨质软化症;营养不良性水肿。
>
> 胎体可发生先天畸形,由于叶酸缺乏,VA 缺乏或过多;低出生体重。

3. 妊娠期营养需要及参考摄入量

在孕中期后能量在非孕基础上增加 200kCal/d。

(1)蛋白质:孕期蛋白质供给增加:早期 5g/d,中期 15g/d,晚期 20g/d,其中至少 1/3 为优质蛋白。

(2)脂类:磷脂及其中长链多不饱和脂肪酸对人类早期脑和视网膜发育有重要作用,需适当补充。

(3)微量营养素:钙推荐摄入量(RNI),孕早、中、晚期分别为 0.8,1.0,1.2g/d,可耐受最高摄入量(UL 值)为 2000mg/d。同时需要补充足够的 VD。铁推荐摄入量(RNI),早期 20mg/d,中期 25mg/d 和晚期 35mg/d,UL 值 60mg/d。

4. 孕妇膳食指导与膳食要点

(1)孕早期营养与膳食:按照孕妇喜好,选择促进食欲食物,计划妊娠时就开始补充叶酸 400~600µg/d。若孕妇完全不能进食,为防止酮体对胎儿早期脑发育的不良影响,需静脉补充 150g 葡萄糖。

(2)孕中期营养:注意铁的补充,保证鱼、禽、蛋、瘦肉、奶的供给。

(3)孕晚期营养:补充长链多不饱和脂肪酸,增加钙的补充。根据孕前 BMI 推荐的孕期体重增长范围增长体重(见表 4-3)。

表 4-3　孕期体重增长范围

孕前体重/身高类别	孕期体重增长值(kg)
低(BMI<19.8)	12.5～18.0
正常(BMI 19.8～26.0)	11.5～16.0
高(BMI 26.0～29.0)	7.5～11.5
肥胖(BMI>29.0)	6.0～6.8

二、乳母的营养与膳食

1. 哺乳期的生理特点。哺乳期产妇血中雌激素、孕激素、胎盘生乳素水平急剧下降,垂体分泌的催乳素水平持续升高。哺乳期最显著的生理特点是母体分泌大量的乳汁。此阶段母体的营养需要甚至大于怀孕期的需要量。

2. 乳母营养状况对乳汁分泌及母体健康影响

(1)营养状况对乳汁营养成分的影响　母体微量营养素如 VD 缺乏,引起佝偻病;维生素 A 缺乏,引起夜盲症;维生素 B_1 缺乏,引起维生素 B_1 缺乏病等等。

(2)哺乳对母体健康影响:哺乳有利于生殖器官及相关组织恢复;能有效消耗能量,预防产后肥胖;哺乳期母体钙适宜摄入,对降低骨质疏松有重要意义;能降低发生乳腺癌和卵巢癌几率。

3. 哺乳期的营养需要及参考摄入量。1～6 月乳母应增加能量摄入 2.1MJ(500kCal)/d;6 个月以后应增加能量摄入 2.1～2.17MJ（500～650kCal)/d。

(1)蛋白质:每日多摄入 20g 膳食蛋白质。

(2)脂肪:占总能量摄入的 20%～25% 为宜。

(3)矿物质:乳母钙的 AI 为 1200mg/d;铁的 AI 为 25mg/d;碘的 RNI 为 200mg/d;锌 RNI 增加 10mg/d;硒 RNI 为 656g/d。

(4)维生素:各种维生素都应适量增加。VA 的 RNI 为 12001g 视黄醇当量（RE）,多晒太阳,适量补充鱼肝油。

4. 哺乳期膳食指南

(1)产褥期膳食:可进适量易消化半流质食物。生产时失血过多,需补充蛋白质、铁。

(2)哺乳期膳食:食物种类齐全多样化,供给充足优质蛋白质,多食含钙、铁丰富食品,摄入足够新鲜蔬菜、水果、海产品,每天应有一定数量的粗粮,并应注意烹调方法。

哺乳期的营养需要及参考摄入量

1～6 月乳母应增加能量摄入 2.1MJ(500kCal)/d;

6 个月以后应增加能量摄入 2.1～2.17MJ(500～650kCal)/d。

蛋白质每日多摄入 20g,乳母钙的 AI 为 1200mg/d;铁的 AI 为 25mg/d;碘的 RNI 为 200mg/d;锌 RNI 增加 10mg/d;硒 RNI 为 656g/d。VA 的 RNI 为 12001g RE。

母乳喂养:5d 以内为初乳,6～10d 为过渡乳,约 2 周后为成熟乳。

母乳中营养素齐全,能全面满足 4～6 月龄婴儿生长发育的需要。

4 个月后开始添加辅食品的原则:逐步适应,由稀到稠,由少到多,由细到粗,因人而异。

1 周岁前避免含盐量或调味品多的家庭膳食。

三、婴儿的营养和膳食

1.婴儿的生理特点。婴儿(0～1岁)是生长发育的第一高峰:体重增加3倍,身长增加1.5倍,基础代谢高,前6个月是神经系统发育的关键期。

2.营养需要及膳食营养素参考摄入量

建议12个月婴儿能量为95kCal/kg·d。

(1)蛋白质:人乳喂养为2g/kg·d,牛乳喂养为3.5g/kg·d,大豆或谷类蛋白喂养为4g/kg·d。

(2)脂肪:建议脂肪摄入量占总能量适宜比值0～5个月为45％～50％,6～12个月为35％～40％。

(3)碳水化合物:提供的能量占总能量的30％～60％,人乳喂养的婴儿摄入量为12g/kg·d,供能比37％,主要成分是乳糖,人工喂养略高,40％～50％。

(4)矿物质:钙:6个月以下为300mg/d,6个月以上为400mg/d。铁:6个月以下为0.3mg/d,6个月以上为10mg/d。锌:6个月以下为1.5mg/d,6个月以上为8mg/d。碘:6个月以下为1.5mg/d,6个月以上为8mg/d。

(5)维生素:VA:婴儿为400μg/d,母乳喂养不需额外补充。VD:建议婴儿为10μg/d,出生后2周～1岁半之内应补充,食物中较少,应补充AD鱼肝油,多晒太阳。VK:早产儿出生初期应注射补充,出生1个月后,不容易出现缺乏。VC:母乳喂养可获得足量VC,其他喂养建议摄入量:小于6个月为40mg/d,大于6个月为50mg/d。

3.喂养指南

(1)母乳喂养:5d以内为初乳,6～10d为过渡乳,约2周后为成熟乳。母乳中营养素齐全,能全面满足4～6月龄婴儿生长发育的需要。4个月后开始添加辅食,添加辅助食品的原则:逐步适应,由稀到稠,由少到多,由细到粗,因人而异。4～5月龄:米糊、粥、水果泥、菜泥、蛋黄、鱼泥、豆腐及动物血;6～9月龄:饼干、面条、水果泥、菜泥、全蛋、肝泥和肉糜;10～12月龄:稠粥、烂饭、面包、馒头、碎菜及肉末;1周岁前避免含盐量或调味品多的家庭膳食。

(2)人工喂养:新生儿第一周能量为60kCal/kg·d,第二周约95kCal/kg·d,再根据代乳品每100mL提供能量确定一天所需奶量。

(3)混合喂养:因各种原因母乳不足或不能按时喂养,在坚持用母乳喂养同时,也用婴儿代乳品补充母乳不足。虽然母乳不足,也要吸空乳汁。

四、老年人的营养和膳食

1.老年人的生理代谢特点。老年人的消化系统功能减退,体液成分改变,体内水分减少,主要为细胞内液减少;骨矿物质减少,骨质疏松;代谢功能降低,基础代谢下降15％～20％,合成与分解代谢失去平衡;葡萄糖耐量下降。

2.影响老年人营养的因素。消化系统功能下降,影响营养素的消化吸收,激素平衡的变化,增加营养素的流失,心理因素和感觉衰退影响食欲,社会交往和体力活动的减少,使热量消耗下降,容易导致肥胖。

3.老年人的营养素需要。能量的摄入仍应以保持正常体重的相对恒定为指标,一般60岁后应较青年时期减少20％,70岁后减少30％,RNI为1700～2200kCal/d。

（1）蛋白质：质优量足的蛋白质有利于改善老年人的负氮平衡，但老年人的肝、肾功能较低，蛋白质过量容易加重这些脏器的负担。因此老年人的蛋白质营养应重质甚于重量，RNI为 $65\sim75g/d$，要求占总热量的 $12\%\sim14\%$。

（2）碳水化合物：摄入量占总能量的 $55\%\sim65\%$，降低糖和甜食的摄入量，增加膳食纤维摄入量。

（3）脂肪：摄入量占总能量的 $20\%\sim30\%$ 为宜，以植物油为主。

（4）钙：钙吸收能力的下降是老年人缺钙的主要原因，骨质疏松是老年人的常见病。单纯的补钙不容易产生显著效果。新的 RNI 推荐量为 1000mg/d，同时应辅以充足的 VD。

（5）铁：吸收功能低和摄入量不足是老年人营养中的主要问题，老年人的贫血比较普遍。

我国 DRIs 铁推荐量为 15mg/d。

（6）维生素：充足的维生素摄入有助于维持老年人正常的代谢，保持机体对疾病的抵抗力。我国的 DRIs VD 的推荐量为 $10\mu g/d$，比成年组高 1 倍，VB_6 为 1.5mg/d，比成年组高 25%，其他维生素推荐量维持成年组不变。

> **老年人的营养素需要**
>
> 60 岁后应较青年时期减少 20%，70 岁后减少 30%，RNI 为 $1700\sim2200kCal$。钙的 RNI 推荐量为 1000mg/d，同时应辅以充足的 VD 铁推荐量为 15mg/d。

4.老年人的膳食安排特点

（1）平衡膳食，应符合老年人营养素参考摄入量标准。

（2）少食多餐，软食为主，食物要粗细搭配，易于消化。

（3）多素菜、少油腻、多淡食、少过咸，老年人慎吃油炸类、熏烤类、腌渍类、酱制品、冰镇类的五类食品，保证充足的新鲜蔬菜和水果摄入。

（4）积极参加适度体力活动，保持能量平衡。

（5）饮食尽量多样化，饮食要热，注意食品的色、香、味、形状和硬度。

（姚玉娟）

第四节　中医食疗

食疗即饮食疗法，中医食疗是指人们在日常生活中根据中医理论，选用食物，或配合某种药物，经过烹饪加工，制作成具有药用效果的食品，以达到养生保健、防病治病、延年益寿目的的一种方法。食疗具有简便易行、效果显著、无毒副作用等显著的优势，在我国有着十分悠久的历史和深厚的群众基础。尤其在养生保健、疾病康复、美容养颜、延缓衰老等方面应用十分广泛。所谓"治病当论药功，养病方可食补"。

一、食疗的基本原则

中医食疗应根据个体特点，在辨证施治理论指导下进行，其基本原则是：

1.辨证施膳，相因制宜。辨证施膳就是根据每一个人的具体情况：年龄、体质、病位、病性等因素，结合食物的性味归经选择恰当的饮食，起到养身保健、防治疾病的作用。辨证施食强调要因证施食、因人施食、因时施食、因地施食。如阳虚者宜食羊肉、狗肉等温补食物，阴虚者宜食木耳等滋阴食物;体胖者多痰湿,宜食清淡之蔬菜、瓜果,忌食肥甘厚味;夏季宜食绿豆、西瓜等清热解暑食物,冬季宜食桂圆、荔枝等温补食物;南方湿盛宜食薏苡仁等利湿食物,北方寒冷宜食鹿肉等温补食物。

2.全面膳食,不可偏嗜。全面膳食就是要求在饮食内容上尽可能做到多样化,粗细相宜,寒热相适,荤素搭配,比例适当,不可偏食。《素问·藏气法时论》中说:"五谷为养,五果为助,五畜为益,五菜为充,气味合而服之,以补益精气。"这就说明人体的营养来源于谷、肉、果、菜等各类食品,只有做到饮食的多

食疗的基本原则	
辨证施膳	相因制宜
全面膳食	不可偏嗜
饮食有节	适时定量

样化和合理搭配,才能摄取到人体必需的各种营养,维持阴阳气血的平衡。若饮食偏嗜,可导致人体脏腑阴阳失调而发生多种疾病。如过食生冷会损伤脾胃阳气,发生腹痛泄泻等症;过食肥甘厚味可助湿化痰或生疮疡等症;偏食辛辣可使胃肠积热致大便干燥,或酿成痔疮下血等症。

3.饮食有节,适时定量。饮食有节是指每天进食宜定时、定量。饮食定时是强调一日三餐按照相对固定的时间,有规律地进食,主张"早餐好,午餐饱,晚饭少"。若不分时间,随意进食,零食不离口,就会扰乱肠胃消化的正常规律,使脾胃功能失调,消化能力减弱,影响营养的吸收和输送。饮食定量是强调饮食要有限度,保持不饱不饥,尤其是不暴饮暴食,否则会使肠胃功能紊乱,导致疾病的产生;相反,进食过少,则脾胃气血化生乏源,日久会导致营养不良以及相应疾病的发生。因此,饮食有节、食量有度是保持身体健康的重要条件。

此外,还要饮食有方,即进食时细嚼慢咽;食物软硬恰当,冷热适宜;进餐氛围轻松愉快;食后避免做剧烈运动;睡前不进食;食物新鲜干净等。

二、食物的性味和作用

食物与药物一样,具有四气五味、归经及升降浮沉等作用趋向,只是其性能不如药物猛烈。食疗须根据个体特点、疾病性质来选择不同食物,以促进疾病的康复。

(一)四性

四性即寒、热、温、凉,也称"四气"。能减轻或消除热证的食物其性寒凉,能减轻和消除寒证的食物其性温热。介于寒凉和温热性质之间为平性食物,平性食物作用缓和,无明显副作用。

1.寒凉性质食物。具有清热泻火,解毒等作用,适用于热性病证。如鸭肉、乌龟、蚌肉、鸭蛋、莲藕、西瓜、苦瓜、冬瓜、莴苣、香蕉、紫菜、海带、柿子、蟹、绿茶、黄瓜、白萝卜、芹菜、茄子、豆腐、芒果、梨、柠檬、枇杷、菊花等。

2.温热性质食物。具有温中散寒、益火通阳的作用,适用于寒性病证。如牛肉、羊肉、鹿肉、鹌鹑、鸡肉、糯米、核桃、虾、木瓜、荔枝、红枣、栗子、龙眼、洋葱、韭菜、香菜、生姜、辣椒、胡椒、红糖等。

食物的性味
四性即寒、热、温、凉,也称"四气"。五味包括辛、甘、酸、苦、咸五种味道,另淡附于甘。

3.平性食物。具有健脾、补益等作用,为日常生活基本饮食。如猪肉、鸡蛋、花生、粳米、玉米、红薯、山药、香菇、木耳、黄花菜、芝麻、黄豆、黑豆、牛奶、红萝卜、白菜、芋头、枸杞等。

4.补益类食物。补益类食物具有益气、养血、滋阴、壮阳的功效,根据其寒热温凉的不同,可分为温补、清补和平补三类。温补类食物如羊肉、牛肉、核桃、龙眼等;清补类食物如鸭肉、甲鱼、豆腐、莲子、冰糖等;平补类食物如猪肉、鸡肉、鸡蛋、银耳等。

5.发散类食物。易于诱发疾病,尤其是诱发皮肤病,或加重新病的食物称为发散类食物。如禽畜类中的猪头、鸡头、母猪、羊肉等;蔬菜类的蘑菇、香椿、大葱、辣椒等;水产品类的鲤鱼、虾、蟹等。

(二)五味

五味包括辛、甘、酸、苦、咸五种味道,另淡附于甘。不同的味有不同的功能,而相同的味其作用则有相似或共同之处。

1.辛味食物。具有发散风寒、行气活血等作用。适用于外感风寒、气滞血瘀等证。如生姜、大蒜、白萝卜、陈皮、佛手、胡椒、辣椒、韭菜、洋葱、酒等。

2.甘味食物。具有温中补虚、缓急止痛的作用,适用于虚证(或营养不良)、脾胃不和、拘急疼痛等证。如粳米、山药、南瓜、银耳、鸡肉、白糖、冰糖、蜂蜜、红枣、葡萄、荔枝及多种动物的肉和内脏等。淡味具有渗湿利尿的作用,如薏苡仁、扁豆、茭白、冬瓜等。

3.酸味食物。具有收敛、固涩等作用。适用于虚汗、久泻、遗精、遗尿等证。如番茄、木瓜、醋、赤小豆、乌梅、柠檬、五味子、山楂等。

4.苦味食物。具有清心泻火、消暑祛湿等作用。适用于心火上炎等证。如苦瓜、莴苣、芥菜、白果、桃仁、荷叶、茶叶等。

5.咸味食物。具有软坚散结等作用。适用于痰核、痞块等证。如盐、紫菜、海带、蛤蜊等。

三、食疗的种类

食物中除干鲜果品和较少的蔬菜可以直接食用外,大部分食品均需经过加工和烹饪后才能食用,从而形成了种类繁多的食品制作方法和丰富多彩的饮食种类。常用的有汤羹、粥食、米饭、菜肴、蜜膏(蜜饯)、饮料(鲜汁)、酒剂、散剂、糖果等。

1.汤羹。汤羹是菜肴的一种形式,较清稀的为汤,稠厚的为羹。以水和食物如肉、蛋、奶、鱼、银耳等,或适当配入其他药物,经蒸煮或熬炖而成。在制作时可根据食物的滋味、性能加入适量的糖或盐、酱油、姜、椒等佐料。在食疗中汤羹主要起补益滋养作用,如赤小豆鲤鱼汤清热利湿,利尿消肿;当归羊肉汤养血补虚;银耳羹、龙眼莲子羹养阴润肺;佛手阿胶羹养血柔肝。

2.粥食。粥食是常用的饮食之一,以米、麦、豆等粮食为主,或酌加其他食物或药物,加水煮成半流质状(稀粥)。粥的种类很多,除米粥外,在粥中加入不同的食材、药材,即有不同的菜粥、果粥、肉粥、药粥等。若加入的食物或药物不宜同煮,可先煎取汁或绞取汁液,再与粮食同煮。粥可加入糖或盐、油脂、味精等调味。粥食有适应范围广,制作简便,加减灵活,易于消化的特点。如薏仁粳米粥健脾利水消肿;绿豆荷叶粥清热防暑;八宝粥健脾养胃等。

3.主食。此类食品花样较多,以粳米、糯米、小麦、小米、玉米、大豆等为基本原料,加入其他食物或药物,如大枣、龙眼肉、山药、党参等制成的各种食品。按形式可分为米饭、馒头、糕点、面条、水饺、馄饨、大饼、汤圆等;按制作方法可分为蒸食、煮沸食、烙食、烤食、炸食、凉食等。主食主要具有补气养血、健脾和胃的作用,如参枣米饭健脾益气,山药茯苓包子健脾利湿,龙眼肉长寿面健脑安神,豆蔻馒头行气化湿,芝麻汤圆补肾益脾等。

4.菜肴。是指将蔬菜、肉类、禽蛋、鱼、虾、乳、蛋加入中药或药汁,经烹饪加工,制成色香味美的具有食疗作用的各类荤素菜肴的总称。种类繁多,制作各异,如凉拌、蒸、炒、卤、炖、烧、烩、炸、爆、溜、腌等方法。制作菜肴时一般都要加入适量的调味品,如姜、葱、蒜、辣椒、花椒、胡椒、芥末、盐、酱、醋、酒、糖等。作为食疗菜肴,除一般作正餐外,还应针对不同的食疗目的合理选择与搭配食物(包括调味品),使其菜肴不仅色香味俱佳,而且功能协调统一。一般肉类、鱼类、禽蛋类皆为血肉有情之品,以其为原料制作的菜肴偏于补益,蔬菜类菜肴多能清热泻火、通利二便。

5.蜜膏(蜜饯)。一般选取滋养性食物加水煎煮,取汁液浓缩至一定稠度,然后加入蜂蜜或白糖、冰糖,再浓缩至呈半固体状。食用时用沸水化服。蜜膏主要具有滋养润燥作用,如桑葚地黄膏滋补肝肾。蜜饯一般选用水果或瓜菜等,加水或药液适量煎煮,待水或药液将煮干时,加入多量蜂蜜或砂糖,以小火煮透,收汁即成。蜜饯味道甜美,可直接食用,也可切片作浸泡剂饮用。因配伍的不同,作用各异,但一般具有滋养、和胃、润燥生津的功效。如姜枣龙眼蜜饯健脾补心,山楂蜜饯消食开胃、活血化瘀等。

6.饮料。汁、饮、露是古代沿袭至今的常用饮料,其制作和饮用方法上有所区别。汁由新鲜、多汁、可口的植物果实、茎叶或块根切碎或捣烂,用洁净纱布包裹,用力绞取汁液趁新鲜饮用(如西瓜汁清热祛暑;芹菜汁降脂清火)。有时可加适量蜜、糖或酒饮用。

饮料由酸甜或清香、微苦之类的食物、茶料,或添加药物,加用清水煮沸或用沸水浸泡等法制成。供饮用或代茶饮,边饮边加水直至味淡为止,如姜茶饮调和脾胃。露由自然界植物的的花、果或其他材料经蒸馏而得的一种液体。多作为饮料,也可为其他药品、食品的添加原料,如金银花露清热解毒消暑等。

7.酒剂。一般是将食物或药物用白酒或黄酒冷浸或加热浸渍制成。也有用糯米等与其他食物或药物同煮,加酒曲发酵制成,即米酒。酒是药食两用之品,有散寒、活血、温胃、助药力之功,但肝肾疾患者慎饮。酒因加用药物的不同而功效各异,如枸杞子酒可补肝肾,当归红花酒可活血祛瘀、温经通络,五加皮酒可祛风湿、壮筋骨等。

8.散剂。是将食物晒干或烘干,炒脆后,研磨成细碎末,食用时用沸水冲调成糊状或开水送服。也可加入适宜的药物或加糖、盐等调味食用。散剂食用方便,如芝麻核桃粉补肾健脑。

四、食疗的方法

常用的食疗方法有以下几类。

1.汗法。即解表法,是一种通过发汗以疏散外邪,解除表证的方法,主要适用于外感初起,病邪侵犯肌表所表现出的一系列病证,症如恶寒发热、头身疼痛等。根据证候的不同又分为辛温解表和辛凉解表两种方法。辛温解表食疗适用于外感风寒初起,常用食物有葱、姜等;辛凉解表食疗适用于外感风热初起,常用食物有西瓜、薄荷等。

2.下法。即泻下法,是用具有通便作用的食物通泻大便或祛除肠内积滞的方法。主要适用于病后、产后和年老体虚,气血不足,肠燥便秘者。常用食物有蜂蜜、香蕉、植物果仁、各类蔬菜等。

3.温法。即温里法,是用温热食物振奋阳气,祛除里寒的一种方法。多用于里寒证或素体阳虚之人,症如肢体倦怠、四肢不温、腹痛吐泻等。常用食物有姜、酒、辣椒、花椒、羊肉等。

4.清法。即清热法,是用寒凉性食物清除内热,泻火解毒的一种方法。多用于实热证或素体阳盛之人。症如发热、烦渴、口舌生疮、小便短赤等。常用食物有西瓜、黄瓜、苦瓜、绿豆、梨、莲藕、绿茶等。

5.消食法。也称消导法,是用具有消食健胃作用的食物开胃消食的一种方法。适用于脾胃升降失调,饮食不化之证。症如嗳腐吞酸、脘痞腹胀、厌食呕恶等。常用食物有山楂、麦芽、萝卜等。

6.补法。即补益法,是用具有补益作用的食物以补气养血、滋阴助阳、强身健体的一种方法,适用于气虚、血虚、阴虚和阳虚等证。根据病情的不同需要,分为选用温补、清补和平补的食物。

五、饮食宜忌

饮食宜忌
1.辨证施食
2.辨药施食
3.因人施食
4.因时施食
5.特殊宜忌

疾病有寒热虚实之分,阴阳表里之别。食物也多有偏性,有于病相宜,有于病为害,相宜则补体,为害则成疾。因此,食疗对于养生和治病具有十分重要的意义。饮食宜忌应根据个体的体质、病情、服药、季节、饮食习惯等诸方面的因素综合考虑,只有把握饮食的宜与忌,才能使饮食与治疗相结合,达到有效的保健和治疗目的。

(一)辨证施食

指导食疗时应辨别个体体质、疾病性质的不同而选择相应的食物。以达到虚则补之、实则泻之、寒者热之、热者寒之的目的。

1.热证　宜清热、生津、养阴,食寒凉性和平性食物,忌辛辣、温热之品。

2.寒证　宜温里、散寒,助阳,宜食温热性食物,忌寒凉、生冷之品。

3.虚证　阳虚者宜温补,忌用寒凉;阴虚者宜清补,忌用温热;气血虚者可随病症的不同辨证施食。然虚证患者多脾胃虚弱,进补时不宜食用滋腻、硬固之品,食物以清淡而富于营养为宜。

4.实证　根据病情之表里寒热和轻重缓急辨证施食,采取急则治标、缓则治本和标本兼治的总体原则进行饮食调护,一般不宜施补。

5.外感病证　宜饮食清淡,可食姜、葱等辛温发之散品,忌油腻厚味。

6.其他　各类血证、阴虚阳亢证、目疾、皮肤病、痔瘘、疮疖、痈疽等病证忌辛热类食物,如葱、蒜、生姜、胡椒、花椒、辣椒、白酒等;肝阳肝风患者忌吃鹅、公鸡、鲤鱼、猪头等;患有疔、疮、痈疡及各种皮肤病及可能复发的痼疾者,忌食发散类、海腥类食物,如带鱼、黄鱼、虾、蟹、蚌、淡菜、紫菜、母猪肉、猪头,及一切病死兽肉等,以免诱发旧病,加重新病。

(二)辨药施食

指患者饮食的性味应与所服药物的性味一致,以增强药效,加速病情康复。忌与所服药物的性能拮抗,以免降低药效。一般服药期间禁忌食用生冷、油腻、辛辣之品。

(三)因人施食

个体的体质、年龄、性别不同,食疗方法亦应有所区别。如体胖之人痰湿多,宜食清淡、化痰之物,忌肥甘厚腻助湿化痰之品;体瘦之人多虚火,宜多食滋阴生津、养血补血之物,忌辛辣动火伤阴之品;老人脾胃虚弱,食物宜清淡易消化富营养之品,忌油腻坚硬伤脾胃之品;小儿脏腑娇嫩,气血未充,尤应注意饮食的调理;妇女以血为本,养血为要,妊娠期和哺乳期忌辛辣温燥助阳生火之品,以免损伤胎儿和幼儿。

(四)因时施食

四时气候变化对人体的生理功能产生不同的影响。因此,饮食宜忌要适应自然规律,保持阴阳气血的平衡协调。

1.春季　气候由寒转暖,阳气升发,饮食宜清润平淡,如百合、香椿、木耳、莲子、藕等,忌辛辣耗气之品。

2.夏季　阳气亢盛,天气炎热,饮食宜甘寒清凉,如扁豆、绿豆、西瓜、苦瓜等时鲜瓜果蔬菜,忌温热助阳生火之品,同时忌过食生冷,防不洁之物。

3.秋季　阳生阴长,燥胜则干,饮食宜滋阴润燥,如梨、百合、蜂蜜、银耳等,忌辛燥温热之品。

4.冬季　阳气潜藏,阴寒盛极,饮食当温补,如羊肉、猪肉、牛肉、桂圆、荔枝、栗子,适量黄酒、白酒等,忌生冷寒凉之品。

(五)特殊宜忌

疾病过程中因某些药物不宜与某些食物同服,称为"忌口",如服人参忌萝卜、山楂、茶叶,因萝卜等会降低滋补药的药性。

(章冬瑛)

第五节　食物中毒

人类生存离不开食品,自然界提供的食品种类繁多,质量各异。如果食品不卫生,食品中含有的各种有害因素可带来疾病,损害健康,甚至危及生命和子孙后代。食物中毒是指食用了被生物性、化学性有毒有害物质污染的食品或者食用了含有毒有害物质的食品后出现的急性、亚急性食源性疾患。

一、食物中毒的类型

根据有毒物质的不同性质,一般将食物中毒分为四类:

1.细菌性食物中毒。细菌性食物中毒是指进食含有细菌或细菌毒素的食物而引起的食物中毒。在各类食物中毒中,细菌性食物中毒最多见,最常见的致病菌分述如下:

(1)沙门氏菌:沙门氏菌是细菌性食物中毒中最常见的致病菌,沙门氏菌以污染肉、禽、蛋为主;中毒潜伏期为4～48h。中毒表现是恶心、头晕、浑身无力、呕吐、发热,急性腹泻以黄色或黄绿色水样便为主。轻者3～4d症状消失,重者可引起痉挛、脱水,甚至休克,如不及时抢救可导致死亡。

(2)副溶血性弧菌:副溶血性弧菌以污染水产品较

> 食物中毒是指食用了被生物性、化学性有毒有害物质污染的食品或者食用了含有毒有害物质的食品后出现的急性、亚急性食源性疾患。
> 最常见的致病菌:
> (1)沙门氏菌:是细菌性食物中毒中最常见的致病菌,
> (2)副溶血性弧菌:
> (3)葡萄球菌:
> (4)变形杆菌:
> (5)肉毒杆菌:是细菌性食物中毒中最严重的一种。

多,在沿海地区最为常见,引起中毒的食物主要是鱼、虾、蟹、贝类的海产品,也可由肉类、家禽、蛋类、凉拌菜等引起。中毒后的潜伏期为 2～40h,一般为 14～20h。主要症状为上腹部阵发性绞痛、恶心、呕吐、腹泻,一般出现洗肉水样、血水样便,以后转为黏液或脓血样粪便,体温为 38～39℃,严重时可因大量吐泻而失水休克。病程 3～4d,一般预后良好。

(3)葡萄球菌:引起葡萄球菌肠毒素中毒的食品主要是肉类制品、剩米饭、糯米凉糕、熏鱼及奶和含奶的冷制品。患有化脓性皮肤病的炊事员或有化脓症的牲畜肉尸,常是污染食品的主要原因。中毒后潜伏期为 1～6h,多为 2～4h。主要症状是恶心、剧烈呕吐、上腹部疼痛、腹泻,体温一般正常或稍高。多次反复呕吐腹泻可引起虚脱、肌痉挛和严重失水。病程较短,1～2d 即可恢复,愈后良好。

(4)变形杆菌:引起中毒的食品主要是煮熟的肉类、动物内脏及蛋类等。此外,凉拌菜、剩余饭菜也可引起中毒。生的肉类和内脏带菌率较高,往往是污染源。在加工烹调过程中,生熟交叉污染和熟后污染的食品,在 20℃ 以上温度下放置时间较长时,可使变形杆菌大量繁殖,如食用前未经回锅加热,则极易引起食物中毒。变形杆菌中毒后,急性胃肠炎型与沙门氏菌食物中毒症状相似,病程 1～3d,来势急,恢复快,很少死亡。

(5)肉毒杆菌:肉毒中毒的病死率较高,是细菌性食物中毒中最严重的一种。多见于牛、羊、猪肉及乳制品的污染。肉毒中毒是神经型食物中毒,中毒后潜伏期数 h 至 15d。早期可见到全身乏力、头晕、头痛、食欲不振等,少数患者尚有胃肠炎症状。典型症状为视力模糊、眼睑下垂、复视、咀嚼与吞咽困难、声音嘶哑、语言障碍,还可出现呼吸麻痹,最后死于呼吸衰竭。

2.真菌性食物中毒。一般来说,急性真菌性食物中毒潜伏期短,先有胃肠道症状,如上腹不适、恶心、呕吐、腹胀、腹痛、厌食、偶有腹泻等(镰刀霉菌中毒较突出)。以后依各种真菌毒素的不同作用,发生肝、肾、神经、血液等系统的损害,出现相应症状,如肝脏肿大、压痛,肝功异常,出现黄疸(常见于黄曲霉菌及岛青霉菌中毒),蛋白尿,血尿,甚至尿少、尿闭等(纯绿青霉菌中毒易发生)。有些真菌(如黑色葡萄穗状霉菌、岛青霉菌)毒素引起中性粒细胞减少或缺乏,血小板减少发生出血。有些真菌(如棒曲霉菌、米曲霉菌)中毒易发生神经系症状,而有头晕、头痛、迟钝、躁动、运动失调,甚至惊厥、昏迷、麻痹等。患者多死于肝、肾功能衰竭或中枢神经麻痹,病死率可高达 40%～70%。慢性真菌性食物中毒除引起肝、肾功能及血液细胞损害外,有些真菌可以引起癌症。

3.化学性食物中毒。化学性食物中毒是指误食有毒化学物质,如鼠药、农药、亚硝酸盐等,或食入被其污染的食物而引起的中毒。发病率和病死率均比较高。

(1)毒鼠强中毒:毒鼠强毒性极大,对人致死量 5～12mg。一般在误食 10～30min 后出现中毒症状。轻度中毒表现头痛、头晕、乏力、恶心、呕吐、口唇麻木、酒醉感。重度中毒表现突然晕倒,癫痫样大发作,发作时全身抽搐、口吐白沫、小便失禁、意识丧失。

(2)亚硝酸盐中毒:俗称"工业用盐"。摄入亚硝酸盐 0.2～0.5g 就可以引起食物中毒,3g 可导致死亡。发病急,中毒表现为口唇、舌尖、指尖青紫等缺氧症状,重者眼结膜、面部及全身皮肤青紫。自觉症状有头晕、头痛、无力、心率快等。

4.有毒动植物中毒。有毒动植物中毒是指误食有毒动植物或摄入因加工、烹调方法不当未除去有毒成分的动植物食物引起的中毒。发病率较高,病死率因动植物种类而异。

(1)四季豆中毒:未熟四季豆含有的皂甙和植物血凝素可对人体造成危害,如进食未烧透的四季豆,一般在进食后 1~5h 出现症状,主要表现为恶心、呕吐、胸闷、心慌、出冷汗、手脚发冷、四肢麻木、畏寒等,一般病程短,恢复快,预后良好。

(2)生豆浆中毒:生大豆中含有一种胰蛋白酶抑制剂,进入机体后抑制体内胰蛋白酶的正常活性,并对胃肠有刺激作用。进食后 0.5~1h 出现症状。主要有恶心、呕吐、腹痛、腹胀和腹泻等。一般无须治疗,很快可以自愈。

(3)发芽马铃薯中毒:马铃薯发芽或部分变绿时,其中的龙葵碱大量增加,烹调时又未能去除或破坏掉龙葵碱,食后发生中毒。尤其是春末夏初季节多发。一般在进食后 10min 至数 h 出现症状。先有咽喉抓痒感及灼烧感,上腹部灼烧感或疼痛,其后出现胃肠炎症状,剧烈呕吐、腹泻。此外,还可出现头晕、头痛、轻度意识障碍、呼吸困难。重者可因心脏衰竭、呼吸中枢麻痹死亡。

(4)河豚中毒:河豚的某些脏器及组织中均含河豚毒素,其毒性稳定,经炒煮、盐腌和日晒等均不能被破坏。误食后 10min 至 3h 出现症状。主要表现为感觉障碍、瘫痪、呼吸衰竭等,死亡率高。

(5)毒蕈(有毒蘑菇)中毒:常因误食而中毒,夏秋阴雨季节多发。一般在误食后 0.5~6h 出现症状。胃肠炎型中毒主要表现为恶心、剧烈呕吐、腹痛、腹泻等,病程短,预后良好;神经精神型中毒主要症状有幻觉、狂笑、手舞足蹈、行动不稳等,也可有多汗、流涎、脉缓、瞳孔缩小等,病程短,无后遗症;溶血型中毒发病 3~4d 出现黄疸、血尿、肝脾肿大等溶血症状,死亡率高。

二、食物中毒的治疗与护理

1.监测生命体征 给予生命支持。

2.协助采集病史 询问进餐情况、进餐时间、同时进餐者有无同样症状,并注意收集剩余食物、呕吐物或胃液送检。

3.清除未被吸收的毒物

(1)催吐:可采用压迫舌根或刺激咽后壁引起迷走神经兴奋而发生呕吐。

(2)洗胃:尽早进行,以清除胃内毒物。

(3)导泻:硫酸镁或硫酸钠 25~30g 溶于温开水中顿服,或洗胃后从胃管注入胃内,以清除已进入肠内的毒物。

4.清除血液内毒物

(1)强化利尿:大多数毒物由肾脏排泄,可静脉补液、静注速尿促进利尿。

(2)血液净化:严重中毒者可采用腹膜透析、血液透析的方法排出一些吸收入血的毒物,

5.应用解毒药或拮抗剂

(1)亚硝酸盐中毒:可用小剂量亚甲蓝(1~2mg/kg)解毒,使高铁血红蛋白还原成血红蛋白。

(2)毒蕈中毒:可给予巯基类解毒药如二巯丁二酸钠、二巯丙磺酸钠和抗毒蕈血清,使毒素活力减弱。

6.抗菌治疗 一般可不用抗菌药物。伴有高热的严重

> **食物中毒的治疗与护理**
> 1.监测生命体征
> 2.协助采集病史
> 3.清除未被吸收的毒物
> 4.清除血液内毒物
> 5.应用解毒药或拮抗剂
> 6.抗菌治疗
> 7.对症支持治疗
> 8.卧床休息、易消化的流质或半流质饮食

患者,可按不同的病原菌选用抗菌药物,如沙门菌可选用喹诺酮类抗生素。

7.对症支持治疗 呕吐、腹痛明显者,可口服溴丙胺太林(普鲁本辛)或皮下注射阿托品,亦可注射山莨菪碱。能进食者应给予口服补液。剧烈呕吐不能进食或腹泻频繁者,给予糖盐水静滴。出现酸中毒酌情补充5%碳酸氢钠注射液或11.2%乳酸钠溶液。脱水严重甚至休克者,应积极补液,保持电解质平衡及给予抗休克处理。

8.一般治疗 卧床休息,早期饮食应为易消化的流质或半流质饮食,病情好转后可恢复正常饮食。沙门菌食物中毒应床边隔离。

(姚玉娟)

复习题

一、单选题

1.维持人体基本生命活动的能量消耗是 （ ）
   A.体力活动耗能　　　　　　　　B.基础代谢
   C.非体力活动耗能　　　　　　　D.食物热效应耗能

2.中国营养学会推荐我国居民的碳水化合物的膳食供给量应占总能量的 （ ）
   A.45%～50%　　B.70%以上　　C.55%～65%　　D.30%以下

3.成年人每天胆固醇的摄入量不应超过 （ ）
   A.300mg　　　　B.400mg　　　　C.500mg　　　　D.600mg

4.腐烂或已发青芽的土豆(马铃薯)不能食用,是因为其中含有有毒的 （ ）
   A.胆固醇　　　　B.氨基酸　　　　C.甲基橙　　　　D.龙葵碱

5.在日常食物中以下列哪项所含的钙为最佳? （ ）
   A.豆类　　　　　B.肉内　　　　　C.禽类　　　　　D.乳类

6.被科学家誉为第七类营养元素的是 （ ）
   A.膳食纤维　　　B.维生素　　　　C.电解质　　　　D.脂蛋白

7.下列哪组营养素称为产热营养素? （ ）
   A.蛋白质、碳水化合物、脂肪　　　B.蛋白质、碳水化合物、矿物质
   C.碳水化合物、维生素、矿物质　　D.脂肪、蛋白质、维生素

8.为预防神经管畸形的发生,叶酸补充最好从什么时候开始? （ ）
   A.计划怀孕或可能怀孕前开始　　　B.孕早期
   C.孕中期　　　　　　　　　　　　D.孕晚期

9.ω-3与ω-6脂肪酸具有重要的营养学意义,下列哪个脂肪酸属于ω-3脂肪酸? （ ）
   A.α-亚麻酸　　　　　　　　　B.亚油酸
   C.油酸　　　　　　　　　　　　　D.花生四烯酸

10.母乳中的营养成分能够满足几个月内婴儿的需要? （ ）
   A.1～3　　　　　B.2～4　　　　　C.3～5　　　　　D.4～6

11.以下饮食禁忌的说法错误的是 （ ）
   A.皮肤病患者忌食海腥发物
   B.服药后都要忌食浓茶和萝卜
   C.服发汗药忌食醋及生冷的食物
   D.疮痈肿毒者忌食虾米、蟹、羊肉、辣椒等刺激性食物

12.食物与药物一样具有四气五味,寒凉性质食物的作用是 （ ）
   A.暖肝散结　　　B.温里散寒　　　C.清热解毒　　　D.补火助阳

13. 饮食调护的关键是 （　　）

    A. 重视心的作用　　　　　　　　　　B. 保护肝的功能

    C. 强调肾的作用　　　　　　　　　　D. 保护脾胃的功能

14. 从食养的角度看,阴虚体质的人饮食宜 （　　）

    A. 清淡饮食为主,如新鲜的蔬菜水果等

    B. 多吃姜葱蒜等辛辣食物开胃

    C. 多吃羊肉、狗肉等温热食品增强体质

    D. 多吃肥肉、奶油蛋糕等肥甘厚味之品

15. 以下食物性味的叙述错误的是 （　　）

    A. 鸭蛋、莲藕、西瓜属寒凉性质的食物,具有清热泻火、解毒等作用

    B. 牛肉、羊肉、鹿肉等属温热性质的食物,具有温中散寒、益火通阳的作用

    C. 猪肉、鸡蛋等平性食物,具有健脾和胃、补益气血等作用

    D. 羊肉、牛肉、核桃、龙眼等温补类食物有行气活血的作用

16. 因时施食不当的是 （　　）

    A. 春季气候由寒转暖,阳气升发,饮食宜辛燥温热之品

    B. 夏季阳气亢盛,天气炎热,饮食宜甘寒清凉

    C. 秋季阳生阴长,燥胜则干,饮食宜滋阴润燥

    D. 冬季阳气潜藏,阴寒盛极,饮食当温补

二、问答题

1. 简述中国人膳食指南。

2. 简述食物中毒的治疗和护理。

3. 饮食宜忌有哪些内容,你如何理解?

（姚玉娟　章冬瑛）

第五章 社区健康教育与健康促进

学习目标

1. 解释健康定义及影响健康和危害健康行为因素。
2. 叙述健康促进的概念及《渥太华宣言》五个主要活动领域行为。
3. 解释《雅加达宣言》1997 21 世纪健康促进的重点。
4. 理解"将健康融入所有政策"。
5. 解释"健康中国 2020"战略研究提出的卫生事业发展要坚持的原则。
6. 叙述社区健康教育概念、目的和意义。
7. 运用健康教育策略、计划设计原则和方法。
8. 举例辨明健康相关行为改变的有关理论。

健康教育与健康促进是全民素质教育的重要内容,是解决当代社会主要公共卫生问题的重要手段,是"21 世纪人人享有卫生保健"目标的战略性策略,是全球的共同理想和目标。健康教育是达到这一目标的基本途径,是帮助人们提高健康保健意识,改变行为的最佳手段。通过健康教育与健康促进,营造有益健康的环境,提高广大人民群众的健康意识和自我保健能力,对于减少和消除健康危险因素,预防、控制重大疾病和突发公共卫生事件,保护和增进人民健康,提高人口健康素质具有重要意义。护士通过对社区人群及家庭的健康评估,了解有关健康保健中存在的问题,提出有效措施和有效的健康教育,改变人群的不良健康行为,促进和增进人群的健康水平,使护理工作在保健和促进人们的健康方面发挥重要作用。

第一节 概　述

健康是生活素质的支柱,高质量的健康水平是人类生活的巨大财富。健康是基本的人权,是生产力,有利于发展社会经济,实现社会公平。健康是令人神往的不断追求的共同目标,是社会的责任,政府和人民应共同承担维护健康的责任,健康中国 2020 战略研究提出,坚持把"人人健康"纳入经济社会发展规划目标,各级政府应像重视经济发展一样重视健康,将健康融入所有政策,提高全民健康水平。

一、健康的概念

1948 年,世界卫生组织(WHO)在其《宪章》中提出的健康定义是:"健康不仅是没有疾病和衰弱,而是保持体格方面、精神方面和社会方面的完美状态。"1978 年国际初级卫生保健大会在《阿拉木图宣言》中,又重申"健康不仅是没有疾病或不虚弱,而是身体的、精神的健康和社会幸福的完美状态。"这个概念不仅阐明了生物学因素与健康的关系,而且强调了心理、社会因素对人体健康的影响。生理完美状态是指身体各系统无疾病。心理社会方面的完美状态是指一种持续的、积极的内心体验、良好的社会适应能力,能有效地发挥个人的身心潜能和社会功能。

1990年,世界卫生组织(WHO)关于健康的概念有了新的发展,把道德修养纳入了健康的范畴,即"健康不仅没有疾病,还包括四个方面:躯体健康、心理健康、社会的适应良好和道德健康"。躯体健康是指机体各部分结构和功能的正常状态;心理健康是能保持开朗的心境、具有自知之明、具有和谐的人际关系、能保持统一的人格;道德健康最高标准是无私奉献,最低标准是不损害他人,不健康的标准是损人利己或损人不利己;社会健康是指个人的行为能符合复杂的社会环境

> WHO关于健康的概念:
> "躯体健康、心理健康、社会的适应良好和道德健康"。

境的变化,能被他人所理解,被社会所接受;适应良好是指能胜任社会生活中的各种角色,充沛的精力,能应对日常生活和工作的压力,能正确认识社会,思想和行为能适应社会的发展,应变能力强,能适应环境的变化和需要。

二、影响健康的因素

据统计,世界2000年死亡的危险因素分析,按以下归因因素大小依次排列:高血压、抽烟、胆固醇高、低体重、危险性行为、水果蔬菜摄入少、体质指数高、身体不活动、酒精、不安全的水、卫生设备和卫生、室内吸烟和燃烧固体燃料、缺铁、城市空气污染、缺锌、缺VA、不安全的医疗卫生保健、不安全注射、职业性受伤危险因素等。

2005年曼谷宪章确认现在影响健康的一些关键因素包括:国家内部和国家之间不断增多的不平等现象、消费和通讯新模式、商业化、全球环境变化以及城市化,这些变化影响工作条件、学习环境、家庭模式以及社区的文化和社会的结构,健康的负担和人口学的改变进一步加剧了这些的变化。而这些变化对儿童、边缘人群、失能者、老年人以及女性的影响表现得更为突出。

健康生态学模型(health ecological model)强调人群健康是个体因素、卫生服务以及物质和社会环境因素相互依赖和相互作用的结果,且这些因素间也相互依赖和相互制约,以多层面上交互作用来影响着群体的健康。该模型的结构可分为5层:核心层是先天的个体特质,如年龄、性别、种族和其他的生物学因素以及一些疾病的易感基因等;在这核心层之外是个体的行为特点;再外一层是社会、家庭和社区的人际网络;第四层是生活和工作的条件,包括:心理社会因素、是否有工作以及职业的因素、社会经济地位(收入、教育、职业)、自然环境(病原生物因素、化学因素和物理因素)和人造环境(如交通、供水和卫生设施、

> **影响健康的因素**
> 1. 个体因素
> (1)遗传和生物学因素
> (2)生活方式因素
> (3)缺乏运动、不合理膳食、超重
> (4)偏离行为
> 2. 环境因素
> (1)自然环境
> (2)社会环境
> (3)社会经济状况因素
> 3. 医疗卫生服务因素

住房以及城市规划的其他方面)、公共卫生服务、医疗保健服务等;最外一层(即宏观层面)是全球水平、国家水平乃至当地的社会(包括:引起对种族、性别和其他差别的歧视和偏见的有

关经济公平性、城市化、人口流动、文化价值观、观念和政策等）。因此,影响健康的因素归纳如下:

1.个体因素

（1）遗传和生物学因素　从亲代遗传的体形特征、生理特征、代谢类型、行为本能等。遗传与高血压、糖尿病、肿瘤等疾病的发生有关。致病性微生物、细菌、病毒、真菌、原虫等生物因素侵害人的健康。

（2）生活方式因素　不良行为和生活方式以及风俗习惯、嗜好（吸烟、酗酒）、精神压力的增大,人际关系的紧张、药物滥用等。直接或间接给健康带来的不利影响。如糖尿病、高血压、冠心病、结肠癌、前列腺癌、乳腺癌、肥胖症、性传播疾病和艾滋病、精神性疾病、自杀等均与行为和生活方式有关。

（3）缺乏运动、不合理膳食、超重　运动和体力活动减少;不合理饮食（谷物类摄入明显下降,食盐摄入居高不下、暴食暴饮、营养过剩）。

（4）偏离行为　是指社会适应不良行为、偏离行为导致疾病、影响健康的现象日益突出。

2.环境因素

（1）自然环境　自然环境是一切生物生存的根本,也是指自然环境中生物圈这一层,生物圈内的环境一旦对人体健康造成危害,一般有范围大、受害人数多、后果严重和多因素协同作用等特点。短时间的极端气候:如暴雨、洪水、飓风能够严重影响人类的生命安全和身体健康;强烈短期的气候波动对人类健康产生负面影响,使发病住院人数急剧增长,如热浪能引起诸如中暑等有关疾病,老年人以及有心脏和呼吸系统疾病的人尤其容易受到影响;环境污染最直接、容易产生的后果是使人类生存质量下降,影响人类的生活质量、身体健康和引起疾病。根据受污染的环境系统,可分为大气污染、水体污染、土壤污染等等。按污染源所处的社会领域,可分为工业污染、农业污染、交通污染等等。按照污染物的形态或性质,可分为废气污染、废水污染、固体废弃物污染,以及噪声污染、辐射污染等。空气污染造成空气污浊,人们的发病率上升等;水污染使水环境质量恶化,饮用水源的质量下降,不但威胁人的身体健康,还会引起胎儿早产或畸形等,家庭装修和家电对居住环境的污染也成为危害健康的主要原因之一。

（2）社会环境　社会环境包括政治、经济、文化、教育、就业、社会制度、法律、家庭婚姻、医疗保健制度等诸多因素。社会因素对人类健康的影响越来越明显,它通过影响人们的生存环境和生活条件来影响人群的身体健康。以稳定的就业机会、优良的教育、健康的食品药品、安全的交通、良好的自然环境、宜居的住宅等改善人们的日常生活和工作环境。

（3）社会经济状况因素　如果社会经济水平低,群体的健康水平则资源缺乏、服务水平低下、对资源的利用能力低下。个体水平则低收入,营养与居住条件差、受教育和接受科学知识的机会少,还影响风俗习惯、宗教信仰等。

3.医疗卫生服务因素。影响居民健康最重要的因素是复杂的社会因素和社会政策,人们出生、生长发育、生活、工作、养老的宏观环境及其公平性直接影响健康。由于存在政治、经济、社会、文化等制度性缺陷,造成资源分布不均衡。政府及医疗机构发展的战略重点和行动计划以及政策措施,对社区医疗服务的重视程度,社会的医疗卫生设施和制度及其利用,卫生服务的提供方式、卫生服务技术、质量、可及性服务、提供者的能力、卫生服务机构与人员数量等与人群健康密切相关。

三、行为发展阶段和危害健康行为

行为学的研究表明,知识与行为之间虽有重要联系,但不全是因果关系,一个人的行为除了与其知识有关外,与其价值观和信念也有关系,与其成长和生活的环境更有直接关系。

(一)行为发展阶段

人是个有机体(O),接受刺激(S)以后产生行为反应(R),人的行为受文化、心理社会等因素制约,社会文化使自然的人变成社会的人,通过模仿、学习、教育、交往形成行为,并以模仿为主,使自己的一切能得到社会的允许、承认,符合社会准则,社会价值。每人随着年龄的增长,行为也随之不断变化,见图5-1。

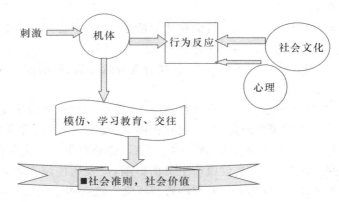

图 5-1　个人行为发展

1. 被动阶段　0~3岁,遗传本能力量。
2. 主动发展阶段　3~5岁,有自我表现及克制能力。
3. 模仿主动阶段　6~11岁,常无明确目的,易受外界影响。
4. 自主发展阶段　12~18岁,自我行为调控、对自己、他人、环境、社会有综合意识。
5. 完善巩固阶段　成年,持续终身、已定型,影响行为发展的因素主要是遗传、环境和学习,行为学习的方式以模仿为主,学习无意有意,甚至强迫。

通过模仿、学习教育、交往,使自己的一切能得到社会的允许、承认,符合社会准则和社会价值。

(二)健康行为

健康行为指个体在身体、心理、社会各方面都处于良好状态时的行为表现。健康行为必须满足以下五个条件中的两个或两个以上,且第一个条件是必备的。

1. 有利性。有利于自己、他人和社会,如不吸烟、不酗酒。

2. 规律性。表现有恒常的规律,如定量、定时进餐。

3. 和谐性。个体的行为表现有自己的鲜明个性,又能根据整体环境随时调节自身行为,使个体或团体行为有益于他人的、自身的健康。

> 　健康行为指个体在身体、心理、社会各方面都处于良好状态时的行为表现。必须满足以下第一个条件和其他一个或一个以上的条件。
> ①有利性;②规律性;③和谐性;④一致性;⑤适宜性。

4.一致性。外显表现行为和内在思维动机与能力的协调一致。

5.适宜性。行为强度有理性控制，个体行为能表现出忍耐和适应，无明显冲动表现。

健康行为(health behavior)即我们的外显行动和内隐的思想、情感活动。严格地说，健康行为可促进、维护或恢复健康相关的个体心理、情感状态和外显的行为模式。健康行为分为三类：

1.预防性健康行为(preventive health behavior)。涉及个体自认为健康的、以预防或早期发现无症状疾病为目的的任何活动。

(1)日常健康行为：健康的 7 项生活方式：①减少夜生活，每天吃早餐；②每天睡眠 7～8h；③一日三餐间不吃零食；④保持标准体重；⑤有规律的体育锻炼；⑥不吸烟；⑦不饮酒或少量饮酒。

（2）保健行为：定期体检，预防接种。

（3）预警有害健康行为：如不良的饮食习惯和不运动带来的危害。

（4）避免有害环境行为：保持基本的健康行为和保健行为，避开不良的环境行为如水、空气、噪声等污染。

（5）戒除不良健康行为：如吸烟、酗酒等。

> **预防性健康行为**
> （1）日常健康行为：
> （2）保健行为：
> （3）预警有害健康行为：
> （4）避免有害环境行为：
> （5）戒除不良健康行为

2.疾病行为(illness behavior)。指那些患病者，以明确其健康状况和寻找合适治疗方法为目的的任何活动的求医行为。

3.患者角色行为(sick-role behavior)。指的是那些已患了病的人，以康复为目的的任何活动。如患者角色行为和遵医行为。

（三）危害健康行为

危害健康行为是个体和群体在偏离个人和社会的期望方向所表现的行为，常见危害健康行为：

1.违反社会法律、道德的危害健康行为。酗酒、吸毒、性乱等。

2.致病性行为模式。即导致特异性疾病发生的行为模式：A 型行为，又称"冠心病易发性行为"，其核心行为表现为不耐烦、敌意及时间紧迫感。其冠心病发病率、复发率和致死率均比常人高 24 倍；C 型行为，又称"肿瘤易发性行为"，核心行为表现为情绪好压抑，性格好自我控制，表面上处处忍让，内心却是强压怒火，爱生闷气。其宫颈癌、胃癌、食道癌、结肠癌、肝癌、恶性黑色素瘤等的发病率都比正常人高 3 倍左右。

3.不良生活习惯。不良饮食习惯，包括饮食过度，高脂、高糖、低纤维饮食，偏食、挑食和过多吃零食，嗜好含致癌物质的食品，不良进食习惯等；以及生活无规律，缺乏锻炼或过度行为等。

4.不良疾病行为。疾病行为是指个体从感知自身有病到疾病康复所表现出来的行为。常见的表现有：与"求医行为"相对的瞒病行为、恐惧行为、自暴自弃行为等；与"遵医行为"相对的"角色行为超前"即把疲劳或生理不适错当为疾病、"角色行为缺如"即已肯定有病但有意拖延不进入患者角色和"角色心理冲突"如求医与工作不能两全，以及悲观绝望等，采用拖、不信、怀疑的态度，或过于焦虑、烦躁、悲观、求神拜佛等行为。

第二节　社区健康教育

健康教育是以健康为目的的全民教育,需要社会人群自觉参与,通过认知态度和价值观念的改变,自觉采用有益于健康的行为和生活方式。健康教育适用于那些有改变自身行为愿望的人群。

> **危害健康行为**
> 1. 违反社会法律、道德的危害健康行为
> 2. 致病性行为模式
> 3. 不良生活习惯
> 4. 不良疾病行为

一、概念

健康教育是通过有计划、有组织、有系统的社会活动和教育活动,促使人们自觉地采纳有益于健康的行为和生活方式,消除或减轻影响健康的危险因素,预防疾病、促进健康和提高生活质量。健康教育的核心是教育人们树立健康意识、养成良好的行为习惯和生活方式,以降低或消除影响健康的危险因素。健康教育应该提供改变行为所必需的知识、技能与服务,并且促使人们合理地利用这些服务。如:接受免疫接种和定期体检等等,达到预防疾病、治疗疾病、促进康复的目的。如果只是告诉群众什么是健康行为,而不能促进人们积极参与并且自觉采纳健康行为,这种健康教育就是不完善的。

健康教育必须是有计划的增进影响健康行为的因素,提供知识、技能与服务以促进行为的改变并促使人们合理地利用这些服务,健康教育的重要功能在于争取领导和社会的大力支持,形成健康促进的良好氛围,充分发动群众积极广泛的参与。健康教育中,必须着眼于家庭、社区和政府部门,以期获得有效的支

> **健康教育**
> 是通过有计划、有组织、有系统的社会活动和教育活动,促使人们自觉地采纳有益于健康的行为和生活方式,消除或减轻影响健康的危险因素,预防疾病、促进健康和提高生活质量。

持,促使个体、群体和全社会的行为改变。如合理的资源分配、有效的社区领导、社会的支持、自我帮助的技能、免疫接种和定期体检等;健康教育要采用各种方法帮助群众了解自己的健康状况并做出合理的选择以改善健康状况,而不单纯是强迫他们改变某种行为;健康教育必须充分发动群众的广泛参与,唤起群众改变自己不文明、不科学的行为。因此,健康教育不仅是教育活动,也是有计划、有组织、有系统、有评价的社会活动。健康行为和自我保健意识的建立,是通过以健康为中心的全民健康教育,合理利用社区保健服务的资源,使社区人群改变认知态度和信念,学会基本的保健知识和技能,达到社区人群的健康素质全面提高。

二、健康教育的目的

健康教育的目的是消除健康危险因素,预防疾病,促进健康,提高生命质量。

1. 对个体。①传播个人所需的一些知识;②帮助个人改变不健康行为;③促进个人获得一种新的,并达到有效自我照顾所需的技能。

2.对群体。①培养人群对健康的责任感；②促进医疗保健资源的有效利用；③增进人群自我保健能力，帮助个人、家庭、社区建立自我保健意识，主动采纳健康行为，积极参与自我保健；④提高医疗保健服务质量，满足全民健康需求，执行预防为主健康方针，创造有利健康环境。健康教育的一切内容都是围绕人的行为和生活方式而确立的，所以改变人们的不健康行为和生活方式，帮助建立有利于健康的行为和生活方式是健康教育的一项重要工作目标。在全民（尤其在农民）中，深入开展健康教育，引导其破除迷信，摒弃陋习，养成良好的卫生习惯，提倡文明、健康、科学的生活方式，培养健康的心理素质，提高全民族的健康素质，增进人们的健康，提高或维护健康；预防非正常死亡、疾病和残疾的发生；改善人际关系，增强人们的自我保健能力；使个人和群体为实现健康目标而努力。

> **健康教育的目的**
>
> 　　消除健康危险因素，预防疾病，促进健康，提高生命质量。
>
> 对个体：
>
> 传播个人所需的一些知识。
>
> 帮助个人改变不健康行为。
>
> 促进个人获得新的、有效自我
> 　照顾所需的技能。
>
> 对群体：
>
> 培养人群对健康的责任感。
>
> 促进医疗保健资源的有效
> 　利用。
>
> 增进人群自我保健能力。
>
> 提高医疗保健服务质量。

三、社区健康教育的意义

加强社区健康教育是满足群众健康需求，提供基本卫生保健服务的一个必要条件。心脑血管疾病、糖尿病等慢性病患者的增多，都想通过各种途径了解有关的营养保健和治疗知识。缺乏卫生科学知识就可能误信虚假的广告宣传或民间传说，以至影响和危害健康。群众掌握了卫生知识，也就掌握了预防疾病、配合医生治疗疾病的正确方法和行为方式。这对于满足群众的健康需求，减轻群众医药费用负担，缓解看病难、看病贵的问题具有重要作用；加强社区健康教育是社区卫生服务坚持公益性质、完善服务功能的一项重要内容，社区卫生服务以主动服务、上门服务为主，也更便于进行健康教育，把卫生知识普及到家庭，普及到重点人群；加强社区健康教育有利于提高社区居民的健康文明素质，促进社区和谐，提高全民族的思想道德素质、科学文化素质和健康素质。因此，健康教育的意义可归纳为：

1.健康教育是实现初级卫生保健的先导　　健康教育是能否实现初级卫生保健任务的关键，健康教育在实现所有健康目标、社会目标和经济目标中具有重要的地位和价值。

2.健康教育是卫生保健事业发展的必然趋势　　当今发达国家和中国的疾病谱、死亡谱都发生了根本的变化，其主要死因不再是传染性疾病和营养不良，而是冠心病、肿瘤、中风这些慢性非传染性疾病成为主要死因。不良行为和生活方式是这些慢性疾病的危险因素，这是医药所不能解决的，而健康教育和健康促进的方式有益于减低危险因素，预防各种"生活方式病"。

3.健康教育是一项低投入、高产出的保健措施　　健康教育和健康促进的成本投入所产生的效益，远远大于医疗费用高昂投入所产生的效益。

4.健康教育是提供群众自我保健意识的重要途径　　自我保健是指人们为维护和增进健康，为预防、发现和治疗疾病，自己采取的卫生行为以及做出的与健康有关的决定。只有健康教育和健康促进才能提高人们的自我保健意识和能力，增强其自觉性和主动性，增强人们实行躯体上的自我保护、心理上的自我调节、行为生活方式上的自我控制、人际关系上的自我调整。帮助人们建立健康的生活方式:健康教育是通过信息传播、认知教育和行为干预,帮助个人或群体掌握卫生保健的知识和技能,树立正确的健康观,自愿采纳和接受有利于健康的行为和生活方式来达到增进健康的目的(卫生保健的目的是消除或减少不健康的行为因素来达到预防疾病、促进健康的目的)。

四、健康教育程序

社区健康教育程序包括对社区健康教育整体规划或某个具体项目的设计,是一个组织机构根据实际情况,通过科学的预测和决策,提出在未来一定时期内所要达到的目标及实现这一目标的方法、途径等所有活动的过程。包括计划、实施、评价的全过程。这是所有健康教育活动中都不可缺少的三个重要组成部分,是相互制约、相互联系、密切结合的整体。

(一)社区健康教育项目计划设计

计划在整个健康教育活动中起着决定其工作目标、内容、方法和步骤及其发展方向的作用。项目是指在特定时间阶段内为达到某特定目标所开展的一系列活动的总称。社区健康教育项目计划,是在全面部署社区健康教育整体规划的基础上,针对社区重点人群中需优先解决的健康问题,科学地制订社区健康教育项目计划。是社区健康教育工作的重要内容。

1.计划要考虑的问题。在社区健康教育工作中,虽然社区的形态不同,每项健康教育项目的规模大小、对象、内容和目标不同,但对计划设计的要求是大体一致的。概括地讲,项目计划工作就是在健康教育活动开展之前通过调查研究预先决定 5 个 W 1 个 H:①what 做什么? ②why 为什么做? ③when 何时? ④where 在哪里做? ⑤who 何人做? ⑥How 如何做?

2.计划设计的原则。

(1)参与的原则 强调社区干部和群众积极参与项目的制订及其全过程,这是保证项目成功的一个重要原则。

(2)明确的目标 每一项健康教育计划设计都必须有明确的目的和目标,所要达到的目标必须是明确的和可以测量的。

(3)从实际出发 要根据人力、财力、物力因地制宜地制订计划,而不是从主观愿望出发。在制订规划前必须作周密细致的深入调查研究,不仅是健康问题,还包括社会问题、群众的思想、习俗、传统观念、兴趣、文化水平、经济状况,以及工作中可能遇到的困难和障碍等。

(4)重点要突出 计划的重点必须突出,切忌面面俱到包罗万象。否则,势必造成目标含混不清,干预分散,有限的资源不能集中使用,而使计划难以奏效,同时也难以进行效果评价。项目计划,通常是指某一个项目,如"提高母乳喂养健康教育计划"。

(5)要留有余地 规划是面向未来的,所以在制订项目计划时,要尽可能预见到实施过程中可能遇到的或发生的情况,留有余地,并事先预定应变对策,以确保计划的顺利实施。这可谓"弹性计划"。但在没有评价反馈、没有修改计划的指征时,不能随意更改计划,这是一项重要的原则。

（二）计划设计的程序

1.社区需求评估

（1）学习者需求　是选择内容和教育方法的前提。包括评估学习者的特征、年龄、性别、理解能力、知识程度、所受教育、经历、文化背景、信仰、习惯、影响行为的因素、要求学习内容、知识、技能和态度。

（2）环境　人际支持系统、资源。

（3）教育者　教育能力、教学态度、专业知识技能、教师精力。

> 社区健康教育项目计划的程序
> 社区需求评估
> 确定优先项目　制定目标和指标
> 教学方法
> 确定教育（干预）策略
> 安排项目活动日程
> 制订监测与评价方案

2.确定优先项目，制定目标。确定内容和目标，具体目标清楚，实际可观察，测定。制定项目和各项工作的时间表。明确规定工作内容、要求、实施时间、地点、负责人、经费预算等内容。如在执行计划中有特殊要求，也应在时间表内列出或说明。

3.教学方法。适合学习对象要求，符合适合性、有效性、效率性、综合性原则。方法可采用讲授法、讨论法、示范法、影视、录像、多媒体、图片展览、角色扮演、现身法、实践操作等手段。

4.安排项目活动日程。是一个连续动态过程，不仅仅是信息传递，而是促进健康决策和健康行为形成。

5.制订监测与评价方案。对健康教育活动或行为发展进行评价。

（二）健康教育的实施

1.社区健康教育项目计划的执行。社区健康教育项目计划的执行，就是按照计划设计的要求，有序而有效地组织实施社区干预等活动，以保证计划目标得以实现。在落实执行计划中，应重点做好五项工作：制订实施计划表、建立实施组织、实施质量控制、培训工作人员、配备材料设备。

2.建立实施组织。实施组织通常包括项目领导小组与项目技术小组。项目领导小组由与项目执行直接有关的部门领导和项目计划的业务负责人组成。领导小组成员应该了解或熟悉计划的目的、意义、主要项目或内容以及工作日程，负责审批计划设计方案，组织项目计划的实施，审批项目计划经费预算，提供政策支持，协作解决计划执行中的重大疑难问题；项目技术小组是具体执行、实施计划活动的组织。可以由一个专业机构或由业务相关单位抽调人员组成课题组或项目办公室。协调、组织各类人员落实、实施计划，定期检查和监测，确保计划的顺利执行。建立项目执行组织，应充分利用社会动员和行政干预的功能，协调社区内各有关部门的关系，采取多部门合作方式，这是保证计划顺利实施的重要组织措施。

3.培训执行人员。培训的目的是使项目执行人员全面了解计划执行的目的、意义，掌握计划活动的内容、方法和要求，学习项目工作相关的专业知识和技术，提高工作水平与技能，并激发他们的工作热情。培训的原则是：时间要短，内容要精，针对性强，要重视技能训练与参与式教学。制订培训计划要具体规定培训的意义、目标、内容、对象、时间、地点、教师、考评方法、组织与承办单位及经费预算等。

4.配备材料与设备。按照计划的各项活动要求选择订购或自制教材。健康教育设备主要包括:办公设备,如电话机、计算机、打印机、其他办公用品等;音像设备,如照相机、摄像机、录音机、电视机、VCD 等;教学设备,如幻灯机、投影仪、黑板等;医疗仪器以及交通工具等。

(三)社区健康教育项目计划的评价

健康教育项目计划的评价是全面监测计划执行情况,控制计划实施质量,确保计划实施成功的关键性措施,也是评估项目计划是否成功,是否达到预期效果的重要手段。特别强调的是:评价不是在计划实施结束后才进行,而是贯穿于计划实施的全过程。根据评价的内容、指标和方法的不同,可将项目计划的评价分为过程评价和效果评价两大类。

1.过程评价。过程评价是对计划的全过程进行的评价。包括监测、评估计划执行中的各项活动是否按计划要求进行;计划实施是否取得预期效果;及时发现计划执行中的问题,而有针对性地对计划以及干预方法、策略等进行修订,使之更符合客观实际,保证计划执行的质量和目标的实现。

2.效果评价。效果评价是针对健康教育项目活动的作用和效果进行评估。根据干预变化的时效性,可分为近期、中期和远期效果评价。

第三节　健康促进

建立和完善适应社会发展需要的健康教育与健康促进工作体系,普及科学卫生知识,增强人们的健康意识和自我保健能力,倡导人们采纳科学、文明、健康的生活方式,营造有益健康的环境,促进健康—环境—社会的协调发展,提高全民的健康素质。健康促进是从政治、经济、组织、法律上提供支持环境,它对行为改变的作用持久且带有约束性。健康促进不仅局限于某一部分人群或某一疾病的危险因素,而是涉及整个人群和社会生活的各方面。在疾病三级预防中,它更强调一级预防,特别强调避免暴露在各种行为、心理、社会环境的危险因素中,全面增进心身健康素质,促进健康。

一、概念

健康促进以健康教育为基础,不仅包括了健康教育的行为干预内容,还包括支持行为改变的政策、经济、法规等策略,健康促进指一切能促使行为和生活条件向有益于健康改变的教育和环境支持的综合体。即"健康教育＋环境支持"。健康促进不仅是卫生部门和专业人员的事,而且也是全社会共同参与的一项事业。以下是健康促进的有关概念:是促使人们维护和提高他们自身健康的过程,是协调人类与环境的战略,它规定个人与社会对健康各自所负的责任。

> 健康促进:
> WHO:健康促进是促进人们维护和提高他们自身健康的过程,是协调人类与他们生存环境之间的战略,规定个人与社会对健康各自所负的责任。
> 格林:"健康促进一切能使行为和生活事件向着有益于健康改变的教育与环境支持的综合体"。

1.WHO:健康促进是促进人们维护和提高他们自身健康的过程,是协调人类与他们生存环境之间的战略,规定个人与社会对健康各自所负的责任。

2. WHO 西太区办事处："健康促进是指个人及家庭、社区和国家一起采取措施,鼓励健康的行为,增强人们改进和处理自身健康问题的能力。"

3. Tannahill 健康促进模型:认为健康促进通过健康教育(health education)、预防(prevention)及健康保护(health protection)三个层面的努力,以增强正向健康与预防负向健康,健康教育是健康促进的方法之一,是公共卫生所要追求的一个理想。

4. 美国健康教育学家格林(Lawrence W. Green):认为"健康促进一切能使行为和生活事件向着有益于健康改变的教育与环境支持的综合体。"包括了健康教育及能促进行为与环境有益于健康改变的相关政策、法规、组织的综合。环境包括社会、政治经济和自然的环境,支持是指政策、立法、财政、组织、社会开发各个系统。

二、健康促进《渥太华宣言》

1986 年首届国际健康大会通过的《渥太华宣言》明确指出,健康促进涉及五个主要活动领域:

1. 促进健康政策。是对健康有重要影响的、涉及多部门的政策。如环境保护、烟酒销售和税收政策、公共场所禁烟立法、福利基金和住房政策等。健康的公共政策能创造有利于健康的政治环境,对健康有重要影响,因此政府各部门在制定公共政策时应把健康作为制定政策考虑的基本要素。政府对公共政策的制定和实施应投入必要的资金。在实施时应广泛宣传,做好说服教育工作,使受政策影响最大的人群都知道并能自觉地执行政策。

2. 创造支持性环境。建立健康的支持性环境是健康促进的重要目标之一。因为支持性环境的建立对健康有持续的影响,也是行为改变能继续保持的重要条件。健康促进必须创造安全、满意和愉快的生活环境和工作条件;同时必须提出要保护自然、创造良好的环境以及保护自然资源。

(1)社会环境 支持性社会网络;无迫害、无暴力、有安全感的环境;劳逸结合的工作制度,团结合作、愉快的工作环境。

(2)经济环境 有满意的工作、充足的收入。

(3)文化环境 可通过舞蹈、音乐、艺术自由表达、无种族主义、无色情等。

(4)政治环境 社会公正的体制、人人能参与政策的制定。

(5)物质环境 舒适的住房、无污染的环境、清洁的供水和食物、安全方便的道路和交通。进一步挖掘社区资源,帮助社区民众认识自己的健康问题,学会解决问题的办法。

3. 加强社区的活动。指提高社区改变物质和社会环境能力的各种活动。通过具体和有效的社区行动,充分发动社区的整体力量,积极有效地参与社区卫生保健计划的制订和执行,建立社区健康促进的组织结构、帮助社区领导和现有团体、通过集体的组织和行动进行健康促进活动,组织人员向社区居民作健康咨询。

健康促进五个主要活动领域
1.促进健康政策
2.创造支持性环境
3.加强社区的活动
4.调整卫生服务方向
5.发展个人技能

4. 调整卫生服务方向。以健康为中心、以社区为基础的、与社区居民密切联系、友好的卫生服务体系。健康促进的卫生服务责任由个人、社会团体、卫生专业人员、卫生部门、工商机构和政府共同分担。

以上是政府行为,而对于个人行为则是第五个方面。

5.发展个人技能。主要是通过传播和教育,提高人们能做出健康选择的技能,使人们能够更好地控制自己的健康和环境,并做出有利于健康的选择。健康促进的基本内涵包含了通过健康教育、传播健康相关的知识、促使个人行为改变,在这个过程中要重视发挥个人、家庭、社会的最大健康潜能,也包括通过训练和帮助提高卫生专业人员和社区组织的健康促进技能。

三、健康促进《雅加达宣言》

1997 年 7 月在雅加达召开了第四届健康促进国际大会,发表的《雅加达宣言》是在《渥太华宣言》的基础上,进一步思考了健康促进的经验,重新审视了健康的决定因素,指出 21 世纪健康促进的重点有以下 6 点:

1.提高社会对健康的责任感 决策者必需坚定地承担起社会责任。公共和私人部门都应通过执行政策和实践来促进健康。

2.增加健康发展的投资 对健康发展投资的增加需要采取多部门的途径,包括对卫生、教育和住房部门增加更多的资源。对健康给予更多的投资,在国家内部和国家之间对现有的投资作重新调整。健康的投资应能反映特定人群

> **《雅加达宣言》**
> 1.提高社会对健康的责任感。
> 2.增加健康发展的投资。
> 3.巩固和扩大有利于健康的伙伴关系。
> 4.增加社区的能力。
> 5.保证健康促进的基础设施。
> 6.行动起来。

如妇女、儿童、老年人、土著人、穷人和处于边缘地区人群的健康需求。

3.巩固和扩大有利于健康的伙伴关系 健康促进需要政府不同层次的不同部门和社会各阶层之间为健康和社会建立起伙伴关系。现成的伙伴需要加强,潜在的新的伙伴关系需要开发。伙伴关系通过分享专门知识、技能和资源在健康方面得到共同的利益。

4.增加社区的能力。健康促进由各人为自己执行,与人们一道执行,而不是对他人执行,也不是为他人执行。健康促进提高了个体采取行动的能力以及团体、机构或社区对健康决定因素的影响能力。

5.保证健康促进的基础设施 为保证健康促进的基础设施,需要寻求地区的、国家的和全球的提供资金的新机制。应鼓励影响政府、非政府组织、教育机构和私人部门的行动来确保健康促进资源的开发达到最大限度。"有利于健康的环境"指的是代表健康促进所需的基础设施的组织基础。新的健康挑战意味着需要建立新的和多种多样的机构网络,以促成部门之间的合作。

6.行动起来 为了加快全球健康的发展,与会国同意组建全球健康促进联盟。该联盟的目标是促使执行《雅加达宣言》所提出的健康促进的重要行动。

四、健康促进,建立公平的桥梁

2000 年 6 月第五届国际健康促进大会在墨西哥召开。会议的主题是"健康促进———建立公平的桥梁",大会的重点是健康促进的公正合理性。分析和反馈不同的策略对于增加公平和监督不公平的影响,探讨和辩论健康促进对于缩短公平的差距的作用,口号是"促进健康、缩短公

> 健康促进的两个突出的重点是支持的环境和公正合理性。

平的差距",健康促进的两个突出的重点是支持的环境和公正合理性。支持的环境是开展其他活动的土壤,虽然不是独立的决定性因素,却是十分重要的基本条件之一。而公正合理性在被初次提出之后越来越受到人们的关注。

五、健康促进,"健康促进曼谷宪章"

2005 年在泰国曼谷召开了第六届全球健康促进大会,通过了"健康促进曼谷宪章",主题是:针对健康的决定因素,强调政策与伙伴关系。在当前全球化的进程中,健康的不公平进一步扩大,快速的都市化和环境的恶化已明显地影响着人群的健康。疾病的双重负担(传染病和慢性病)以及人口老龄化进一步加剧了这些影响。这些不利健康的社会变化影响着人们的工作条件、学

> "健康促进曼谷宪章"主题是:针对健康的决定因素,强调政策与伙伴关系。
> 要承诺:①使促进健康列为全球发展议程的中心地位;②使促进健康作为所有政府部门的基本责任;③使促进健康作为社区和民间社会的重要关注点;④使促进健康是一项良好合作实践的要求。从而达到健康为人人的目标。

习环境、家庭的模式,以及社区的文化和社会的结构。"曼谷宪章"进一步强调了"渥太华宪章"中健康促进的涵义。即:健康促进以基本人权为基础,倡导在没有任何歧视的条件下享有最高可获得的健康标准是每个人的基本权利。健康促进是使人们能以增加控制他们的健康及其影响因素的过程,从而改进他们的健康。"曼谷宪章"又进一步指出,健康促进是公共卫生的核心功能,在控制传染病和非传染性疾病以及其他的健康威胁均发挥重要的作用。健康是社会发展的目标和核心。要创造一个更为健康的世界需要更为强有力的政治行动、广泛的参与和持续的倡导。基于人权和团结一致来倡导健康;针对健康的决定因素,着力于可持续性的政策、行动和基础框架的建设;在政策发展、领导能力、健康促进实践、知识传播和研究,以及健康理解能力上进行能力建设;通过立法和制度建设来确保所有人的健康免受有害环境的损害以及享有平等的健康机会;与公共、私营和民间组织建立伙伴式的关系来创一个可持续性行动的新局面。为此"曼谷宪章"号召要承诺:①使促进健康列为全球发展议程的中心地位;②使促进健康作为所有政府部门的基本责任;③使促进健康作为社区和民间社会的重要关注点;④使促进健康是一项良好合作实践的要求。从而达到健康为人人的目标。

六、健康促进,"将健康融入所有政策"

第八届全球健康促进大会在芬兰赫尔辛基召开。主题是"将健康融入所有政策"(Health in All Policies),健康促进在应对公共卫生问题过程中发挥了至关重要的作用。当前全球面临人口老龄化、城市化和健康不公平等诸多挑战,不健康生活方式呈全球化趋势,慢性非传染性疾病负担严重,健康促进面临的最大挑战之一就是强大的商业利益,应对健康问题必须充分运用"将健康融入所有政策"的策略。要借助多部门力量,防止健康政策受商业利益的影响。

> 应对健康问题必须充分运用"将健康融入所有政策"的策略

七、中国健康教育与健康促进

1.2012 年 12 月在北京召开的第五届中国健康教育与健康促进大会,会议的主要精神是:健康教育与健康促进是提高健康素质、促进人的全面发展的优先战略。做好健康教育与健康促进工作,对于深化医疗卫生体制改革,保障人民群众健康,全面建成小康社会具有十分重要的意义。会议围绕"抓住历史机遇,加强健康教育能力建设"主题,开展各地工作经验交流并研讨进一步推动我国健康教育与健康促进工作。

2.2013 年 9 月在贵阳召开的第六届中国健康教育与健康促进大会,大会以"突出时代特色,实现健康教育跨越发展"为主题,强调健康教育与健康促进的核心是促使人们建立正确的行为和生活方式,减少危险因素,预防各种疾病。健康教育与健康促进是提高群众健康素质、解决现代公共卫生问题的重要举措。健康促进作为卫生计生工作

> 健康教育与健康促进是提高健康素质、促进人的全面发展的优先战略。强调健康教育与健康促进的核心是促使人们建立正确的行为和生活方式,减少危险因素,预防各种疾病。

的重要突破点,将健康促进纳入卫生计生工作大局,实施将"健康融入所有政策"策略;不断加强健康促进体系建设,推动健康教育专业机构向健康促进转型发展;要以居民健康素养促进、控烟履约等工作为抓手,充分利用各种资源,动员各方面力量开展健康促进工作。

八、中国健康促进的举措,《"健康中国 2020"战略研究报告》

"健康中国 2020"战略研究提出了"健康中国 2020"战略是以科学发展观为指导,以全面维护和增进人民健康,提高健康公平,实现社会经济与人民健康协调发展为目标,以公共政策为落脚点,以重大专项、重大工程为切入点的国家战略。"健康中国"这一重大战略思想,为把提高人均预期寿命纳入"十二五"国民经济和社会发展主要目标体系提供了重要循证依据,将"健康强国"作为一项基本国策;坚持以人为本,以社会需求为导向,把维护人民健康权益放在第一位,以全面促进人民健

> "健康中国 2020"战略研究提出,卫生事业发展要坚持的原则:一是坚持把"人人健康"纳入经济社会发展规划目标,二是坚持公平效率统一,注重政府责任与市场机制相结合,三是坚持统筹兼顾,突出重点,增强卫生发展的整体性和协调性,四是坚持预防为主,适应并推动医学模式转变。

康,提高健康的公平性,实现社会经济与人民健康协调发展为出发点和落脚点;强调"预防为主",实现医学模式的根本转变,以公共政策、科技进步、中西医结合、重大行动为切入点,着力解决长期(或长远)威胁我国人民生命安全的重大疾病和健康问题;实施综合治理,有机协调部门职能,充分调动各方面积极性,共同应对卫生挑战,实现"健康中国,多方共建,全民共享"。"健康中国 2020"战略研究提出,卫生事业发展要坚持以下四个方面的原则,一是坚持把"人人健康"纳入经济社会发展规划目标;二是坚持公平效率统一,注重政府责任与市场机制相结合;三是坚持统筹兼顾,突出重点,增强卫生发展的整体性和协调性;四是坚持预防为主,适应并推动医学模式转变。"健康中国 2020"战略研究提出,"到 2020 年,主要健康指标基本达到中等发达国家水平"。"健康中国 2020"战略研究依据危害的严重性、影响的广泛性、明确的干预措施、公平性及前瞻性的原则,筛选出了针对重点人群、重大疾病及可控健康

危险因素的三类优先领域,并进一步提出了分别针对上述三类优先领域以及实现"病有所医"可采取的 21 项行动计划,"健康中国 2020"战略研究还提出了推动卫生事业发展的 8 项政策措施。

(一)健康促进的十个主要活动领域

1.建立促进健康的公共政策。

2.创造健康支持环境。

3.加强社区行动。

4.发展个人技能。

5.调整卫生服务方向。

6.促进对健康的社会责任。

7.增加健康投资来解决健康和社会的不公平。

8.巩固和拓展健康的伙伴关系。

9.增强社区能力。

10.建立健康促进的有力保障。

(二)健康促进的基本策略

1.倡导(advocacy):是捍卫或形成一个理由的过程。主要是倡导政策支持、社会各界对健康措施的认同和卫生部门调整服务方向,激发社会关注和群众参与,从而创造有利于健康的社会经济、文化与环境条件。

2.增权(empowerment):是帮助群众具备正确的观念、科学的知识、可行的技能,激发其朝向完全健康的潜力;使群众获得控制那些影响自身健康的决策和行动能力的过程。

3.协调(mediation):是指让利益冲突各方围绕促进和保护健康而妥协的过程。

九、提高公民健康素养

健康素养(health literacy)是一种认知和社会的技能,这些认知和技能决定了个人如何获取、理解、利用信息,从而保持和促进良好的健康。

提高全民健康素养,是依靠群众促进健康的最具普惠性、最具成本效益原则的预防措施。必须把提高公民健康素养作为深入贯彻落实预防为主的卫生工作方针、改善卫生服务公平性、可及性的重要公共卫生行动。健康素养基本内容有助于指导和帮助群众在日常生产生活中正确处理经常遇到的生理、心理和环境等问题,养成健康的行为习惯和生活方式,促进人民群众通过提高健康素养自觉地维护自身的健康。

> 健康素养(health literacy)是一种认知和社会的技能,这些认知和技能决定了个人如何获取、理解、利用信息,从而保持和促进良好的健康。

(一)健康素养能力

1.做事的能力(operational competency)。指应用工具和技术来熟练地处理语言的能力,从而满足每天的基本健康需求。既包括通过读、写、讲获取有关健康的信息,也包括通过读、写、讲与卫生专业人员的沟通。

2.相互合作的能力。指通过与他人的合作,来改善和提高自身健康的过程。其中通过与卫生人员或其他的病友的合作,自我管理一些健康问题是最为重要的方法。这里包括了相互帮助的社会认知能力和处理、解决问题的决策能力。

3.自主能力。指个人的增权(empowerment)。个人的自主能力是个人自我健康决策责任的意识,表现为如何判断和利用日常的健康信息,从而做出健康行为的选择以及控制与健康有关的因素。

4.信息判断能力。指有能力鉴别健康有关信息的权威性以及信息流,从而确定这些信息是否正确及新旧,是否有助于帮助改善和提高自己的健康水平。

5.掌控环境的能力。是指是否了解和熟悉所处的环境,既包括个人生活工作周围的环境,也包括医院等特殊场所的环境。

健康素养能力
1.做事的能力
2.相互合作的能力
3.自主能力
4.信息判断能力
5.掌控环境的能力
6.文化适应能力

6.文化适应能力。每个人的认知都离不开他生活所处的文化氛围。文化适应能力是指个人在特定的文化背景下对各种语言符号以及特殊事物的理解,并作出正确和有利于健康的行为和决定。

(二)健康素养分类

1.功能性健康素养(functional health literacy)。反映的是以传播健康危险因素信息和介绍如何利用卫生系统为基础的传统健康教育的结果。提高避免健康危险因素、健康服务的知识和行为的依从性。

2.交互式素养(interactive health literacy)。是在支持性环境下发展个人技能的健康教育方法的结果。这种教育方法直接以培养执行某一行为为目的。

3.社会文化性健康素养(critical health literacy)。以有效的社会、政治支持性活动和个人行动为基础的认知技能发展结果。

健康素养增加人们获得健康信息的途径,并培养人们有效利用这些信息的能力,是提高健康素养的关键途径。这一概念完全突破了传统的狭义的健康教育和以行为为导向的个人咨询,它解决的是健康的环境、政治和社会决定因素。因此,必须广义地理解健康教育,它不仅影响个体生活方式的决定因素,而且增加人们健康决定因素的知晓程度,同时鼓励人们通过个人和集体行动来改善这些决定因素。

第四节　健康相关行为改变的理论

健康教育的核心是行为干预(行为改变),可采用行为治疗、知信行模式、健康信念模式、阶段变化模式、理性行为和计划行为模式、人际行为改变模式和社区组织和建设模式等。

一、行为疗法

行为疗法是按照一定的期望,一定的条件,一定的措施,促使矫正对象改变自身的特定行为的干预过程。有效地利用健康教育手段和医疗保健手段来更好地控制、干预、预测人的健康问题,诱导和激励公众的健康行为,去除或减低不健康的疾病行为。从生理上解除不适,保证休息睡眠、水、饮食、排泄的需要;心理上给予心理疏导、树立正确健康观;社会给予更多系统的支持。鼓励个体改变不良健康行为,提高对健康不良行为的危害性认识,提高健康保健意识,从内心感受到行为改变的必要性,主动获取如何改变不良健康行为的知识和技能,并要求对其行为改变能得到支持和监督。

1.群体行为的干预。开发领导、群众参与、培养骨干、利用理论与规范力量、应用竞争机制、评价与激励。

2.个人行为的矫正方法

> 个人行为的
> 矫正方法
> 脱敏法
> 示范法
> 厌恶法
> 强化法

(1)脱敏法　消除个体因对某种情景过于敏感而产生的紧张症状,在治疗前将刺激的因素分解,按由小到大、由弱到强的顺序重新排列。在治疗中有目的地提供一些刺激,修正个体对刺激的错误认知,通过反复强化,达到消除过于敏感的行为。

(2)示范法　提供特定行为的模式、模范,使学习者学习、模仿。

(3)厌恶法　解除不健康行为,当某种行为欲望冲动时,给予一个能引起个人负向心理效应的刺激,产生对原有不健康行为感到厌恶而不再产生不良行为的动机。

(4)强化法　设计一个新的结果来取代原来的结果。不断刺激、强化新的行为,改变不良行为,以巩固新行为。

二、知识-信念-行为模式

此理论认为行为改变是目标,为达到行为改变,必须有知(知识和学习)作为基础,有信(正确的信念和积极的态度)作为动力。知识(信息)是行为改变的必要条件,但知识与信息不一定能直接导致行为的改变。信念(态度)反映行为倾向性,要转变行为需先转变态度。态度是一种由过去的经验形成的心理和神经系统的准备状态,它引导着或动态地影响着个体对这些经验有关的事情、情景的反应。态度是持久的,态度对行为有引导性的影响,态度是以情感、行为和认知信息为基础,根据某个评价纬度对刺激所做的分类。

健康教育的对象是十分复杂的,个体有不同的社会文化背景,不同的自然环境,不同的文化知识结构,受到刺激后有不同反应,不同的需要、信念、个性、态度等,因此所教育内容、方法因人而异,以达到有效程度(图 5-2)。

行为改变过程是要了解信息,感到需要,相信信息,产生动机后,有的坚持行动,改变行为,有的犹豫不决,不能坚持(图 5-3)。

三、健康信念模式(health belief model)

1.健康信念模式。健康教育能否转化行为,主要与健康信念形成有关。该模式综合需要动机理论、认知理论和价值期望理论,知觉到危害性、易感性、效益(行为效果期望)、障碍、自我效能。M. H. Becker 在 20 世纪 70 年代对霍克巴姆(图 5-4)进行修改后的健康信念模式,研究服务对象预防疾病和维持健康的行为,首先确认人们对健康与疾病的认识,对疾病的易感性和严重性的认知,每个人不注重预防,都有可能患病,如偏食、多吃,没有按机体需要而摄入热量,少运动,而造成肥胖,最终导致心血管疾病、糖尿病等;患病后给人们带来痛苦、伤残,甚至死亡。其次是对预防性健康行为的重要性的认识,知觉到预防性行为益处和哪些因素影响他们去改变行为,减少预防性行为障碍,如果能控制饮食、增加运动,认识采取预防性健康行为的可能性。更重要的是对个体行为效果的期望而采取行动,寻求改变的因素,使行为改变成为可能。行为转变取决于:①充满自信,排除一切干扰;②对自己的能力有

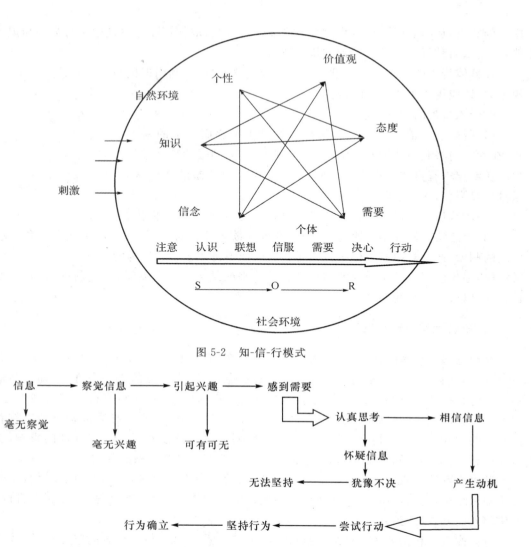

图 5-2　知-信-行模式

图 5-3　行为改变过程

正确的评价和判断,个体克服困难的经验、有无坚持的个性;③能否善于寻找其他可借助力量,通过媒体的宣传,医生护士的健康教育,患者的诉说和家人的劝告等。

四、阶段变化理论

人们行为的转变过程分为 5 个阶段,见图 5-5。

1.无打算(pre-contemplation)。抵抗改变,不考虑在接下来的 6 个月内改变自己的行为,或者是有意坚持不改变。他们或者不知道这样做的后果,或者觉得浪费时间,或者认为没有能力来改变等。不喜欢考虑或谈论有关这些高危行为的话题,甚至还有另外一套理论来抵制,他们也不打算参加健康促进或防治项目。

2.打算(contemplation)。人们考虑改变,在接下来的 6 个月内,对某些特定行为作出改变。他们已经意识到改变行为可能带来的益处,但是也十分清醒所要花费的代价,在效益和成本之间的权衡处于一种矛盾的心态。在此阶段停滞的时间可能不会很长,常常被称为慢

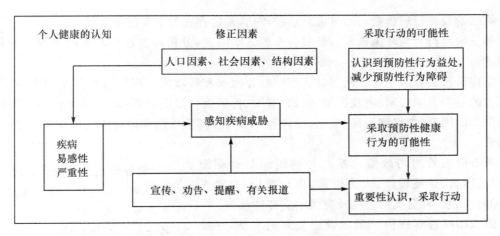

图 5-4　M. H. Becker 的健康信念模式

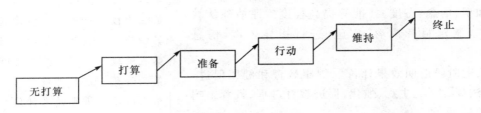

图 5-5　阶段变化理论

性打算或行为拖延阶段。

3. 准备(preparation)。人们严肃地承诺作出改变,并且开始有所行动,如打算加入健康教育培训班,向别人咨询,同医生交谈,购买自我帮助的书籍等等。

4. 行动(action)。人们已经改变了自己的行为,开始行动,但维持时间少于 6 个月;行动仅是 6 个阶段中的一个阶段,并不是所有的行动都可以看成行为的改变。人们的行为改变应达到科学家或公共卫生专业人员认可的能减少疾病的风险的程度。

5. 维持(maintenance)。改变这种行为已经稳定 6 个月以上,达到了预期的健康目标。在这个阶段应当预防反复,使人们对行为改变更有自信心。

6. 终止(termination)。坚持已改变的行为,特别是成瘾性行为中可能有这个阶段。在这个阶段,人们不再受到诱惑,对这种行为改变的维持有高度的自信心。尽管他们可能会沮丧、焦虑、无聊、孤独、愤怒或紧张等体验,但他们都能坚持,确保不再回到过去的不健康的习惯上去。研究表明,一般 20% 的人达到这个阶段,经过这个阶段,他们就再不会复发。

五、健康促进规划设计程序

(一)国际健康促进规划设计的著名程序

PRECEDE-PROCEED 模式,从结果入手的思考程序,分两步九个阶段。

第一步　诊断期或需求评估期(缩写 PRECEDE)。

第二步　执行期(PROCEED),执行教育/环境干预中应用政策、法规和组织的手段评估社区群众的需求与愿望以及生活质量。

第一阶段社会诊断　评估影响社区健康的因素和社会需求的评估。

第二阶段流行病诊断　通过流行病学评估,确定存在的主要健康问题。

第三阶段行为与环境诊断　针对存在的健康问题,分析导致这些健康问题的行为和环境因素。

第四阶段教育与组织诊断　确认哪些行为因素和环境因素引起这些健康问题,确定需要干预的行为影响因素:主观因素(知识、态度、价值观);激励因素(激励某种行为发展);维持或削弱的因素(如得到表扬、奖励、批评等)。教育/环境诊断和评价中应用倾向,促成及强化因素。

第五阶段管理与政策诊断　评估组织与管理能力、保证因素:保健设施、人力资源、医疗费用、交通工具。外界因素:社会支持态度及有关的支持性政策。

第六阶段过程评价　健康促进规划的实施,评价规划实施过程中各项干预活动的进度、质量与效率;参与者知识、信念、态度、技能等提高程度。评估确认教育目的,制定目标内容,实施,进行指导咨询,信息反馈。

健康促进规划设计程序
第一步　诊断期或需求评估期
第二步　执行期
第一阶段　社会诊断
第二阶段　流行病诊断
第三阶段　行为与环境诊断
第四阶段　教育与组织诊断
第五阶段　管理与政策诊断
第六阶段　过程评价
第七阶段　近期效果评价
第八阶段　中期效果评价
第九阶段　远期效果评价

第七阶段近期效果评价　健康教育和健康促进,政策、法规、组织、主观、强化,促进教育过程、教育影响和教育结果。

第八阶段中期效果评价　行为和环境矫正的效果。行为、生活方式、环境、健康、生活质量。

第九阶段远期效果评价　即结果评价,健康状况和生活质量,及成本效益和效果评价。

(二)健康促进规划的评价

评价的概念:评价是客观实际与标准的比较,贯彻于规划设计、执行的整个过程评价的种类。

1.形成评价　第1~5阶段

2.过程评价　第6阶段

3.效果评价　第7~9阶段

4.总结评价　第1~9阶段

(三)制定健康促进的评价指标体系

1.支持性指标　领导支持、组织支持、经济支持。

(1)建立领导机构。

(2)制定政策支持项目的开展。

(3)有无网络组织和部门间的协调。

(4)经费支持程度。

2.工作性指标　干预手段的过程评价。

(1)培训率、培训量、覆盖面。

(2)提供知识、技能、服务的数量和质量。

(3)开展环境检测和健康监护的数量和质量。

(4)质量控制和核准进度。

3.效果性指标　近、中、远效果。

近期指标：

(1)知识　信念,态度(KBA)等倾向因素;

(2)技能　资源等促成因素;

(3)鼓励或抑制某种行为的强化因素。

中期指标：

(1)行为目标是否达到　如饮食习惯、居民锻炼率、吸烟率、酗酒率及吸食违禁药品等;

(2)环境状况是否改善　如环境污染指标、基础设施的质量、住房质量、供水和环境美化程度。

远期指标:传统的健康指标和成本,效益(效果)评估等经济学指标,如:

(1)人群健康学指标　生长发育、出生生育、期望寿命、期望健康。

> 效果性远期指标
> 1.人群健康学指标
> 2.日常生活质量指标
> 3.临床健康学指标
> 4.社会健康学指标

无残疾寿命,即无残疾调整生命年(DALYs)

高质量寿命,即质量调整生命年(QALYs)

健康寿命,即健康调整生命年(DEALYs)

(2)日常生活质量指标　无病痛或残疾,情绪愉快,精力旺盛,良好地适应个人和社会生活。

(3)临床健康学指标　疾病和健康缺陷指标:发病率、罹患率、患病率;死亡统计指标:粗死亡率、年龄别死亡率、病死率等。

(4)社会健康学指标　生理适应度、情感、社会活动等指标。

复习题

一、单选题

1.有关健康教育概念哪项是错误？　　　　　　　　　　　　　　　　　　　　(　　)

　　A.引导和促使社区人群建立健康和自我保健意识

　　B.学会基本的保健知识和技能

　　C.养成有利健康的行为和生活方式

　　D.合理利用社区资源,消除一切危害社区健康的因素

2.健康教育的计划设计的原则,下列哪项不妥？　　　　　　　　　　　　　　(　　)

　　A.目标性原则　　B.科学性原则　　C.重点性原则　　D.共同性原则

3.健康信念模式认为个体改变不良行为的关键在于　　　　　　　　　　　　　(　　)

　　A.健康信念的形成　　　　　　　B.对自我效能的认识

　　C.知觉到易感性　　　　　　　　D.知觉到严重性

4.下列哪一项是促进健康行为的关键？　　　　　　　　　　　　　　　　　　(　　)

　　A.家庭行为　　B.医院行为　　　C.社区行为　　　D.政府行为

5."以健康促进一切能使行为和生活事件向着有益于健康改变的教育与环境支持的综合体"的健康概念由谁提出？　　　　　　　　　　　　　　　　　　　　　　　(　　)

　　A.WHO　　　B.阿拉木图　　　C.格林　　　D.渥太华宣言

6.影响健康的主要因素是　　　　　　　　　　　　　　　　　　　　　　　　(　　)

A. 生活方式与行为   B. 生物遗传因素

C. 医疗卫生服务   D. 环境社会因素

7. 下列哪项不是预防性健康行为？   (　　)

A. 日常健康行为   B. 角色行为   C. 预警有害健康行为   D. 保健行为

8. 有关健康教育的概念，下列哪项有误？   (　　)

A. 是帮助人们提高健康保健意识，改变行为的最佳手段

B. 消除或减轻影响健康的危险因素

C. 以目标人群为主的卫生知识传播

D. 是有计划、有组织、有系统的教育活动

9. 健康信念模式的有关概念，下列哪项是错误的？   (　　)

A. 行为改变主要取决于人们对疾病的易感性和严重性的认知

B. 知觉到预防性行为益处和哪些因素影响他们去改变行为

C. 对个体行为效果的期望而采取行动

D. 行为改变取决于支持系统的支持

10. 知识-信念-行为模式认为，要转变行为需先转变   (　　)

A. 信息   B. 知识   C. 态度   D. 行为

11. 下列哪项不属于1986年首届国际健康大会通过的《渥太华宣言》指出的健康促进涉及五个主要活动领域？   (　　)

A. 促进健康政策   B. 加强健康教育活动

C. 发展个人技能   D. 调整卫生服务方向

12. 健康促进与健康教育两者最大的区别在于，健康促进还包涵   (　　)

A. 行为干预   B. 环境支持   C. 教育活动   D. 生活方式改变

13. 减少预防性行为障碍，重要的是取决于行为转变，但除哪项以外？   (　　)

A. 充满自信，排除一切干扰   B. 对自己的能力有正确的评价和判断

C. 能否善于寻找其他可借助力量   D. 有激励机制

14. 健康信念模式认为健康行为的转变主要与下列哪项有关？   (　　)

A. 健康信念   B. 知识   C. 思考   D. 行为

15. 健康促进的核心策略是   (　　)

A. 社区卫生服务   B. 促进健康行为   C. 社会总动员   D. 开展社区健康教育

16. 矫正个人不良健康行为的方法，下列哪项有误？   (　　)

A. 脱敏法   B. 复述法   C. 厌恶法   D. 强化法

17. WHO对于健康促进的有关概念，下列哪项不符？   (　　)

A. 健康促进是促进人们维护和提高他们自身健康的过程

B. 是协调人类与他们生存环境之间的战略

C. 规定个人对健康应负所有责任

D. 增强人们改进和处理自身健康问题的能力

二、问答题

1. 请叙述1990年世界卫生组织(WHO)关于健康概念的新的发展。

2. 《渥太华宣言》1986明确指出，健康促进涉及哪五个主要活动领域？《雅加达宣言》1997:21世纪健康促进的重点有哪些？

3. "健康中国2020"战略研究提出，卫生事业发展要坚持哪四个方面的原则？

4. 请举例说明健康信念模式。

(姚蕴伍)

第六章　家庭健康护理

学习目标

1. 简述家庭定义、结构和家庭生活周期的 Duvall 八个发展阶段。
2. 解释家庭环境、家庭的功能和健康功能。
3. 知道主要的家庭功能的理论。
4. 陈述家庭对个人健康的影响。
5. 能说明家庭评估的主要内容和应用家庭功能的评估。
6. 简述家庭护理计划制定的原则。
7. 叙述家庭访视概念、目的。
8. 陈述家庭访视程序。
9. 解释家庭访视时应注意事项。

随着社区卫生服务的深入发展,社区护理越来越被重视,由于人口高龄化和疾病结构的变化,慢性病和疑难患者日益增加,患者出院后的家庭护理和老年人、慢性患者的保健、康复护理就显得十分重要。家庭访视护理成为社区护理的基本手段,社区护理人员通过家庭访视,完成对社区健康人群及居家患者的预防保健、健康促进、护理照顾和康复护理工作,对患者及家属进行综合护理和健康指导;对妇女、儿童做好健康保健工作,努力提高整个人群的健康水平。

第一节　家庭概述

家庭是一种重要的关系,家庭由一个或多个人组成,家庭是成员共同生活和彼此依赖的场所。家庭是由个人组成的,是个人与社会联系的最基本的单位,将个人与其他社会机构联系起来,社会通过家庭来取得个人对社会的贡献。家庭的意义和作用是不能由其他组织所代替的,具有其他组织形式所没有的特征;他们之间有不同分工;共享许多事物,如文化、娱乐、进餐、消费、休息等;进行多种经济交换与社会交换;父母对孩子有某种权威,对子女承担保护、抚育的义务,子女又有赡养父母的义务。

> 家庭是由婚姻、血缘或收养关系所组成的社会生活的基本单位。

一、家庭定义

传统意义上的家庭是指由存在法定血缘、领养、监护及婚姻关系的人组成的社会基本单位。美国社会学家 E. W. 伯吉斯和 H. J. 洛克在《家庭》(1953)一书中提出:"家庭是被婚姻、血缘或收养的纽带联合起来的人的群体,各人以其作为父母、夫妻或兄弟姐妹的社会身份相互作用和交往,创造一个共同的文化。"《中国大百科全书·社会学卷》对家庭的定义"家庭是由婚姻、血缘或收养关系所组成的社会生活的基本单位"。潘允康指出,家庭是以婚姻和血缘关系为纽带的社会生活的组织形式。家庭涵盖了6个方面的要素:第一,家庭是群体,至少需要两个以上的人才能组成。第二,婚姻是家庭的起点、基础和根据。由婚姻而结成的夫妻关系是家庭中的最主要的关系,是家庭的核心,是维系家庭的第一纽带,是判断家庭的第一标准。第三,血缘关系是家庭的又一根据。以父母子女关系、兄弟姐妹关系为主要内容的血缘关系是家庭中的第二种主要关系,是维系家庭的第二纽带,是判断家庭的第二标准。由父母和子女结成了一切家庭中最稳定的三角,这个三角缺掉父亲或母亲任一方,或缺掉了父母只留下兄弟姐妹,都还可成为家庭。第四,家庭可以是婚姻血缘关系的合理延伸,可能包括除夫妻亲子关系的其他直系旁系亲属。第五,为法律所承认或社会风俗认可的领养关系也可正式组成家庭。第六,家庭一般还应以共同生活为条件,有血亲和姻亲关系但不共同生活或经济上没有关系的不为一家。

二、家庭结构

家庭结构是家庭的构成,是指家庭中成员的构成及其相互作用、相互影响的状态,以及由于家庭成员的不同配合和组织的关系而形成的联系模式。一般可分为传统家庭和非传统家庭。典型的中国家庭结构是多代同堂,少则三代多则四代、五代同堂而居。未婚子女与父母和祖父母同住,已婚子女或者分家或者不分,但崇尚的是不分。传统家庭的家长不能完全等同于现代家庭的户主,他不仅对外代表整个家庭,对所有家庭成员来讲他总是权威,掌握着权力,是家庭事务的决策者和管理者。但由于社会经济的发展、观念的转变、老龄人口的增多、计划生育的控制、生育率下降和不育等因素,家庭结构发生重大变迁,家庭模式逐渐多样化,使家庭和婚姻传统的生命周期模式发生改变,生育阶段缩短或取消,无子女生活阶段被大大延长,形成核心家庭为主、直系家庭居次、联合家庭、非核心化的小家庭式样,如单身家庭、单亲家庭、丁克家庭、残缺家庭作为补充的格局。

> 家庭结构是指家庭中成员的构成及其相互作用、相互影响的状态,以及由于家庭成员的不同配合和组织的关系而形成的联系模式。

(一)类型

1.核心家庭。指夫妇及其子女组成的家庭,核心家庭可进一步分为夫妇核心家庭,指只有夫妻两人组成的家庭,和一般核心家庭,或称标准核心家庭,指一对夫妇和其子女组成的家庭或未婚子女为户主,与其父母及未婚兄弟姐妹组成的家庭。家庭的结构简化和规模缩小使家庭功能及家庭成员关系方式发生改变,将对整个社会产生影响。家庭结构以核心化家庭为主,小家庭式样处多样化的趋势,正在构成我国城乡家庭结构的重要内容,年青一代的赡养观念发生了变化,他们对赡养父母的方式有了不同的理解。

2.主干家庭。又称直系家庭或扩大的核心家庭,是由一对夫妇与父母和未婚子女一起生活的家庭。直系家庭可细分为:

(1)二代直系家庭 指夫妇同一个已婚儿子及儿媳组成的家庭,或称户主夫妇同儿子儿媳组成的家庭。

(2)三代直系家庭 指夫妇同一个已婚子女及孙子女组成的家庭。从与户主关系上看,户主夫妇与父母及其子女组成的家庭也是直系家庭。

（3）四代直系家庭　户主夫妇与父母、儿子儿媳及孙子女组成的家庭是四代直系家庭。隔代直系家庭增长率最高,它既是中国社会转型阶段的重要现象,又是社会发展具有缺陷的反映。

3.联合家庭。联合家庭指家庭中任何一代含有两对以上夫妻的家庭,如父母和两对或两对以上已婚子女及其孩子组成的家庭,或是兄弟姐妹婚后不分家的家庭。

> 家庭类型:
> 核心家庭
> 主干家庭
> 联合家庭
> 单身家庭
> 单亲家庭
> 丁克家庭
> 残缺家庭

（1）三代联合家庭　主要是父母、儿子儿媳和孙子女组成的家庭。

（2）二代联合家庭　是指父母和儿子儿媳或两个以上已婚兄弟和其子侄组成的家庭。

4.单身家庭。只有户主一人独立生活所形成的家庭。青年人晚婚、老年人口预期寿命延长和老年丧偶比重提高是主要形成因素。老年人因单身或家庭"空巢"而引发的心理不适现象,如孤独、抑郁、焦虑、烦躁等在城市已经成为比较突出的老年问题;在农村则主要表现为老人的基本生活温饱问题。

5.单亲家庭。由于离婚率的增长,家庭规模的小型化是我国城乡家庭结构变化的重要特征之一,挑战了婚姻所特有的双系抚育功能,子女抚养的制度环境发生了改变。大量单亲家庭的出现带来诸多社会问题,如单亲家庭的贫困化、单亲家庭子女的心理健康以及再婚家庭的和谐等。

6.丁克家庭。就是不生孩子,只有夫妻的家庭。丁克家庭的成员一般夫妻双方都有较高的收入,消费水平也很高,他们是社会的中产阶层,他们中有很多人认为养育孩子是一件非常麻烦的事,会妨碍他们夫妻的生活。

7.残缺家庭。可分为没有父母只有两个以上兄弟姐妹组成的家庭和兄弟姐妹之外再加上其他有血缘、无血缘关系成员组成的家庭两类。

（二）家庭的人口组成

用图 6-1 家庭的结构图来表示家庭成员间的关系。

（三）家庭的内部结构

家庭内部的构成和运行机制反映家庭成员之间的相互作用和相互关系。

1.家庭权力结构。传统一家之主,发展逐渐受感情和经济因素的影响,向民主、自由的家庭权力形式转变,理想的权力中心:能及时作出正确决定,组织统一行动,允许成员的个性发展,有独立性和自由度。有四种类型:①传统独裁型:权力由传统而来。②工具权威型,又称情况权威型:权力会因情况变化而发生转移,即谁赚钱养家谁权力最大。③分享权威型:成员彼此商量,分享权威每个家庭可以多种权力结构并存,不同时期也可能有所变化。④感情权威型,如"妻管严"。

2.家庭角色。是成员在家庭中的特定身份,代表在家中所应执行的职能,反映在家中的相对位置和相互关系。角色期待:按照社会和家庭为其规定的特定模式去规范角色的行为;角色学习:学习角色的责任、权利、义务、态度和情感,具有终生性。角色冲突实现不了角色期待,适应不了角色转移而产生的矛盾、冲突心理。

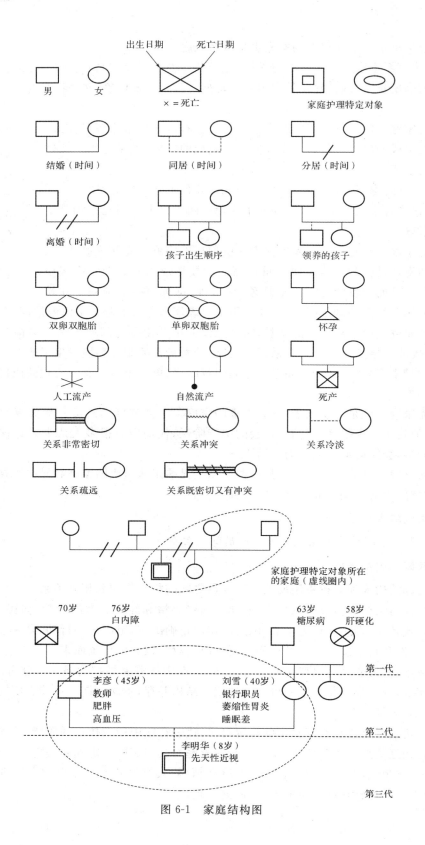

图 6-1 家庭结构图

3.家庭沟通类型。沟通是成员间相互作用的关键,相互间交换信息、沟通感情、调控行为是维持家庭稳定的手段。

4.家庭界线。成员在家庭内、外活动的规则,家庭借界限维护稳定,界限不清外人容易介入、家庭易于松散、易受外界的干扰和威胁;极端封闭:缺乏正常的社会交往与信息交流,家庭缺乏活力。

5.家庭气氛与生活空间。良好的家庭感情气氛和合适的生活空间有利家庭及其成员的健康与发展。

6.家庭价值观。指家庭判断是非的标准以及对某件事情的价值所持的态度,影响着家庭成员对外界干预的感受和反应性行为。家庭的疾病观、健康观、宗教观直接关系到成员的就医行为、遵医行为、实行预防措施、改正不良行为等。

三、家庭生活周期 Duvall 八个发展阶段

1.新婚期。一旦双方愿意结合,共组家庭,就必须对自筑的家庭具有使命感,新婚夫妇正式组建家庭,至于他们的孩子出生。为了形成共同的生活方式,双方均需要作很多调整。一方面,共同的决策和分担家庭责任,对新婚夫妇是一种全新的体验;另一方面,还会遇到很多以前未曾遇到和从未考虑过的问题。

2.育儿期。孩子的诞生不但象征夫妇由为人子女的地位提升为为人父母,更意味照顾责任的升级。养育就成此阶段的大事,家务增加,财务加重。谁来照顾小孩就成主调,孩子的出生常常会给家庭生活方式和消费方式带来很多变化。夫妻中的一方通常是女方会停止工作,在家照看孩子,因此家庭收入会减少。然而,孩子的出生确实带来很多新的需要,从而使家庭负担有所增加。

3.学龄前期。以激发性、成长方式适应学龄前期子女的重要需求。

4.学龄期。小孩第一次上学,对其而言是生平第一件大事,对家而言也是一件大事。夫妻中原来专门在家看护孩子的一方也已重新工作,这样,家庭经济状况得到改善。

5.青少年时期。青少年一方面追求自主,一方面却渴望认同,父母此时如何在外界文化冲击下仍给予青少年信任、支持和肯定;此时期就业、成亲是一大考验。要加强教育与沟通,克服父母的代沟问题。在自由及责任之间取得平衡,发展青少年的兴趣和工作能力。

6.中年父母期。新的婚姻关系重建维护老的及年幼的亲属关系,另组新家庭等,维护支持性家庭关系空巢阶段,小孩不再依赖父母,也不与父母同住。

7.空巢期。成年子女离家就业、服兵役、上大学、另组新家庭等等,维护支持性家庭关系。很多父母可以做他们以前想做但由于孩子的牵累而无法做的一些事情,人生的这一阶段,也许是经济上和时间上最宽裕的时期。

8.老年期。在空巢的后期,到了退休年龄,经济收入随之减少。开始追求新的爱好和兴趣,如出外旅游、参加老年人俱乐部等等。当夫妻中的一方过世,家庭进入解体阶段。如果在世的一方身体尚好,有工作或有足够的储蓄,并有朋友和亲戚的支持和关照,家庭生活的调整就比较容易。由于收入来源减少,此时在世的一方,过上了一种更加节俭的生活方式。

四、家庭的功能

(一)家庭的基本功能

家庭功能是指家庭成员在家庭生产和生活中所发挥的有效作用,包括生育、生产、消费、赡养、抚幼、教育等多种功能,这些功能在不断地分解和演变。

1.生育功能。初婚年龄和初育年龄推迟,生育子女数量减少,育龄妇女普遍采取避孕措施,生育观念发生了很大变化。

2.生产功能。比封建时代自给自足而言,生产已经越来越社会化,但由于公有制形成下仍鼓励多种经济形式并存,私人、私营业主层面存在,因此我国目前家庭生产功能继续发挥着一定作用。

3.消费功能。家庭消费水平不断提高,家庭消费结构不断变化,吃、穿、用的内容和比重发生了变化。家庭消费趋向民主化,家庭消费范围从封闭型向开放型转变。

家庭的功能
生育功能
生产功能
消费功能
抚养功能
赡养功能
教育功能
感情交流与娱乐功能

4.抚养功能。抚养功能历来是家庭的基本功能之一,现阶段我国家庭抚养功能特点、抚养子女的质量正在提高;抚养子女工作部分社会化,托幼事业发展;仍存在传统的喂养模式,科学的喂养需要普及。

5.赡养功能。传统的赡养仍然占主导地位,靠子女赡养老人与靠老人抚育孙子女的观念发生变化。家庭中的赡养、抚幼功能、教育功能已部分由社会的养老服务机构、托幼机构和学校所替代。但有"淡化"趋势,原因在于:①家庭成员之间经济关系的深刻变革,造成赡养功能的不断削弱。年轻一代经济独立,核心家庭生活方式代际纠纷等,使得老年人独居的越来越多。②养老社会化,家庭养老负担越来越重。③有越来越多的老年人有自己独立的经济来源,衣食无忧,只是需要下一代在感情上有所系挂和照顾。

6.教育功能。现代中国家庭家教喜忧参半,喜者观念在进步、方法手段在进步,忧者传统家教束缚和独生子女政策带来的溺爱。封闭倾向严重存在,再加上中国社会学校应试教育的影响,以致家教多走入怪圈。

7.感情交流与娱乐功能。家庭感情交流的需求趋向日常强烈,因为越来越多家庭衣食无忧之后要求精神满足,结婚更多考虑爱情因素。但因为市场经济冲击,金钱观念的影响,也不可避免造成部分婚姻是一种物质获得或名利获得的手段,互相利用因素仍存在。娱乐功能明显增强,娱乐方式多样,娱乐消费比例增加,娱乐范围拓宽及娱乐时间增加。

(二)家庭功能的相关理论

家庭功能的理论主要有两种取向:一是过程取向的家庭功能理论,包括 McMaster 等人提出的家庭功能模式理论和 Skinner 等人提出的家庭过程模式理论;二是结果取向的家庭功能理论以 Olson 的环状模式理论为代表。这些理论认为对个体身心健康状况和情绪问题直接产生影响的不是家庭系统结构方面的特征,而是家庭系统实现各项功能的过程。家庭实现其功能的过程越顺畅,家庭成员的身心健康状况就越好。反之,则容易导致家庭成员出现各种心理问题以及家庭出现危机。

1.McMaster 等人提出的家庭功能模式理论。认为家庭的基本功能是为家庭成员生理、心理、社会性等方面的健康发展提供一定的环境条件。家庭必须完成一系列任务以适应并促进家庭及其成员的发展，实现家庭基本功能和完成基本任务主要有 6 个方面：(1)问题解决能力；(2)沟通；(3)家庭角色分工；(4)情感反应能力；(5)情感卷入程度；(6)行为控制。

2. 由 Skinner 等人提出的家庭过程模式理论。认为家庭的首要目标是完成各种日常任务，包括完成危机任务。每项任务都需要家庭一起去应对。在完成任务的过程中，家庭及其成员得到成长，家庭成员之间的亲密度得到增进，维持家庭的整体性，发挥好家庭作为社会单位的各项功能。该理论提出了评价家庭功能的 7 个维度：任务完成、角色作用、沟通、情感表达、卷入、控制和价值观。其中以任务完成为核心，各维度有机地联合在一起，共同评价一个家庭的功能发挥的效果。

> **家庭功能的相关理论**
> 1. 家庭功能模式理论；
> 2. 家庭过程模式理论；
> 3. 环状模式理论；
> 4. 系统模式理论。

3. Olson 的环状模式理论。该理论是结果取向的家庭功能理论，主要是从家庭亲密度、家庭适应性和家庭沟通三个方面来描绘家庭的功能。亲密度和适应性过高或过低均不利于家庭的功能发挥，平衡型家庭比不平衡型家庭的功能发挥要好；家庭沟通是一个促进性因素。

4. Beaver 的系统模式理论。该理论认为家庭系统的应变能力与家庭功能的发挥之间是一种线性关系，家庭系统的能力越强，家庭各项基本功能发挥得越好，即家庭系统的应变能力与其功能的有效发挥之间显著相关。

家庭功能的影响因素与家庭结构、社会经济地位、家庭关系发展阶段和生活事件有关。

(三)家庭的健康功能

1. 提供健康照顾方面的主要职责。家庭中每个人都承担角色，有一定的权利和责任要求家庭中的每一个成员都能感受到家庭的凝聚力，能够提供满足身心需要的内部和外部资源，内部资源有家庭成员间的关爱和支持、信息交流、社会化教育和保健活动等。外部资源有社会经济、教育文化、医疗、环境、宗教等，提供最基本的物质保证。成员间能彼此分享感觉、理想，相互关系，并以语言及非语言的方式化解冲突。

2. 保持有利于健康的生理、心理居住环境。按照现有的设备与经济能力提供安全卫生的居住环境，认识到营养、运动、闲暇等对家庭成员的重要性，建立有利于健康的环境和生活，使各年龄阶段的家庭成员都能获得安全舒适的成长环境。家庭成员之间，都能做到相互爱护，相互关心，相互体谅，相互尽力满足亲人的合理需要，那么这个家庭的

> **家庭的健康功能**
> 1. 提供健康照顾方面的主要职责；
> 2. 保持有利于健康的生理、心理居住环境；
> 3. 提供保持家庭成员健康的资源；
> 4. 提供条件以满足家庭成员的精神需要；
> 5. 能积极面对矛盾及解决问题；
> 6. 促进健康和进行健康教育。

整体情绪一般都是和谐而愉快的，能建立文明、科学健康的生活方式。

3. 提供保持家庭成员健康的资源。与社区保持联系，能有规律地参加社区活动，建立良好的支持网络，充分利用社区资源满足家庭成员发展需求的物质和精神方面的支持。对疾病做到早期预防、早期治疗。

4. 提供条件以满足家庭成员的精神需要。有良好交流氛围，增进家庭成员有足够自由

空间、情感支持和发展机会,危机的干预和有效沟通,形成支持和关心的温馨气氛及促进成长的家庭环境。

5. 能积极面对矛盾及解决问题。面对问题时,家庭成员能主动承担责任,并寻求方法积极解决问题。

6. 促进健康和进行健康教育。家庭的生活方式、教育方式、保健方式等都受到家庭价值观的影响。注意评估家庭对成员的健康及健康相关行为如吸烟、生活方式等持何态度?开展健康知识教育,纠正不良的生活习惯,以促进家庭成员的身心健康。

(四)家庭功能评估——家庭关怀度指数

1. APGAR 家庭功能评估表(见表 6-1),家庭的功能状况——APGAR 问卷主要内容:

(1)适应度 A-adaptation:家庭在发生问题或面临危机的时候,家庭成员对于内在、外在资源的利用情形。

(2)合作度 P-partnership:指家庭成员对责任和权力的分配情形。

(3)成熟度 G-growing:指家庭成员互相支持而身心趋于成熟与自我实现的情形。

(4)情感度 A-affection:家庭成员之间互相关爱的情形。

(5)亲密度 R-resolve:家庭成员对于共享各种资源的满意情形。

表 6-1　APGAR 家庭功能评估表

项目	家庭的功能状况——APGAR 问卷	经常 2分	有时 1分	很少 0分
适应度 adaptation	1. 当我遇到困难时,可以从家人处得满意的帮助阶段。			
合作度 partnership	2. 我很满意家人与我讨论各种事情以及分担问题的方式。			
成熟度 growing	3. 我希望从事新的活动或发展时,家人能接受并给予支持。			
情感度 affection	4. 我很满意家人对我表达感情时的方式以及对我愤怒、悲伤等情绪反映。			
亲密度 resolve	5. 我很满意家人与我共度美好时光的方式。			

注:7～10 分家庭功能无障碍;4～6 分家庭功能中度障碍;0～3 家庭功能重度障碍。

2. FAD 家庭功能评定(附 6-1)。FAD 测量家庭系统有 6 个方面的家庭功能,60 个条目,共 7 个分量表:①问题解决(Problem solving,PS):指在维持有效的家庭功能水平时,家庭解决威胁到家庭完整和功能的能力;②沟通(Communication,CM):指家庭成员的信息交流;③角色(Roles,RL):指家庭是否建立和完成一系列家庭功能的行为模式以及任务分工和任务完成情况;④情感反应(Affective responsiveness,AR):指家庭成员对刺激的情感反应程度;⑤情感介入(Affective involvement,AI):指家庭成员相互之间对对方的活动和一些事情关心和重视的程度;⑥行为控制(Behavior control,BC):指家庭的行为方式,在不同情形下有不同的行为控制模式;⑦总的功能(General functioning,GF):从总体上评定家庭的功能。

每个条目均被设置为 4 个选择项:完全同意、同意、不同意、完全不同意,分别被计为 1分、2 分、3 分和 4 分(部分条目需反向计分)。对各条目计分而言,1 分、2 分代表健康,3 分、

4分代表不健康。所有的条目有一半用于评估健康的家庭功能,另外一半评估不健康的功能状态。每个分量表的各条目得分平均数即为该分量表的分值,分数越高,表示该条目测评结果越差,说明其相应的家庭功能就越差。

五、家庭对个人健康的影响

1.遗传的影响。多种疾病是基因与环境相互间作用的产物,正如美国哈佛大学的霍华德·莱万恩博士对这个问题的表述,如果你父母中的一方或兄弟姐妹中有人患心脏病或乳癌,那么你患上这些疾病的概率就会增加一倍。如果有两个家庭成员患有这些疾病,那么你患病的危险性甚至会比父母更高。

> **家庭对个人健康的影响**
> 遗传的影响;
> 对生长发育的影响;
> 对疾病和死亡的影响;
> 对疾病传播的影响;
> 对康复的影响。

2.对生长发育的影响。家庭是儿童生理、心理和进入社会成熟必要条件,家庭的教养方式、家庭结构、家庭气氛、孩子在家庭中的地位等均会影响孩子的成长。家庭危机对孩子会产生一系列不良影响,父母经常争执不休,不和谐,早年丧父(或丧母)或者父母离异的孩子,他们往往会封闭自己,不善与人交流,对任何人缺乏热情信任,情感无常。一个粗暴的家长,孩子的性格会胆小,懦弱,无自立意识,无自主主见,与人相处唯唯诺诺,生怕做错事挨家长呵斥等,成年后更易感到抑郁和焦虑。父母的心理、性格、生活习惯、生活方式对孩子的影响息息相关。

3.对疾病和死亡的影响。居住在同一屋檐下的人们经常会出现同样的健康问题,发现那些患有哮喘、忧郁症、溃疡或高血压等疾病的人,也许是源于他们分享一样的饮食、生活方式和环境。家庭成员具有相似的不良生活方式习惯,可能成为某一家庭成员的通病,配偶出现同样病症的危险性也非常高,明显影响家庭成员的健康。夫妻一方病故后的第一年间,依然健在的配偶的死亡率比正常死亡率高出一倍,这是因为这段时间他们感到更加孤独、无助。家庭成员的过频就医和对医生的过分依赖往往是家庭功能障碍的表现。

4.对疾病传播的影响。多见于感染性疾病的传播,细菌和病毒性感染在家庭中均有很强的传播倾向,家庭一成员患病容易传染他人,一旦发现或疑似感染性疾病,应及时求医,并做好家庭的消毒隔离工作。

5.对康复的影响。家庭的支持对各种疾病的治疗和康复有很大的影响。家庭的温暖和精心照顾可以使沉睡多年的植物人苏醒;反之,家庭的冷漠、厌恶可以使可治愈疾病的患者失去对康复的渴望,甚至导致死亡。

六、家庭资源

为维持家庭基本功能,应付紧张事件和危机状态所需要的物质和精神上的支持,可分为家庭内资源和家庭外资源。家庭资源的充足与否,直接关系到家庭及其成员对压力和危机的适应能力。家庭资源分为内部资源和外部资源。

(一)家庭的内部资源

1.经济支持。家庭提供物质生活条件、负担医疗保健和社会生活费用的能力。

2.维护支持。家庭对家庭成员的信心、尊严、名誉、地位、权利的保护。

3.健康防护。家庭促进家庭成员健康的能力,做出防病治病决策的能力,照顾患病成员的能力以及家庭成员自我保健能力。

4.情感支持。家庭给其成员提供满足情感需要、精神慰藉、相互关心的能力。

5.信息教育。家庭给家庭成员提供医疗信息及各种防病治病建议,以便家庭成员进行抉择。

6.结构支持。家庭可以在家庭住所或结构、家庭设施和布置等方面作适当的变化。

（二）家庭外部资源

1.经济资源。稳定的经济来源、来自于家庭外的收入及赞助,如社会福利、赞助、保险等。

2.文化资源。来自于文化教育、文化传统和文化背景的支持。

3.教育资源。与教育制度、教育水平、教育方式和接受教育的程度有关的支持。

4.宗教资源。来自于宗教信仰、宗教文化、宗教团体的支持。

5.卫生服务资源。与医疗卫生制度,卫生服务的可用性、可及性,家庭对医疗服务的熟悉程度等有关的支持。

6.社会资源。来自于亲朋好友、同事、领导和社会团体的支持,政府的福利支持等。

第二节　家庭护理程序

家庭护理是指护理人员和家庭及家庭成员有目的地进行互动,以促进和维持家庭成员的健康,协助服务对象及其家庭提高生活质量,而为实现这一目标需要多种机构、不同专业人员的共同努力和密切合作。家庭健康护理是运用护理程序对出现健康问题的家庭进行护理,它是行之有效的方法。当家庭健康出现问题时,社区护士可通过家庭健康评估判断家庭健康问题,提出护理诊断和家庭护理计划,并具体落实实施和评价效果,根据结果作出必要的修正,以达到解决家庭的健康问题。

一、家庭评估

评估是完成家庭护理的重要组成部分,是收集有关家庭健康问题的资料,其目的是了解家庭的健康状况。家庭护理评估包括对整个家庭的结构和功能、家庭生活周期、家庭资源、家庭环境、家庭压力危机等进行评估,可参看家庭评估表(附6-2)。具体评估内容如下:

（一）家庭基本资料

家庭基本资料评估:名称、地址、电话、成员基本资料(姓名、性别、年龄、家庭角色、职业、文化程度、婚姻状况、全面的生理健康评估、精神及心理状态评估、有关特殊健康问题重点资料的评估等)、宗教信仰、社会阶层、家庭娱乐及休闲活动等。

（二）家庭结构

1.家庭结构。判断家庭类型(核心家庭、复合家庭、直系家庭、单亲家庭、单身家庭、丁克家庭、残缺家庭等)时用结构图表示,结构图是提供整个家庭的构成及结构、健康问题、家庭人口学信息、家庭生活事件、社会问题和信息的图示。通过家庭结构图可以了解家庭的疾病史及家庭成员间的相互关系,可迅速了解家庭的状况,对家庭进行评估,识别及判断家庭中的危机因素和高危人员,对患者进行管理。

2.家庭角色、权力、沟通。家庭角色的变化、家庭的分工、家庭权威、分享、家庭的权力是传统还是非传统、经济情况如何？成员之间的沟通、愿望、情感、需要、信息、意见可用家庭圈(图 6-2 家庭圈示意图 A、B)了解个人主观上对家庭的看法以及家庭关系网络,个人画一个大圈,再在里边画小圈,每个圈代表自己和他认为重要的人,圈的大小代表权威性或重要性的大小,圈之间的距离代表亲疏程度,反映个人对家庭的看法、在家庭中的地位以及和其他成员的关系。家庭圈代表当前画圈时的情况,随着情况变化应进行修正。

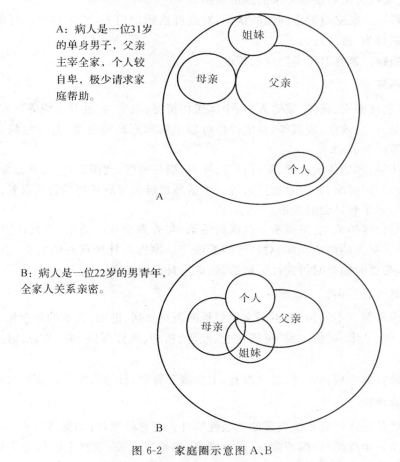

A：病人是一位31岁的单身男子,父亲主宰全家,个人较自卑,极少请求家庭帮助。

B：病人是一位22岁的男青年,全家人关系亲密。

图 6-2　家庭圈示意图 A、B

3.家庭经济状况。家庭主要经济来源、年均收入、年均开支消费内容、年度积累、消费观念和经济目标等。

4.家庭健康状况。家庭生活事件、主要生活方式、家庭健康观念、主要的健康问题、自我保健及利用卫生资源的方法与途径。

5.价值系统。价值与信念、思想、态度、信仰,对生活、死亡、健康、疾病的信念,价值观与健康的认识对人们健康的影响,接受照顾有无冲突、对医疗保密措施的选择、对治疗手段的选择。

(三)家庭生活周期

评估家庭属于哪一阶段,有哪些特点(新婚期、育儿期、学龄前期、学龄期、青少年期、空巢期、中年父母期、老年期)。

（四）家庭功能

评估家庭成员之间的情感、抚养、赡养情况，经济能力，家庭的自我保健行动，卫生保健。APGAR家庭功能评估及FAD家庭功能评定。

1. 有关生活方式。家庭成员生活方式和生活时间、饮食、睡眠、家务及休闲等。

2. 疾病预防。家庭成员中患病情况，疾病的种类和日常生活受影响的程度，日常生活能力，家庭角色履行情况和疾病带来的经济负担。

3. 医疗行为。家庭对健康问题的认识，对战胜疾病的信心，应对健康问题的方式，对健康信念和就医行为、遵医行为。

4. 疾病照顾。家庭对患者照顾的程度。

（五）家庭环境

1. 住宅：居住面积、朝向、家庭人口、个体居住情况、卫生、温度及光线等。住宅代表着家庭的经济状况、社会地位、成就等，住宅评估可以了解家庭环境卫生、意外危险发生，以及家庭活动空间等情况。

2. 生活环境：评估住宅位置、附近空气、噪声、居住密度、周围购物、文化设施、医院情况、对医疗资源的利用情况、是否最近迁入等。生活环境反映家庭环境的优劣及社区服务状况，也影响家庭与邻里和社会的关系。

3. 家庭与社区的关系：是否参与社区的活动，与外界交流的情形，对社区资源的利用情况，对社区提供服务的信赖程度，对社区的看法等。家庭与社区良好的关系，能充分利用社会支持网络，必要时能及时得到社区资源，也更容易回馈社会。

（六）家庭资源评估

1. 家庭内资源。不同民族、不同文化背景的人对疾病、健康、艺术的观念也不完全相同。包括知识、信仰、艺术、风俗习惯、道德观念、经济、精神、医疗保险、爱、关心、信息和教育、文学欣赏等方面。

2. 家庭外资源。包括经济、文化教育、卫生服务资源、社会资源等的支持程度。

（七）家庭危机

家庭危机是造成家庭系统失衡的刺激性事件。有意外事件：如突然发病、灾难、车祸等；家庭内部结构发生危机，如酗酒家庭、暴力家庭、离婚家庭等；家庭生活压力事件：家庭在其发展过程中所发生的事件，如结婚、生子、伤病、失业、退休等。

二、家庭护理诊断

（一）家庭资料分析

护士根据所收集的资料，进行正确分析并作出判断，认识家庭的多样性，避免主观判断，并充分利用其他医务工作者收集的资料。确定是否存在家庭健康问题，有无患病的成员，给家庭带来哪些问题，所处的发展阶段及任务完成情况。确定家庭认为最重要的健康需求，也是最重点的护理诊断，护理诊断随着新的资料收集需要不断修改。

（二）护理诊断的确立

护理诊断可按OMAHA系统或NANDA新的护理诊断分类框架——"护理诊断分类

系统Ⅱ"分类(详见第二章第六节)。确定家庭现存的或潜在的健康问题及相关因素。根据问题的轻重程度,排定护理诊断顺序。

三、家庭护理计划

计划的制订应以家庭护理诊断为依据。护理计划同样包括诊断排序、制定目标、拟定护理措施等步骤。家庭诊断优先顺序的确定应考虑家庭最关心的、能够影响整个家庭的、家庭成员易实施的、家庭通过实际行动能够看到或体验到变化结果的以及急救或紧急的问题等因素。护士应该和家庭成员共同制订家庭护理计划。

(一)计划应按以下原则

1. 家庭参与。护理计划的实施主要依靠家庭成员,计划的制定必须有家庭成员的参与。

2. 独特性。适合于各自家庭的特点,每个家庭有不同的情况,每一个家庭的结构、价值观、卫生保健观念、对问题的认识、资源以及功能水平等均影响护理活动的选择,需根据家庭的具体情况提出合适的护理措施。

制订计划原则
1. 家庭参与
2. 独特性
3. 设立目标应符合家庭实际
4. 结合家庭价值观和卫生保健信念
5. 与其他卫生保健人员合作

3. 设立目标应符合家庭实际。目标的制定应从实际出发,切实可行才能达到预期的目标。

4. 结合家庭价值观和卫生保健信念。计划的制订要符合家庭的健康信念,应针对家庭迫切需要解决的问题。

5. 与其他卫生保健人员合作。解决家庭的健康问题需要与其他卫生保健人员通力合作,充分利用有效资源,发挥团队精神,提高解决问题的效果。

(二)制订具体计划

1. 解决护理诊断的问题。应确认诊断的依据,克服诊断的一群症状和体征,或解决部分的症状和体征。

2. 制定解决问题的目标。目标应根据护理的诊断依据而提出,制定目标时需要家人参与,让家人了解为什么要这样做,发挥家人的主观能动性,使家人努力实现目标。

3. 由何人、何时实施措施,需要哪些方面的支持。

4. 及时修改计划。

(三)家庭护理措施

1. 帮助家庭应对疾病或各种压力。常用惯用应对方式有时有效,有时无效,护士应为家庭提供情感支持、正确认识危机,提供合理应对措施。

2. 教育和指导家庭经受发展中改变。提供有关正常生长、发展和适应的知识信息,预防潜在健康问题,帮助家庭处理现存的问题。

3. 为家庭联系所需资源。提供、联系、协调资源信息。联系时要注意可靠及切合实际。

4. 帮助家庭环境保持健康。帮助公众意识到环境的潜在危害因素,并学会应对的措施。护士也可提供有关信息资源来影响卫生保健决策,并参与制订决策。

5. 促进家庭内部健康。作出健康或疾病的决策,确保家庭成员的生长发育、发展和健康,寻求健康保健和疾病护理,家庭急救和用药监督,康复照顾。

四、家庭健康护理的实施

家庭健康护理的实施以家庭为主,护士的作用主要是提供教育和指导,必要时给予具体示范和帮助。促进家庭内部交流,使家庭人员充分认识家庭环境的重要性,以及充分利用家庭内、外部的资源来提高家庭功能。

五、评价

1. 家庭护理评价。家庭护理评价贯穿于家庭护理活动的全过程。有过程评价和终末评价,过程评价是对家庭健康的护理的评估、诊断目标、实施等不同阶段分别进行评价;终末评价是家庭与护士的关系结束时,依据所制定的目标对实施的结果进行客观的评价。

2. 影响评价的因素。资料的可靠性、可利用资源、家庭企盼的高低、护士的态度。

3. 评价内容。评价是对家庭护理活动进行全面的检查和控制,是保证家庭护理计划实施成功的关键措施。内容主要有目标检查、对护理效果的评价、对家庭系统效果的检查、与环境相互影响的检查、护理工作检查,从而帮助护士修改护理计划,提高护理质量。评价有3个可能的结果:

(1)修改　护理计划的任何一部分,都有可能根据评价的结果进行修改。如果使护理计划真正符合家庭需要,应对计划进行进一步修改。

(2)继续　评价显示所制订和实施的计划有效或可能有效,需进一步落实。计划的继续进行是计划成功的显示。

(3)问题解决　家庭原来的需求得到部分或全部的满足,不再需要护理干预。

家庭护理的结束也是家庭护理程序的组成部分,指护士与家庭的伙伴关系的暂时解除,家庭有关健康问题哪些已解决、哪些还需继续努力,护士应该向家庭交代清楚。

第三节　家庭访视

家庭访视是为了保持和维持个体和家庭的健康,而在服务对象家里进行有目的的交往活动。随着社区卫生服务的深入发展,社区护理越来越被重视,家庭访视护理成为社区护理的基本手段。社区护理人员通过家庭访视,和家庭及家庭成员有目的地进行互动,完成对社区健康人群及居家患者的预防保健、健康促进、护理照顾和康复护理工作,以促进和维持家庭成员的健康。

一、家庭访视的目的

1. 协助家庭发现有碍健康的问题。增强家庭成员应对健康问题的基本能力,促进其掌握与疾病相关的基础知识,及时发现家庭成员存在的与健康相关的问题。

2. 为在家的患者或残疾者提供合适、有效的照顾。为缺乏自我护理能力的家庭成员提供直接的照顾和护理。

> **家庭访视的目的**
> 协助家庭发现有碍健康的问题;
> 为在家的患者或残疾者提供合适、有效
> 　的照顾;
> 加强家庭功能的发挥;
> 促进足够和有效的支持系统;
> 促进家庭及其成员正常生长和发展;
> 促进家庭环境的健康。

3.加强家庭功能的发挥。促进家庭成员之间的相互理解,调整家庭成员间的情绪和成员间的关系,促进家庭成员间的交流,协助家庭成员自身调节和改变角色功能,搞好家庭人际关系。

4.促进足够和有效的支持系统。鼓励家庭充分、有效地利用有关健康资源,给予患者和家庭成员心理支持,使他们安心、放心和有信心在家庭中生活,增强战胜疾病的信心。

5.促进家庭及其成员正常生长和发展。促进家庭成员正确判断和认识家庭的发展任务和家庭功能,帮助患者及其家属理解相关疾病和护理方面的知识,指导日常生活技巧和简单的护理技术,提供有关健康促进和疾病预防的健康教育。

6.促进家庭环境的健康。

二、家庭访视的类型和家庭护理的工作内容

(一)根据工作内容的不同,分为四种类型

1.预防性访视。主要用于预防疾病、促进健康。如妇女儿童保健和计划免疫。

2.评估性访视。对访视对象的家庭进行评估。主要针对有问题或危机的家庭。

3.连续照顾性访视。为患者提供连续性照顾。见于慢性病、康复期、临终患者家庭。

4.急诊性访视。对临时出现的问题或紧急情况给予处理。

(二)家庭护理的工作内容

家庭护理主要承担患者和家庭的疾病预防、健康诊断、健康指导、功能锻炼等工作,其工作内容为:

1.基础护理。为避免从医院过渡到家庭出现的脱节,解决患者出院后护理支持不足的问题,护士需对患者提供的基础护理技术包括:一般伤口换药、导尿、注射、褥疮护理、鼻饲、造瘘护理、大小量灌肠、尿糖、血糖测定、膀胱训练、抽血检验及化验标本的采集、各种置留管的更换及护理指导(如鼻胃管、尿管、气管套管)等。

2.基础疾病管理。为维持、开发患者的残存机能,护士需对患者的基础疾患进行管理,细致地观察其生命体征、症状以及生活自理能力。

3.精神支持。家庭康复对象中,老年功能障碍者、严重脑机能障碍者较多,通过康复能迅速改善机能的情况较少,家庭护士要与患者及家属建立相互尊重、相互依赖的关系,给予其必要的精神支持。

4.康复计划的实施。根据康复专业人员的家庭锻炼计划,结合患者的实际情况安排好功能锻炼活动。

5.日常生活能力评估。对患者的日常活动,如移动、进食、排泄、入浴等能力进行评估,并指导其充分利用辅助器具、设施提高日常生活能力,以扩大自理程度。

6.努力提高患者生活质量。在提高生活自理能力的基础上,满足其作为社会人的社会需求。

7.对家属的指导。患者家属在实施过程中起着重要的辅助作用,护士要给予其必要的护理指导意见,帮助协调好患者与家属的关系,为患者的康复提供良好的家庭氛围。

8.与其他康复人员紧密合作。家庭护士进行康复工作要依据理疗师、治疗师的指导意见,定期向医生提供书面材料,报告访视日期、患者情况、访视护理内容等,若发生紧急情况,

应及时与医生联系。

9. 提供健康教育、心理咨询和营养指导。

10. 帮助联络医生的访诊,协助转诊的联系。

三、护理人员与服务家庭的关系及其特点

(一)关系

1. 护士与服务家庭的关系要遵循服务原则。是以家庭为服务对象,以家庭理论为指导思想,以护理程序为工作方法,护士与家庭共同参与,确保家庭健康一系列活动。

2. 护士所服务的对象,强调的是整个家庭。家庭健康护理是通过家庭访视和家庭护理得以实现,其目的是维持和提高整个家庭的健康水平及自我保健功能,与社区健康护理和个人健康护理有所不同。

> **护理人员与服务家庭的关系**
>
> 要遵循服务原则;
>
> 服务的对象是整个家庭;
>
> 健康服务是健康需求和三级预防;
>
> 家庭对他们的健康问题决策时有自主性;
>
> 护士在服务家庭中是个客人。

3. 健康服务应包括整个健康范围的需求和三级预防。了解影响家庭健康的多种因素,包括个人的健康观念、身体健康状况,对疾病的理解和认知程度,如何采用三级预防。

4. 家庭在有关他们的健康问题决策时有自主性。护士在家庭护理时应注重家庭成员的特异性,调动家庭成员的主观能动性,家庭学会针对健康问题做出决策。

5. 护士在服务家庭中是个客人。护士在服务家庭中是按家庭成员的需求而开展活动。

(二)特点

1. 家庭对家访有较多控制力。家庭成员可以拒绝合作,设定访视时间或决定是否同意进入他们的家。

2. 护理目标常常是长期的。与家庭分享经验,更好理解效果。

3. 护士的服务活动与家庭成员的行为相互依赖。要获得长期成功需建立危险共担的机制,尤其是发生紧急危险时,护士应考虑家庭的压力水平、解决问题的能力及可利用资源。

四、家庭访视程序

(一)访视前工作

1. 选择访视对象:熟悉访视对象,阅读健康档案,是初访访视还是连续性访视。

2. 确定访视的目的和目标。

3. 准备访视用品:基本物品,需要增设的访视物品。

4. 联络被访家庭:电话预约,核实访视时间、路程。

5. 安排访视路线:访视顺序,按病情轻重,在工作单位留下访视家庭住户名称、时间。

(二)访视中的工作

1. 说明目的。介绍自己,向家庭说明访视的目的,尊重服务对象的意见和态度。

2. 评估。对家庭进行护理评估,初访可按家庭评估单评估,包括初步的个人评估,家庭结构、功能、环境、资源等评估。重点是主要护理对象的评估。

3.计划。根据评估对初次访视对象的现存和潜在的健康问题做出初步判断,和家庭讨论计划和措施。对上次访问的家庭,与家庭共同评估结果并调整或终止护理计划。

4.实施。根据计划与家庭共同实施护理干预,并进行健康教育和护理指导。

5.结束家访。整理用物,洗手,简要记录访视情况。征求家属意见决定是否需要下次家访,需要者预约下次家访的时间和内容。

(三)访视后的工作

1.访视报告。写阶段性访视报告,分析和提出家庭的健康问题,修正护理计划,已解决的健康问题,可停止家庭访视。

2.交流。与其他健康人员交流,探讨家庭的健康问题。

3.联系。对于不能在家庭中解决的问题,需及时和有关部门联系,并取得家庭的同意,准备转诊。

4.消毒。消毒及物品的补充。

(四)家庭访视时的注意事项

1.自身。穿合适得体或单位服装,整洁、协调,便于工作。随身带工作证和零钱。

2.行程计划。准备好行程计划,选择合适时间,避开吃饭时间,家访时间一般30分钟至1小时,工作单位留下访视家庭住户姓名、时间、交通工具,如果变更要证得单位同意。

3.态度。注意礼节,稳重大方,不接受礼物。运用沟通技巧,取得家庭成员的信任,充分表示对访视家庭的关心和尊重,重视家庭的提问和咨询,结合开展健康教育。注意观察护理对象的变化,观察家庭成员对家访的反应。

4.尊重。尊重家庭的意见,不要让自己的态度、价值观、信仰等影响访视对象做决定,确保家庭决策的自主性。保守家庭的秘密。

5.注意安全。护理箱要放在合适位置,用后盖好,保证安全;发生意外要沉着应对,保护家庭成员的安全;去偏僻场所访视要求有陪同人员;路途要注意交通安全。

6.签订家庭访视协议书。双方签订家庭访视协议书,对于服务项目与收费由社区卫生服务机构制定,护患双方要明确收费项目与免费项目。

复习题

一、单选题

1.家庭访视中下列哪项是错误的　　　　　　　　　　　　　　　　　　　　　　　　(　　)

　　A.为了围绕访视目的进行家访,事前应准备好要观察项目

　　B.访视前进行了电话联络,并与被访视者预约了访视时间

　　C.由于被访视者不让进入家中,站在门口交谈也能收集到需要的资料

　　D.当被访视者不愿接受访视,可以测量血压和脉搏为由与被访视者建立信赖关系

2.下列哪项不属于护士与服务家庭关系要遵循的原则　　　　　　　　　　　　　(　　)

　　A.要遵循服务原则

　　B.强调的是个体服务

　　C.家庭在决策有关他们的健康时有自主性

　　D.护士在服务家庭中是个客人

3.家庭生活压力事件通常不包括　　　　　　　　　　　　　　　　　　　　　　　(　　)

    A. 家庭生活事件   B. 意外事件

    C. 经济生活事件   D. 有无慢性病

4. 在家庭健康护理中错误的做法是   (   )

    A. 从家庭的患者中可获得家庭健康的相关的资料

    B. 对健康问题相同的家庭可以用相同的模式进行护理

    C. 护士用专业知识,站在对方的立场明确家庭存在的问题

    D. 家属是收集资料中非常重要的提供者

5. 用 APGAR 问卷评估家庭功能,第一个 A 指的是   (   )

    A. 合作度   B. 亲密度

    C. 适应度   D. 成熟度

6. 家庭的基本功能不包括   (   )

    A. 满足感情需要   B. 抚养和赡养功能

    C. 提供最基本的物质保障   D. 赋予成员地位的功能

7. 下列哪项不属于家庭护理计划制定的原则?   (   )

    A. 家庭参与   B. 治疗依从性

    C. 与其他卫生保健人员合作   D. 符合家庭卫生保健信念

8. 下列哪项不属于护士与家庭关系的特点?   (   )

    A. 家庭对家访有较多控制力

    B. 护理目标常常是长期的

    C. 护理目标常常是间断的

    D. 护士的服务活动与家庭成员的行为相互依赖

9. 用图示提供整个家庭的构成、结构及健康问题、家庭人口学信息、家庭生活事件、社会问题和信息的

   是   (   )

    A. 家庭结构图   B. 家庭健康评估

    C. 家庭健康护理程序   D. 家庭生活周期

10. 下列哪项不属于家庭访视的目的?   (   )

    A. 协助家庭发现有碍健康的问题

    B. 为家庭患者或残疾者提供合适、有效的照顾

    C. 提供足够和有效的支持系统

    D. 促进家庭环境的健康

11. 家庭护理中健康问题的决策者是   (   )

    A. 全科医师   B. 社区护士

    C. 社区卫生服务工作者   D. 家庭自己

12. 把家庭作为社区护理基本单位的主要原因是   (   )

    A. 每个家庭成员是独立的个体   B. 每个家庭成员的健康问题具有个别性

    C. 容易制定社区护理目标   D. 家庭是提高社区健康水平的基础

13. APGAR 家庭功能评估表评估,4~6 分是   (   )

    A. 家庭功能无障碍   B. 家庭功能中度障碍

    C. 家庭功能重度障碍   D. 家庭功能轻度障碍

14. 指夫妇及其子女组成的家庭是   (   )

    A. 联合家庭   B. 主干家庭

    C. 核心家庭   D. 单亲家庭

15. 提出了评价家庭功能的 7 个维度:任务完成、角色作用、沟通、情感表达、卷入、控制和价值观,其中

以任务完成为核心。这一理论称之为　　　　　　　　　　　　　　　（　　）

    A. 家庭功能模式理论　　　　　　　　B. 家庭过程模式理论

    C. 环状模式理论　　　　　　　　　　D. 系统模式理论

16. 了解个人主观上对家庭的看法以及家庭关系网络,以图表示的是　　　　（　　）

    A. 家系图　　　　　　　　　　　　　B. 家庭结构图

    C. 家庭功能　　　　　　　　　　　　D. 家庭圈

二、简答题

1. 简述《中国大百科全书·社会学卷》对家庭的定义?潘允康指出家庭涵盖了哪6个要素?

2. 什么是家庭结构?有哪些类型?

3. 家庭有哪些基本功能和健康功能?家庭对个人健康有哪些影响?

4. 社区护士访视前、中应做哪些工作?

5. 具体叙述护理人员在家访时应注意事项?

附 6-1

FAD 家庭功能评定

指导语:这个小册子包含了一些对家庭的描述,请仔细阅读每一项,并根据近2月您对自己家庭的看法,在四个可能的答案中圈选形容您家庭最接近的数字。选择答案的原则是:1 很像我家:这一项非常准确地描述了您的家庭;2 像我家:这一项大致上描述了您的家庭;3 不像我家:这一项不太符合您的家庭;4 完全不像我家:这一项完全不符合您的家庭。

编号	项目	评估等级			
		很像我家	像我家	不像我家	完全不像我家
1	由于我们彼此误解,难以安排一些家庭活动。	1	2	3	4
2	我们在住处附近解决大多数日常问题。	1	2	3	4
3	当家中有人烦恼时,其他人知道他为什么烦恼。	1	2	3	4
4	当你要求某人去做某事时,你必须检查他们是否做了。	1	2	3	4
5	如果某人遇到麻烦时,其他人会过分关注。	1	2	3	4
6	发生危机时,我们能相互支持。	1	2	3	4
7	当发生了出乎预料的意外时,我们手足无措。	1	2	3	4
8	我们家时常把我们所需要的东西用光了。	1	2	3	4
9	我们相互都不愿流露出自己的感情。	1	2	3	4
10	我们肯定家庭成员都尽到了各自的家庭职责。	1	2	3	4
11	我们不能相互谈论我们的忧愁。	1	2	3	4
12	我们常根据我们对问题的决定去行动。	1	2	3	4
13	您的事只有对别人也重要时,他们才会感兴趣。	1	2	3	4
14	从那些人正在谈的话中,您不明白其中一个人是怎么想的。	1	2	3	4

续表

编号	项　目	评估等级			
		很像我家	像我家	不像我家	完全不 像我家
15	家务事没有由家庭成员充分分担。	1	2	3	4
16	每个人是什么样的,都能被别人认可。	1	2	3	4
17	您不按规矩办事,却很易逃脱处分。	1	2	3	4
18	大家都把事情摆在桌面上说,而不用暗示的方法。	1	2	3	4
19	我们中有些人缺乏感情。	1	2	3	4
20	在遇到突然事件时,我们知道怎么处理。	1	2	3	4
21	我们避免谈及我们害怕和关注的事。	1	2	3	4
22	我们难得相互说出温存的感受。	1	2	3	4
23	我们遇到经济困难。	1	2	3	4
24	在我们家试图解决一个问题之后,我们通常要讨论这个问题是否已解决。	1	2	3	4
25	我们太以自我为中心了。	1	2	3	4
26	我们能相互表达出自己的感受。	1	2	3	4
27	我们对梳妆服饰习惯无明确要求。	1	2	3	4
*28	我们彼此间不表示爱意。	1	2	3	4
29	我们对人说话都直说,而不转弯抹角。	1	2	3	4
30	我们每个人都有特定的任务和职责。	1	2	3	4
31	家庭的情绪气氛很不好。	1	2	3	4
32	我们有惩罚人的原则。	1	2	3	4
33	只有当某事使我们都感兴趣时,我们才一起参加。	1	2	3	4
34	没有时间去做自己感兴趣的事。	1	2	3	4
35	我们常不把自己的想法说出来。	1	2	3	4
36	我们感到我们能被别人容忍。	1	2	3	4
37	只有当某件事对个人有利时,我们相互才感兴趣。	1	2	3	4
38	我们能解决大多数情绪上的烦恼。	1	2	3	4
39	在我们家,亲密和温存居次要地位。	1	2	3	4
40	我们讨论谁做家务。	1	2	3	4
41	在我们家对事情作出决定是困难的。	1	2	3	4
42	我们家的人只有在对自己有利时,才彼此关照。	1	2	3	4

续表

编号	项 目	评估等级			
		很像我家	像我家	不像我家	完全不像我家
43	我们相互间都很坦率。	1	2	3	4
44	我们不遵从任何规则和标准。	1	2	3	4
45	如果要人去做某件事,他们常需别人提醒。	1	2	3	4
46	我们能够对如何解决问题作出决定。	1	2	3	4
47	如果原则被打破,我们不知道将会发生什么事。	1	2	3	4
48	在我们家任何事都行得通。	1	2	3	4
49	我们将温存表达出来。	1	2	3	4
50	我们镇静地面对涉及感情的问题。	1	2	3	4
51	我们不能和睦相处。	1	2	3	4
52	我们一生气,就互不讲话。	1	2	3	4
53	一般来说,我们对分配给自己的家务活都感到不满意。	1	2	3	4
54	尽管我们用意良好,但还是过多地干预了彼此的生活。	1	2	3	4
55	我们有应付危险情况的原则。	1	2	3	4
56	我们相互信赖。	1	2	3	4
57	我们当众哭出声来。	1	2	3	4
58	我们没有合适的交通工具。	1	2	3	4
59	当我们不喜欢有的人的所作所为时,我们就会给他指出来。	1	2	3	4
60	我们想尽各种办法来解决问题。	1	2	3	4

附 6-2

家庭评估单

基本资料

姓名_____性别_____出生日期_____民族_____学历_____

职业_____籍贯_____宗教信仰_____风俗习惯_____

户主_____婚姻状况_____医疗保险_____

家庭类型:核心家庭_____主干家庭_____联合家庭_____其他_____

家庭健康史

家庭成员

父亲_____既往健康状况_____现在健康状况_____医疗保险_____

母亲_____既往健康状况_____现在健康状况_____医疗保险_____

配偶_____既往健康状况_____现在健康状况_____医疗保险_____

子_____ 既往健康状况_____ 现在健康状况_____ 医疗保险_____

女_____ 既往健康状况_____ 现在健康状况_____ 医疗保险_____

家庭经济来源:总收入_____ 人均收入_____ 总支出_____

家庭权力结构:传统权威型_____ 情况权威型_____ 分享权威性_____ 其他

决策者:_____

家庭功能:情感_____ 抚养情况_____ 赡养情况_____ 经济能力_____

自我保健_____ 卫生保健_____

APGAR 家庭功能评估_____ 分

家庭成员间的交往方式:_____

家庭的健康信念与行为:_____

家庭环境:

居住位置:离医疗站_____ 米 距公路_____ 米 距商店_____ 米

居住环境

住房结构:楼房(____层____间____平方米)平房(____层____间____平方米)其他_____

人均面积:_____平方米,个体隐私面积:_____平方米

采光:好 一般 差 通风:好 一般 差 保暖:好 一般 差

空气湿度:干燥 一般 潮湿 室内物品摆放:合理 不合理

厨房及卫生设施

厨房:独用 混用 其他 排烟:好 一般 差

卫生:好 一般 差 饮用水源:自来水 井水 河水 其他:

水质:安全 一般 污染 严重污染 燃料:管道煤气 液化气 煤炭 木材及其他

生熟食:分开 不分开 蔬菜烹调方法: 正确 不正确

食物贮藏方法: 正确 不正确 垃圾处理:合理 不合理

厕所:户外厕所 户内坑式 户内坐式 其他_____

卫生:好 一般 差 浴室:淋浴 盆浴 其他

防滑措施:有 无 物品摆放:合理 不合理

家用设施:

电灯 电话 电视机 电冰箱 电脑 空调 热水器 微波炉 其他_____

家庭外环境:

气候 绿化 噪音 辐射 社会关系

家庭生活周期:

阶段:新婚 第一个孩子出生 有学龄前儿童 有学龄儿童

中年父母期 空巢期 老年期

时间:

问题:

个体健康评估:身高_____ 体重_____ 体重指数_____ 听觉_____ 视觉_____

说话与语言_____ 咀嚼_____ 认知_____ 疼痛_____ 意识_____ 皮肤_____

神经_____ 肌肉_____ 骨骼系统与功能_____ 呼吸_____ 循环_____

消化_____ 排泄功能_____ 生殖泌尿功能_____ 产前产后_____ 其他_____

生活行为习惯

生活中哪些行为有害您的健康

吸烟 饮酒 滥用药物 缺乏体育锻炼 饮食习惯 其他

吸烟:经常 是 否 哪年开始吸烟的:吸烟量:偶尔 每周一盒 两天一盒

一天一盒　一天两盒以上

饮酒:经常　是　否_____哪年开始的_____最常饮什么酒_____

饮食习惯:喜甜食　咸食　油炸食品　定时　定量_____

经常体育锻炼:是　否　运动:_____

锻炼年数_____锻炼类型_____次数_____每次活动时间_____

睡眠:失眠　用安眠药:_____

营养状况:_____

定期健康检查:是　否　历年健康检查主要情况:_____

免疫接种情况:_____

就医行为_____遵医行为_____

健康信念:_____

有关疾病知识了解情况:_____

是否有自我保健措施:_____

家庭对患病成员照顾的程度:_____

信息来源:_____

文艺爱好:_____

人际关系:_____

精神压力:_____

行为模式:_____

生活丰度:_____

生活满意度:_____

其他:

记录者

(姚蕴伍)

第七章　社区疾病预防与控制

学习目标

1. 叙述三级预防的内涵。
2. 解释疾病监测的作用、目的、步骤和监测种类。
3. 叙述社区慢性病干预的重点人群、干预环节、干预手段、干预重点。
4. 简述传染病分类管理主要内容，传染病报告方式及时限、流程及疫情处置措施。
5. 阐明计划免疫的作用、儿童基础免疫内容、免疫程序及实施方法与注意事项。
6. 陈述呼吸道传染病、消化道传染病、病毒性肝炎、艾滋病、结核病、狂犬病的预防措施。知道我国慢性病预防与控制的目标、基本原则、策略与措施、计划与方案。
7. 思考社区护士在社区疾病预防中的作用。

预防为主是我国卫生工作的一条重要经验，是我国卫生战略的重点，随着经济的高速发展及疾病谱的改变，带来了许多新的社会卫生问题，卫生防疫工作的内容和重点也随之实行战略转移，由传染病扩大到慢性病和伤害，由自然因素扩大到对社会、心理因素的预防。本章主要内容有：三级预防、社区疾病监测、社区慢性病预防与控制、社区传染病预防与控制。

第一节　三级预防

三级预防不仅是指阻止疾病的发生，还包括疾病发生后阻止其发展或延缓其发展，最大限度地减少疾病造成的危害。疾病发生的过程一般分为未病之时、临床早期和临床期，针对这三个不同阶段而采取的预防措施相应地称为一级预防、二级预防和三级预防。三级预防是各类疾病综合预防的基本策略，是贯彻"预防为主"卫生工作方针的具体体现。

一、一级预防

一级预防（primary prevention）亦称病因预防，是在疾病尚未发生时针对病因采取预防措施，这是最积极有效的预防疾病的根本措施。通过健康教育提高全体居民的自我保护意识和自我保健能力是一级预防的核心。一级预防的一般措施有：

1. 针对个体的预防措施。主要通过健康教育和行为干预，使个体能够做到：参加体育锻炼，合理营养，起居有规律，增强体质；保持开朗、乐观的性格，具有良好的心理应对方式；采取有利于健康的行为和生活方式，戒除不良嗜好，消除或减轻影响健康的危险因素；进行系统的免疫接种，预防和控制传染病等。

2.针对环境的预防措施。卫生立法为预防和控制疾病、保护和促进健康提供了法律保证。做好环境保护,保证人们有良好的生活、工作环境,防止环境污染和职业暴露对健康的危害,去除或尽量减少环境中生物性、物理性及化学性有害物质对人体的致病作用,通过加强劳动保护,预防某些职业病、地方病和慢性病可针对其明确的危险因素采取干预措施;做好婚前检查,防止近亲或不恰当的婚配,避免或减少遗传性和先天性疾病的个体出生,加强优生优育和围生期保健工作,提高人口素质等。

> **三级预防**
>
> 预防疾病不仅是指阻止疾病的发生,还包括疾病发生后阻止其发展或延缓其发展,最大限度地减少疾病造成的危害。

3.特殊预防。特殊预防(specific prevention)是指针对性地对某种致病因素或某类可能危害人们健康的因素采取干预的一种公共卫生措施,如对相关健康产品投入市场前进行安全性毒理学测试,以预防许多化学物质对健康的危害;进行饮用水卫生处理,加强食品卫生监督,预防食物中毒;缺碘地区通过食盐加碘预防克汀病和地方性甲状腺肿等。

二、二级预防

二级预防(secondary prevention)即临床前期预防,是在疾病的初期为阻止或延缓疾病的发展而采取的措施,亦称"三早"预防,即早期发现、早期诊断、早期治疗。

许多慢性病的病因不明,要有针对性地开展一级预防是不太容易的,但慢性病发生和发展的过程一般较长,做到"三早",可明显改善预后。如早期发现高血压、糖尿病患者,及时治疗,可以减少并发症的发生,提高患者的生存质量;早期发现各种癌前病变,有利增进治疗效果;早期发现和治疗传染病,并且早报告、早隔离,可以防止和减少周围人群受感染的可能性。

> 一级预防亦称病因预防,是在疾病尚未发生时针对病因采取预防措施,这是最积极有效的预防疾病的根本措施。
>
> 二级预防即临床前期预防,是在疾病的初期为阻止或延缓疾病的发展而采取的措施,亦称"三早"预防,即早期发现、早期诊断、早期治疗。
>
> 三级预防亦称康复治疗,是在疾病的临床期为减少其危害而采取的预防措施。包括对症治疗、并发症预防和康复治疗。

二级预防的主要措施有:

(1)定期开展健康检查、疾病普查或筛查以及高危人群重点项目检查;

(2)做好健康教育(health education)工作,向社区人群传播健康知识,使人们认识疾病,有病早治,同时也向社区人群进行健康技能的传授,教育人们开展疾病的自我检查;

(3)提高医务人员诊断水平和提高诊断方法和技术。

三、三级预防

三级预防(tertiary prevention)亦称康复治疗,是在疾病的临床期为减少其危害而采取的预防措施。包括对症治疗、并发症预防和康复治疗,其目的是防止伤残和促进功能恢复,提高生命质量,降低病死率,力求病而不残,残而不废,促进康复。

以上一、二、三三级预防的主要内容见表7-1。

表7-1　三级预防内容

一级预防（未病之时）		二级预防（临床早期）			三级预防（临床期）
增进健康	早期发现	特殊预防	及时治疗	防止病残	康复工作
体育锻炼	职业预防	定期体检	早期用药	恢复功能	心理康复
良好的劳动条件	预防接种	自我检查	合理用药	早日康复	调整性康复
良好的卫生条件	提高免疫力	普查	防止转慢性病	病而不残	功能性康复
良好的生活方式	保护高危人群	选择筛查	心理治疗	残而不废	爱护病残
社会卫生教育		消除病因	防复发转移	教育社会	社会卫生服务
心理健康					家庭护理指导
合理膳食					
环境保护					
自我保健					

第二节　社区疾病监测

疾病监测(surveillance of diseases)即长期连续地收集、核对、分析疾病的动态分布资料和疾病影响因素，找出该地区主要的卫生问题，并将信息及时上报和反馈，便于及时采取干预措施，以提高人群的健康水平。同时，疾病监测结果也是评价社区卫生服务的指标，是卫生决策的依据。

一、疾病监测步骤与内容

1. 建立健全的监测机构并收集资料。疾病监测是系统工程，需要专门的机构负责管理、收集以下资料：死亡登记资料；发病报告资料；流行或暴发疾病的报告资料及流行病学调查的资料；实验室调查资料；个案调查资料；人群调查资料；动物宿主及媒介昆虫的分布资料；暴露地区或监测地区的人口学资料；生物制品及药物应用的记录资料；其他如防治措施方面的资料等。

> **疾病监测**
> 长期连续地收集、核对、分析疾病的动态分布资料和疾病影响因素，找出该地区主要的卫生问题，并将信息及时上报和反馈，便于及时采取干预措施，以提高人群的健康水平。

2. 分析和评价资料。对所收集的资料进行整理分析，选择合理的指标，进行统计处理，从中找出有价值的结论。通过分析，可以确定某地区的主要健康问题及变化规律、流行趋势和影响因素以及对人群健康的危害，也可得到有关防治效果的客观指标，并为进一步的防疫工作提供依据。

3. 反馈信息。将所收集的资料和分析结果及时上报并通知有关单位和个人，及时采取相应的防治措施。特别应将资料反馈给报告资料的基层工作人员，以便更好地使基层工作随实际需要而调整，同时也促进基层工作人员重视收集有关资料。

二、疾病监测种类

1.传染病监测。国家、省级疾病预防控制机构负责对传染病发生、流行以及分布进行监测,对重大传染病流行趋势进行预测,提出预防控制对策,参与并指导对暴发的疫情进行调查处理,开展传染病病原学鉴定,建立检测质量控制体系,开展应用性研究和卫生评价。

传染病监测的主要内容有:

(1)监测人群基本情况,即了解人口、出生、死亡、生活习惯、经济状况、教育水准、居住条件和人群流动的情况;

(2)监测传染病,在人、时、地方面的动态分布,包括做传染病漏报调查和亚临床感染调查;

(3)监测人群对传染病的易感性;

(4)监测传染病、宿主、昆虫媒介及传染来源;

(5)监测病原体的型别、毒力及耐药情况;

(6)评价防疫措施的效果;

(7)开展病因学和流行规律的研究;

(8)传染病流行预测等。

2.非传染病监测。监测内容根据监测目的而异,包括出生缺陷、职业病、流产、吸烟与健康,还有营养监测、婴儿死亡率监测、社区和学校的健康教育情况监测、食品卫生、环境、水质监测等等,范围极广。针对我国慢性病现状,建立和完善慢性病监测系统,是动态掌握我国居民慢性病发病、患病、死亡及危险因素的流行状况和变化趋势,确定慢性病预防控制优先领域,制定政策和评价干预措施效果的重要基础。

(1)慢性病监测目的 了解行为危险因素、人文环境与死亡变化的趋势,用于制订干预措施和开展效果评价。

(2)慢性病监测内容 ①死因监测:建立和完善各级死因监测系统,了解居民死亡情况,确定主要死因分布及其变化趋势,为确定慢性病预防控制优先领域,制定政策和评价干预效果提供科学依据;②慢性病危险因素监测:主要包括吸烟、饮酒、膳食、身体活动、体重控制情况,以及身高、体重、腰围、血压、空腹血糖、血脂(胆固醇、甘油三酯)等。各级 CDC 应从本地区的实际情况出发,逐步建立起能反映本地区慢性病危险因素流行水平及变化趋势的慢性病危险因素监测系统;③人文环境监测:了解干预期间社区环境的变化,如有关政策、法规及执行情况,大众媒介支持强度,健康教育开展情况,医院卫生服务与管理(如健康教育专栏,医生对患者开展健康咨询,首诊患者测血压)等。

(3)慢性病监测原则 ①各地尽量利用和完善现有的监测系统;②社区监测应根据现场工作需要和条件而定;③应保证监测能够坚持和发展;④确定统一内容、指标和标准,使资料具有可比性和科学性。

(4)慢性病监测管理 建立管理制度和管理工作程序,统一标准,动态管理,做好慢性病资料的登记、分析、评价和动态观察,使监测资料能动态地为社区慢性病的综合防治工作服务,如在慢性病监测中建立居民健康档案,并能在居民的一生中随时随地为其提供有关资料,也能同时不断充实和完善这些资料。监测系统和信息管理系统纳入大的信息系统,进行统一维护。

《慢性病全国预防控制工作规范》(2010 年)对死因监测、慢性病危险因素监测、肿瘤登记、心脑血管事件登记等工作制订了相应的规范,指导全国对慢性病的规范管理。

三、常用的疾病监测指标

1. 发病率。发病率(incidence rate)是指一段时间内,某暴露人群发生某病新病例的频率。是用来衡量某时期一个地区人群发生某种疾病危险性大小的指标。常用于探讨发病因素、提出病因假设和评价防制措施效果。

常见疾病监测指标
发病率
患病率
病死率
生存率
死亡率
死因别死亡率
年龄别死亡率
婴儿死亡率

$$发病率 = \frac{某一段时间内新发病的人数}{某一段时间内可能发病的人口数} \times K$$

($K = 100\%$ 或 1000‰、$10000/万$、$100000/10 万$)

2. 患病率。患病率(prevalence rate)是指某特定时间内某病新旧病例数与同期平均人口之比。是衡量某一时点(或短时期内)人群中某种疾病存在多少的指标,对于病程短的疾病如急性传染病,几乎无特殊意义,但对于病程长的慢性疾病常能反映有价值的信息,为医疗设施规划、医疗质量评价和医疗经费的投入提供科学依据。患病率也常用来研究疾病的流行因素、防治效果及疾病分布等。

$$患病率 = \frac{某地某时间内某病病例数}{该地同期平均人口数} \times K$$

3. 病死率。病死率(fatality rate)是表示一定时期内患某种疾病的人群中因该病而死亡的频率。主要用来衡量疾病严重程度和治疗效果,主要用于急性病。

$$病死率 = \frac{某时期某病死亡人数}{同期该病患者数} \times K$$

4. 生存率。生存率(survival rate)又称存活率,是指经过一定时间(N 年)的观察,某病患者(或接受某种治疗措施者)中存活人数所占的比例。计算存活率必须有随访制度,随访的时间可以是一年、二年、五年、十年等,对于生存时间较短的也可用月或日为单位。生存率也是用来衡量疾病严重程度和治疗效果,主要用于慢性病。

$$N 年生存率 = \frac{随访 N 年存活的病例数}{随访满 N 年的病例数} \times K$$

5. 死亡率。死亡率(death rate)是指一定时期内一定地区死亡人数与同期平均人口数之比。是人群死亡水平总的度量,在一定程度上反映了人群健康状况的重大变化。

$$死亡率 = \frac{某地某时期死亡人数}{该地同期平均人口数} \times K$$

6. 死因别死亡率。死因别死亡率(cause-specific death rate)是指因某种原因(疾病)所致的死亡率。

$$某死因死亡率 = \frac{某时间内某种原因死亡人数}{同期平均人数} \times K$$

7. 年龄别死亡率。年龄别死亡率(age-specific death rate)指不同年龄组的死亡率。

$$年龄别死亡率 = \frac{某年龄组死亡人数}{同期该年龄组平均人口数} \times K$$

8. 婴儿死亡率。婴儿死亡率(infant mortality rate)表示 1 年内不满 1 岁的婴儿死亡人数与全年活产数的比值。是年龄别死亡率中具有特殊意义的指标,是反映社会经济、人民生活水平、医疗卫生特别是妇幼保健水平最敏感的指标。

$$婴儿死亡率＝\frac{某年婴儿死亡总数}{同年活产数}×K$$

第三节　社区慢性病预防与控制

伴随工业化、城镇化、老龄化进程加快,我国慢性病发病人数快速上升,现有确诊患者2.6亿人,慢性病导致的死亡已经占到我国总死亡的85%,导致的疾病负担已占总疾病负担的70%,是重大的公共卫生问题。影响我国人民群众身体健康的常见慢性病主要有心脑血管疾病、糖尿病、恶性肿瘤、慢性呼吸系统疾病等。

一、慢性病预防与控制目标

1.总体目标。完善覆盖全国的慢性病防治服务网络和综合防治工作机制,建立慢性病监测与信息管理制度,提高慢性病防治能力,努力构建社会支持环境,降低人群慢性病危险因素水平,减少过早死亡和致残,控制由慢性病造成的社会经济负担水平。

2.具体目标。《中国慢性病防治工作规划(2012—2015年)》提出的2015年目标为:①慢性病防控核心信息人群知晓率达50%以上,35岁以上成人血压和血糖知晓率分别达到70%和50%;②全民健康生活方式行动覆盖全国50%的县(市、区),国家级慢性病综合防控示范区覆盖全国10%以上县(市、区);③全国人均每日食盐摄入量下降到9g以下,成年人吸烟率降低到25%以下,经常参加体育锻炼的人数比例达到32%以上,成人肥胖率控制在12%以内,儿童青少年不超过8%;④高血压和糖尿病患者规范管理率达到40%,管理人群血压、血糖控制率达到60%,脑卒中发病率上升幅度控制在5%以内,死亡率下降5%;⑤30%的癌症高发地区开展重点癌症早诊早治工作;⑥40岁以上慢性阻塞性肺病患病率控制在8%以内;⑦适龄儿童窝沟封闭覆盖率达到20%以上,12岁儿童患龋率控制在25%以内;⑧全人群死因监测覆盖全国90%的县(市、区),慢性病及危险因素监测覆盖全国50%的县(市、区),营养状况监测覆盖全国15%的县(市、区);⑨慢性病防控专业人员占各级疾控机构专业人员的比例达5%以上。

二、慢性病预防控制的基本原则

1.坚持政府主导、部门合作、社会参与。以深化医药卫生体制改革精神为指导,逐步建立各级政府主导、相关部门密切配合的跨部门慢性病防治协调机制,健全疾病预防控制机构、基层医疗卫生机构和医院分工合作的慢性病综合防治工作体系,动员社会力量和群众广泛参与,营造有利于慢性病防治的社会环境。

2.坚持突出重点、分类指导、注重效果。充分考虑不同地区社会经济发展水平和慢性病及其危险因素流行程度,制定适合不同区域的具体防治目标和控制策略,关注弱势群体和流动人口,提高慢性病防治的可及性、公平性和防治效果。

3.坚持预防为主、防治结合、重心下沉。以城乡全体居民为服务对象,以控制慢性病危险因素为干预重点,以健康教育、健康促进和患者管理为主要手段,强化基层医疗卫生机构的防治作用,促进预防、干预、治疗的有机结合。

三、慢性病预防与控制的策略与措施

1. 关口前移,深入推进全民健康生活方式。充分利用大众传媒,广泛宣传慢性病防治知识,政府部门、企事业单位、公益组织、学术团体发挥各自优势,按照规范信息,有组织地开展公益宣传和社会动员活动,促使人们自觉养成健康的行为生活方式,采取合理膳食,坚持有规律的健身运动,戒烟限酒,维持健康心态,同时强化环境污染综合治理。

2. 拓展服务,及时发现和管理高风险人群。基层医疗卫生机构要全面履行健康教育、预防、保健、医疗、康复等综合服务职能,建立规范化居民电子健康档案,扩大基本公共卫生服务项目内容和覆盖人群,加强慢性病高风险人群(血压、血糖、血脂偏高和吸烟、酗酒、肥胖、超重等)检出和管理。

3. 规范防治,提高慢性病诊治和康复的效果。推广慢性病防治适宜技术,对从业人员进行诊治规范培训,逐步实现慢性病的规范化诊治和康复,坚持中西医并重,推广慢性病患者的自我管理模式,努力提高患者规范管理率和控制率。

4. 明确职责,加强慢性病防治有效协同。完善慢性病防控网络,整合专业公共卫生机构、医院和基层医疗卫生机构功能,打造上下联动、优势互补的责任共同体,促进慢性病防治结合,建立疾病预防控制机构、医院、专病防治机构、基层医疗卫生机构在慢性病防治中的分工负责和分级管理机制,明确职责和任务,创新工作方式,提高管理效率。

5. 抓好示范,提高慢性病综合防控能力。积极创建慢性病综合防控示范区,注重开展社区调查诊断,明确本地区主要健康问题和危险因素,应用适宜技术,发展适合当地的慢性病防控策略、措施和长效管理模式。通过省部共建,提高慢性病综合防控水平,定期总结推广示范区建设经验,将慢性病防控作为卫生城镇考核标准和健康城市及区域性健康促进行动的重要内容,通过政策引导,带动慢性病综合防控工作。

6. 共享资源,完善慢性病监测信息管理。统筹利用现有资源,提高慢性病监测与信息化管理水平,建立慢性病发病、患病、死亡及危险因素监测数据库,健全信息管理、资源共享和信息发布等管理制度。逐步建成慢性病综合监测点,规范人口出生与死亡信息管理,定期开展专项调查,加强慢性病信息收集、分析和利用,掌握慢性病流行规律及特点。

7. 加强科研,促进技术合作和国际交流。加强慢性病基础研究、应用研究和转化医学研究。重点加强慢性病防治技术与策略、诊疗器械、新型疫苗和创新药物的研究,开发健康教育与健康促进工具,加强科研成果转化和利用,推广慢性病预防、早诊早治早康复和规范治疗等适宜技术。加强国内外交流与合作,积极参与慢性病防治全球行动。

四、慢性病预防控制工作规范对基层医疗卫生机构的要求

《中共中央国务院关于深化医药卫生体制改革的意见》明确提出完善重大疾病防控体系,加强对严重威胁人民健康的慢性病的监测与预防控制。为充分发挥基层医疗卫生机构在慢性病预防控制(以下简称慢性病防控)工作中的作用,明确职责、任务和内容,规范慢性病防控工作流程和考核标准,提高慢性病防控效果,特制定《全国慢性病预防控制工作规范(试行)》,规范对基层医疗卫生机构要求如下:

《规范》围绕严重危害我国居民健康的心脑血管疾病、恶性肿瘤、慢性呼吸系统疾病和糖

尿病等4类疾病,规定了基层医疗卫生机构的职责、任务和基本工作流程。

（一）基层医疗卫生机构职责

基层医疗卫生机构包括城市社区卫生服务中心和服务站、农村乡镇卫生院和村卫生室。主要职责：

1.承担35岁以上患者首诊测血压工作；承担辖区慢性病高风险人群发现、登记、指导和管理工作。

2.承担明确诊断的高血压、糖尿病等慢性病患者的建档、定期干预指导和随访管理。

3.承担辖区居民慢性病及其所致并发症和残疾的康复工作,提供康复指导、随访、治疗、护理等服务。

4.开展辖区健康促进工作,开设健康课堂,组织健康日宣传活动。

5.建立居民健康档案,并根据其主要健康问题和服务提供情况填写相应记录。

6.承担国家、辖区慢性病监测任务,有条件的地区开展死亡登记和死因调查、恶性肿瘤发病登记、新发脑卒中和心肌梗死病例报告等。

7.与上级医院建立双向转诊机制。

8.城市社区卫生服务中心和农村乡镇卫生院承担对社区卫生服务站和村卫生室慢性病防控的指导和管理工作。

（二）工作计划和实施方案

1.目标。按照上级政府或卫生行政部门的工作要求,制订本单位年度工作计划与实施方案,明确年度慢性病防控工作目标、重点内容、相关措施、预期成果与时间安排,确保机构履行职责和慢性病预防控制工作的有序开展。

2.工作计划。根据上级或辖区政府卫生政策、慢性病防控规划、机构职责,结合辖区特点,确定本单位慢性病防控工作重点,制订年度或阶段工作计划。内容一般包括工作计划制订的现实意义与政策依据；工作计划期望达到的效果与阶段性指标；为达到工作目标需要完成的工作任务；为完成主要工作任务需要采取的措施；人、财、物等方面的管理与保障措施；各项具体工作步骤与时间安排；考核与评价：明确考核与评价的执行部门、主要内容和方法等。

> 工作计划的制订：阐明现实意义与政策依据；工作计划期望达到的效果与阶段性指标；为达到工作目标需要完成的工作任务；为完成主要工作任务需要采取的措施；人、财、物等方面的管理与保障措施；各项具体工作步骤与时间安排；考核与评价。

3.实施方案。根据工作计划,针对特定工作明确具体实施措施与办法、步骤流程,包括目标、所需资源、负责人和时间进度安排。内容一般包括工作期望达到的阶段性目标、具体指标和效果；需要完成的各项具体工作、方法及要求；工作执行的流程、关键环节、时间进度等；责任人以及保证实施的人、财、物等方面的管理与保障；对各个环节工作质量控制的定性、定量指标与方法；完成各阶段工作目标的时间安排；对工作开展的过程、产出和效果进行评估。

4.任务。根据上级计划、自身职责和实际需要,于每年年初制订本单位年度慢性病防控工作计划、实施方案,并通报需要协作开展工作的相关部门、机构；考核与评价本单位相关工作计划、方案执行情况,并接受和配合疾控机构对有关工作的考核与评价。

5.流程和步骤。成立工作计划和实施方案起草工作组;收集有关政策和技术资料;编制慢性病预防控制工作计划初稿;完善慢性病预防控制工作计划;工作计划经主管部门审定批准并下发有关部门执行;对各项具体工作制订相应的实施方案;定期、不定期对计划实施情况进行检查、督导。

6.质量控制和考核评价。资料收集的完整性与全面性;工作目标的科学性;工作流程制订的规范性;策略和措施的可行性;时间安排合理性;保障措施可及性。

(三)监测与调查

建立和完善慢性病监测系统,开展慢性病监测与调查是动态掌握慢性病发病、患病、死亡及危险因素的流行状况和变化趋势,确定慢性病预防控制优先领域,制定政策和评价干预措施效果的重要基础。慢性病监测包括:死因监测、慢性病危险因素监测、发病和患病登记等。居民营养监测、国民体质监测、特定人群(孕产妇、儿童、青少年)营养或行为监测及人口和出生信息等资料也是慢性病监测重要的信息来源。慢性病监测信息统一纳入疾病预防控制信息系统并维护管理。

(四)干预与管理

慢性病的干预与管理需要基层医疗卫生机构的支持,需要社会和民众的积极参与。干预工作要面向三类人群:一般人群、高风险人群和患病人群;重点关注三个环节:危险因素控制、早诊早治和规范化管理;注重运用三个手段:健康促进、健康管理和疾病管理。围绕心脑血管疾病、恶性肿瘤、慢性呼吸系统疾病和糖尿病等重点慢性病,积极开展社区防治和健康教育,重视高风险人群管理,控制社会和个人危险因素,推广有效防治模式,努力减少疾病负担。

> **慢性病的干预与管理**
> 面向三类人群:一般人群、高风险人群和患病人群;
> 重点关注三个环节:危险因素控制、早诊早治和规范化管理;
> 注重运用三个手段:健康促进、健康管理和疾病管理。

(五)信息管理

将慢性病有关信息作为疾病预防控制或区域卫生信息平台建设的重要组成部分,建立和完善慢性病信息管理系统。基层医疗卫生机构的任务是承担辖区内慢性病信息的收集、整理和上报工作,按照国家档案管理规定,做好慢性病相关资料档案保存和管理工作,长期保存有关证明书、登记表等,适时更新、维护辖区居民慢性病健康档案。

(六)能力建设

慢性病防控能力是指各级各类慢性病防控相关机构有效、高效、可持续执行慢性病防控领域中适当任务的能力。通过对基层医疗卫生机构的慢性病防控资源和能力进行评估,确定能力建设的重点,优化资源配置、开展技术指导和培训,提高基层医疗卫生机构防控慢性病的能力,整体提升慢性病防控工作的水平。

(七)综合评估

综合分析与评估慢性病的流行现状及变化趋势、应对策略及效果,为指导慢性病预防控制工作的开展、相关政策和规划的制订提供科学依据。基层医疗机构和医院任务是参与各级综合评估计划和方案的制订和实施;配合疾控机构研究完善综合评估相关方法、技术、指标等;参与各级综合评估的技术指导和培训。

五、社区慢性病干预

慢性病的干预与管理需要疾控机构、基层医疗卫生机构、医院和专业防治机构的密切协作,需要卫生系统外其他部门或单位的支持,需要社会和民众的积极参与。围绕心脑血管疾病、恶性肿瘤、慢性呼吸系统疾病和糖尿病等重点慢性病,积极开展社区防治和健康教育,重视高风险人群管理,控制社会和个人危险因素,推广有效防治模式,努力减少疾病负担。

1. 干预人群。社区慢性病干预工作要面向三类人群:一般人群、高风险人群和患病人群。通过政策倡导、环境建设、技术支持、健康教育和健康促进活动的开展,营造健康生活方式支持环境,促进全民健康生活方式培养,同时及时发现高风险人群和慢性病患者并加强健康管理。高风险人群是指具有以下特征之一者:①血压水平为 $130\sim139/85\sim89$ mmHg;②现在吸烟者;③空腹血糖水平为 $6.1\leqslant$ FBG<7.0 mmol/L;④血清总胆固醇水平为 $5.2\leqslant$ TC<6.2 mmol/L;⑤男性腰围$\geqslant90$ cm;⑥女性腰围$\geqslant85$ cm。

> **社区慢性病干预**
>
> 干预人群:一般人群、高风险人群、患病人群。
>
> 干预环节:危险因素控制、早诊早治、规范化管理。
>
> 干预手段:健康促进、健康管理、疾病管理。
>
> 干预重点:烟草使用、不合理膳食、身体活动。

2. 干预环节。慢性病干预重点关注三个环节:危险因素控制、早诊早治和规范化管理。加强全民健康生活方式行动、控制烟草、合理膳食、促进身体活动,控制慢性病主要危险因素,对高风险人群和慢性病患者早发现、早诊断、早治疗,实行规范化的管理。

3. 干预手段。注重运用三个手段:健康促进、健康管理和疾病管理。高风险人群的健康管理:动态监测危险因素指标变化;生活方式自我调整和强化;干预控制其他并存的疾病或危险。采取健康生活方式行动,通过政府倡导与推动、创造支持环境、普及健康知识、开发和推广适宜技术,开展全民健康生活方式行动,以及烟草控制、合理膳食、促进身体活动等手段控制危险因素。同时,通过实施的规范化的健康管理和疾病管理,达到预防和控制慢性病的目的。

4. 干预重点。《全国慢性病预防控制工作规范》指出,现阶段慢性病危险因素干预与管理重点包括:烟草使用、不合理膳食、身体活动不足三种行为危险因素;超重/肥胖、血压升高、血糖升高和血脂异常四种指标异常。早期发现和管理高血压和糖尿病患者,提高知晓率、治疗率和控制率,减少或延缓心血管病事件等严重并发症的发生。以早诊早治工作为载体,提高主要癌症的早期诊断率、早期治疗率、五年生存率,降低死亡率;提高技术队伍水平,加强基层能力建设;建立合理、可行的费用分担机制,保证绝大部分患者得到及时治疗;逐步全面开展癌症的综合防治工作。

各地可根据具体情况,在有效开展上述工作基础上,扩大慢性病干预与管理的范围。

第五节 社区传染病预防与控制

社区卫生服务机构通常是患者就诊的首诊场所,传染病早发现、早报告的关键环节,也是传染病预防与控制的前沿阵地。

一、传染病疫情报告

1. 传染病的分类管理。按《中华人民共和国传染病防治法》规定,传染病分为甲、乙、丙三类。

甲类传染病是指:鼠疫、霍乱。

> 甲类传染病是指:鼠疫、霍乱

乙类传染病是指:传染性非典型肺炎、艾滋病、病毒性肝炎、脊髓灰质炎、人感染高致病性禽流感、麻疹、流行性出血热、狂犬病、流行性乙型脑炎、登革热、炭疽、细菌性和阿米巴性痢疾、肺结核、伤寒和副伤寒、流行性脑脊髓膜炎、百日咳、白喉、新生儿破伤风、猩红热、布鲁氏菌病、淋病、梅毒、钩端螺旋体病、血吸虫病、疟疾。

丙类传染病是指:流行性感冒、流行性腮腺炎、风疹、急性出血性结膜炎、麻风病、流行性和地方性斑疹伤寒、黑热病、包虫病、丝虫病、除霍乱、细菌性和阿米巴性痢疾、伤寒和副伤寒以外的感染性腹泻病。

对乙类传染病中传染性非典型肺炎、炭疽中的肺炭疽和人感染高致病性禽流感,按甲类传染病管理。上述规定以外的其他传染病,根据其暴发、流行情况和危害程度,需要列入乙类、丙类传染病的,由国务院卫生行政部门决定并予以公布。其他乙类传染病和突发原因不明的传染病需要采取甲类传染病的预防、控制措施的,由国务院卫生行政部门及时报经国务院批准后予以公布、实施。

2. 传染病报告制度。任何单位和个人发现传染病患者或者疑似传染病患者时,应当及时向附近的疾病预防控制机构或者医疗机构报告。疾病预防控制机构应当主动收集、分析、调查、核实传染病疫情信息。接到甲类、乙类传染病疫情报告或者发现传染病暴发、流行时,应当立即报告当地卫生行政部门,由当地卫生行政部门立即报告当地人民政府,同时报告上级卫生行政部门和国务院卫生行政部门。

县级以上地方人民政府卫生行政部门应当及时向本行政区域内的疾病预防控制机构和医疗机构通报传染病疫情以及监测、预警的相关信息。接到通报的疾病预防控制机构和医疗机构应当及时告知本单位的有关人员。国务院卫生行政部门应当及时向国务院其他有关部门和各省、自治区、直辖市人民政府卫生行政部门通报全国传染病疫情以及监测、预警的相关信息。毗邻的以及相关的地方人民政府卫生行政部门,应当及时互相通报本行政区域的传染病疫情以及监测、预警的相关信息。

传染病暴发、流行时,国务院卫生行政部门负责向社会公布传染病疫情信息,并可以授权省、自治区、直辖市人民政府卫生行政部门向社会公布本行政区域的传染病疫情信息。

疾病预防控制机构应当设立或者指定专门的部门、人员负责传染病疫情信息管理工作,及时对疫情报告进行核实、分析。

3. 传染病疫情报告

(1)责任报告单位及报告人:基层医疗卫生机构属于责任报告单位,其执行职务的人员为责任报告人。

(2)报告卡:基层医疗卫生机构的责任报告人发现法定传染病患者后,填写传染病报告卡,发现漏报的病例及时补报。传染病报告卡内容见表7-2。

表7-2 中华人民共和国传染病报告卡

卡片编号:＿＿＿＿＿＿＿＿＿＿＿＿＿ 　　　　报卡类别:1.初次报告　 2.订正报告

姓名 *:＿＿＿＿＿(患儿家长姓名:＿＿＿＿) 身份证号:□□□□□□□□□□□□□□□□□□性别 *:□男　□女 出生日期 *:＿＿＿年＿月＿日(如出生日期不详,实足年龄:＿＿＿年龄单位:□岁□月□天) 工作单位:＿＿＿＿＿＿＿＿＿＿＿联系电话:＿＿＿＿＿＿＿＿ 患者属于 *:□本县区　□本市其他县区　□本省其他地市　□外省　□港澳台　□外籍 现住址(详填) *:＿＿＿＿省＿＿＿市＿＿＿县(区)＿＿＿乡(镇、街道)＿＿＿村＿＿＿(门牌号) 患者职业 *: □幼托儿童□散居儿童□学生(大中小学)□教师□保育员及保姆□餐饮食品业□商业服务 □医务人员□工人□民工□农民□牧民□渔(船)民□干部职员□离退人员□家务及待业□其他( )□不详 病例分类 *:(1)□疑似病例□临床诊断病例□实验室确诊病例□病原携带者□阳性检测结果(献血员) 　　　　　(2)□急性□慢性(乙型肝炎、血吸虫病) 发病日期 *:＿＿＿年＿＿月＿＿日　　诊断日期 *:＿＿＿年＿＿月＿＿日＿＿时 死亡日期:＿＿＿年＿＿月＿＿日
甲类传染病 *:□鼠疫□霍乱
乙类传染病 *: □传染性非典型肺炎□艾滋病(病毒性肝炎□甲型□乙型□丙型□戊型□未分型)□甲型H1N1流感□脊髓灰质炎□人感染高致病性禽流感□麻疹□流行性出血热□狂犬病□流行性乙型脑炎□登革热(炭疽□肺炭疽□皮肤炭疽□未分型)(痢疾□细菌性、阿米巴性)(肺结核□涂阳、仅培阳□菌阴□未痰检)(□伤寒□副伤寒)□流行性脑脊髓膜炎 □百日咳□白喉□新生儿破伤风□猩红热□布鲁氏菌病□淋病(梅毒□Ⅰ期□Ⅱ期□Ⅲ期□胎传□隐性)□钩端螺旋体病□血吸虫病(疟疾□间日疟□恶性疟□未分型)
丙类传染病 *: □流行性感冒□流行性腮腺炎□风疹□急性出血性结膜炎□麻风病□流行性和地方性斑疹伤寒□黑热病□包虫病□丝虫病□除霍乱、细菌性和阿米巴性痢疾、伤寒和副伤寒以外的感染性腹泻病□手足病
其他法定管理以及重点监测传染病:
订正病名:＿＿＿＿＿＿＿＿＿＿　退卡原因:＿＿＿＿＿＿＿＿＿＿＿＿ 报告单位:＿＿＿＿＿＿＿＿＿＿　联系电话:＿＿＿＿＿＿＿＿＿＿＿＿ 报告人:＿＿＿＿＿＿＿＿＿＿＿　填卡日期 *:＿＿＿＿＿年＿＿月＿＿日
备注:

(3)报告方式:传染病责任报告人通过《疾病监测信息报告管理系统》进行网络直报,无网络直报条件的,应将传染病报告卡及时报至属地代报机构(如乡镇卫生院、社区卫生服务中心或县(区)疾病预防控制机构等),由其代为进行网络报告,漏报病例及时补报。发现乙型肝炎病毒携带者,不要求进行网络直报。

(4)报告时限:甲类传染病和按甲类管理的乙类传染病患者、疑似

> 传染病报告时限:甲类和按甲类管理的传染病2h内,其他传染病24h内。

患者和病原携带者,卫生部规定按甲类传染病管理的其他乙类传染病和突发原因不明的传染病,以及卫生部规定的不明原因肺炎患者,应在2h内完成网络直报,无网络直报条件的责任报告单位应2h内以最快方式报出传染病报告卡。对其他乙类传染病患者、疑似患者,伤寒副伤寒、痢疾、梅毒、淋病、白喉、疟疾的病原携带者,卫生部决定列入乙类传染病管理的其他传染病患者、疑似患者,应在24h内,通过网络进行报告,无网络直报条件的责任报告单位应在24h内报出传染病报告卡到属地疾病预防控制机构。对丙类传染病患者、疑似患者,省级人民政府决定列入丙类传染病管理的其他地方性传染病患者、疑似患者,其他暴发、流行或原因不明的传染病,应在24h内,通过网络进行报告,无网络直报条件的责任报告单位应在24h内报出传染病报告卡到属地疾病预防控制机构。

(5)报告流程:传染病报告和处理流程见图7-1。

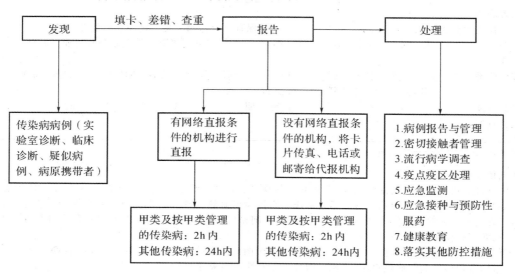

图7-1 传染病报告和处理流程图

二、传染病疫情处置

(一)重大疫情处置

基层医疗机构对诊治的传染病患者按照早发现、早报告,及时控制传播的原则,在第一时间对传染病患者、疑似患者采取治疗、隔离、接触者追踪与医学观察等措施。

1.传染病患者管理。首先应尽可能地明确病例的临床诊断,通过对患者的临床表现、流行病学特点及实验室检测结果的分析作出初步诊断,进行及时治疗处理,并根据患者的传染性确定是否隔离处置。对于一些疑似患者在作出确诊前要做好医学观察和采取相应的隔离措施。对不具备救治能力或者卫生行政部门另有规定的,按转诊要求及时转诊治疗。

> 基层医疗机构对诊治的传染病患者按照早发现、早报告,及时控制传播的原则

2.防止疫情蔓延。通过流行病学调查,结合临床诊断和实验室诊断,做好传染源管理外,确定疫点、疫区范围,采取现场消毒、杀虫、灭鼠以及饮食卫生、饮水卫生、环境卫生等工作,切断传播途径,对受威胁的易感人群开展预防工作,通过健康教育提

高人群自我保护的意识和自我保护能力,根据情况对易感人群分别采取避免暴露、接触或应急接种疫苗,对接触者进行医学观察和预防性服药,防止疫情蔓延。

3.现场调查。对重大疫情的调查总是与现场防治工作同时展开,即采取边调查边处理。在发现或接到疫情报告后,应立即对情况作初步的调查与核实,可采用访谈法,对患者、家属和知情人进行询问,并对主要内容做些记录整理。现场调查的内容主要有以下几方面:

(1)患者的发病时间、症状体征、集中发病时间、当前发病趋势(已停止、继续增多还是减少)。

(2)患者主要发生地、可能扩散的范围。

(3)患者主要的发生年龄与职业、性别等情况。

(4)确诊患者、疑似患者的数目,密切接触者数量。

(5)了解患者或知情人怀疑的可疑因素,有无集中暴露史,对可疑的外环境适当采样。

(6)当地人口学特征,居住环境,饮食习惯,经济文化水平,饮用水、空气污染情况,职业特点和医疗预防水平等。

(二)常见疫情应急处理要点

1.肠道传染病。肠道传染病是由多种细菌和病毒感染引起的以消化道症状为主的传染性疾病。肠道传染病的传染源是肠道传染患者和病原携带者的粪便和呕吐物中带有的大量细菌,从体内排出,污染周围环境和水源。健康人不注意饮食、饮水和个人卫生,细菌和病毒就可经饮用水、食物和污染的手、苍蝇、蟑螂或密切接触患者等途径,经口腔进入体内大量的细菌和病毒在胃肠道内繁殖、产生毒素引起临床一系列症状,同时又经粪便排出病原体再传给别人。好发于夏秋季节,发病年龄常以社会活动较多的青壮年为主,发生暴发疫情常以共同进食可疑食物或共同饮用污染的水而引起。发生肠道传染病的重大疫情,应急处理要点如下:

(1)患者进行消化道隔离:对患者的粪便、呕吐物进行消毒处理,并做好终末消毒和随时消毒。

(2)消毒处理前做好采样处理:包括患者的粪便、呕吐物、血、尿及患者吃剩的食物、餐具的采样。

(3)灭苍蝇、蟑螂:防止污染物进一步污染水源、食物或通过手、餐具等传播。

(4)加强饮水管理。

(5)应急接种疫苗:根据疫情及人群免疫情况,采取应急接种疫苗,针对性地预防相应的传染病。

(6)对接触者进行检疫:并重视对携带病原体者的调查和处理。

> **肠道传染病应急处理**
>
> 消化道隔离。
>
> 采样处理。
>
> 灭苍蝇、蟑螂,防止污染物进一步污染。
>
> 饮水管理。
>
> 应急接种疫苗。
>
> 检疫、调查。

2.呼吸道传染病。呼吸道传染病是一组经空气飞沫传播的传染病,传播速度快,可在易感人群中迅速播散,发病以儿童、青少年为主,好发于冬春季节。发生呼吸道传染病的重大疫情,应急处理要点如下:

(1)患者集中隔离治疗,接触者进行检疫。

(2)加强卫生宣传,在患者周围加强医学监测,避免前往空气流通不畅、人口密集的公共场所。

（3）减少群众性集会，户内经常通风换气，促进空气流通。

（4）根据情况应急接种相应的疫苗。

3.自然疫源性疾病。自然疫源性疾病是一组人兽（畜）共患的疾病，在自然界中存在动物宿主，常存在中间传播媒介，如流行性出血热、登革热、莱姆病和钩端螺旋体病等。具有明显的地理分布特点，传播途径多样，常有明确的野外作业史，发病以青壮年为主，有明显的发病季节。发生自然疫源性传染病的重大疫情，应急处理要点如下：

（1）尽快核实病例和找出类似病例，及时隔离治疗。

（2）及时采集相关标本送检。

（3）针对该传染病的动物宿主或传播媒介，采取突击性的灭鼠、灭蚤、灭蚊等工作，起到消灭相应的传染源及传播媒介的作用。

（4）如有相应的疫苗，对疫区易感人群采取应急预防接种。

（5）暂停在疫源地开展的野外作业，或根据传播途径作好相应的个人防护工作。

三、免疫预防

免疫预防是社区传染病预防的重要工作，免疫预防是指通过接种疫苗来达到预防传染病目的一种措施。免疫接种是一项投资小、收益大、预防效果明显的工作。美国曾分析了接种麻疹、风疹和腮腺炎疫苗的成本效益，分别是 $1:11.9,1:7.7$ 和 $1:6.7$。天花能在全球消灭，其疫苗的接种起了重要作用。

（一）计划免疫

计划免疫（planning immunization）是根据人群免疫状况与疫情监测分析，即有针对性地按一定的顺序将生物制品（疫苗）接种到人体内，使人对某种传染性疾病产生免疫能力，从而达到预防该传染病的目的。

（二）疫苗

凡自动免疫制剂统称为疫苗。随着现代科学技术的发展，疫苗的种类也随之扩展。

1.减毒活疫苗。此类疫苗是将病原微生物（细菌或病毒）在人工驯育的条件下，促使产生定向变异，使其毒力降低，极大程度地丧失致病性，但仍保留一定的免疫原性。此类疫苗接种人体后，使机体产生一次亚临床感染过程，从而获得免疫力。这类疫苗是活的疫苗，运送和贮存一定要在冷链条件下进行，并注意有效时间。如麻疹减毒活疫苗、脊髓灰质炎减毒活疫苗。

> **疫苗的种类**
> 减毒活疫苗。
> 灭活疫苗。
> 基因工程疫苗。
> 亚单位疫苗。
> 合成疫苗。

2.灭活疫苗。包括细菌、病毒、立克次氏体及类毒素疫苗。此类疫苗对贮运条件要求相对较低，有效期相对较长。细菌或病毒灭活疫苗是指用化学或物理的方法将细菌、病毒或立克次氏体灭活处理而制成的制剂，此类疫苗完全丧失致病力，但仍保留相应的抗原性；类毒素是外毒素经人工方法脱毒处理而制成，如白喉类毒素。

3.基因工程疫苗。是指利用生物工程技术将有效的特异性抗原的基因插入易于培养的载体细胞，在载体细胞增殖时可表达有效特异性抗原成分，将其取出制成疫苗。如乙型肝炎酵母重组疫苗。

4.亚单位疫苗。是指从细菌或病毒的培养物中，以生物化学和物理方法提取纯化有效的特异性抗原成分而制成的疫苗。如吸附无细胞百日咳疫苗。

5.合成疫苗。仿照特异性抗原的某些成分,用人工方法合成抗原而制成的疫苗。此类疫苗正在研究中,尚无应用于临床。

(三)免疫程序

实施计划免疫首先应制定切实可行的免疫程序。即给什么人、什么时候接种什么疫苗,以充分激发机体免疫功能,达到最佳效果。制定程序主要依据当地针对性传染病的流行特点、控制规划及疫苗的生物学特性、免疫效果和实施的可行性等。

```
儿童基础免疫——五苗防七病
卡介苗——结核病
乙肝疫苗——乙型肝炎
麻疹减毒活疫苗——麻疹
脊髓灰质炎疫苗——脊髓灰质炎
百白破三联疫苗——防百日咳、白
    喉、破伤风
```

1.儿童计划免疫程序。儿童是计划免疫的主要对象。儿童免疫用疫苗主要是卡介苗、麻疹减毒活疫苗、百白破三联疫苗、小儿麻痹糖丸和乙型肝炎疫苗,即通常所说的儿童基础免疫的"五苗防七病"。其免疫程序见表7-4。

表 7-4　儿童计划免疫程序

接种年龄	卡介苗	乙肝	脊灰	百白破	麻疹	白破	乙脑*	麻腮风*
出生	✓	✓						
1 月龄		✓						
2 月龄			✓					
3 月龄			✓	✓				
4 月龄			✓	✓				
5 月龄				✓				
6 月龄		✓						
8 月龄					✓		✓	
1 岁								
1.8 月～2 岁				✓			✓(2岁)	✓
4 岁			✓					
6 岁						✓		

说明:①"＊"为暂未列入计划免疫疫苗的推荐免疫程序;②卡介苗、脊髓灰质炎疫苗、百白破三联疫苗、麻疹疫苗为基础免疫疫苗,需在 12 月以内完成;③脊髓灰质炎疫苗、百白破三联疫苗基础免疫三次,最短时间间隔为 28 天;④乙型肝炎疫苗于 1992 年 1 月 1 日起纳入计划免疫管理,按 0 月、1 月、6 月顺序接种,成人接种按当天、1 月、6 月顺序按种,接种前进行乙肝病原学检查。

2.计划免疫的补种要求。儿童因病或因其他原因未接受相应的疫苗接种,应进行相应的免疫补种。

(1)脊髓灰质炎疫苗:4 岁以下的儿童补满 3 次,4 岁时加强一次;4～6 岁未服满 3 次者,补满 3 次后,不再复种;7 岁以上儿童不再补服。

(2)百白破三联疫苗:1～3 岁从未接种者,补种 3 次;曾接受过 1 次接种而时间不超过半年者,可补种 2 针,曾接受过 2 针者,补种 1 针;以上情况完成后的第 10～14 月时,如年龄未满 4 周岁者,可加强接种 1 针。4～6 岁从未接种过的儿童,补种 2 针(第一次 0.5mL,第二次 1mL);曾接种过 1 针而时间不超过半年的,补种 1 针;曾接种过 1 针而时间超过半年的,补种 2 针;曾接种过 2 针的,不再补种。

(3)麻疹疫苗:1～6 岁儿童曾在 1 岁以内初种后未再接种,或从未接种者,可补种一次,待 7 岁时再加强一次;7 岁以上儿童曾在以前接种过,而 6～7 岁时未接种,可补种一次,不再复种。

(四)计划免疫实施

1.接种点及接种人员准备

(1)城市和有条件的城镇开设接种门诊,农村以乡镇卫生院为单位开设接种门诊,实行按期按时接种(按日、周、旬、月接种)。

(2)接种人员具中专以上学历或从事防疫工作 2 年以上,具良好的职业道德,责任心强,经过计划免疫专业知识培训,持证上岗,人员相对固定。

(3)启用新疫苗时,对接种人员进行接种前培训。

(4)开展健康教育活动,普及计划免疫科普知识。

2.接种前准备

(1)确定接种对象:根据卫生部和当地卫生部门颁发的儿童免疫程序,确定应接种对象;清理接种卡(簿),核实接种对象;主动搜索并发现辖区内流动人口和计划外生育儿童中的接种对象。

(2)及时建立接种卡、接种证。

(3)通知儿童家长或其监护人:确定对象后,列出接种对象清单,填发接种通知单。采用送通知单或广播、口头通知、预约通知等方式通知儿童家长或监护人。通知中要说明接种对象姓名、接种日期及地点、接种疫苗名称。

(4)领取疫苗:准备冷藏包,根据本次各种疫苗的接种人数计算并领取疫苗数量,办理登记手续,检查疫苗名称、数量、批号、生产单位及有效期,按要求放入冷藏包内。

(5)准备物品:①实行一人一针一筒,可用一次性无菌塑料注射器,按接种人数的 1.2 倍准备注射器及针头,卡介苗接种的需专用注射器,脊髓灰质炎疫苗需准备消毒的小口杯、药匙;②消毒物品:消毒棉球或棉签、75% 酒精、消毒镊子;③急救用物:1∶1000 肾上腺素、听诊器、压舌板、血压计、针灸针等;④其他用物:体温表、水盆、治疗盘、接种记录用品等。

(6)接种场所准备:接种环境整洁,光线明亮,通风保暖,定时消毒;有条件者实行一苗一室,如条件不具备,应设专用的工作台,并有醒目的标志;卡介苗须专室接种;备齐工作台和坐凳;布置有关儿童保健及计划免疫的宣传资料。

3.接种时的要求

(1)维持接种秩序:保证工作有条不紊顺利进行。

(2)核实接种对象:接待儿童及家长,回收接种通知单;检查接种证、卡,核对姓名、性别、出生年、月、日及接种记录,确认是否为本次接种对象,接种何种疫苗。

接种时的要求
维持接种秩序
核实接种对象
询问健康状况
确认疫苗无误
正确使用疫苗
正确接种

(3)询问健康状况:询问其近期的健康状况及过敏史、疾病史、接种史及接种副反应,进行必要的体格检查,确认本次能否接种;有禁忌证的对象不予接种或暂缓接种,并在接种证、卡上做好记录。

(4)确认疫苗无误:核对疫苗品种,检查外观质量,如过期、变色、污染、有摇不散的凝块或异物、无标签、安瓿有裂纹、受过冻结的液体疫苗一律不得使用。

(5)正确使用疫苗:安瓿开启后按规定温度存放,活疫苗半小时内用完,死疫苗 1h 内用完。百白破、乙肝疫苗应充分摇匀后使用。

(6)正确接种:严格执行无菌操作,疫苗剂量、注射部位、注射方法均按说明书及上级预防部门规定执行。口服脊髓灰质炎疫苗时,要看其服下,凡吐出者要补服。

4.注意事项

(1)卡介苗严禁皮下注射或肌内注射。

(2)脊髓灰质炎不能用热水送服,服疫苗后不能马上喝热水,并做到一人一匙。

(3)含有吸附剂的疫苗要采用肌内注射或皮下深部注射。

(4)接种活疫苗时不能用 2% 的碘酊消毒,局部用 75% 酒精消毒,应待干后再接种。

(5)麻疹疫苗接种后,不要用酒精等消毒棉球按压或涂擦注射部位。

(6)接种两种疫苗时,要分部位、分针管,严禁在同一臂上接种两种疫苗。

注意事项
卡介苗严禁皮下注射或肌内注射
脊髓灰质炎不能用热水送服
接种活疫苗时不能用 2% 的碘酊消毒
麻疹疫苗接种后,不要用消毒棉球按压
接种两种疫苗时,要分部位、分针管

5.接种后处理

(1)登记:接种后及时在接种卡、证上登记所接种疫苗的名称、批号及接种时间和接种者姓名。

(2)观察:接种后不能马上离开,观察 15～20min 交代接种后应注意的事项和可能出现的反应;必要时预约下次接种时间。

(3)清理:物品清洗,及时增补。统计、登记使用和废弃的疫苗,开启未用完的疫苗予废弃,未启用的疫苗做好标记,在冰箱按要求存放,下次接种时首先使用。

(4)核对:核对通知单和预防接种卡,对尚未前来接种的儿童再补发通知。

(5)统计:按要求填报各种报表,统计上报本次各种疫苗接种情况。

(五)疫苗接种反应及处理

1.一般反应及处理

(1)表现:①局部反应有接种部位红、肿、热、痛炎症反应,红肿直径在 0.5～2.5cm 以下弱反应,在 2.5～5.0cm 为中反应,大于 5.0cm 或虽未超过但伴有淋巴腺或淋巴管炎者为强反应;含吸附剂的疫苗,少数接种后可出现硬结;接种某些活疫苗可出现特殊形式的局部反应,如接种卡介苗,2 周左右局部出现红肿,以后化脓,2 月左右结痂。②全身反应主要为发热,体温在 37.1～37.5℃为弱反应,37.6～38.5℃为中反应,大于 38.5℃为强反应;个别儿童可伴有恶心、呕吐、腹痛、腹泻等胃肠道症状;少数接种麻疹疫苗后 6～12d,出现一过性皮疹。

(2)处理:局部反应一般不需处理,较重者可用局部冷敷,卡介苗接种后局部破溃可涂龙胆紫预防感染;全身反应轻者,注意适当休息,多饮水,注意保暖防受凉,重者适当服用解热镇痛药等作对症治疗。

2.异常反应及处理

(1)表现:①晕厥:个别儿童由于恐惧、精神紧张、空腹等原因可在注射时或注射后数分钟发生头晕、心慌、面色苍白、出冷汗、手足冰凉、心率加快等表现。②过敏性休克:极少数儿童在注射后数分钟出现面色苍白、烦躁不安、呼吸困

> 预防接种的异常反应有
> 晕厥
> 过敏性休克

难、脉搏细弱、出冷汗、四肢厥冷、血压下降,甚至昏迷等休克表现,如不及时抢救,可危及生命。此外,特殊情况下,可出现急性精神反应。

(2)处理:①晕厥者予平卧,保暖,喝些热水或糖水,并注意与休克鉴别。②过敏性休克者:立即平卧,皮下注射 1∶1000 的肾上腺素 0.5～1.0mL,保暖,吸氧,同时积极采取其他抗休克抢救措施。

3.接种事故及处理

(1)常见接种事故:超剂量接种,最常发生于卡介苗和流脑多糖菌苗;错种疫苗,如将卡介苗当作乙肝疫苗接种;接种途径错误,如将卡介苗作皮下或肌内注射;对疫苗接种禁忌证者误作接种等。

(2)接种事故处理:①出现一般局部和全身反应者,按上述原则处理。如发生严重的反应,应立即向当地卫生行政机构和卫生防疫部门报告,协助有关部门共同研究分析,进一步采取有效措施,以防事态扩大;②在未明确诊断之前,任何个人或单位不得在口头上和病历书面上向家长说明是预防接种反应;③预防接种事故诊断必须由县级或以上卫生行政部门预防接种异常反应诊断小组会诊确定;④事故的处理按卫生部及当地卫生行政部门的有关规定执行。

四、传染病预防

传染病预防主要从管理传染源、切断传播途径、保护易感人群三个方面着手。

(一)呼吸道传染病的预防

呼吸道传染病好发冬春季节,是儿童最常见的传染病。常见的有流感、水痘、猩红热、麻疹、风疹、流行性腮腺炎、肺结核、流行性脑脊髓膜炎等,主要通过空气飞沫途径传播,是威胁人群健康的常见病。预防措施主要有:

1.管理传染源

(1)隔离患者:患者实行呼吸道隔离,根据病种不同及病情或病原学检查情况,决定隔离期限。患者必须外出时,须戴口罩。

(2)接触者进行检疫:甲类传染病的接触者须留验,进行隔离观察;乙类传染病进行医学观察,每天检查,及早发现。检疫期限为该病的最长潜伏期。

(3)流行期间:儿童集体机构加强晨检,及时发现患者,及时隔离,做好疫情报告,避免疫情扩大。

> **呼吸道传染病预防**
> 管理传染源
> 隔离患者
> 接触者进行检疫
> 流行期间及时隔离
> 切断传播途径
> 居室经常开窗通风换气
> 做好空气消毒
> 食具煮沸消毒
> 注意个人卫生
> 保护易感人群
> 提高非特异性免疫力
> 按计划接种疫苗
> 易感者尽量不去集体场所
> 必要时被动免疫或用药物预防

2.切断传播途径

(1)居室经常开窗通风换气:流行期间不去公共场所或去疫情发生地区探亲访友。

(2)患者待过的场所:做好空气消毒,可用紫外线照射或食醋熏蒸、0.5%的过氧乙酸喷雾等,并充分通风换气。患者痰液、鼻涕要吐或擤在纸里烧掉,用过的手绢要煮沸消毒。

(3)患者接触过的物品进行消毒:如食具煮沸消毒,用具、桌椅可用过氧乙酸擦拭消毒,被褥可在日光下暴晒4~6h。

(4)注意个人卫生:不随地吐痰,咳嗽、喷嚏时做好遮盖。

3.保护易感人群

(1)提高非特异性免疫力:平时加强身体锻炼,多做户外活动,注意饮食营养,起居有规律,保持良好的心情。

(2)按计划接种疫苗:提高机体特异性免疫力。

(3)易感者:在流行期间尽量不去集体场所。

(4)必要时被动免疫或用药物预防。

(二)消化道传染病的预防

常见的消化道传染病有痢疾、伤寒、甲型肝炎等,主要通过病原体污染水、食物或通过苍蝇、蟑螂污染食物,或通过不洁的餐具、污染的手等传染。

1.管理传染源

(1)患者采取消化道隔离:患者的食具、餐具要单独使用,用后消毒,要有专用的便盆。接触者进行检疫。

(2)饮食行业、幼托机构从业人员定期体检:及时发现病原携带者。

(3)病原携带者进行必要的治疗:不能终止携带状况者,调离饮食行业、幼托机构的工作岗位。

2.切断传播途径

(1)加强环境卫生:做好饮水、饮食管理,不喝生水,食物煮透,灭苍蝇蟑螂。

(2)平时做好个人卫生:饭前便后洗手,餐具专用,使用公共筷子。

(3)做好粪便管理:患者粪便可用20%漂白粉乳剂或用10%的优氯净或用石炭酸等消毒。

(4)接触患者:消毒双手,简单操作使用避污纸隔离,省去反复消毒手、洗手的麻烦。

(5)患者的衣服、床单、毛巾、餐巾分开使用:单独消毒后清洗,患者痊愈后,做一次全面的消毒,除患者接触过的一切用物消毒外,还需用消毒液擦拭地面、墙壁,做一次终末消毒。

(6)加强餐饮行业的监管力度:做到持证上岗,餐具消毒,操作规范。

3.保护易感人群

(1)不暴饮暴食:以削弱胃酸的屏障作用。

消化道传染病预防
管理传染源
消化道隔离
从业人员定期体检病原携带者进行必要的治疗
切断传播途径
饮水、饮食管理
做好个人卫生
做好粪便管理
接触患者,消毒双手
生活用具分开使用
保护易感人群
不暴饮暴食
预防接种相应的疫苗

（2）预防接种相应的疫苗。

（三）病毒性肝炎的预防

病毒性肝炎有甲、乙、丙、丁、戊五型,甲、戊型肝炎为消化道传播,预防措施参考消化道传染病的预防。其他三型肝炎主要通过血液、体液的传播,主要的预防措施有:

1. 管理传染源

（1）患者采取血液、体液隔离:一般单位中发现病毒性肝炎患者,必须住院或回家疗养,慢性肝炎患者一律调离直接接触入口食品、食具及婴幼儿的工作。

（2）肝炎病毒携带者:禁止献血和从事幼托工作,注意个人卫生、经期卫生、行业卫生,防止自身血液、唾液和其他分泌物污染周围环境,传染他人。

2. 切断传播途径

（1）加强血制品的管理:做好血制品的监测工作,能不用血液制品尽量不用。

（2）加强服务行业的监管:理发、穿耳、修脚的用品严格消毒灭菌处理,做到一人一用一消毒;公共茶具、面巾、浴巾做到一客一消毒。

（3）牙科用物、针灸针:严格消毒。

乙型肝炎预防
管理传染源
采取血液、体液隔离
禁止献血和从事幼托工作
（肝炎病毒携带者）
切断传播途径
加强血制品的管理
加强服务行业的监管
牙科用物、针灸针严格消毒
不互用刮脸刀、剃须刀、牙刷
不接触患者的血液、体液、分泌物、
排泄物
污染的物品用过氧乙酸消毒
避免性乱
避免母亲血液污染新生儿
保护易感人群
新生儿乙肝疫苗预防接种
易感者接种重组酵母乙肝疫苗
暴露后24h内先注射HBIG

（4）手术器械严格灭菌处理:提倡使用一次性注射器,接触患者血液体液的用物尽量使用一次性物品,如血液透析用管道、心导管、各种留置针等。

（5）不互用刮脸刀、剃须刀、牙刷。

（6）皮肤有破损及皮炎者不接触患者的血液、体液、分泌物、排泄物。

（7）被患者血液、体液污染的物品先用过氧乙酸消毒液浸泡消毒再清洗。

（8）避免污染的针头或器械损伤皮肤:防血液污染自身伤口。

（9）避免性乱,正确使用避孕套可起一定的防护作用。

（10）HBsAg 阳性的母亲分娩时注意防止新生儿皮肤的损伤,接生器械严格消毒,断脐注意无菌操作,避免母亲血液污染新生儿。

3. 保护易感人群

（1）新生儿乙肝疫苗预防接种见表7-5。

（2）一般易感者:接种重组酵母乙肝疫苗每次 5μg,按 0、1、6 程序接种。

（3）暴露后预防:暴露后 24h 内先注射一针 HBIG,2～4 周后注射第一针乙肝疫苗,1 和 6 月后注射第二、三针。

表 7-5 新生儿乙肝疫苗接种程序

新生儿母亲情况	新生儿乙肝疫苗接种（重组酵母乙肝疫苗）					
	出生 6h 以内	出生 24h 以内	1月	2月	3月	6月
HBsAg −	—	10μg	5μg			5μg
HBsAg +	10μg		10μg		10μg	
+	(HBIG)		(HBIG)	10μg	10μg	10μg
HBcAg						

（四）艾滋病的预防

1.管理传染源：患者及无症状病毒感染者按血液体液隔离，其血液、排泄物、分泌物进行消毒，同时加强国境检疫。

2.切断传播途径：感染 HIV 的母亲不生育孩子、生后不哺乳。加强宣传教育，严禁吸毒，取缔娼妓，避免性乱；严格血液制品检查，推广一次性注射器的使用等。（同乙型肝炎的预防措施）

3.保护易感人群：尚无有效的疫苗使用，主要加强自身的防护。

（五）结核病的预防

1.管理传染源

（1）发现患者：社区护士配合各级防痨机构进行预防结核病的宣传工作，早期发现患者，并对辖区内每位患者登记、立案追踪，监督化疗，并做好隔离消毒和康复指导。

（2）患者单住一室：无条件者用布帘隔开分床睡眠，饮食用具、衣服、卧具、手绢等要分开独用。儿童应与结核病患者分室而居，避免密切接触。

2.切断传播途径

（1）不对人咳嗽、喷嚏：咳嗽喷嚏时用手绢捂住口鼻。

（2）痰液消毒：患者痰液吐在专用有盖的容器内，使用比痰量多一倍的消毒液浸泡至少2h 后倒掉，痰的容器每天煮沸消毒；痰量不多者，也可吐在纸内，将有痰的纸放在塑料袋内一并烧掉。禁止随地吐痰。

（3）室内经常通风换气：每天不少于 3 次，每次 15～20min。有条件者可用紫外线消毒。

3.保护易感人群 按时接种卡介苗，加强体育锻炼，合理营养，增强机体抵抗力。

（六）狂犬病的预防

1.管理传染源

（1）以管理犬类为主：捕杀野犬，严格管理和免疫家犬，做好进口动物检疫；对狂犬、狂猫及可疑病兽应立即击毙，病死动物应焚毁或深埋，不可剥皮或食用。

（2）患者住院隔离：避免唾液污染。接触者不检疫。

2.切断传播途径 避免接触犬、猫等动物，防止被咬伤或被舔伤口，狂犬病患者的分泌物、唾液污染的物品及环境应彻底消毒。

3.保护易感人群

（1）被狂犬咬伤的伤口处理：尽快用 20%肥皂水或者 0.1%新洁尔灭反复冲洗伤口至少半小时，力求去除狗涎，同时挤出污血。肥皂水和新洁尔灭不可合用。冲洗后用 2%的碘酒涂拭及 75％的酒精擦洗,伤口一般不予缝合或包扎。若咬伤头颈部、手指或严重咬伤时,还需用抗狂犬病免疫血清在伤口及周围行局部浸润注射(皮下及肌肉),并注射狂犬疫苗。

(2)狂犬疫苗接种方法:于咬伤当天、第 3,7,14,30 天各注射一针(2mL)狂犬疫苗,儿童用量相同;头面颈部、手指及严重咬伤者,在当天合用联合使用抗狂犬病血清(咬伤局部浸润注射),并在第 3 天注射加倍量狂犬疫苗,在全程注射后的第 15,75 天或第 10,20,90 天加强注射;从事狂犬疫苗研制生产和狂犬病防治、犬类饲养管理人员,除按全程接种狂犬疫苗外,以后每年加强免疫注射一次。

(3)可疑暴露后的处理:触摸或饲养动物,完整皮肤被舔,不需处理;无防护皮肤被咬,无流血的轻度擦伤或抓伤,破损皮肤被舔,立即接种疫苗。

复习题

一、单选题

1. 对首次就诊患者要测量血压的措施属于哪一级别的预防措施? ( )
    A. 一级预防　　　　B. 二级预防　　　　C. 三级预防　　　　D. 特殊预防

2. 下列按甲类传染病管理的有 ( )
    A. 狂犬病　　　　　　　　　　　B. 艾滋病
    C. 白喉　　　　　　　　　　　　D. 人感染高致病性禽流感

3. 反映社会经济、人民生活水平、医疗卫生特别是妇幼保健水平最敏感的指标是 ( )
    A. 发病率　　　　　　　　　　　B. 慢性病患病率
    C. 死亡率　　　　　　　　　　　D. 婴儿死亡率

4. 有关疾病监测指标,下列描述正确的是 ( )
    A. 患病率主要用来衡量疾病严重程度和考核治疗效果的指标,主要用于急性病
    B. 病死率主要用来衡量疾病严重程度和考核治疗效果的指标,主要用于慢性病
    C. 发病率是用来衡量某时期一个地区人群发生某种疾病危险性大小的指标
    D. 死亡率是人群死亡水平总的度量,常用来研究疾病的流行因素、防治效果及疾病分布

5. 关于预防接种以下错误的是 ( )
    A. 卡介苗行皮下注射
    B. 小儿麻痹糖丸不能用热水送服
    C. 接种活疫苗不能用 2％碘酒消毒,酒精消毒干后再接种
    D. 麻疹疫苗接种后不用酒精棉球按压注射部位

6. 下列属于高风险人的是 ( )
    A. 空腹血大于 7.0mmol/L　　　　B. 血压水平为 130～139/85～89mmHg
    C. 过去吸烟者　　　　　　　　　D. 男性腰围≥85cm

7. 发现人感染高致病性禽流感,应 ( )
    A. 2h 内网络直报　　　　　　　B. 6h 内上报疾病预防控制机构
    C. 12h 内报属地预防控制机构　　D. 24h 内网络直报

8. 下列措施中,哪一项是消化道传染病日常预防的主要措施? ( )
    A. 三管一灭工作:饮水、饮食、粪便管理及灭苍蝇、蟑螂
    B. 做好儿童基础免疫
    C. 适当的药物预防
    D. 加强血液制品及服务行业的管理

9. 白喉类毒素属于 ( )

　　A. 减毒活疫苗　　　　　　　　　　B. 亚单位疫苗

　　C. 减毒疫苗　　　　　　　　　　　D. 基因工程疫苗

10. 某 4 岁小儿,接种疫苗后即发生意识不清、面色苍白、出冷汗、手足冰凉、心率加快,血压正常,最有

　　可能发生了　　　　　　　　　　　　　　　　　　　　　　　　　　　　　　（　　）

　　A. 过敏性休克　　　　　　　　　　B. 晕厥

　　C. 疫苗的特殊反应　　　　　　　　D. 免疫意外

11. 下列属于呼吸道传染病的是　　　　　　　　　　　　　　　　　　　　　　（　　）

　　A. 霍乱　　　　　　　　　　　　　B. 甲型肝炎

　　C. 流行性腮腺炎　　　　　　　　　D. 流行性出血热

12. 目前艾滋病的预防措施,以下有效的是　　　　　　　　　　　　　　　　　　（　　）

　　A. 接种疫苗保护　　　　　　　　　B. 可中药预防

　　C. 做好饮食饮水管理　　　　　　　D. 洁身自好,避免性乱

13. 社区慢性病干预环节除哪项以外?　　　　　　　　　　　　　　　　　　　　（　　）

　　A. 危险因素控制　　　　　　　　　B. 心理干预

　　C. 规范化管理　　　　　　　　　　D. 早诊早治

14. 社区慢性病干预和管理注重运用三个手段,除哪项以外?　　　　　　　　　　（　　）

　　A. 健康促进　　　　　　　　　　　B. 疾病管理

　　C. 监测管理　　　　　　　　　　　D. 健康管理

15. 基层医疗卫生机构不包括　　　　　　　　　　　　　　　　　　　　　　　　（　　）

　　A. 社区卫生服务中心和服务站　　　B. 养老院

　　C. 农村乡镇卫生院　　　　　　　　D. 村卫生室

二、问答题

1. 简述儿童基础免疫内容和程序。

2. 简述社区慢性病预防控制工作计划的制订。

3. 某小区内经常有宠物咬伤人的事件发生,作为社区护士,请就此事件谈谈如何开展预防狂犬病的社

　　区防疫工作。

（陈雪萍）

第八章　灾害护理

学习目标

1. 解释灾害的概念和分类。
2. 陈述现场预检分诊的分类和预检分诊方法。
3. 叙述自然灾害的防范措施。
4. 知道疫病灾害的实验室检查、诊断。
5. 叙述疫病灾害的流行病学特征、临床表现、治疗原则。
6. 运用疫病灾害的防控措施。
7. 知道核辐射对人体的危害和核灾害防灾措施。
8. 简述突发公共卫生事件概念和分级。
9. 叙述灾后护理。

随着社会的发展和进步,如何提高人类应对各种特大自然灾害、事故灾害、公共卫生安全事件、社会安全事件等突发事件的能力,是检验一个国家和政党执政能力的重要标志。我国是具有 13 亿人口的最大发展中国家,是各种自然灾害频发的国家和地区之一。如何有效应对灾害事件,已经成为当今社会各界关注的热点问题。

第一节　灾害的概念

灾害严重威胁人类日常生活、健康和生命。近年来,世界各地灾害性事件频繁发生。面对灾害发生的危害与挑战,最有效的手段就是开展灾害救援,将其危害减至最低。同时要开展灾害教育,使广大民众了解灾害的防范措施,减少灾害带来的死亡和伤残,使灾害带来的损失降低到最低程度。

一、灾害的分类

世界卫生组织对"灾害"的定义为:任何能引起设施破坏、经济严重损失、人员伤亡、人的健康状况及社会卫生服务条件恶化的事件,当其破坏力超过了发生地区所能承受的程度而不得不向该地区以外的地区求援时,就可称其为灾害(或灾难)。灾害具有两个特点:第一,具有突发性和破坏性;第二,其规模和强度超过灾害社区的自救能力或承受能力。

灾害可按发生原因、发生方式、发生顺序、发生性质进行分类:

1. 按发生原因

(1)自然灾害:由自然因素引起的,如地震、火山爆发、洪水、台风、海啸等。

（2）非自然灾害：非自然因素或人为因素引起的，如战争、空难、道路交通事故、火灾、传染病暴发流行等。

2.按发生方式

（1）突发灾害：发生突然，难以预测，且可造成巨大危害，如地震、火山爆发等。

（2）渐变灾害（又称潜在性灾害）：发生缓慢，但往往影响时间长、面积大，且具有一定的隐蔽性，危害也可以很严重。如2011年3月日本福岛核电站泄漏。

> 世界卫生组织对"灾害"的定义为：任何能引起设施破坏、经济严重损失、人员伤亡、人的健康状况及社会卫生服务条件恶化的事件，当其破坏力超过了发生地区所能承受的程度而不得不向该地区以外的地区求援时，就可称其为灾害（或灾难）。

3.按发生顺序

（1）原生灾害：始发或原发灾害，如地震。

（2）次生灾害：原生灾害所诱发的灾害，如地震后的余震、泥石流。

（3）衍生灾害：由原生及次生灾害所衍生出的较为间接的灾害，如核事故发生后对周围环境的长期影响。

4.按发生性质

气象、海象、地质、疫病、环境、交通和社会等灾害。

二、灾害护理的作用

所谓灾害护理，即系统、灵活地应用有关护理独特的知识和技能，同时与其他领域开展合作，为减轻灾害对人类的生命、健康所构成的危害而开展的活动。

> 所谓灾害护理，即系统、灵活地应用有关护理独特的知识和技能，同时与其他领域开展合作，为减轻灾害对人类的生命、健康所构成的危害而开展的活动。

灾害护理可有效地让灾害引起的健康危害和生命威胁最小化，加快预检分诊的速度，缓解受灾人员的压力，不仅如此，灾害发生之前的宣传教育，预防工作，灾后重建期的卫生管理，心理护理，对灾民的自救能力训练，组织灾民之间的呼救等工作也需要护理人员来完成。因此，灾害护理应该包括灾害的预防、灾害发生初期、中期及以后的长期护理活动。

三、灾害的应对护理与管理

发生灾害后、有效的组织管理、合理安排、分秒必争、及时救助是极其重要的。

（一）现场医疗护理服务管理

1.现场预检分诊：预检分诊救护是指根据威胁生命的程度、损伤的严重性、伤员存活的可能性和资源，迅速进行分类，同时给伤员戴上伤情识别卡，提供最基本的治疗护理的方法。现场预检分诊能提高急救效率。

2.现场治疗工作：担任现场治疗工作的人，应佩带相关标志。根据预检分诊原则将治疗区域分为非常紧急、紧急、不紧急的治疗区域。

3.转运工作：颅脑损伤患者应取平卧位，头侧一边或侧卧位；颈椎损伤应取平卧位，固定头部左右两侧；脊髓、脊柱、骨盆损伤患者应取仰卧位垫硬板；胸部外伤并有开放性气胸患者，包扎后取半坐位或坐位，呼吸困难患者同；腹部损伤患者应取仰卧位，下肢屈曲；昏迷患者应取平卧位,头侧一边或侧卧位;休克患者应去枕平卧位;四肢骨折、关节损伤患者应固定上、下两个关节后方可搬运。患者在转运过程中应做好抢救、监护、观察和记录,到目的地后与医护人员进行病史、病情和治疗护理过程的交接。

(二)灾害伤员的分检

面对重大的灾害事故,现场伤员分检可以将众多的伤员分为不同等级,按伤势的轻重缓急有条不紊地展开现场医疗急救和有顺序的护送,从而提高灾害救援的效率,合理救治伤员,积极改善预后。

1. 现场预检分诊的分类。按照国际公认的标准,现场预检分诊的分类可分为四个等级,使用统一标识:

(1)死亡(黑色标识)。

(2)重伤(红色标识)应在 1h 内接受治疗。

(3)中度伤(黄色标识)应在 46h 内接受治疗。

(4)轻伤(绿/蓝色标识)。

> **现场预检的四个等级**
> (1)死亡(黑色标识)。
> (2)重伤(红色标识)。
> (3)中度伤(黄色标识)。
> (4)轻伤(绿/蓝色标识)。

2. 伤情识别卡的使用。整张卡片用一种纯颜色明显标示,卡片上记录伤员的主要资料,格式化打钩:

(1)伤情识别卡的标识:红色标识是 1 级优先,急危症,危及生命。黄色标识是 2 级优先,急重症,病情严重,无危及生命者。绿色标识是 3 级优先,普通急诊,受伤较轻,能行走者。黑色标识是 0 级或 4 级优先,表示伤情过于危重,即便给予强有力救治也少有存活希望者或死亡伤员。

(2)伤情识别卡上的主要内容:一般情况、生命体征、身体评估、初步诊断、初步措施、处置时间、下一步治疗意见。

3. 预检分诊方法(simple triage and rapid treatment START)。预检分诊法:其含义是简单评估和迅速提供治疗适合较小范围内有大量伤员的评估。START 分类主要取决于 4 个参数:行走、呼吸、循环、意识,评估每个伤员的时间不超过 1min。基本步骤如图 8-1。

> START 分类主要取决于 4 个参数:
> 行走、呼吸、循环、意识,评估每个伤员的时间不超过 1min。

第二节　自然灾害的预防和处理

"自然灾害"是人类依赖的自然界中所发生的异常现象,自然灾害对人类社会所造成的危害往往是触目惊心的。它们之中既有地震、火山爆发、泥石流、海啸、台风、洪水等突发性灾害;也有地面沉降、土地沙漠化、干旱、海岸线变化等在较长时间中才能逐渐显现的渐变性灾害;还有臭氧层变化、水体污染、水土流失、酸雨等人类活动导致的环境灾害。这些自然灾害和环境破坏之间又有着复杂的相互联系。人类要从科学的意义上认识这些灾害的发生、发展以及尽可能减小它们所造成的危害,已是国际社会的一个共同主题。为此,我们应做好对自然灾害的预测与自我救助的工作。

一、地震

地震是严重威胁人类生命和财产安全的自然灾害之一。地震常常造成人员严重伤亡,

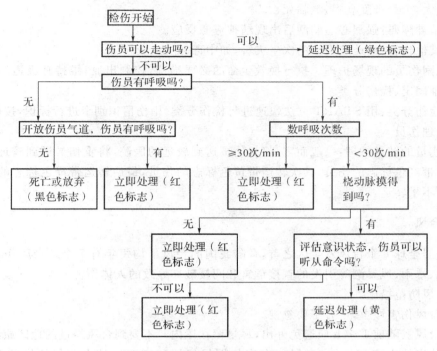

图 8-1　START 预检分诊法基本步骤

能引起火灾、水灾、有毒气体泄漏、细菌及放射性物质扩散,还可能造成海啸、山体滑坡、崩塌、地裂等次生灾害。

1.地震时的防护。室内避震:地震发生时,应该关闭房屋中的水电设施来降低灾害风险。切断保险丝,关闭煤气阀门,关闭自来水阀门。当发现房屋开始摇晃时,应躲避在室内易于形成三角空间(避震空间)的地方,如坚固的家具下面或旁边;内墙(特别是承重墙)墙根、墙角;厨房、厕所、储藏室等开间小、有管道支撑的地方。采取有利避震姿势,可趴下,使身体重心降到最低,脸朝下,不要压住口鼻,以利呼吸;也可蹲下或坐下,尽量蜷曲身体;抓住身边牢固的物体,以防身体移位,暴露在坚实物体外而受伤。保护身体的重要部位,保护头颈部,可低头,用手护住头部和后颈,有可能时,用身边的物品,如枕头、被褥等顶在头上;保护眼睛;低头、闭眼,以防异物伤害;保护口、鼻,有可能时可用湿毛巾捂住口、鼻,以防灰土、毒气吸入。

2.室外避震。可蹲下或趴下以免摔倒,不要乱跑,避开人多的地方,不要随便返回室内,避开高大建筑物。

3.地震所致创伤类型

(1)机械性损伤:主要由建筑物倒塌引起的砸伤、挤压伤和土埋窒息,以四肢远端骨折及软组织伤最常见。

(2)高坠伤:地震发生时受困人员跳楼所致。

(3)完全性饥饿:被困后长时间断水断食,体

> **地震时的防护——室内避震:**
>
> 　　关闭水、电、煤气阀门;躲避在室内易于形成三角空间或开间小、有管道支撑的地方;采取有利避震姿势,可趴下,使身体重心降到最低,脸朝下;保护头颈部,可低头、闭眼;用湿毛巾捂住口、鼻。

力消耗过大,全身极度衰竭,濒临死亡。

(4)精神障碍:强烈心理刺激后出现精神应激反应。

(5)其他伤害:由地震引发的次生灾害,如中毒、蛇、虫咬伤等。

4.脱困伤员的现场护理。执行挽救生命的必要措施:控制出血、维持呼吸道通畅、预防休克、颈椎固定、检伤分类。

(1)检伤分类:用 START 方法快速进行检伤分类,用伤情识别卡进行标识,按标识的优先级别处理伤员。

(2)伤员的转送护理:一般而言,将轻伤员送到较远的医院,将重伤员送到较近的医院。首先转运带红色标志的伤员,其次转运带黄色标志的伤员,最后转运带绿色标志的伤员,已经死亡者不予转运。

二、台风

我国居全球 8 个台风发生区之首,登陆我国的台风平均每年有 7 个。台风伤害主要包括由强风、暴雨、风暴潮等引发的直接危害和间接破坏导致的人体伤害。

1.台风防范措施

(1)台风伤害严重,千万不要忽视。

(2)台风登陆前 1~6h 应避免外出,尽量留在屋内。不要到台风经过的地区旅游或到海滩游泳,外出的人应尽快回家,居住在容易倒塌房屋和工棚里的人要尽快转移到安全的住处。

(3)住在楼房里的居民,应关好窗户,收掉阳台上的东西(花盆、晒衣架等),加固室外易被吹动的物体。

(4)密切注意媒体播放、刊载的台风消息,并采取预防措施。

(5)清理排水管道,保持排水畅通。

(6)船只应及时驶入避风港,更不要驾船出海。

(7)台风袭来时,切勿靠近窗户,以免被强风吹破的窗玻璃片弄伤。

(8)如果遇上了水灾,当洪水威胁到房屋时,应尽快关闭电源总开关和煤气阀,以免着火和触电伤人。同时,向高处转移,等待救援。

(9)山区还要注意泥石流的发生。

2.台风伤。台风引发的伤害有高伤害发生率、高致残率、高死亡率的特征。

(1)机械性损伤:割伤、挫裂伤、钝性损伤、穿刺伤、挤压伤、颅脑损伤、骨折等。

(2)其他伤:由台风引发的次生灾害导致的电击伤、淹溺、车祸伤、多发伤等

3.台风伤员的护理。台风过后会有大量的伤病员出现。

(1)检伤分诊。

(2)清创处理,准备充足的清创缝合包、破伤风抗毒素、广谱抗生素等物品。

(3)加强伤员的心理护理,必要时进行心理干预。

(4)重症伤员的转运护理。

三、洪灾

洪涝灾害包括洪水灾害和涝灾。洪水灾害是指水流超出河道的天然或人工限制,泛滥

淹没田地和城乡,从而危及人民生命财产安全的现象;涝灾是指长期大雨或暴雨产生的积水和径流,淹没低洼土地所造成的灾害。

1.洪灾防范措施

(1)受到洪水威胁,如果时间充裕,应按照预定路线,有组织地向山坡、高地等处转移;在措手不及,已经受到洪水包围的情况下,要尽可能利用船只、木排、门板、木床等,做水上转移。

(2)洪水来得太快,已经来不及转移时,要立即爬上屋顶、楼房高屋、大树、高墙,做暂时避险,等待援救。不要单身游水转移。

(3)如果已被洪水包围,要设法尽快与当地政府防汛部门取得联系,报告自己的方位和险情,积极寻求救援。

(4)在山区,如果连降大雨,容易暴发山洪。遇到这种情况,应该注意避免渡河,以防止被山洪冲走,还要注意防止山体滑坡、滚石、泥石流的伤害。

(5)如已被卷入洪水中,一定要尽可能抓住固定的或能漂浮的物品,寻找机会逃生。

(6)发现高压线铁塔倾倒、电线低垂或断折要远离避险,不可触摸或接近,防止触电。

(7)洪水过后,要服用预防流行病的药物,做好卫生防疫消毒工作,避免发生传染病。

2.洪灾伤

(1)淹溺。

(2)寒冷相关损伤:水中浸泡、大风、饥饿等可导致体温下降,严重低温会诱发凝血障碍及心律失常甚至死亡。

(3)肌肉骨骼损伤:建筑物倒塌或大件物品坠落等导致。

(4)叮咬伤:洪水上涨时,家畜、老鼠、昆虫、爬行动物等开始迁徙而使叮咬伤增多。

(5)水源污染导致的相关疾病:胃肠炎、霍乱、伤寒等

(6)精神障碍:由于失去亲人、失去财产、受到损伤等所致。

3.现场救护

(1)现场基础生命支持:对淹溺者,首先要排除气道内的液体,保持呼吸道通畅,改善通气。如无呼吸,即刻心肺复苏,然后接受高级生命支持。

(2)外伤救护:开放性伤口要清创,去除异物,根据情况进行一期缝合或二期缝合,防止伤口感染。

(3)疫病防治:从管理传染源、切断传播途径、保持易感者三方面预防和控制相关疾病。

第三节　疫病灾害的预防和处理

自然疫源性疾病本来存在于动物中,引起动物发病或不发病。人类一般对这些疾病缺乏特异性免疫力,通常感染后难以控制,容易蔓延,临床表现凶险,给人类社会带来极大的灾害。

> 鼠疫是由鼠疫耶尔森氏菌引起的自然疫源性疾病,也称黑死病。是《中华人民共和国传染病防治法》规定的甲类传染病。

一、鼠疫

鼠疫是由鼠疫耶尔森氏菌(Yersinia Pestis)引起的自然疫源性疾病,也称黑死病。以发病急、传播快、传染性强、病死率

高为特点。被 WHO 规定为国境检疫传染病,是《中华人民共和国传染病防治法》规定的甲类传染病。

(一)流行病学特征

鼠疫杆菌为革兰阴性杆菌,该菌对干燥、热和紫外线及一般消毒剂敏感,100℃ 1min 可致细菌死亡。在脓液和痰液中可存活 10～20d,对寒冷有较强的抵抗力。鼠疫多发生在夏秋季,但肺鼠疫多发生于冬季。

1. 传染源。各种感染鼠疫菌的啮齿动物,鼠疫患者。

2. 传播途径。主要有三种:

(1)经鼠蚤传播:鼠蚤叮咬是主要的传播途径,啮齿动物→蚤→人的传播是腺鼠疫的主要传播方式。

> **腺鼠疫** 受侵部位所属淋巴结肿大为其主要症状。90％发生在腹股沟淋巴结。
> **肺鼠疫** 起病急,呼吸急促、发绀、咳嗽、咳黏液或血性泡沫痰,肺部可闻及散在湿啰音或胸膜摩擦音。常因心力衰竭、出血、休克等在 2～3d 内死亡,临终前病员全身皮肤发绀呈黑紫色,故有"黑死病"之称。
> **败血型鼠疫** 临床上最凶险的病型之一。高热寒颤、谵妄、昏迷,进而发生感染性休克、DIC 及广泛皮肤出血和坏死等。

(2)经皮肤传播:剥食患病啮齿动物的皮、肉或直接接触患者的脓血或痰,经皮肤伤口而感染。

(3)经呼吸道飞沫传播:肺鼠疫患者是通过呼吸、谈话、咳嗽等,借飞沫形成"人—人"的方式传播,并可造成人间鼠疫的大流行。一般情况下,腺鼠疫并不造成对周围的威胁。

3. 易感人群

(1)人群对鼠疫无天然免疫力,不分种族、性别、年龄,普遍易感;

(2)职业关系较密切,狩猎、疫区放牧、屠宰等职业易感染发病,其他类职业较少见。

4. 潜伏期。腺鼠疫潜伏期为 1～8d,一般为 2～5d。肺鼠疫为数 h 至 3d,一般为 1～3d。

(二)临床分型及临床表现

1. 一般症状。表现为危重的全身中毒症状。发病急剧,恶寒战栗,高热至 39～40℃,呈稽留热。头痛剧烈,有时呈中枢神经性呕吐、头晕、呼吸急促,很快陷入极度虚弱状态。心动过速,每分钟脉搏达 120 次以上。重症患者出现"鼠疫颜貌":颜面潮红或发白,有时甚至发青,有重病感或恐怖不安,眼睑结膜及球结膜充血。

2. 各型鼠疫的特殊症状

(1)腺鼠疫 除具有鼠疫的一般症状外,受侵部位所属淋巴结肿大为其主要症状。90％发生在腹股沟淋巴结,少数发生在腋下或颈部,淋巴结和周围组织显著红肿热痛,边缘不清,与皮下组织粘连,较坚硬,剧烈疼痛并出现强迫体位,1 周后淋巴结很快化脓破溃。

(2)肺鼠疫 除全身症状外,起病急,呼吸急促、发绀、咳嗽、咳黏液或血性泡沫痰,肺部可闻及散在湿啰音或胸膜摩擦音。较少的肺部体征与严重的临床症状不相称。常因心力衰竭、出血、休克等在 2～3d 内死亡。临终

> **一般症状**
> 全身中毒症状,恶寒战栗,高热至 39～40℃,呈稽留热。头痛剧烈,呕吐、头晕、呼吸急促,心动过速,每分钟脉搏达 120 次以上。重症患者出现"鼠疫颜貌":颜面潮红或发白,有时甚至发青,眼睑结膜及球结膜充血。

前病员全身皮肤发绀呈黑紫色,故有"黑死病"之称。

(3)败血型鼠疫 临床上最凶险的病型之一。高热寒颤、谵妄、昏迷,进而发生感染性休克、DIC 及广泛皮肤出血和坏死等。病情发展迅速,如不及时治疗常于 1～3d 死亡。

(4)其他型鼠疫 除以上鼠疫病型外,还有皮肤鼠疫、眼鼠疫、扁桃体鼠疫、肠鼠疫、脑膜炎型鼠疫、轻型鼠疫等类型。

(三)诊断标准

1.流行病学资料。患者在发病前 10d 内到过鼠疫疫区,接触过疫区的疫源动物或动物制品,接触过鼠疫患者或有被疫区跳蚤叮咬的可能,进入过鼠疫试验室或接触过鼠疫试验用品。

2.临床资料。突然发病、高热、严重的全身中毒症状及早期心力衰竭、出血倾向,并有淋巴结肿大,肺部受累或出现败血症等。

3.实验室检查。实验室检查是确定本病最重要依据。白细胞剧增,淋巴结穿刺液、血液、脑脊液、痰、脓等进行涂片或培养可找到病原菌。血清学被动凝血试验(PHA)血清 F1 抗体检测阳性。

(四)治疗原则

1.隔离。凡确诊或疑似者均应严密隔离,就地治疗,不宜转送。隔离到症状消失、细菌培养 3 次阴性(每 3d 1 次),肺鼠疫 6 次阴性。

2.病原治疗。对各型鼠疫的特效治疗一般仍以链霉素为首选,其次是广谱抗生素(四环素、卡那霉素、庆大霉素等)。磺胺类药物作为辅助治疗或预防性投药。

3.对症治疗。烦躁不安及疼痛者用镇静止痛药;心衰及休克者,及时强心及抗休克治疗;DIC 者用肝素抗凝疗法;中毒症状严重者适当使用肾上腺皮质激素等。

(五)防控措施

实行"三报三不"制度,鼠疫"三报"是指:报告病死鼠、报告疑似鼠疫患者、报告不明原因的高热患者和急死患者。鼠疫"三不"是指:不私自捕猎疫源动物、不剥食疫源动物、不私自携带疫源动物及其产品出疫区。

> **防控措施**
> 鼠疫"三报"是指:报告病死鼠、报告疑似鼠疫患者、报告不明原因的高热患者和急死患者。

1.严格控制传染源

(1)管理患者:鼠疫为甲类传染病,发现疑似病例后,在 2h 内向当地疾病预防控制中心报告,同时将患者严密隔离,禁止探视及患者互相往来。

(2)患者排泄物应彻底消毒。

(3)患者死亡应火葬或深埋。

(4)接触者应检疫 9d,对曾接受预防接种者,检疫期应延至 12d。

(5)消灭动物传染源:对自然疫源地进行疫情监测,控制鼠间鼠疫,广泛开展灭鼠爱国卫生运动。另外,旱獭在某些地区是重要传染源,应大力捕杀。

2.切断传播途径

(1)消灭跳蚤:灭蚤必须彻底,对猫、狗、家畜等也要喷药消毒。

(2)加强交通及国境检疫:对来自疫源地的外国船只、车辆、飞机等均应进行严格的国境卫生检疫,实施灭鼠、灭蚤消毒,对乘客进行隔离留检。

3.保护易感者

(1)预防接种:目前我国选用菌苗是 EV76 鼠疫冻干活菌苗,免疫有效期为 6 个月,在鼠疫流行期前 1～2 个月以皮上划痕法进行预防接种。

(2)预防性投药:磺胺制剂。

二、霍乱

霍乱是由霍乱弧菌引起的急性肠道传染病,具有发病急、传播快、波及面广的特点,是我国《传染病防治法》规定的甲类传染病。霍乱弧菌为革兰氏染色阴性,对热、干燥、直射阳光敏感,100℃煮沸 1～2min 可被杀死,对常用含氯、碘的消毒剂和酸、强氧化剂敏感,对低温和碱耐受力较强。

> 霍乱是由霍乱弧菌引起的急性肠道传染病,具有发病急、传播快、波及面广的特点,是我国《传染病防治法》规定的甲类传染病。

(一)流行病学特征

全年均可发生,但以夏秋季多发。沿海地区多发,可以跨国、省、区流行,也可呈地方性流行。分为暴发、流行与散发。

1.传染源:患者、带菌者为唯一传染源。

2.传播途径:经粪—口途径传播。主要为经水传播,其次为食物,尤其是水产品。

3.易感性:人群普遍易感。

4.潜伏期:短至数 h,长至 6d,一般 1～2d。

5.传染期:发病期可连续排菌 5～14d,传染性较强,有的可成为长期带菌者。

(二)临床表现

泻、吐是肠道的主要症状,易导致水、电解质紊乱,酸中毒及循环衰竭。典型病例可分为三期:

1.泻吐期。起病突然,剧烈腹泻继以呕吐,一般无发热和腹痛,每日大便次数为数次至十数次,大便性状稀便、水样便(清水样、黄水样)且量大,少数为米泔样或血性。呕吐呈喷射状,呕吐物初为食物残渣,继为水样,与大便性状相仿。此期可持续数 h 至 2～3d 不等。

2.脱水虚脱期。由于严重泻吐引起水和电解质丧失,引起以下临床表现:

> **临床表现**
> 泻、吐是肠道的主要症状,易导致水、电解质紊乱,酸中毒及循环衰竭。

(1)一般表现:神志不安,表情淡漠,眼窝深陷,声音嘶哑,口渴,唇舌干燥,皮肤皱缩、弹性消失,舟状腹,体温下降。

(2)循环衰竭:血压下降、脉搏弱而快、呼吸浅促、少尿或无尿。

(3)电解质平衡紊乱及代谢性酸中毒:低血钠引起肌肉痉挛(主要是腓肠肌及腹直肌)、低血压、脉压小、脉搏微弱;低血钾引起低钾综合征,表现为全身肌肉张力减低,甚至肌肉麻痹,肌腱反射消失,腹胀,心动过速,心音减弱,心律不齐,心电图异常,还可引起肾脏损害;碳酸氢根离子的大量丧失,产生代谢性酸中毒,严重酸中毒时可出现神志不清、呼吸深长、血压下降。

3.反应期及恢复期

脱水纠正后,大多数患者症状消失,约 1/3 的病例可有反应性发热,病程平均 3～7d,极少数患者可能出现急性肾功能衰竭表现。

（三）临床分型

1. 轻型。仅有腹泻症状,极少伴呕吐,大便一天少于 10 次,大便性状为软便、稀便或黄水样便,个别患者粪便带黏液或血,皮肤弹性正常或略差,大多数患者能照常进食及起床活动,脉搏、血压、尿量均正常。

2. 中型。腹泻次数 10～20 次/d,精神表现淡漠,有音哑,皮肤干而缺乏弹性,眼窝下陷,有肌肉痉挛,脉搏细

> **重型**　腹泻次数>20 次/d,极度烦躁甚至昏迷,皮肤弹性消失,眼窝深凹,明显发绀,严重肌肉痉挛,脉搏微弱而速或无脉;血压（收缩压）儿童< 6.67kPa（<50mmHg）,成人 < 9.33kPa（<70mmHg）或测不到等循环衰竭的表现;尿量每日<50mL 或无尿,脱水程度儿童相当<体重的 10% 以上,成人 8% 以上。

速,血压（收缩压）儿童<9.33kPa（<70mmHg）,成人 12～9.33kPa（90～70mmHg）,尿量每日<400mL,脱水程度相当体重减轻儿童为 5%～10%,成人为 4%～8%。

3. 重型。腹泻次数>20 次/d,极度烦躁甚至昏迷,皮肤弹性消失,眼窝深凹,明显发绀,严重肌肉痉挛,脉搏微弱而速或无脉;血压（收缩压）儿童<6.67kPa（<50mmHg）,成人<9.33kPa（<70mmHg）或测不到等循环衰竭的表现;尿量每日<50mL 或无尿,脱水程度儿童相当<体重的 10% 以上,成人 8% 以上。

4. 中毒型（干性霍乱）。为一较罕见类型,起病后迅速进入休克状态,无泻吐或泻吐较轻,无脱水或仅轻度脱水,但有严重中毒性循环衰竭。

（四）诊断

诊断以临床表现、流行病学史和病原检查三者为依据。

1. 确诊标准

（1）凡有腹泻呕吐等症状,大便培养霍乱弧菌阳性者。

（2）霍乱流行期在疫区有典型霍乱症状而大便培养阴性无其他原因可查者。如有条件可做双份血清凝集素试验,滴度 4 倍或 4 倍以上可诊断。

（3）疫源检索中发现粪便培养阳性前 5d 有腹泻症状者,可诊断为轻型霍乱。

2. 疑似标准

（1）凡有典型泻吐症状的非疫区首发病例,在病原学检查未确诊前。

（2）霍乱流行期,曾接触霍乱患者、有腹泻症状而无其他原因可查者。

（五）治疗原则

1. 按消化道传染病严密隔离。危重患者应先就地抢救,待病情稳定后在医护人员陪同下送往指定的隔离病房。确诊为疑似病例应分开隔离。隔离至症状消失 6d,隔天粪便培养 1 次,连续 3 次阴性为止,方可解除隔离,

2. 轻度脱水患者。以口服补液盐（Oral Rehydration Salts ORS:氯化钠 3.5g,碳酸氢钠 2.5g,氯化钾 1.5g,葡萄糖粉 20g,加凉开水至 1000mL）口服补液为主。

3. 中、重型脱水患者。须立即进行静脉输液抢救,待病情稳定、脱水程度减轻、呕吐停止后改为口服补液。

4. 抗菌药物治疗。液体治疗的重要辅助措施,常用多西环素、复方新诺明、喹诺酮类等

药治疗。

5.对症治疗。重症患者经补液血压仍较低可加用血管活性药物,低钾者补钾,急性肾衰者纠正酸中毒和电解质紊乱等。

(六)防控措施

1.隔离治疗传染源

(1)治疗传染源:患者立即送就近医院治疗,不允许长距离运送或转院,以免延误治疗和使疫情扩散。确诊时症状已消失的患者以及带菌者可在疫点留检服药。按规定以最快的方法逐级向疾病预防控制机构报告,城市不得迟于2h农村不得迟于6h。

(2)疫点消毒处理:对厕所和患者吐泻物污染的地面、衣物、患者使用的餐具等采集标本行病原检测,并要严格消毒。

(3)接触者的管理:疫点内人群均为密切接触者,在疫点内要按要求消毒处理,同时对疫点内全部人员进行登记,询问5d的腹泻史,并采便送检和预防服药,预防用药应选用流行菌株敏感的药物,服药时间为3d,要做到"送药到手,看服到口"。外出人员要回追或追访。

(4)及时发现患者、疑似患者和带菌者:迅速予以就地管理,防止向疫区外扩散。

(5)消毒火化:霍乱患者死后必须将尸体立即消毒,就近火化。

(6)污染食品控制:禁止销售和食用受污染的食品。

2.切断传播途径

(1)确保安全供水 自来水厂必须供应符合国家卫生标准的水。暂无自来水厂供水的地区须保护好水源,坚持饮用水消毒。阳性水源禁止游泳、钓鱼和饮用。

(2)搞好环境卫生 做好粪便无害化处理,进行灭蝇,保持无蝇卫生。

(3)加强食品卫生监督管理 发现不符合卫生要求的食品,应做出停止出售和责令餐饮、饭店停止整顿的处理。反复宣传饮食卫生,饭前、便后要洗手。

(4)停止集市贸易 严格管理海产品和水产品,不准运出疫区。管理期间禁止举办各种聚餐活动

3.保护易感人群

(1)大力开展卫生宣传教育:使疫区群众了解情况,掌握防病知识,共同努力控制疫情流行。要求不去病村、病家串门。对进入疫区的人员加强防病宣传,不吃生的和未烧熟透的海产品和水产品,不吃生冷食品,不喝生水,不随地大小便,改善环境卫生。动员群众一旦发现腹泻时即去医院就诊。

(2)预防接种:不提倡用菌苗来接种预防霍乱。

三、禽流感

人感染禽流感,是由禽流感病毒引起的人类疾病。禽流感病毒,属于甲型流感病毒,禽流感是禽流行性感冒的简称,是由甲型流感病毒引起的一种禽类(家禽和野禽)传染病。甲型流感病毒可分为不同亚型。迄今甲型流感病毒HA有16个亚型(H1～H16),NA有9个亚型(N1～N9)。截至目前已发现的高致病性禽流感病毒主要为H5和H7亚型的一些毒株(如H5N1)。当病毒在复制过程中发生基因重配,致使结构发生改变,获得感染人的能力,才可能造成人感染禽流感疾病的发生。至今发现的能直接感染人的禽流感病毒有:H5N1,H7N1,H7N2,H7N3,H7N7,H7N9和H9N2亚型毒株。其中,高致病性H5N1亚

型和 2013 年 3 月在人体上首次发现的新禽流感 H7N9 亚型尤为引人关注,不仅造成了人类的伤亡,同时重创了家禽养殖业。禽流感病毒对乙醚、氯仿、丙酮等有机溶剂、紫外线敏感,常用消毒剂容易将其灭活,对热比较敏感,65℃30min 或 100℃2min 灭活。病毒在较低温度粪便中可存活 1 周,在 4℃水中可存活 1 个月,对酸性环境有一定抵抗力。

（一）流行病学

1.传染源。主要为病、死禽以及携带禽流感病毒的健康禽,尤其是水禽;目前,人禽流感患者或隐形感染者作为传染源的意义非常有限。

2.传播途径。经呼吸道传播,密切接触感染的禽类分泌物或排泄物,或直接接触病毒感染。

3.人群易感性。任何年龄均可患病,无性别差异。一般认为 12 岁以下儿童、与家禽（尤其是病死禽）密切接触人群、与患者密切接触者（包括医务人员）为感染禽流感病毒的高危人群。从事

> 人感染禽流感,是由禽流感病毒引起的人类疾病。禽流感病毒,属于甲型流感病毒,禽流感是禽流行性感冒的简称。甲型流感病毒对热比较敏感,65℃ 30min 或 100℃ 2min 灭活。病毒在较低温度粪便中可存活 1 周,在 4℃水中可存活 1 个月。

禽类养殖、贩运、销售、宰杀、加工业等人员。实验室职业人员、处置动物疫情、诊治、护理人禽流感病例的医护人员为高危职业。

（二）临床表现

不同亚型禽流感病毒感染人类引起不同表现:潜伏期一般为 2～4d,平均 3d,最长为 7d。

1.感染 H9N2 亚型的患者通常仅有轻微的上呼吸道感染症状,部分患者甚至没有任何症状。

2.感染 H7N7,H7N2 亚型　主要是结膜炎。

3.感染 H5N1 亚型　起病急,早期类似普通流感,体温≥39℃以上,咳嗽、咽痛、头痛、全身不适,部分有恶心、腹痛、腹泻等消化道症状,都有明显肺炎,可出现 AIL/ARDS、胸腔积液、血细胞减少、多脏器衰竭、休克及败血症等。

4.感染 H7N9 亚型　患者一般表现为流感样症状,如发热、咳嗽、少痰,可伴有头痛、肌肉酸痛和全身不适。重症患者病情发展迅速,多在 5～7d 出现重症肺炎,体温大多持续在 39℃以上,呼吸困难,可伴有咯血痰;可快速进展为急性呼吸窘迫综合征、脓毒症、感染性休克,甚至多器官功能障碍,部分患者可出现纵隔气肿、胸腔积液等。重症患者可有肺部实变体征等。

（三）实验室检查及辅助检查

白细胞总数一般不高或降低,少数继发细菌感染而升高。重症患者多有白细胞总数及淋巴细胞减少,可有血小板降低,有合并症者会出现肝肾功能损害表现等异常。

1.病毒抗原及基因检测。从患者呼吸道分泌物标本中分离出特定病毒或采用 RT-PCR 法检测到禽流感 H 亚型病毒基因。

2.核酸检测（实时荧光 PCR 检测）和病毒分离。病毒分离是人禽流感确诊的金标准。可从患者呼吸道标本（如鼻咽分泌物、口腔含漱液、气管吸出物或尸检肺标本）中分离禽流感病毒。禽流感病毒核酸检测阳性。

3.血清学检查。急性期(发病后 7d 内采集)和恢复期(间期 2～3 周采集)双份血清进行禽流感病毒抗体测定,后者的抗体滴度与前者相比有 4 倍或以上升高。

4.胸部影像学检查。发生肺炎的患者肺内出现片状影像。重症患者病变进展迅速,呈双肺多发磨玻璃影及肺实变影像,可合并少量胸腔积液。发生 ARDS 时,病变分布广泛。

(四)诊断

2013 年 4 月发布的《人感染 H7N9 禽流感诊疗方案(2013 年第 2 版)》中的标准,根据流行病学接触史、临床表现及实验室检查结果,可作出人感染 H5N1 或 H7N9 禽流感的诊断。在流行病学史不详的情况下,根据临床表现、辅助检查和实验室检测结果,特别是从患者呼吸道分泌物标本中分离出禽流感病毒,或禽流感病毒核酸检测阳性,或动态检测双份血清禽流感病毒特异性抗体阳转或呈 4 倍或以上升高,可作出人感染禽流感的诊断。

> **诊断**
>
> 根据临床表现、辅助检查和实验室检测结果,特别是从患者呼吸道分泌物标本中分离出禽流感病毒,或禽流感病毒核酸检测阳性,或动态检测双份血清禽流感病毒特异性抗体阳转或呈 4 倍或以上升高,可作出人感染禽流感的诊断。

1.医学观察病例:有流行病学史,1 周内出现临床表现者。与病禽、死禽及其分泌物、排泄物或人禽流感患者/疑似患者有密切接触史。

2.疑似病例:符合上述临床表现,甲型流感病毒抗原阳性,或有流行病学接触史。

3.确诊病例:有流行病学史和临床表现,并同时具备以下一项:

(1)从患者呼吸道分泌物或尸检肺标本中分离出特定病毒。

(2)禽流感病毒核酸检测阳性。

(3)恢复期抗体滴度比急性期有 4 倍或以上升高。

(五)治疗

1.隔离治疗。对疑似和确诊患者应进行隔离治疗。

2.对症治疗。可吸氧、应用解热药、止咳祛痰药等。

3.抗病毒治疗。强调临床的治疗时机要"早、快、准",抗病毒药物在使用之前应留取呼吸道标本,并在发病 48h 内试用抗流感病毒药物。

(1)神经氨酸酶抑制剂 奥司他韦(Oseltamivir,达菲)为新型抗流感病毒药物,实验室研究表明它对禽流感病毒 H5N1、H9N2 和 H7N9 有抑制作用,成人剂量 150mg/d,儿童剂量每日 3mg/kg,分 2 次口服,疗程 5d。

(2)离子通道 M2 阻滞剂 金刚烷胺(Amantadine)和金刚乙胺(Rimantadine)可抑制禽流感病毒株的复制,早期应用可能有助于阻止病情发展、减轻病情、改善预后,但某些毒株可能对金刚烷胺和金刚乙胺有耐药性。金刚烷胺成人剂量每日 100～200mg,儿童每日 5mg/kg,分 2 次口服,疗程 5 天。肾功能受损者酌减剂量。治疗过程中应注意中枢神经系统和胃肠道副作用。老年患者及孕妇应慎用,哺乳期妇女、新生儿和 1 岁以下婴儿禁用。金刚乙胺的毒副作用相对较轻。

4.维持重要器官的正常功能。维持重症和危重症患者重要器官的正常功能,可通过选择鼻管、口/鼻面罩、无创通气和有创通气等序贯方式进行。

5.支持治疗。加强支持治疗和预防并发症。

6.中医药治疗。莲花清温胶囊等。

(六)防控措施

1.发现和管理传染源

(1)加强监测 加强禽类疾病的监测,动物防疫部门一旦发现禽流感疫情,应立即通报当地疾病预防控制机构,指导职业暴露人员做好防护工作;加强对密切接触禽类人员的监测,与家禽或人禽流感患者有密切接触史者,一旦出现流感样症状,应立即进行流行病学调查,采集患者标本并送至指定实验室检测,以进一步明确病原,同时应采取相应的防治措施。有条件者可在48h以内口服神经氨酸酶抑制剂。

(2)保护环境 应注意保护环境,不要乱捕乱杀野生禽类。

(3)隔离治疗 接触患者应戴口罩、戴手套、戴防护镜、穿隔离衣。接触患者及其分泌物后应洗手,密切接触者可口服达菲预防。

(4)加强管理 加强检测标本和实验室禽流感病毒毒株的管理,严格执行操作规范,防止实验室的感染及传播

(5)及时报告 发现不明原因肺炎病例、流感样病例及时报告。

2.切断传播途径

(1)减少与禽类接触;

(2)开窗通风,减少人群聚集;

(3)清洁消毒居室、衣物、用具、工作场所、学校、医疗机构等;

(4)对疫源地区进行封锁并彻底消毒,杜绝病禽流入市场,接触感染动物的工作人员必须穿隔离衣,戴手套、口罩和洗手。

3.保护易感人群

(1)健康教育。加强体育锻炼,多休息、避免劳累。在食用禽肉时,应彻底煮熟再吃,生熟厨具要分开使用,发生疫情时应尽量少与禽类接触。

(2)注意饮食卫生,不喝生水,不吃未熟的肉类及蛋类等食品;勤洗手,养成良好的个人卫生习惯。

(3)药物预防。有明确吸入可疑物质的人员(例如,分拣员和参与贸易市场大规模分拣的工作人员)应预防性服用抗病毒药物,如金刚烷胺、金刚乙胺等。

(4)疫苗预防。与感染或可疑感染禽流感的或与禽类动物有密切接触的人员应接种流感疫苗。

四、传染性非典型肺炎(SARS)

传染性非典型肺炎是由SARS冠状病毒(SARS CoV)引起的一种急性呼吸系统传染病,WHO将其命名为严重急性呼吸综合征(severe acute respiratory syndrome,SARS)。临床上以发热、乏力、头痛、肌肉关节酸痛等全身症状和干咳、胸闷、呼吸困难等呼吸道症状为主要表现,部分病例可有腹泻等消化道症状;重症病例表现明显的呼吸困难,并可迅速发展成为急性呼吸窘迫综合征(acute respiratory distress syndrome,ARDS)。病毒对温度敏感,随温度升高毒性下降,37℃可存活4天,56℃加热90min、75℃加热30min能够灭活病毒。

紫外线照射60min可杀死病毒。病毒对有机溶剂敏感,乙醚4℃条件下作用24h可完全灭活病毒,75%乙醇作用5min可使病毒失去活力,含氯的消毒剂作用5min可以灭活病毒。

(一)流行病学

1.传染源：SARS 患者为主，有的野生动物也可能是。

2.传播途径：近距离呼吸道飞沫传播，气溶胶传播，接触传播。

3.易感人群：人类普遍易感，医护人员与患者密切接触者为高发人群。

(二)临床表现

1.潜伏期：SARS 的潜伏期通常限于 2 周之内，一般约 2～10d。

2.临床症状：急性起病，自发病之

> 传染性非典型肺炎是由 SARS 冠状病毒(SARS CoV)引起的一种急性呼吸系统传染病，WHO 将其命名为严重急性呼吸综合征。
>
> 临床上以发热、乏力、头痛、肌肉关节酸痛等全身症状和干咳、胸闷、呼吸困难等呼吸道症状为主要表现。
>
> 病毒对温度敏感，56℃加热 90min、75℃加热 30min 能够灭活病毒。紫外线照射 60min 可杀死病毒。

日起，2～3 周内病情都可处于进展状态。主要有以下三类症状：

(1)发热及相关症状：常以发热为首发和主要症状，体温一般高于 38℃，常呈持续性高热，可伴有畏寒、肌肉酸痛、关节酸痛、头痛、乏力。在早期，使用退热药可有效；进入进展期，通常难以用退热药控制高热。使用糖皮质激素可对热型造成干扰。

(2)呼吸系统症状：可有咳嗽，多为干咳，少痰，少部分患者出现咽痛。可有胸闷，严重者渐出现呼吸加速，气促，甚至呼吸窘迫，常无上呼吸道卡他症状，呼吸困难和低氧血症多见于发病 6～12d 以后。

(3)其他方面症状：部分患者出现腹泻、恶心、呕吐等消化道症状。

3.体征：SARS 患者的肺部体征常不明显，部分患者可闻少许湿啰音，或有肺实变体征。偶有局部叩浊音、呼吸音减低等少量胸腔积液的体征。

(三)临床分期

1.早期。一般为病初的 1～7d。起病急，以发热为首发症状，体温一般＞38℃，半数以上的患者伴有头痛、关节肌肉酸痛、乏力等症状，部分患者可有干咳、胸痛、腹泻等症状；但少有上呼吸道卡他症状，肺部体征多不明显，部分患者可闻及少许湿啰音，X 线胸片肺部阴影在发病第 2 天即可出现，平均在 4d 时出现，95％以上的患者在病程 7d 内出现阳性改变。

2.进展期。多发生在病程的 8～14d，个别患者可更长。在此期，发热及感染中毒症状持续存在，肺部病灶进行性加重，表现为胸闷、气促、呼吸困难，尤其在活动后明显。X 线胸片检查肺部阴影发展迅速，且常为多叶病变。少数患者(10％～15％)出现 ARDS 而危及生命。

3.恢复期。进展期过后，体温逐渐下降，临床症状缓解，肺部病变开始吸收，多数患者经 2 周左右恢复，可达到出院标准，肺部阴影的吸收则需要较长的时间。少数重症患者可能在相当长的时间内遗留限制性通气功能障碍和肺弥散功能下降，但大多可在出院后 2～3 个月内逐渐恢复。

(四)实验室检查和辅助检查

1.一般实验室检查

(1)外周血象：白细胞计数一般正常或降低；常有淋巴细胞计数减少(若淋巴细胞计数＜

$0.9×10^9$/L,对诊断的提示意义较大;若淋巴细胞计数界于$(0.9\sim1.2)×10^9$/L,对诊断的提示仅为可疑);部分患者血小板减少。

(2)T淋巴细胞亚群计数:常于发病早期即见CD＋4、CD＋8细胞计数降低,两者比值正常或降低。

2.胸部影像检查

(1)胸部X线:病变初期肺部出现不同程度的片状、斑片状磨玻璃密度影,少数为肺实变影。阴影常为多发和/或双侧改变。部分病例进展迅速,短期内融合成大片状阴影。

(2)胸部CT检查:有助于发现早期轻微病变或与心影和/或大血管影重合的病变。必须定期进行影像学复查,以观察肺部病变的动态变化情况。

3.特异性病原学检测。SARS-CoV血清特异性抗体检测:发病10d后采用IFA,在患者血清内可以检测到SARS-CoV的特异性抗体(若采用ELISA,则在发病21天后)。从进展期至恢复期抗体阳转或抗体滴度呈4倍及以上升高,具有病原学诊断意义。首份血清标本需尽早采集。

(五)诊断

1.临床诊断。对于有SARS流行病学依据,有症状,有肺部X线影像改变,并能排除其他疾病诊断者,可以作出SARS临床诊断。在临床诊断的基础上,若分泌物SARS-CoV RNA检测阳性,或血清SARS-CoV抗体阳转,抗体滴度4倍及以上增高,则可确定诊断。

2.疑似病例

(1)对于缺乏明确流行病学依据　具备其他SARS支持证据者,可以作为疑似病例,需进一步进行流行病学追访,并安排病原学检查以求印证。

(2)对于有流行病学依据　有临床症状,但尚无肺部X线影像学变化者,也应作为疑似病例。对此类病例,需动态复查X线胸片或胸部CT,一旦肺部病变出现,在排除其他疾病的前提下,可以作出临床诊断。

> 临床诊断:对于有SARS流行病学依据,有症状,有肺部X线影像改变,并能排除其他疾病诊断者,可以作出SARS临床诊断。若分泌物SARS-CoV RNA检测阳性,或血清SARS-CoV抗体阳转,抗体滴度4倍及以上增高,则可确定诊断。

3.医学隔离观察病例:对于近2周内有与SARS患者或疑似SARS患者接触史,但无临床表现者,应自与前者脱离接触之日起,进行医学隔离观察2周。

4.重症SARS的诊断标准。具备以下三项之中的任何一项,均可以诊断为重症SARS。

(1)呼吸困难,成人休息状态下呼吸频率≥30次/min,且伴有下列情况之一。①胸片显示多叶病变或病灶总面积在正位胸片上占双肺总面积的1/3以上;②病情进展,48h内病灶面积增大超过50%,且在正位胸片上占双肺总面积的1/4以上。

> 医学隔离观察病例:近2周内有与SARS患者或疑似SARS患者接触史,但无临床表现者,应自与前者脱离接触之日起,进行医学隔离观察2周。

(2)出现明显的低氧血症,氧合指数低于300mmHg(1mmHg＝0.133kPa);

(3)出现休克或多器官功能障碍综合征(MODS)。

5.辅助检查

(1)血 RTWBC 稍高,L 降低;

(2)T 细胞及亚细胞群 CD4＋和 CD8＋降低;

(3)RT-PCR 阳性 SARSCOV;

(4)抗体检验 ELISA 可查及抗体;

(5)V 分离在 P3 实验室分离。

(六)治疗

1.一般治疗与病情监测

(1)卧床休息,避免用力和剧烈咳嗽。

(2)鼻导管吸氧、面罩给氧、气管插管或切开、呼吸机给氧和通气。

(3)根据病情需要,每天定时或持续监测脉搏、血氧饱和度（SpO_2）。定期复查血常规、尿常规、血电解质、肝肾功能、心肌酶谱、T 淋巴细胞亚群(有条件时)和 X 线胸片等。

2.对症治疗

(1)发热＞38.5℃,或全身酸痛明显者,可使用解热镇痛药。高热者给予冰敷、酒精擦浴、降温毯等物理降温措施。儿童禁用水杨酸类解热镇痛药。

(2)咳嗽、咯痰者可给予镇咳、祛痰药。

(3)有心、肝、肾等器官功能损害者,应采取相应治疗。

(4)腹泻患者应注意补液及纠正水、电解质失衡。

3.糖皮质激素的使用。应用糖皮质激素的目的在于抑制异常的免疫病理反应,减轻全身炎症反应状态,减轻肺的渗出、损伤,防止或减轻后期的肺纤维化。应用指征如下:

(1)有严重的中毒症状,持续高热不退,经对症治疗 3d 以上最高体温仍超过 39℃;

(2)X 线胸片显示多发或大片阴影,进展迅速,48h 之内病灶面积增大＞50％,且在正位胸片上占双肺总面积的 1/4 以上;

(3)达到急性肺损伤或 ARDS 的诊断标准,具备以上指征之一,即可应用。

> **SARS 治疗**
> 1.一般治疗与病情监测
> 2.对症治疗:发热、咳嗽、器官功能损害者
> 3.糖皮质激素的使用
> 4.抗病毒治疗:咯匹那韦/利托那韦
> 5.免疫治疗
> 6.抗菌药物的使用
> 7.中医药治疗

4.抗病毒治疗。可试用蛋白酶抑制剂类药物 Kaletra[咯匹那韦(Lopinavir)及利托那韦(Ritonavir)]等。

5.免疫治疗。胸腺肽、干扰素、静脉用丙种球蛋白等非特异性免疫增强剂对 SARS 的疗效尚未肯定,可试用。SARS 恢复期血清的临床疗效尚未被证实,对诊断明确的高危患者,可在严密观察下试用。

6.抗菌药物的使用。抗菌药物的应用目的主要有两个,一是用于对疑似患者的试验治疗,以帮助鉴别诊断;二是用于治疗和控制继发细菌、真菌感染。鉴于 SARS 常与社区获得性肺炎相混淆,而后者常见致病原为肺炎链球菌、支原体、流感嗜血杆菌等,在诊断不清时可选用新喹诺酮类或 β-内酰胺类联合大环内酯类药物试验治疗。继发感染的致病原包括革兰阴性杆菌、耐药革兰阳性球菌、真菌及结核分枝杆菌,应有针对性地选用适当的抗菌药物。

7.中医药治疗。本病属于中医学瘟疫、热病的范畴。主要病症在肺,也可累及其他脏腑;基本病机为邪毒壅肺、湿痰瘀阻、肺气郁闭、气阴亏虚。中医药治疗的原则是早治疗、重

祛邪、早扶正、防传变。

(七)防控措施

1.传染源管理

(1)患者的管理:①早发现、早报告:发现SARS患者、疑似病例时,应按照《中华人民共和国传染病防治法》、《卫生部传染性非典型肺炎防治管理办法》的规定,向辖区内的县级疾病预防控制机构报告疫情。若出现暴发或流行,则应按《突发公共卫生事件应急条例》的要求,迅速逐级上报。②早隔离、早治疗:SARS的疑似患者、临床诊断患者和确诊患者均应立即住院隔离治疗,但应收治在不同区域,其中临床诊断患者、疑似患者均应住单人病房,避免交叉感染。应就地治疗,尽量避免远距离转送患者。

> **SARS 防控措施中的传染源管理**
>
> 患者的管理早发现、早报告、早隔离、早治疗,临床诊断患者、疑似患者均应住单人病房隔离治疗。
>
> 密切接触者管理:对症状期密切接触者均应实施医学观察,一般采取家庭观察,隔离观察期为 14d。
>
> 动物传染源(宿主)的管理

(2)密切接触者管理:对每例 SARS 患者、疑似患者都应在最短时间内开展流行病学调查,追溯其发病前接触过的同类患者以及发病前 3d 和症状期密切接触者;对症状期密切接触者均应实施医学观察,一般采取家庭观察;必要时实施集中医学观察,但要注意避免交叉感染的可能。对可疑的发热患者,应立即让其住院隔离治疗。隔离观察期为 14d(自最后接触之日算起)。在隔离观察期满后,对无 SARS 症状和体征的隔离观察者,应及时解除隔离。

(3)动物传染源(宿主)的管理:应加强对动物宿主的监测研究,一旦发现可疑动物宿主,应立即向当地政府主管部门报告,以采取相应的管理措施,避免或减少与其接触机会。

2.切断传播途径

(1)宣传防治知识:明确群防群治的措施和公众的义务与责任,要真实报道疫情,并要减少有可能引起群众恐慌的报道。

(2)加强院内感染控制:选择符合条件的医院和病房收治 SARS 患者是避免医院内感染的前提。

(3)做好个人防护:个人防护用品包括防护口罩、手套、防护服、护目镜或面罩、鞋套等。

(4)疫源地消毒与处理。

3.保护易感人群

(1)注射 SARS 疫苗。

(2)养成良好的生活习惯和身体素质,保持乐观的心态。

第四节　核灾害的预防和处理

大自然中存在放射性物质,放射性物质以波或微粒形式发射出的一种能量就叫核辐射。在一定剂量内的核辐射对人体无影响。由于各种意外事件引起大型核设施(例如核燃料生产厂、核反应堆、核电厂、核动力舰船及后处理厂等)发生放射性物质外泄,造成环境污染并使公众受到辐射危害称核事故。核事故对人员及环境造成大范围伤害和影响。如 1986 年

4月26日前苏联切尔诺贝利核电站核泄漏事故造成全球共有20亿人口受到影响。

一、核辐射对人体的危害

核辐射有 α,β 和 γ 三种辐射形式。α 辐射,只要用一张纸就能挡住,但吸入体内危害大;β 辐射是高速电子,皮肤沾上后烧伤明显;α,β 两种辐射穿透力小,影响距离比较近,只要辐射源不进入体内,影响不会太大。γ 辐射和 X 射线相似,能穿透人体和建筑物,危害距离远。

> 放射性物质以波或微粒形式发射出的一种能量就叫核辐射。
>
> 由于各种意外事件引起大型核设施发生放射性物质外泄,造成环境污染并使公众受到辐射危害称核事故。核辐射有 α,β 和 γ 三种辐射形式。

(一)辐射量对人体的影响

1.辐射量。"当量剂量"是反映各种射线或粒子被吸收后引起的生物效应强弱的辐射量。其国际标准单位是"西弗(Sv)",定义是每千克人体组织吸收1焦耳为1西弗。西弗是个非常大的单位,因此通常使用毫西弗(mSv)、微西弗(μSv)。1mSv = 0.001Sv,1μSv = 0.001mSv。

2.辐射对人体的影响

(1)对日常工作中不接触辐射性工作的人每年正常的天然辐射(主要是因为空气中的氡辐射)为 1000～2000μSv。

(2)微西弗的辐射 一次<100μSv 对人体无影响,在操作电脑时,要注意与屏幕保持适当距离。较好的是距屏幕 0.5m 以外。操作电脑后,脸上会吸附不少电磁辐射的颗粒,要及时清水洗脸,使所受辐射减轻 70% 以上。手机号码已经拨出而尚未接通时,辐射最大,辐射量是待机时的 3 倍左右。这些辐射有可能改变人体组织,对人体健康造成不利影响。

> **辐射对人体的影响**
>
> 每年正常的天然辐射为 1000～2000μSv。
>
> <100μSv 的辐射,对人体无影响。短期内人体接受:1000～2000mSv 轻度放射病,有一定的损伤。2000～4000mSv,有中度放射病,可以治愈。4000～5000mSv,重度的放射病,50% 死亡。>6000mSv,基本上死亡。

(3)短期内人体接受 1000～2000mSv,轻度放射病,有一定的损伤。2000～4000mSv,有中度放射病,可以治愈。4000～5000mSv,重度的放射病,50% 死亡。>6000mSv,基本上死亡。

(4)福岛核电站 1015μSv/h 辐射 相当于一个人接受 10 次 X 光检查。

(5)日常生活 我们坐 10h 飞机,相当于接受 30μSv 辐射;每次 CT 检查患者接受大约 10mSv,成年人每年做 CT 检查不应超过两次,特殊情况下也不应该超过 4 次。

(6)与放射相关的人员 一年最高辐射量为 50000μSv。一次性遭受 4000mSv 会致死。放射线辐射对健康的影响,见图 8-2。

(二)各种人群受核辐射影响排序

1.胎儿。细胞分裂是最快的,辐射的影响就会越明显。

2.儿童。受辐射较大的儿童若干年后得甲状腺癌的概率要比普通儿童高出 3～5 倍。

3.青少年。甲状腺功能正常,代谢活跃。

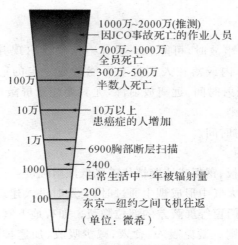

图 8-2　放射线辐射对健康的影响

4.老人。甲状腺功能相对青壮年不活跃,代谢较迟缓。

二、核泄漏事故的危害

(一)特点

1.不确定性

(1)时间的不确定性　核泄漏事故一般突然发生,人们始料不及,且一旦发生,发展迅速。

(2)放射性污染途径和对人体组织产生照射危害的不确定性　核泄漏事故可能污染大气、水源、土壤、植物和食品等。事故中人员受照射的方式和主要组织器官有 γ 射线对全身的外照射,吸入或食入放射性核素对甲状腺、肺或其他组织器官的内照射,以及沉积于体表、衣服上的放射性核素对皮肤的照射。

2.艰巨性和影响的长期性

(1)艰巨性　涉及因素较多,且事发突然、危害强度大,必须快速、有效地处理。

(2)长期性　有些放射性核素,如 ^{90}Sr,^{137}Cs,^{239}Pu 的半衰期长,因而作用时间长。同时,辐射危害的远期效应,特别是致癌和遗传效应要经过数十年甚至终生的观察才能做出科学评价。

3.社会恐慌性。由于对核事故很不了解,公众普遍有恐核思想。不良的社会心理效应,其危害可能比辐射本身导致的后果更严重。

(二)遭受核辐射后的危害

放射性物质可通过呼吸吸入,皮肤伤口及消化道吸收进入体内,引起内辐射,γ 辐射可穿透一定距离被机体吸收,使人员受到外照射伤害。内外照射形成放射病的症状有:疲劳、头昏、失眠、皮肤发红、溃疡、出血、脱发、白血病、呕吐、腹泻等。有时还会增加癌症、畸变、遗传性病变发生率,影响几代人的健康。一般讲,身体接受的辐射能量越多,其放射病症状越严重,致癌、致畸风险越大。

三、防灾措施

发生放射性物质外泄事故时,可能有一些放射性物质出现并弥漫在空气中。这些放射性微尘和气体被吸入体内或落在人们身上可能造成一定的危害。居民在听到事故警报后应该尽可能缩短被照射时间,远离放射源,尤其要注意屏蔽内外兼防的防护原则。

1. 体外照射的防护原则

（1）尽可能缩短被照射时间。

（2）尽可能远离放射源。

（3）注意屏蔽,利用铅板、钢板或墙壁挡住或降低照射强度。

当放射性物质释放到大气中形成烟尘通过时,要及时进入建筑物内,关闭门窗和通风设备（包括空调、风扇）,避开门窗等屏蔽差的部位隐蔽。如有地下室,到地下室去更好。

2. 体内照射的防护原则。避免吸入、食入,减少吸收、加速排泄,避免在污染地区逗留。清除污染,减少人员体内污染机会。

（1）避免吸入：当空气被放射性物质污染时,用湿口罩、毛巾、衣服等掩住口鼻,可使吸入放射性物质的剂量减少约 90%。

（2）避免食入：不饮用露天水源中的水,不吃当地菜园里生长的蔬菜等。将食品放在密闭容器内或冰箱里。事先没有封闭的食物应当先清洗再放入容器。

（3）减少吸收：穿戴帽子、头巾、眼镜、雨衣、手套和靴子等,有助于减少体表放射性污染。如果被暴露在辐射范围内,立即换一套衣服和鞋子,把他们放在一个密封的塑料袋中,封闭袋口,然后采取彻底的全面的淋浴。清理、冲洗鼻腔减少呼吸道吸收。

> **体内照射的防护原则**：避免吸入、食入,减少吸收、加速排泄,避免在污染地区逗留。清除污染,减少人员体内污染机会。

（4）加速排出：可使用阻吸收剂、大量饮水等方法促进排出。

3. 其他

（1）打开有线广播、收音机、电视机（调到本地台）,尽早了解事故情况和当地政府的指示,当地政府可能会发放预防药物如稳定性碘片。预防药物服用的时间和剂量,一定要遵照说明。

（2）撤离是高一级的防护措施,如政府通知撤离,居民应做好暂时离家的准备,根据当地政府工作人员的要求,携带最低数量的必需用品,到规定的集合地待命,然后有秩序、有组织地撤到指定地点。

（3）保持镇定,服从指挥,不听信小道消息和谣言。

（4）如果检测到身体已被放射性污染,听从专业人员的安排。

第五节　突发公共卫生事件的应对

2003 年 SARS 危机以及随后而来的一系列突发公共卫生事件,给广大国人,特别是各级政府和卫生工作人员以很大的震动和启示。人们开始认识到预防突发公共卫生事件的极端重要性。人类的文明进程便是在一次次与瘟疫斗争的血与火的洗礼中,以及一系列危机事件应对的经验和教训中不断成熟和长大的。

突发公共卫生事件(emergency public health events)指突然发生,造成或者可能造成社会公众健康严重损害的重大传染病疫情、群体性不明原因疾病、重大食物和职业中毒以及其他严重影响公众健康的事件。

一、突发公共卫生事件的分级

根据突发公共卫生事件性质、危害程度、涉及范围,突发公共卫生事件划分为特别重大(Ⅰ级)、重大(Ⅱ级)、较大(Ⅲ级)和一般(Ⅳ级)四级。

1. 有下列情形之一的为特别重大突发公共卫生事件(Ⅰ级)

(1)肺鼠疫、肺炭疽在大、中城市发生并有扩散趋势,或肺鼠疫、肺炭疽疫情波及2个以上省份,并有进一步扩散趋势。

(2)发生传染性非典型肺炎、人感染高致病性禽流感病例,并有扩散趋势。

(3)涉及多个省份的群体性不明原因疾病,并有扩散趋势。

(4)发生新传染病或我国尚未发现的传染病发生或传入,并有扩散趋势,或发现我国已消灭的传染病重新流行。

(5)发生烈性病菌株、毒株、致病因子等丢失事件。

(6)周边以及与我国通航的国家和地区发生特大传染病疫情,并出现输入性病例,严重危及我国公共卫生安全的事件。

(7)国务院卫生行政部门认定的其他特别重大突发公共卫生事件。

2. 有下列情形之一的为重大突发公共卫生事件(Ⅱ级)

(1)在一个县(市)行政区域内,一个平均潜伏期内(6天)发生5例以上肺鼠疫、肺炭疽病例,或者相关联的疫情波及2个以上的县(市)。

(2)发生传染性非典型肺炎、人感染高致病性禽流感疑似病例。

(3)腺鼠疫发生流行,在一个市(地)行政区域内,一个平均潜伏期内多点连续发病20例以上,或流行范围波及2个以上市(地)。

(4)霍乱在一个市(地)行政区域内流行,1周内发病30例以上,或波及2个以上市(地),有扩散趋势。

(5)乙类、丙类传染病波及2个以上县(市),1周内发病水平超过前5年同期平均发病水平2倍以上。

(6)我国尚未发现的传染病发生或传入,尚未造成扩散。

(7)发生群体性不明原因疾病,扩散到县(市)以外的地区。

> 突发公共卫生事件指突然发生,造成或者可能造成社会公众健康严重损害的重大传染病疫情、群体性不明原因疾病、重大食物和职业中毒以及其他严重影响公众健康的事件。
> 突发公共卫生事件划分为特别重大(Ⅰ级)、重大(Ⅱ级)、较大(Ⅲ级)和一般(Ⅳ级)四级。

> **特别重大突发公共卫生事件:**
> (1)肺鼠疫、肺炭疽在大、中城市发生并有扩散趋势,或肺鼠疫、肺炭疽疫情波及2个以上省份,并有进一步扩散趋势。
> (2)发生传染性非典型肺炎、人感染高致病性禽流感病例,并有扩散趋势。

（8）发生重大医源性感染事件。

（9）预防接种或群体性预防性服药出现人员死亡。

（10）一次食物中毒人数超过100人并出现死亡病例，或出现10例以上死亡病例。

（11）一次发生急性职业中毒50人以上，或死亡5人以上。

（12）境内外隐匿运输、邮寄烈性生物病原体、生物毒素造成我境内人员感染或死亡的。

（13）省级以上人民政府卫生行政部门认定的其他重大突发公共卫生事件。

3.有下列情形之一的为较大突发公共卫生事件（Ⅲ级）

（1）发生肺鼠疫、肺炭疽病例，一个平均潜伏期内病例数未超过5例，流行范围在一个县（市）行政区域以内。

（2）腺鼠疫发生流行，在一个县（市）行政区域内，一个平均潜伏期内连续发病10例以上，或波及2个以上县（市）。

（3）霍乱在一个县（市）行政区域内发生，1周内发病10～29例或波及2个以上县（市），或市（地）级以上城市的市区首次发生。

（4）一周内在一个县（市）行政区域内，乙、丙类传染病发病水平超过前5年同期平均发病水平1倍以上。

（5）在一个县（市）行政区域内发现群体性不明原因疾病。

（6）一次食物中毒人数超过100人，或出现死亡病例。

（7）预防接种或群体性预防性服药出现群体心因性反应或不良反应。

（8）一次发生急性职业中毒10～49人，或死亡4人以下。

（9）市（地）级以上人民政府卫生行政部门认定的其他较大突发公共卫生事件。

4.有下列情形之一的为一般突发公共卫生事件（Ⅳ级）

（1）腺鼠疫在一个县（市）行政区域内发生，一个平均潜伏期内病例数未超过10例。

（2）霍乱在一个县（市）行政区域内发生，1周内发病9例以下。

（3）一次食物中毒人数30～99人，未出现死亡病例。

（4）一次发生急性职业中毒9人以下，未出现死亡病例。

（5）县级以上人民政府卫生行政部门认定的其他一般突发公共卫生事件。

二、国家突发公共事件医疗卫生救援应急预案

在自然灾害、事故灾害、公共卫生、社会安全事件等突发公共事件（以下简称突发公共事件）发生后，保障各项医疗卫生救援工作迅速、高效、有序地进行，提高卫生部门应对各类突发公共事件的应急反应能力和医疗卫生救援水平，最大程度地减少人员伤亡和健康危害，保障人民群众身体健康和生命安全，维护社会稳定。

（一）医疗卫生救援的事件分级

根据突发公共事件导致人员伤亡和健康危害情况将医疗卫生救援事件分为特别重大（Ⅰ级）、重大（Ⅱ级）、较大（Ⅲ级）和一般（Ⅳ级）四级。

1.特别重大事件（Ⅰ级）

（1）一次事件出现特别重大人员伤亡，且危重人员多，或者核事故和突发放射事件、化学品泄漏事故导致大量人员伤亡，事件发生地省级人民政府或有关部门请求国家在医疗卫生救援工作上给予支持的突发公共事件。

(2)跨省(区、市)的有特别严重人员伤亡的突发公共事件。

(3)国务院及其有关部门确定的其他需要开展医疗卫生救援工作的特别重大突发公共事件。

2.重大事件(Ⅱ级)

(1)一次事件出现重大人员伤亡,其中死亡和危重病例超过5例的突发公共事件。

(2)跨市(地)的有严重人员伤亡的突发公共事件。

(3)省级人民政府及其有关部门确定的其他需要开展医疗卫生救援工作的重大突发公共事件。

3.较大事件(Ⅲ级)

(1)一次事件出现较大人员伤亡,其中死亡和危重病例超过3例的突发公共事件。

(2)市(地)级人民政府及其有关部门确定的其他需要开展医疗卫生救援工作的较大突发公共事件。

4.一般事件(Ⅳ级)

(1)一次事件出现一定数量人员伤亡,其中死亡和危重病例超过1例的突发公共事件。

(2)县级人民政府及其有关部门确定的其他需要开展医疗卫生救援工作的一般突发公共事件。

(二)医疗卫生救援组织体系

各级卫生行政部门要在同级人民政府或突发公共事件应急指挥机构的统一领导、指挥下,与有关部门密切配合、协调一致,共同应对突发公共事件,做好突发公共事件的医疗卫生救援工作。

医疗卫生救援组织机构包括:各级卫生行政部门成立的医疗卫生救援领导小组、专家组和医疗卫生救援机构[指各级各类医疗机构,包括医疗急救中心(站)、综合医院、专科医院、化学中毒和核辐射事故应急医疗救治专业机构、疾病预防控制机构和卫生监督机构]、现场医疗卫生救援指挥部。

(三)医疗卫生救援应急响应

1.Ⅰ级响应与行动

(1)Ⅰ级响应:发生特别重大突发公共事件,国务院启动国家突发公共事件总体应急预案。国务院有关部门启动国家突发公共事件专项应急预案,以及其他符合医疗卫生救援特别重大事件(Ⅰ级)级别的突发公共事件。

(2)Ⅰ级响应行动:国务院卫生行政部门接到关于医疗卫生救援特别重大事件的有关指示、通报或报告后,应立即启动医疗卫生救援领导小组工作,组织专家对伤病员及救治情况进行综合评估,组织和协调医疗卫生救援机构开展现场医疗卫生救援、指导和协调落实医疗救治等措施,并根据需要及时派出专家和专业队伍支援地方,及时向国务院和国家相关突发公共事件应急指挥机构报告和反馈有关处理情况。凡属启动国家总体应急预案和专项应急预案的响应,医疗卫生救援领导小组按相关规定启动工作。

事件发生地的省(区、市)人民政府卫生行政部门在国务院卫生行政部门的指挥下,结合本行政区域的实际情况,组织、协调、开展突发公共事件的医疗卫生救援工作。

2.Ⅱ级响应与行动

(1)Ⅱ级响应:发生重大突发公共事件,省级人民政府启动省级突发公共事件应急预案。省级有关部门启动省级突发公共事件专项应急预案,以及其他符合医疗卫生救援重大事件。

(2)Ⅱ级响应行动:省级卫生行政部门接到关于医疗卫生救援重大事件的有关指示、通报或报告后,采取与国务院相应措施。国务院卫生行政部门对省级卫生行政部门负责的突发公共事件医疗卫生救援工作进行督导,根据需要和事件发生地省级人民政府和有关部门的请求,组织国家医疗卫生救援应急队伍和有关专家进行支援,并及时向有关省份通报情况。

3.Ⅲ级响应与行动

(1)Ⅲ级响应:发生较大突发公共事件,市(地)级人民政府启动市(地)级突发公共事件应急预案以及其他符合医疗卫生救援较大事件(Ⅲ级)级别的突发公共事件。

(2)Ⅲ级响应行动:市(地)级卫生行政部门接到关于医疗卫生救援较大事件的有关指示、通报或报告后,采取与省级相应措施。省级卫生行政部门接到医疗卫生救援较大事件报告后,要对事件发生地突发公共事件医疗卫生救援工作进行督导,必要时组织专家提供技术指导和支持,并适时向本省(区、市)有关地区发出通报。

4.Ⅳ级响应与行动

(1)Ⅳ级响应:发生一般突发公共事件,县级人民政府启动县级突发公共事件应急预案,以及其他符合医疗卫生救援一般事件(Ⅳ级)级别的突发公共事件。

(2)Ⅳ级响应行动:县级卫生行政部门接到关于医疗卫生救援一般事件的有关指示、通报或报告后,采取与市级相应措施。市(地)级卫生行政部门在必要时应当快速组织专家对突发公共事件医疗卫生救援进行技术指导。

(四)现场医疗卫生救援及指挥

医疗卫生救援应急队伍在接到救援指令后要及时赶赴现场,并根据现场情况全力开展医疗卫生救援工作。在实施医疗卫生救援的过程中,既要积极开展救治,又要注重自我防护,确保安全。有关卫生行政部门应在事发现场设置现场医疗卫生救援指挥部,主要或分管领导同志要亲临现场,靠前指挥。现场医疗卫生救援指挥部要接受突发公共事件现场处置指挥机构的领导,加强与现场各救援部门的沟通与协调。

> **现场医疗卫生救援**
>
> 1.现场抢救:迅速将伤员转送出危险区,本着"先救命后治伤、先救重后救轻"的原则。
>
> 2.转送伤员:对有活动性大出血或转运途中有生命危险的急危重症者,应就地先予抢救、治疗,做必要的处理后再进行监护下转运。
>
> 3.疾病预防控制和卫生监督工作:防止各类突发公共事件造成的次生或衍生突发公共卫生事件的发生。
>
> 4.信息报告和发布:将人员伤亡、抢救等情况报告现场医疗卫生救援指挥部。

1.现场抢救。要迅速将伤员转送出危险区,本着"先救命后治伤、先救重后救轻"的原则开展工作,按照国际统一的标准对伤病员进行检伤分类,用腕带作出标志扣系在伤病员或死亡人员的手腕或脚踝部位,以便后续救治辨认或采取相应的措施。

2.转送伤员。当现场环境处于危险或在伤病员情况允许时,要尽快将伤病员转送,对有活动性大出血或转运途中有生命危险的急危重症者,应就地先予抢救、治疗,做必要的处理后再进行监护下转运。认真填写转运卡提交接纳的医疗机构,在转运中密切观察伤病员病情变化,避免造成二次损伤。合理分流伤病员或按现场医疗卫生救援指挥部指定的地点转送。

3.疾病预防控制和卫生监督工作。开展卫生学调查和评价、卫生执法监督,采取有效的预防控制措施,防止各类突发公共事件造成的次生或衍生突发公共卫生事件的发生,确保大灾之后无大疫。

4.信息报告和发布。在迅速开展应急医疗卫生救援工作的同时,立即将人员伤亡、抢救等情况报告现场医疗卫生救援指挥部或当地卫生行政部门。

第六节　灾后护理

在地震、洪涝等自然灾害突发后,必然会次生传染病流行,导致灾区民众染病或死亡。因此灾害后开展紧急医疗救援的同时,应迅速开展灾区防疫工作,尽量避免或减少因传染病流行给民众带来的新一轮伤害。灾害导致房屋被毁、财产损失、亲人死亡等,对于灾害幸存者来说是一个异常强烈的心理应激源,会产生一些身心反应和心理应激障碍,需要进行心理辅导甚至心理干预,帮助渡过危机,重建心灵和生活的家园。

一、灾后传染病防治

1.社区基本卫生储备。(1)社区卫生资料的储备:包括人口资料、健康资料、传染病发病数据与资料等。

(2)基本防疫设施的储备,并定期检查与更新。

(3)防控预案的制定。

(4)防控人员的储备。

2.建立传染病监测系统。灾害发生后,必须尽快建立传染病监测系统,加强对灾后常见传染病如霍乱、甲肝、细菌性食物中毒等消化道传染病、乙脑、疟疾、流行性出血热等虫媒传染病的监测。开展及时有效的流行病学调查,及时发布传染病预警信息。

3.加强水源监测,防治水源性传染病。水源监测包括饮用水和接触水。清理与清洗饮用水系统,对受损坏的自来水设施要抓紧修整,蓄水池、水井要淘洗干净,并用漂白粉进行消毒,加强保护饮用水安全,同时还要做好污水处理工作。

4.改善灾区环境。远离避险地及在水源处设置临时厕所、垃圾堆放点,做好粪便、垃圾的消毒和处理,动物尸体要远离避险地和水源地深埋,对已经腐败的,最好焚烧后再深埋。疏通沟渠、填平洼坑,清除蚊、蝇孳生地,有条件的地区,可以使用漂白粉等对周边环境进行消毒。发放驱虫药、灭鼠饵料、蚊帐,防止虫媒性传染病。

5.开展预防接种。根据当地情况,有计划地开展预防接种。对受到伤寒、钩端螺旋体、甲型肝炎威胁的易感者,可注射相应的伤寒、钩体、甲肝疫苗进行预防;对霍乱等腹泻病的密切接触者可服抗生素(如诺氟沙星)进行预防。

6.加强食品卫生管理。确保不摄入受污染的食物和水。强调吃新鲜饭菜,吃煮熟煮透的食品。

7. 开展防疫知识宣传

(1)出现发热、头痛、腹泻等不适要及时就诊,报告当地卫生部门,以利于及时处理,防止疫情蔓延扩散。

(2)切断传播途径,避免与他人共用餐具,用过的餐具尽量用沸水消毒,生熟食分开放。要喝开水,不要喝生水、污水,个人卫生要遵守,饭前便后勤洗手;不共用毛巾和牙刷等预防经消化道传播的疾病。粪便、垃圾要倾倒在指定地点,防止蚊蝇蚤鼠大量繁殖和传播疾病,保持居住场所、环境卫生清洁。

(3)保持良好和正确的心态,避免过度疲劳,保证充足的睡眠,以增强免疫力。

二、灾后心理辅导

灾难心理危机是人们在面对或经历灾害性事件产生的心理现象,是灾害发生后人们对生存环境的破坏及其身心创伤的体验和心理行为异常的反映。大部分幸存者不能够依靠自己的力量解决,需要通过及时有效的心理干预和疏导避免个体发生严重的情感、认知和行为方面的功能失调。

(一)灾后心理辅导、心理干预的目标人群

第一级人群:灾害亲历的幸存者。

第二级人群:灾害现场的目击者(包括救援者)。

第三级人群:与第一级、第二级人群有关的人,如幸存者和目击者的亲人等。

第四级人群:后方救援人员,灾害发生后在灾区开展服务的人员和志愿者。

(二)灾后的身心反应的表现

1. 成人

(1)情绪反应:害怕、无助感、愤怒、重复回忆、失望、希望。

(2)生理方面:失眠、噩梦、易醒、容易疲劳、呼吸困难、窒息感、发抖、容易出汗、消化不良等。

(3)认知方面:否认、自责、罪恶感、自怜、无能为力感、敌意、不信任他人等。

(4)行为方面:注意力不集中、逃避、喜欢独处、常想起受灾情形、过度依赖他人、高度的警觉性等。

2. 儿童与青少年。儿童与青少年的认知与成人不同,出现反应的时间有可能在灾后数周才表现出来,身心反应也有异于成人。

(1)婴儿至学龄前期(1~6岁):通常缺乏处理紧急压力的语言和思考能力,而期望家人来帮助或安慰他们。可出现吮手指头、尿床、害怕黑暗或动物、黏住父母、畏惧夜晚、大小便失禁、便秘、说话困难(例如:口吃)、食欲减退或增加。

(2)学龄期(6~12岁):退化行为是该年龄层儿童的典型反应。可表现为易怒、哭诉、黏人,在家或学校出现攻击行为,明显地与弟弟妹妹竞争父母的注意力、畏惧夜晚、做噩梦、害怕黑暗、逃避上学、在同伴中退缩、在学校失去学习兴趣或不能专心。

(3)青春期(12~18岁):大部分青春期的青少年活动与兴趣都集中在与他(她)同年龄的同伴身上,他们特别容易因同伴活动的瓦解,以及共同努力时失去大人的依靠而悲伤、难过。可出现身心症状,例如:排泄问题、气喘、头痛伴紧绷、食欲与睡眠失调、月经失调、烦躁或减低活动兴趣、冷漠、对异性的兴趣降低、不负责或犯法行为、注意力不集中等焦虑病症（不断担心自己有病痛，但无医学上的根据）。

（三）急性应激障碍（acute stress disorder,ASD）

急性应激障碍也叫急性应激反应（acute stress reaction），是由剧烈的、异乎寻常的精神刺激、生活事件或持续困境的作用下引发的精神障碍。多数患者发病在时间上与精神刺激有关，症状与精神刺激的内容有关，其病程与预后也与及早消除精神因素有关。可发生在各年龄期，多见于青壮年，男女发病率无明显差异。

临床表现：初期为"茫然"阶段，以茫然、注意狭窄、意识清晰度下降、定向困难、不能理会外界的刺激为特点；随后，患者可以出现变化多端、形式多样的症状，包括对周围环境的茫然、激进、愤怒、恐惧性焦虑、抑郁、绝望以及自主神经系统亢奋症状，如心动过速、震颤、出汗、面色潮红等。有时，患者不能回忆应激性事件。这些症状往往在24～48h后开始减轻，一般持续时间不超过3d。如果症状存在时间超过4周，考虑诊断为"创伤后

> **急性应激障碍**
> 　　也叫急性应激反应，是由剧烈的、异乎寻常的精神刺激、生活事件或持续困境的作用下引发的精神障碍。
> 临床表现：初期为"茫然"阶段，以茫然、注意狭窄、意识清晰度下降、定向困难、不能理会外界的刺激为特点。

应激障碍"。急性应激障碍还有一种临床亚型，称为"急性应激性精神病"，是指由强烈并持续一定时间的心理创伤性事件直接引起的精神病性障碍。以妄想、严重情感障碍为主，症状内容与应激源密切相关，较易被人理解，而与个人素质因素关系较小。一般病程时间也不超过1个月。

（四）普通受灾人群的心理护理

1.心理保护措施。指导其远离灾害发生地，保护幸存者免受再次伤害或再次暴露于创伤刺激中。

2.创造良好的治疗和休养环境。有利于增强伤员的安全感，帮助其从身心疲惫、惊魂未定中恢复过来。

> **普通受灾人群的心理护理：**
> 1.心理保护措施。
> 2.创造良好的治疗和休养环境。
> 3.运用有效沟通技巧，建立和谐护患关系。
> 4.帮助重建社会支持系统。

3.运用有效沟通技巧，建立和谐护患关系。相互的信任关系是实施心理辅导的关键和先决条件。要给辅导对象提供释放、倾诉的渠道和机会，有利于恢复自信、减少对生活的绝望，保持心理稳定。可采用无言的陪伴、一杯温水、一张面纸、多听少说等沟通技巧与其建立良好的关系。

4.帮助重建社会支持系统。帮助与亲人建立联系，心理工作者的早期介入，以缓解受害者心理压力，减轻孤独感和无助感。

复习题

一、单选题

1.突发公共卫生事件是指　　　　　　　　　　　　　　　　　　　　　　　　（　　）

A.突然发生，已经造成社会公众健康严重损害的重大传染病疫情、群体性不明原因疾病、重大食物

和职业中毒以及其他严重影响公众健康的事件

  B.突然发生,造成或者可能造成社会公众健康严重损害的重大传染病疫情、群体性不明原因疾病、中毒以及其他严重影响公众健康的事件

  C.突然发生,造成或者可能造成社会公众健康严重损害的重大传染病疫情、群体性不明原因疾病、重大食物和职业中毒以及其他严重影响公众健康的事件

  D.偶然发生,造成或者可能造成社会公众健康严重损害的重大传染病疫情、群体性不明原因疾病、重大食物和职业中毒以及其他严重影响公众健康的事件

2.发生传染性非典型肺炎、人感染高致病性禽流感病例,并有扩散趋势。属于突发公共卫生事件是 (　　)

  A. Ⅰ级   B. Ⅱ级

  C. Ⅲ级   D. Ⅳ级

3.在面对地震时,下面哪种应对措施是错误的? (　　)

  A.撤离到安全地带   B.回屋抢救财产

  C.躲在小开间的墙角   D.避开高大建筑物

4.伤情识别卡红色表示 (　　)

  A.1 级优先   B.2 级优先

  C.3 级优先   D.4 级优先

5.人禽流感抗病毒治疗首选 (　　)

  A.利巴韦林   B.泛昔洛韦

  C.金刚烷胺   D.达菲

6.目前,能直接感染人的禽流感病毒的 HA 亚型有 (　　)

  A. H5、H7、H9   B. H1、H3、H5

  C. H2、H4、H6   D. H1、H2、H3

7.鼠疫是我国法定的哪类传染病? (　　)

  A.甲类   B.乙类

  C.丙类   D.丁类

8.鼠疫的临床分型中,哪型最为凶险? (　　)

  A.腺鼠疫   B.肺鼠疫

  C.败血症鼠疫   D.其他类鼠疫

9.传染性非典型肺炎(SARS)的病原体为 (　　)

  A.冠状病毒 OC43   B. SARS 冠状病毒 SARS-CoV

  C.冠状病毒 229E   D.呼吸道合胞病毒(RSV)

10.关于 SARS 的主要传播途径是 (　　)

  A.近距离呼吸道飞沫传播是最重要的传播途径

  B.粪口传播是最主要的传播途径

  C.易感者的手直接或间接接触了污染物质不传播 SARS

  D.同室居住者不易被感染

二、简答题

1.简述 START 预检分诊法。

2.简述霍乱的流行病学特征。

(姚玉娟)

第九章　社区儿童保健

学习目标

1.解释新生儿、生理性黄疸、生理性体重下降、生长监测、小儿腹泻病、DMFT/DMFS、弱视等。

2.叙述儿童各期的保健重点及保健措施。

3.知道儿童生长监测的方法。

4.叙述儿童易患呼吸道感染和腹泻的原因及护理、预防方法。

5.叙述小儿营养不良的预防措施。

6.描述小儿肥胖的预防及减肥措施。

7.描述龋齿及近视的原因及预防。

8.举例说明儿童常见的意外事故种类、急救及预防措施。

9.思考如何降低社区儿童的肥胖、营养不良、龋齿、近视及意外事故发生率,社区护士在其中应发挥怎样的作用。

社区儿童保健的主要内容有优生管理、遗传指导、孕期指导、新生儿管理、散居和集居儿童保健、儿童生长发育监测、常见病多发病的预防及治疗、预防儿童意外事故等。社区护士通过健康教育及孕期检查、新生儿访视、儿童健康管理、计划免疫、营养咨询、喂养指导、生长监测、常见病治疗康复等途径,维护和促进儿童健康成长。

第一节　各年龄期儿童保健

根据各年龄段小儿生长发育规律和特点,对不同年龄段小儿及其家庭进行预防保健指导、计划免疫和生长监测,以降低小儿发病率、死亡率,增强小儿体质,促进小儿身心健康。

一、胎儿期保健

从卵子和精子结合到小儿出生前统称为胎儿期,此期约为40周。胎儿期是小儿生长发育十分重要的时期,如受内外因素影响,发育受阻,可导致各种畸形。胎儿完全依靠母体生存,孕妇的健康、营养、情绪、环境、疾病等对胎儿的生长发育影响极大,孕妇如受到感染、药物、心理创伤、理化创伤、缺乏营养等不良因素侵扰时,可使胎儿生长发育发生障碍,导致死胎、流产、早产或先天性畸形等不良结果,因此加强孕期胎儿保健十分重要。此期保健与孕妇保健紧密结合,主要有孕妇避免接触危险因子如感染、射线、服药、吸烟、饮酒等,特别是孕早期尤其要注意;同时指导孕妇合理营养、开展胎儿健康监测等(详见孕期保健)。

二、新生儿期保健

自出生后脐带结扎至生后 28 天内,称新生儿期。这一时期小儿脱离母体开始独立生活,但其各系统器官发育不成熟,其基本生理调节和适应能力较差,容易出现新生儿期常见的一些生理病理现象。如:新生儿体温调节中枢功能发育不成熟,体温不稳定,易受外界环境温度的影响;新生儿呼吸系统发育不成熟,常表现为呼吸浅表不规则;循环系统不完善,表现为心率波动大;消化系统发育不完善,易发生溢乳、吐奶现象;新生儿免疫功能不完善、屏障功能差,易发生感染。

> **新生儿特点:**
> 各器官发育不成熟。
> 生理调节和适应能力差。

新生儿在内外环境的适应过程中,也常出现一些特殊的生理现象。如:生理性黄疸,一般生后 3d 出现,10d 左右自然消退。生理性体重下降,生后一周内由于进食量少及大小便排泄、皮肤蒸发等,可出现体重下降。有的新生儿因受母体雌激素影响,在出生后 3~5d 出现"乳房肿大",2~3 周后恢复正常,不需要处理,有少数女婴在出生后 3~5d 可出现阴道少量血性分泌物,又称假月经。此外,新生儿期各种疾病如产伤、窒息、感染等不仅发病率高,死亡率也高。

> **新生儿可出现:**
> 体温不稳定。
> 生理性黄疸生后 3d 出现,10d 左右自然消退。
> 生理性体重下降。

根据以上特点,新生儿保健工作的重点是:

1. 维持正常体温。新生儿体温中枢发育不完善,体温调节能力差,体温常因环境温度的变化而变化。如环境温度低而保温不好,新生儿体温会低于正常,甚至可出现新生儿硬肿症;如环境温度过高或保温过度,易使体温升高,甚至发生脱水热。新生儿的室温宜保持在 20℃左右。

> **新生儿护理重点**
> 维持正常体温
> 提倡母乳喂养
> 预防红臀
> 做好脐部护理
> 避免窒息等意外事故

2. 母乳喂养。提倡母乳喂养,初乳富含矿物质和抗体,有利新生儿消化吸收,增强新生儿抵抗力(详见本书第十章妇女保健)。

3. 做好皮肤护理。衣服要用轻软的棉布料制成,尿布要用质软、耐洗、易干、吸水性强的棉布,要勤换、勤洗,尽量在日光下晒干。尿湿或排便后要及时更换,并以温水洗臀部,预防尿布疹的发生。

4. 做好脐部护理。脐带一般在出生后 7~10d 内干燥、脱落,在脱落前,要防止浸湿和污染,每天用 75% 的酒精擦拭消毒,防止感染。

5. 预防感染。保持室内空气流通,凡有皮肤病、消化道、呼吸道感染者不要接触新生儿,对新生儿的照顾者注意个人卫生,护理前洗手,预防感染。

6. 指导人工喂养。母亲因病或其他原因不能哺乳时,首选配方奶粉,奶温及吸奶孔的大小要适宜,注意喂养者的手及用具的清洁与消毒,按新生儿每天需要的热能计算奶量。100mL 配方乳约提供能量 70kCal(293kJ),足月儿第 1 周每天需热量 60~80kCal/kg(251.0~334.7kJ/kg),第二周每天需热量 80~100kCal/kg(334.7~418.4kJ/kg),第三周每天需热量 100~120kCal/kg(418.4~502.1kJ/kg),以后随日龄渐增。

7. 防止意外。给新生儿保暖,避免烫伤;喂奶后,竖抱拍背,排出吞入胃内气体,避免溢奶误吸；不躺着喂奶，不与成人合睡，避免窒息；经常检查新生儿手指、脚趾是否被袜子、手套或被子的线丝缠绕，避免发生婴儿缠绕指；避免家庭饲养的猫狗等宠物靠近婴儿。

三、婴儿期保健

出生到一周岁为婴儿期，此期的特点是生长发育比任何时期都快，神经、精神发育也很迅速，对能量和蛋白质的要求特别高，但消化和吸收功能都未发育完善，从母体获得的免疫力逐渐消失，而且后天获得的免疫力很弱，故易患感染性疾病。婴儿期保健要点：

（一）合理喂养

WHO 推荐婴儿期最佳喂养方式：出生后 4 月内坚持母乳喂养；4～6 月开始添加辅助食品，具体依婴儿生长情况而定；6 月龄婴儿均应添加辅助食品；继续母乳喂养，可以维持到 2 岁。

辅食添加：一般于 1～3 月添加维生素 D、果汁；4～6月添加米糊、烂粥、蛋黄、鱼泥、菜泥等；7～9 月添加烂面、饼干、鱼、蛋、肝泥、肉末等；10～12 月添加稠粥、软饭、挂面、馒头、面包、碎菜、碎肉、豆制品等。添加辅食从一种到多种、从精到粗、从少到多，逐步过渡到普通的饮食。婴儿食物不宜加盐和糖，这是由于母乳中含钠极低，且不含蔗糖；婴儿味觉还不成熟，不会辨别淡、甜、咸等味道，加入盐和糖并不起助长食欲的作用；婴儿排泄系统发育还不完善，加入过多的盐容易加重肾脏的排泄负担；加入盐和糖对婴儿的终生产生不良影响，对于 1 岁以内的婴儿食品不要再额外加盐，因为天然食品中存在的盐已能满足需要。对于 1～3 岁的婴儿，每天做菜时也要尽可能地少放盐。一般 1～6 岁的幼童每天食盐不应超过 2 克。

> **婴儿辅食添加顺序**
> 1～3 月添加维生素 D、果汁；
> 4～6 月添加米糊、烂粥、蛋黄、鱼泥、菜泥等；
> 7～9 月添加烂面、饼干、鱼、蛋、肝泥、肉末等；
> 10～12 月添加稠粥、软饭、挂面、馒头、面包、碎菜、碎肉、豆制品等。
> 婴儿食物不宜加盐和糖。

断乳：随着小儿年龄增长，母乳的量和质已不能完全满足小儿生长发育的需要，同时婴儿乳牙的萌出及各项生理功能逐步成熟，需要小儿在增加辅食的基础上逐渐断乳。一般小儿于 10～12 个月可逐步完全断乳。若遇到天气炎热或婴儿体弱多病而乳母泌乳量仍处于旺盛状态者，也可推迟至 1.5～2 岁。

（二）生长监测

生长监测是指应用生长曲线图系统随访小儿的生长发育及增长速度的技术。婴儿期是生长监测的重要阶段，通过对生长发育的监测，能及时了解婴儿生长发育问题，寻找原因，及时处理，促使小儿健康成长。生长发育监测有个体和群体两类。

> 生长监测是指应用生长曲线图系统随访小儿的生长发育及增长速度的技术。
> **个体监测**
> 是对个体儿童的体重、身高进行定期、连续的测量与评价过程。

1.个体监测。个体监测是对个体儿童的体重、身高进行定期、连续的测量与评价过程。将测量值记录在生长发育图中，观察分析其体重曲线在生长发育图中的走向，以便早期发现生长迟缓现象,分析原因,采取相应措施干预,促进儿童健康成长,是儿童保健管理较好的方法。衡量儿童体格生长是否正常的常用指标是体重和身高。体重是全身的总重量,它能反映儿童近期的营养状况,且其短期内的变化容易被准确测量。体重有规律地增长,是儿童身体健康和营养状况良好的表现;体重增长速度减慢,可能是小儿喂养不当或疾病因素,尤其是感染性腹泻。身高是反映小儿长期营养状况和生长速度的可靠指标,但在短期内的变化难以准确测量。

2.群体监测。群体监测是以群体为对象,在规定时期内对群体小儿进行体格发育调查,一般每年进行1次。内容有体重、身长和头围的测量。目的是了解群体小儿体格发育水平及其动态变化趋势,了解小儿常见病的患病率及其升降趋势,评价该地区儿童保健措施效果,为制定干预和改善措施提供客观依据。

> 衡量儿童体格生长是否正常的常用指标是体重和身高。
>
> 体重增长速度减慢,可能是小儿喂养不当或疾病因素。
>
> 身高是反映小儿长期营养状况和生长速度的可靠指标。

3.生长监测步骤:

(1)个体婴儿生长监测步骤:①定期(如每2个月1次)、连续测量小儿体重;②在生长发育图中画出不同月龄儿的体重测量值,连成一条生长曲线;③分析该小儿的体重曲线在生长监测图中的变化趋势,若体重曲线与图中标准曲线平行,说明体重增长正常,若曲线出现低平、下斜,说明体重未增长,甚至出现生长停滞;④结合曲线图帮助家长分析原因,如是否存在喂养问题、疾病因素而导致营养不良等,及时给予有针对性的指导。

(2)群体小儿生长监测步骤:①收集整理小儿群体的定期、连续测量值,建立数据库;②计算群体小儿的体重、身长和头围测量均值和标准差;③在生长监测图上,以均值为中心,画出包括标准差在内的各条曲线;④通过和标准曲线的比较,对群体的生长发育现状和发展趋势进行分析,寻找差距;⑤根据分析结果,就该群体儿童存在的问题提出干预措施。

> **社区群体儿童生长监测**
>
> 1.定期、连续测量小儿体重、身长和头围,建立数据库;
>
> 2.计算群体测量均值和标准差;
>
> 3.在生长监测图上画出各条曲线;
>
> 4.与标准曲线的比较,对群体的生长发育现状和发展趋势进行分析,寻找差距。

(3)生长发育图:1989年,我国与联合国儿童基金会合作,编制的儿童生长发育图(图9-1)适用于全国0～3岁儿童。近年来,郭迪教授与WHO合作,编制了儿童生长发育保卡(图9-2),适用于全国0～6儿童,此卡将儿童体格生长监测和社会心理发展监测合为一体。各地可根据实际情况选用合适的生长发育图作为监测工具。

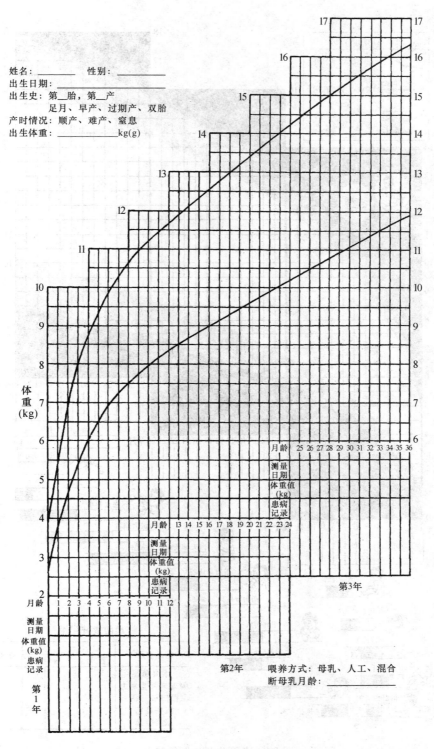

图 9-1　小儿生长发育图

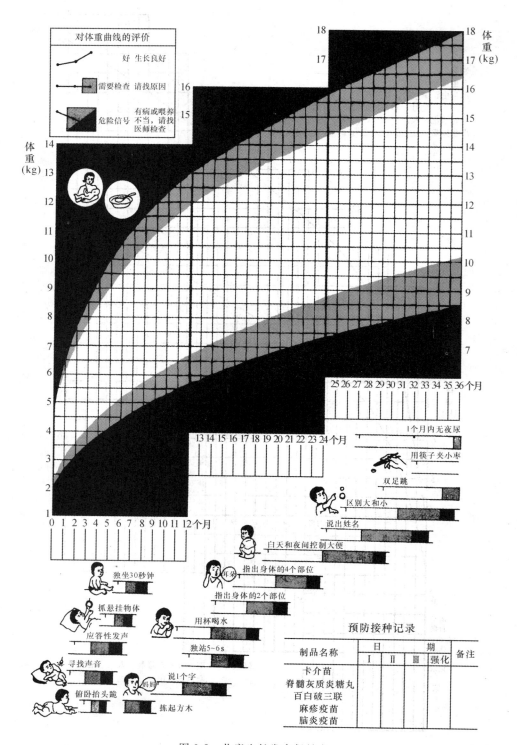

图 9-2　儿童生长发育保健卡

（三）早期教育

1.促进婴儿感知觉发展。婴儿期是感知觉发展重要阶段,要结合婴儿的特点和一天的生活实践及体格锻炼,创造丰富的语言环境,充分利用自然因素,如日光、空气、水和玩具等,结合游戏活动以及儿童集体在一起活动等形式,促进婴儿感知觉的发展,培养婴儿良好的情绪反应和积极的性格特征。

如视听觉训练:3月内婴儿,可在床上悬吊颜色鲜艳、能发声及转动的玩具,逗引婴儿注意;每天定时放悦耳的音乐;家人经常面对婴儿说话、唱歌。3～6月婴儿,则选择各种颜色、形状、发声的玩具,逗引婴儿看、摸和听,用温柔的声音表示赞许、鼓励,用严厉的声音表示禁止、批评,培养婴儿分辨声调和好坏的能力。对6～12月的婴儿,以询问的方式让其看、指、找,引导观察周围事物,增减注意力。

> 早期教育的内容
> 促进感知觉发展
> 行为训练
> 语言训练
> 运动锻炼

2.行为训练

（1）进食:自添加辅食开始,训练用勺子进食;7～8月后学习用杯喝水或奶,促进咀嚼、吞咽和口腔协调动作的发展;9～10月可训练抓取食物的能力,促进眼、手协调动作的发展。

（2）睡眠:婴儿2月后渐减少夜间喂奶次数;3～4月以后可停止夜间喂奶,不轻易打乱婴儿睡眠习惯。

（3）大小便:婴儿3月起可把尿,会坐以后练习大小便坐盆,每次约3～5min;6月始进行小便训练,先白天不用尿布,定时排尿,然后夜间定时叫醒坐盆小便,逐步过渡到夜间也不用尿布。

3.语言培养。婴儿出生后,利用一切机会和婴儿说话或逗引婴儿"咿呀"学语,利用日常接触的人和物,引导婴儿把语言同人和物及动作联系起来。5～6月培养婴儿对简单语言作出动作反应,如用眼睛寻找需要的物品,用动作回答简单的要求,以发展理解语言的能力。9月始培养有意识的模仿发音,如"妈妈"、"爸爸"等。

4.运动锻炼促进动作发展。2月时,婴儿可在空腹时练习俯卧,培养俯卧抬头;3～6月,应用玩具训练婴儿抓握能力,训练翻身;7～9月,用能够滚动的颜色鲜艳的玩具逗引婴儿爬行,同时练习婴儿站立、迈步,以增强婴儿的活动能力和扩大其活动范围;10～12月,可和婴儿玩"躲猫猫"游戏,训练走路。

（四）基础免疫

婴儿期是完成基础免疫的主要年龄段,应按计划接种疫苗,逐步建立自身的免疫体系（详见本书第七章内容）。

（五）常见病防治

小儿营养缺乏症（如佝偻病、缺铁性贫血等）和感染（如呼吸道感染、腹泻等）是小儿时期的常见病。一旦发生疾病,要早诊断、早治疗,防治病情由轻变重,威胁小儿的健康乃至影响生长发育。

四、幼儿期保健

1周岁后到满3周岁之前为幼儿期。体格发育减缓,神经系统发育较迅速,语言、思维能力增强。饮食从乳汁转换为饭菜,逐渐过渡到成人饮食。此期与成人接触增多,在正确教育下可以开始养成良好的生活习惯和卫生习惯,应防止易发生的意外事故。此期传染病发病率较高,防病仍为保健重点。

1.合理安排膳食。根据幼儿特点,膳食细软,适于幼儿进食和消化;食物多样化,荤素菜合理搭配,提供足够的热能和各种营养素,以满足幼儿生长发育和活动增加的需要;养成良好的进食习惯,定时愉快进食,不挑食、不偏食、少吃零食、少食油炸等不健康食品。

2.培养良好的生活习惯

(1)婴儿时期开始进食后喂几口开水,以清洁口腔,2岁始培养餐后刷牙的习惯,睡前勿进食。

(2)教会小儿自己洗手,并养成便后、餐前洗手的习惯,衣服勤洗勤换,保持清洁。

(3)养成生活自理习惯:教育、鼓励小儿收拾整理玩具、梳头、洗脸、穿脱衣服等。

(4)养成良好的睡眠习惯:每天按时入睡,保证充足的睡眠,睡前不做剧烈活动,不观看紧张的电视节目。此外,应逐步养成定时排便的习惯。

培养幼儿良好的卫生习惯,首先让幼儿有反复练习的机会,同时注意成人言谈举止的示范作用,经常监督提醒,结合幼儿日常活动,鼓励引导,逐渐促使这些行为习惯内化为幼儿的内在需要。

3.促进幼儿心智发育。婴幼儿是儿童心智发育的关键时期,根据其神经系统发育特点,早期教育,促进其动作、语言、思维和人际交往能力的发展,同时注意培养幼儿互助、关爱他人、学会分享的优良品德。

4.疾病预防。按期加强免疫,预防传染病。同时注意预防一些常见病如肠道寄生虫病、胃肠炎、营养不良、肥胖等。

5.预防意外事故。幼儿喜欢活动和模仿,但动作发育不完善,识别危险的能力不足,容易发生意外。要专人看管,以免发生坠伤、烫伤、窒息、溺水等意外事故。

幼儿期保健

合理膳食

培养良好的生活习惯

促进幼儿心智发育

预防疾病与意外事故

五、学龄前期与学龄期保健

3周岁后到入小学前(6～7岁)为学龄前期。体格发育速度减慢,智能发育更趋完善,求知欲强,语言和思维能力进一步发展、可塑性强。同时,也易发生意外事故,如溺水、烫伤、灼伤、坠床等。

从入小学起(6～7岁)到青春期(女12岁,男13岁)开始之前称学龄期。此期小儿体格生长仍稳步增长,除生殖系统外其他器官的发育到本期末已接近成人水平;大脑更加发达,求知欲、理解力和学习能力大大增进。

1.培养良好的卫生、饮食、睡眠和学习习惯。做好学校和家庭的健康教育,培养小儿良好的生活习惯,自小建立健康的生活方式,增

预防近视

养成良好的读写习惯。

不在走路、乘车和躺着时看书。

桌椅高矮要合适。

眼与书本间保持1尺距离。

合理安排学习时间,避免眼疲劳。

坚持做眼保健操。

控制看电视和注视电脑视屏的时间。

定期测量视力,及时矫正。

进身体、心理健康。

2.合理膳食。既要保证足够的营养,又要防止饮食过量或不足,并防止挑食、偏食等不良习惯。

3.注意口腔卫生。养成餐后刷牙的习惯,防止发生龋齿,有牙齿咬合不齐等应及时矫治。

4.预防近视。养成良好的读写习惯,不要在走路、乘车和躺着时看书,桌椅高矮要合适,眼与书本间保持1尺距离,充足的光线,合理安排学习时间(不过长),坚持做眼保健操。同时,控制看电视和注视电脑视屏的时间,定期测量视力,及时矫正。

5.培养正确姿势。年龄越小,全身软骨的比重越大,当受到外界不良影响时,容易引起骨骼变形。因此,应培养小儿正确的坐、立、行、走等姿势。

6.体育锻炼和疾病预防。此期儿童宜每天行户外活动,根据小儿的身体发育,开展合适的体育锻炼,增强体质。同时每年进行健康体检,监测儿童健康状况,开展常见病、多发病的预防,合理膳食,维持健康。

7.培养独立生活的能力。不溺爱、不包办代替、不过多限制小儿的活动,鼓励小儿参与家庭的日常生活活动,如帮助做一些力所能及的家庭清洁工作、做好个人卫生、整理自己的物品、管理自己的衣物等,以培养小儿独立生活的能力。

8.品德教育。在学校集体生活中,注意儿童品德教育,培养良好的性情和品格,陶冶高尚的情操。

第二节　小儿常见病的防治及护理

做好小儿日常保健,合理喂养,按时接种疫苗,可有效降低小儿急性呼吸道感染、小儿腹泻病、营养不良、龋齿等常见病的发病率。做好这些常见病的家庭护理指导,及时正确地处理相关症状,减少并发症,促进痊愈。

一、急性呼吸道感染

急性呼吸道感染(acute respiratory infections,ARI)是发展中国家儿童死亡最常见的原因之一,每年5岁以下死亡儿童有四分之一由急性呼吸道感染引起。呼吸系统以环状软骨为界分为上、下呼吸道,急性上呼吸道感染有鼻咽炎、中耳炎、咽炎、扁桃体炎等,急性下呼吸道感染包括喉炎、支气管炎、肺炎等。急性呼吸道感染引起儿童死亡绝大多数由下呼吸道感染造成,其中最多见的是肺炎。我国5岁以下儿童死亡的第一位原因是肺炎。但不是所有的急性下呼吸道感染都很严重,如支气管炎相当常见但很少致死。

(一)病因

急性呼吸道感染的病原主要是病毒,也可合并细菌感染。小儿由于呼吸道的解剖生理特点和局部特异性、非特异性免疫功能均较差,故易患呼吸道感染。若有营养不良、贫血、佝偻病、先天性心脏病,则呼吸道感染易反复发生。

(二)临床特征

急性上呼吸道感染症状相差很大,一般年长儿以呼吸系统症状为主,主要有鼻塞、流涕、喷嚏、咳嗽、咽痛等,若有耳部流脓或持续性耳痛,应考虑有中耳炎,可有颈部淋巴结肿大、触痛,扁桃体肿大等;婴幼儿以全身症状为主,可表现为高热、烦躁,常伴有腹痛、腹泻、呕吐等,鼻塞可影响吃奶并引起呼吸困难。

急性支气管炎通常以干咳开始,2～3d 后咳痰,咳嗽呈阵发性。肺部呼吸音粗糙,或有干、湿啰音,啰音常在咳嗽或随体位改变后发生变化。若有呼气性哮鸣,应考虑哮喘性支气管炎。

肺炎根据病情轻重的不同,临床特点也有所不同。轻症肺炎主要表现为发热、咳嗽、气促、发绀,鼻翼翕动,可出现三凹征,肺部可闻及固定的中、细湿啰音,重者可伴有心力衰竭、中毒性脑病、中毒性肠麻痹等各系统并发症,也可导致脓胸、脓气胸、肺大泡、肺脓肿等并发症。

急性上呼吸道感染常呈流行性,而且很多急性传染病早期表现与此相似,故应注意评估流行病学情况。

> 急性呼吸道感染的病原主要是病毒,也可合并细菌感染。
>
> **护理**
> 发热、饮食的护理
> 保持呼吸道通畅
> 病情观察:三个最关键的评估指标:呼吸次数、胸凹陷和中心性紫绀。
> 呼吸道感染预防:合理喂养,顺序添加辅食;
> 按计划接种疫苗:呼吸道疾病流行季节不去公共场所;防受凉;积极治疗相关疾病。

(三)护理

1.发热的护理。保持室内空气新鲜,每日通风 2 次,保持室温在 18～22℃,湿度在 50%～60%。鼓励患儿多饮水,适当限制活动。体温超过 38.5℃时给予物理降温,如头部冷敷、温水擦浴、冰袋降温等。不要给小儿穿过多衣服,及时更换汗湿的衣服,保持患儿皮肤清洁。监测体温,观察热型及伴随症状,体温在 39℃以上遵医嘱给予退热剂。

2.饮食护理。少食多餐,避免过饱。食物宜富含维生素、高热量、易消化。婴儿可增加母乳喂养,混合喂养小儿还可增加水和果汁的供给。鼻塞影响吃奶时,需在喂奶前清洁鼻腔,可用 0.5%麻黄素滴鼻液滴鼻。

3.保持呼吸道通畅。患儿应定时变换体位,拍背助咳,卧位时头抬高 30°～60°,以利于呼吸和分泌物的排出。多饮水,保证液体供应,防止呼吸道分泌物黏稠。对痰液黏稠不易咳出者,可做雾化吸入。

4.病情观察。一般上呼吸道感染在家中治疗护理,如小儿出现高热、呼吸困难、缺氧等症状,应及时就医。为了对不同病情的患儿进行分类管理,并使肺炎患儿及时就医,WHO提出了三个最关键的评估指标:呼吸次数、胸凹陷和中心性紫绀(见表 9-1)。

表 9-1　呼吸道感染患儿的分类管理原则

分　类	临床特征	处理原则
极重度肺炎	中心性紫绀	收住院、吸氧、抗生素、对症治疗
重度肺炎	胸凹陷、无中心性紫绀	收住院、抗生素、对症治疗
轻度肺炎	呼吸增快、无胸凹陷	在家护理、抗生素治疗
无肺炎(感冒、咳嗽)	无呼吸增快、无胸凹陷	在家护理

5.呼吸道感染预防。呼吸道感染预防的主要措施有:①合理喂养,顺序添加辅食;②按

计划接种疫苗；③呼吸道疾病流行季节不去公共场所；④注意气候变化，及时增减衣服，防受凉；⑤积极治疗相关疾病，如佝偻病、贫血、营养不良等。

二、小儿腹泻病

小儿腹泻(infantile diarrhea)是一组由多病原、多因素引起的以大便次数增多和大便性状改变为特征的一组临床综合征，又称小儿腹泻病。腹泻的定义为24h内有3次或3次以上不成形的或稀水样便。按照 WHO 的建议，腹泻一般分为急性水样便腹泻、痢疾和迁延性腹泻。在发展中国家腹泻发病率很高，是造成小儿营养不良、生长发育障碍及死亡的重要原因之一。发病年龄以2岁以下为主，其中1岁以下者约占半数。根据 WHO 估计，在发展中国家每年大约有320万5岁以下儿童死于腹泻。每个儿童一般平均每年要患2～3次腹泻。因此，预防和治疗腹泻是保护儿童健康、降低儿童死亡率的重要措施之一。

(一)病因

腹泻的病因可分为感染性因素和非感染性因素。前者包括病毒、细菌、真菌、寄生虫等肠内感染和肠外感染，后者包括饮食不当、气候、过敏等。

小儿腹泻的易感因素有：婴幼儿消化系统发育未成熟，胃酸、消化酶分泌不足，消化酶活性低，对食物的耐受力差；消化道未建立正常菌群或因使用抗生素引起菌群失调，抵抗外来微生物入侵的能力低下；人工喂养，缺乏 SigA 及其他抗感染作用的因子，不洁食物或食具等因素，易导致小儿腹泻。

> **小儿患腹泻的易感因素**
> 婴幼儿消化系统发育未成熟。
> 消化酶活性低，对食物的耐受力差。
> 消化道未建立正常菌群。
> 缺乏 SigA 及其他抗感染因子。
> 不洁食物或食具。
> 腹泻主要可分为急性水样便腹泻、
> 　痢疾、迁延性腹泻三种类型。

(二)临床特征

主要表现为腹泻，可伴有腹痛、水电解质失衡及发热等症状。腹泻主要可分为下列三种类型：

1. 急性水样便腹泻。急性起病、病程在2周以内(多数为7日左右)，每日多次水样便，无脓血，可伴呕吐和发热。这类腹泻最大的危险是很快引起脱水和电解质紊乱，甚至死亡。另外，由于进食少和丢失增多可引起营养不良。引起儿童急性水样腹泻的病原在发展中国家主要是轮状病毒、产毒性大肠杆菌、空肠弯曲菌和沙门菌属等。

2. 痢疾。黏液脓血便，里急后重，可伴有发热。病原体主要为志贺痢疾杆菌。在我国广大农村夏秋季小儿痢疾的发病率很高，在有条件的地方，应做大便常规检查，明确诊断，及时给予抗感染治疗。同时要特别警惕中毒型痢疾，此病是由于痢疾杆菌产生的内

> WHO 推荐3个治疗腹泻的基本原则是：
> ①无论何种病原体感染引起的水样便腹泻，都需要补充丢失的液体和电解质；
> ②无论何种类型的腹泻，都要坚持继续喂养。
> ③除痢疾、怀疑为霍乱的病例及病原菌确定的迁延性腹泻外，都不应给予抗生素。

毒素进入血液，引起全身小动脉痉挛、微循环障碍，表现有高热、休克、惊厥等中毒症状，而消化道症状往往不明显。

3.迁延性腹泻。病程持续 2 周到 2 个月,患儿有明显的体重下降。主要致病菌为大肠杆菌、志贺痢疾杆菌、隐孢子虫等。

腹泻引起死亡的主要原因是脱水和电解质紊乱,其次是合并营养不良和其他严重感染。为了降低腹泻的死亡率,口服补液疗法是最简便、经济和有效的。

WHO 推荐 3 个治疗腹泻的基本原则是:①无论何种病原体感染引起的水样便腹泻,都需要补充丢失的液体和电解质;②无论何种类型的腹泻,都要坚持继续喂养。腹泻恢复期应增加喂养的次数和量,以免造成营养不良;③除痢疾、怀疑为霍乱的病例及病原菌确定的迁延性腹泻外,都不应给予抗生素。

(三)护理

1.补充体液。方法有口服补液和静脉补液。口服补液简便、安全,家长容易掌握,无脱水、轻中度脱水都可口服补液;静脉补液只有在严重脱水或患儿呕吐、口服补液失败时使用。

WHO 推荐使用口服补液盐和家庭制备口服液。口服补液盐(Oral Rehydration Salts ORS)安全、有效,价格也低廉,可普及此法。ORS 制作方法如下:

(1)配料和用法:氯化钠 3.5g,碳酸氢钠 2.5g,氯化钾 1.5g,葡萄糖粉 20g,加凉开水至 1000mL。ORS 改良配方:ORS 配方中的葡萄糖 20g 去掉,改用谷粉 80g,其他成分不变,所以又叫谷物口服补液盐。用量:轻度脱水需 50~60 mL/kg,中度脱水需 70~100mL/kg,重度脱水需 120~130mL/kg。每次喂 20~30mL,两次间隔 5~10min。

(2)交通不便的农村地区的配料和用法:可倡导使用家庭制作的口服液体,如米粥、面汤、果汁或白开水里加少量食盐,这些液体电解质的含量(如钾、钠、氯离子)虽不甚合理,但容易被理解和接受。可用米汤 500mL+细盐 1.75g(半个啤酒瓶盖)或用白开水 500mL+白糖 10g(2 小勺)+细盐 1.75g 配制。口服液量:无明显脱水症状约 20~40mL/kg,4h 服完,以后能喝多少给多少;轻度脱水口服液量约 50~80mL/kg;中度脱水约 80~100mL/kg。脱水纠正后,将余量用等量水稀释按病情需要随意口服。

(3)注意事项:应指导家长掌握观察病情的方法,密切注意脱水纠正状况。2 岁以内的患儿不会主诉口渴,家长要主动喂水给患儿,使液体入量多于日常量。若患儿出现眼睑浮肿应停止 ORS 液,改用白开水。家庭护理时,要明确告诉家长如出现发热、大便出现脓血、精神差、嗜睡、不吃不喝等情况要及时去医疗机构看病。

若患儿因呕吐等原因不能口服补液或口服补液不能达到效果,却脱水重应及时就医,遵医嘱静脉补液。

2.饮食的管理。母乳喂养的患儿,要坚持母乳喂养,不要减少喂养次数,反而可适当增加次数,人工喂养尽量选择易消化的半流质食物,少食多餐;不要给患儿饮用碳酸饮料,碳酸饮料是高糖溶液,因渗透压高,可加重腹泻;4~6 个月纯母乳喂养的患儿不要给粥、汤等液体,只要延长每次喂奶的时间和增加喂奶的次数即可。

3.臀部的护理。腹泻的患儿,臀部皮肤受大便的刺激,易发生红臀。所以,每次便后均要用温水清洗并用手纸吸干,然后涂上鞣酸软膏、呋锌油或凡士林软膏等保护肛周皮肤,避免用粗糙的手纸用力擦,以免肛周皮肤损伤糜烂。

> WHO 推荐的腹泻患儿脱水评估指征是:
>
> 一般状况
> 眼窝是否凹陷
> 哭时有无眼泪
> 口腔黏膜和舌是否干燥
> 口渴与否
> 皮肤弹性

4.观察脱水症。对脱水程度和性质进行判断,这是腹泻病例管理的关键。

(1)识别脱水:在评价脱水情况之前要了解腹泻情况,如大便次数、大便量、有无脓血、有无呕吐、尿量多少等。WHO推荐的腹泻患儿脱水评估的6个常用指征是:一般状况、眼窝是否凹陷、哭时有无眼泪、口腔黏膜和舌是否干燥、口渴与否,以及皮肤弹性。脱水的患儿前囟凹陷、尿量减少也有助于脱水的诊断。当患儿有严重脱水时有手足凉、脉搏增快,出现低血容量休克时脉微弱或触不到。

(2)脱水程度的判断:根据上述6个基本指标的轻重表现,可将脱水程度分为轻、中、重三度脱水。在判断脱水程度时要考虑患儿的营养状况,严重营养不良患儿本身皮肤弹性程度差,故脱水程度容易估计偏高。相反,肥胖儿脱水时程度容易估计偏低。

(3)脱水性质的确定:脱水分为等渗、高渗和低渗性脱水。如果患儿营养状况好,患急性水样便腹泻时,一般都为等渗脱水。如果患儿营养不良,长期反复腹泻或错误给予液体,如补不含钠的液体过多,可出现低渗性脱水。高渗性脱水在临床上很少见。

5.健康教育。腹泻是小儿常见病,除极少数患儿因严重脱水需住院治疗外,多数患儿可在家治疗。家庭护理时要注意解除家长的疑虑,如仅仅口服补液是否可以、腹泻时是否要继续喂养、担心孩子喝不下这么多液体等,社区护士应了解当地的信仰和风俗习惯,用良好的人际沟通技巧,根据实际情况有针对性地指导家长进行护理。

6.腹泻预防。预防腹泻应从以下六个方面着手:婴幼儿的合理喂养、个人卫生、食品清洁;安全清洁饮水、做好粪便处理和预防接种。针对这六个方面,WHO提了七点行之有效的措施:①母乳喂养;②改进辅食添加的方法;③提供干净和足够的饮用水,保证个人卫生;④饭前便后要用肥皂洗手(母亲做饭前和喂养小儿前要洗手);⑤建立清洁卫生的厕所;⑥及时处理小儿粪便,保证卫生安全;⑦完成小儿计划免疫工作。

> WHO预防小儿腹泻的措施:
> ①母乳喂养;
> ②合理添加辅食;
> ③提供干净和足够的饮用水;
> ④饭前便后要用肥皂洗手(母亲做饭前和喂养小儿前要洗手);
> ⑤建立清洁卫生的厕所;
> ⑥及时处理小儿粪便;
> ⑦完成小儿计划免疫工作。

三、营养不良

营养不良(malnutrition)是蛋白质-热能营养不良(protein-energy malnutrition,PEM)的简称,是由于摄入能量和/或蛋白质不足造成的一种慢性营养缺乏症。在临床上可分为以能量缺乏为主的消瘦型和以蛋白质缺乏为主的水肿型两种。随着生活水平的提高,严重的营养不良已很少见,多数是因能量摄入轻、中度不足所致的体重下降、消瘦和营养性生长迟缓等。本病多见于3岁以下小儿。

(一)病因

小儿生长发育快,新陈代谢旺盛,若营养素长期摄入不足,机体就会消耗自身组织,使全身代谢过程和各系统功能受影响。由于能量摄入不足,使糖原消耗过多或储存不足,有时可出现低血糖;脂肪大量消耗,引起血清胆固醇下降,出现肝脂肪浸润和变性;蛋白质摄入不足,导致血清总蛋白尤其是白蛋白含量下降,引起低蛋白水肿;由于消耗组织较多,使患儿体液相对较多,细胞外液呈低渗状态。同时还引起神经、消化、循环、泌尿、免疫等系统的功能障碍。

（二）临床特征

1.营养不良的分型。小儿体重的变化能很灵敏地反映营养状况,而身高所反映的是一种较长时期的影响。在国际上,通常用年龄别身高、年龄别体重、身高别体重来衡量。根据它们改变的情况及小儿年龄将营养不良分为3型:

> 营养不良是蛋白质-热能营养不良的简称。是由于摄入能量和/或蛋白质不足造成的一种慢性营养缺乏症。
>
> 在临床上可分为以能量缺乏为主的消瘦型和以蛋白质缺乏为主的水肿型两种。

（1）体重低下型（underweight） 即儿童的年龄别体重低于同年龄、同性别正常小儿的中位数减去2个标准差者,此指标反映儿童过去和/或现在是否存在营养不良,但不能区别急性和慢性营养不良;

（2）生长发育迟缓型（stunting） 即儿童的年龄别身高低于同年龄、同性别正常小儿的中位数减去2个标准差者,此指标反映儿童慢性长期营养不良;

（3）消瘦型（wasting） 即儿童的身高别体重低于同年龄、同性别正常小儿的中位数减去2个标准差者,此指标反映儿童近期急性营养不良,可对照 WHO 的标准进行评价（见表 9-2）。

表 9-2　营养不良评价表

		身高别体重	
		正常	＜中位数－2S
年龄别身高	正常	正常	消瘦（急性、近期营养不良）
	＜中位数－2S	发育迟缓（过去、慢性营养不良）	严重慢性营养不良（过去、现在营养均差）

2.营养不良程度。注意体重、腹壁皮下脂肪厚度、身高、肌张力、皮肤弹性、精神状况,以判断营养不良的程度。小儿营养不良最先出现体重不增,继之体重下降,皮下脂肪逐渐减少或消失,出现消瘦。皮下脂肪减少的顺序是:腹部、躯干、臀部、四肢最后是面部,随着营养不良程度的加重,可出现皮肤苍白、基础代谢率降低（心率减慢、血压降低、体温降低）、食欲低下、腹泻、肌张力低下、精神不振或兴奋与抑制交替出现等。根据病情轻重可将营养不良分为轻、中、重三度（见表 9-3）。

表 9-3　婴幼儿营养不良的分度

	轻　度	中　度	重　度
体重低于正常平均值	15%～25%	25%～40%	＞40%
腹部皮下脂肪厚度	0.8～0.4cm	＜0.4cm	消失
身高	无影响	稍低	明显减低肌肉松弛
皮肤颜色及弹性	正常或稍苍白	苍白、弹性差	多皱纹、弹性消失
肌张力	基本正常	明显低于正常	肌肉萎缩
精神状态	正常	情绪不稳定,睡眠不安	萎靡、呆滞、烦躁与抑制交替出现

3.其他。重度营养不良小儿可伴有水肿、贫血、维生素缺乏、感染、自发性低血糖等症状。营养不良应以预防为主,定期监测生长发育,尤其是体重、身高的变化。若发现小儿有轻度营养不良,应及时治疗。对于中、重度营养不良应采取综合治疗,主要措施有去除病因、调整饮食及补充营养物质,及时处理低血糖等危重情况,促进消化和改善代谢功能等。

(三)护理

1.消除病因。引起营养不良的病因较多,应仔细分析体重不增或下降的原因,积极治疗原发病。

2.饮食护理。患儿的饮食和营养应根据营养不良的程度、消化能力和对食物的耐受情况,遵照循序渐进、逐步补充的原则,不可急于求成。

(1)补充能量:轻度营养不良的小儿,其消化功能和对食物耐受情况接近正常儿童,可在原膳食的基础上较早地添加蛋白质和能量较高的食物。开始每日可供给能量 $334\sim418kJ/kg(80\sim100kCal/kg)$,以后逐渐增加。当供给能量达每日 $585kJ/kg(140kCal/kg)$ 时体重常可恢复增长,体重接近正常时可恢复正常饮食;中、重度营养不良的小儿,消化功能和对食物的耐受能力差,因此,须较长时间的调整。能量供应从每日 $167\sim250kJ/kg(40\sim60kCal/kg)$ 开始,先满足基础代谢需要;若消化吸收好,可逐步增加至每日 $502\sim628kJ/kg(120\sim150kCal/kg)$;待体重恢复,体重与身高比例接近正常,再恢复至生理需要量。

(2)调整食物种类:一般从流质到半流质、半固体渐至固体食物。轻度营养不良的小儿,可从半脱脂乳加少量水或米汤,以后逐渐用全乳,若消化吸收较好,可逐步添加肉末、肝末、鱼泥,富含维生素的食物,如菜汤、果汁或碎菜等,由少到多,以免发生腹泻。中、重度营养不良的小儿,开始时不宜哺全乳,可用脱脂乳或其他易于消化的乳制品,如酸乳、蒸发乳,若能适应再给全乳,然后才能给肉末、肝末和鱼粉。

3.按医嘱用药。按医嘱给予助消化药物(胃蛋白酶、胰酶、多酶片等)、维生素(A、C、复合维生素 B)、微量元素等。有时可给予苯丙酸诺龙肌注,以促进蛋白质合成。食欲极差者可按医嘱应用胰岛素,注射前先口服葡萄糖,防止发生低血糖。

4.支持疗法。对于经口摄食困难及病情严重的患儿可按医嘱多次、少量输血浆、氨基酸、脂肪乳等静脉高营养液,并做好相应的护理。因营养不良患儿全身总液量相对较多,脱水常为低渗性,补液时要注意液体张力,输液速度宜慢,补液量宜适当减少。

5.预防感染。室内保持适宜的温、湿度,每日通风 2次,每次 $15\sim30min$,防受凉,少去公共场所,避免受凉,预防呼吸道感染;注意饮食卫生,养成良好的卫生习惯,预防消化道感染;同时做好皮肤的清洁护理,勤晒被褥,床铺应平整、松软,经常翻身,防止皮肤破损等。

6.预防营养不良。指导家长合理喂养小儿,让母亲了解母乳喂养的优点和添加辅食的时间、种类、原则,并指导家长制作辅食;向人工喂养的家长示范奶粉配制的方法;指导合理安排生活,纠正不良饮食习惯;普及营养

> 预防社区儿童营养不良:
> 指导家长合理喂养。
> 纠正不良饮食习惯。
> 坚持体格锻炼以增强体质。
> 预防各种传染病和矫治消化系统畸形。
> 做好生长发育监测,及时发现并纠正营养问题。

不良的常见原因、程度、预防方法及治疗措施等有关知识,以及对营养不良患儿的护理方法,让小儿坚持体格锻炼以增强体质,预防各种传染病和矫治消化系统畸形等;做好小儿生长发

育监测,及时发现体重增长缓慢或体重不增症状,查明原因及时予以纠正。

四、肥胖症

肥胖症(obesity)是由于长期能量的摄入超过能量的消耗,引起体内脂肪积聚过多所致。一般以体重超过同年龄、同身高小儿正常标准的 20%,或超过同性别、同年龄健康儿童平均体重加 2 个标准差的即可诊断。我国儿童肥胖的发生率约为 3%～5%,部分地区达 15%～16.9%,并有增加的趋势,值得重视。小儿肥胖症与成人的冠心病、高血压、糖尿病、肥胖症等有一定关系,故应重视小儿肥胖问题。

> **肥 胖**
> 体重超过同年龄、同身高小儿正常标准的 20%。
> 或超过同性别、同年龄健康小儿平均体重加 2 个标准差。

(一)病因

肥胖症与多食、少动、遗传因素、家庭饮食习惯的影响、精神创伤及心理异常、继发于内分泌等疾病有关。可分为单纯性肥胖和继发性肥胖,小儿肥胖症大多属于单纯性肥胖。

(二)临床特征

肥胖症可发生在小儿的任何年龄阶段,尤以 1 岁以内婴儿、5～6 岁及青春期最为常见。特征:①生长发育情况:肥胖小儿体格生长发育较正常儿迅速,体重增长快、体态肥胖,皮下脂肪积聚,尤以乳房、腹部、臀部、肩背部为显著,腹壁可出现红色或紫色条纹。骨龄、智力、性发育正常或较一般早。男童外生殖器常被大腿内侧脂肪组织掩盖,易误认为短小。②其他表现:因肥胖而行动不便,怕热,多汗,易疲劳。有时可由于腹腔内脂肪堆积导致膈肌抬高,影响呼吸,可出现呼吸浅快、低氧血症、红细胞增多症、充血性心力衰竭等,称肥胖肺心综合征。重者还可伴发高血压、高脂血症、糖尿病等。③心理问题:肥胖儿不爱活动,常有性格孤僻和自卑等心理问题。

临床上将小儿肥胖症分为三度,具体标准见表 9-4。

表 9-4　小儿肥胖症分度

	轻 度	中 度	重 度
体重高于同年龄、同性别正常儿均值	2～3SD	3～4SD	>4SD
体重高于同年龄、同身高正常儿均值	20%～30%	30%～50%	>50%

(三)护理

1.控制饮食。遵循逐渐减少,既不影响生长发育又达到减肥目的的原则。应注意以下几个方面的问题。

(1)必须满足小儿生长发育及基本营养需要:一般能量供给 5 岁以下 2500～3350kJ/d(600～800kCal/d);5～10 岁 3350～4200kJ/d(800～1000kCal/d);10～14 岁 4200～5000kJ/d(1000～1200kCal/d)。饮食构成以碳水化合物为主、高蛋白、低脂肪食物。其中蛋白质供能占 30%～35%,脂肪供能占 20%～25%,碳水化合物供能占 40%～45%。青春期生长发育迅速,此期蛋白质供能可增至 50%～60%。补充适量的矿物质和维生素以保证正常的生长发育,尽量避免油煎食品及甜食等高能量食物。

(2)尽量满足小儿食欲:可给体积大、能量少的食品,如蔬菜、水果等,可在正餐前先让小儿吃一些能量低的水果和蔬菜,或先喝碗汤,或者以一些粗粮如土豆、玉米等为主食,以达到控制能量的入量,同时又满足小儿的食欲。

(3)缓慢减重:开始只需限制体重增长过快,然后使体重逐渐下降,当降至高于正常均值10%时,即无需严格限制饮食。

(4)强调减肥对象的主动参与:小儿减肥是一件艰苦而长期的工作,需要小儿的积极参与和家长的配合。社区护士应做好有关肥胖的危害及减肥知识的传播工作,并营造较好的社区环境,必要时设立社区减肥门诊,鼓励和帮助肥胖小儿进行减肥治疗。

2.增加运动。减肥在控制能量摄入的同时,需要增加能量的消耗,运动是增加能量消耗的唯一途径。安排家长和患儿一起制订运动计划,鼓励患儿逐渐增加运动时间和活动量。活动应多样化,选择容易坚持的有氧运动项目,如慢跑、体操等。

3.心理护理。儿童需要有良好的身体形象、正确的自我概念和自尊心的维护,才能建立健康的个性,他们对自我身体形象的发展受父母亲和亲近的人的影响。家长应鼓励儿童正确对待形象的改变,解除患儿的精神负担,同时鼓励和督促小儿科学减肥。

4.预防。纠正家长不正确的营养观,使之认识到肥胖对小儿健康的危害;避免孕期母亲体重增长过快,防止胎儿营养过剩;提倡母乳喂养,不过早过多地添加一些淀粉类食物,强调喂养过度的害处;婴儿期坚持生长发育监测,及早发现增长过快的趋势;指导家长为年长儿制订正确的饮食计划,培养良好饮食习惯,少食油炸食品、糖果、巧克力、甜饮料等;鼓励经常性体育锻炼。

> **小儿肥胖症护理**
>
> 控制饮食,需注意:
>
> 满足小儿生长发育及基本营养需要,尽量满足小儿食欲,缓慢减重,强调减肥对象的主动参与。
>
> 增加运动
>
> 心理护理
>
> 预防:避免孕期母亲体重增长过快,不过早过多地添加食物,婴儿期坚持生长发育监测,培养良好饮食习惯,鼓励经常性体育锻炼。

五、龋齿

龋齿(dental caries)是牙齿硬组织被破坏的一种疾病。发病开始在牙冠,若不及时治疗可形成龋洞,并可继发牙髓炎和根尖周炎。龋齿是小儿最常见疾病之一。龋齿的发生是细菌、饮食、牙和唾液之间相互作用的结果,为多因素疾病,目前认为主要由于食物残留、细菌繁殖产酸引起。

> 龋齿的发生是细菌繁殖、食物残留、牙釉质破坏和唾液减少等相互作用的结果。
>
> 龋病的好发牙齿以下颌磨牙最多。

(一)病因

1.细菌。细菌在口腔里是龋齿发生的基本因素。致龋菌有变形链球菌、延链球菌和乳酸杆菌等。细菌并不直接致龋,而是在牙菌斑这一特殊环境中繁殖产酸,使牙釉质发生脱矿、溶解。

2.饮食。食物中的碳水化合物,尤其糕饼、糖果等,容易残留在牙的表面、窝沟和牙间隙,为细菌繁殖、产酸提供物质基础。日常饮食含维生素、矿物质和微量元素不足,使牙齿的抗龋性能下降,也是龋齿发病的重要因素。

3.唾液。唾液是口腔的缓冲剂,有清洁、抑菌作用,较好地保护牙齿。在唾液分泌量不足,口腔容量小的口干型患儿,牙齿表面易形成菌斑。

(二)临床特征

龋病的好发牙齿以下颌磨牙最多,上颌磨牙及上颌切牙次之。小儿断奶后长期使用奶瓶喂糖水、果汁饮料或其他含糖饮料,尤其是当养成抱奶瓶睡觉的不良习惯后,易使含糖溶液流向上颌牙齿,造成上颌前牙、磨牙重度龋蚀。有些瘦弱、情绪不稳定而又特别喜欢甜食的幼儿,容易在短时间内发生广泛性龋蚀,整个牙冠被破坏,甚至累及下颌切牙。

临床上一般用龋失补牙数(DMFT)或龋失补牙面数(DMFS)作为评价小儿龋患状况的指标。DMFT或DMFS中的D是指"龋牙",即已龋坏而尚未充填的牙;M指"失牙",即因龋病而丧失的牙;F指"补牙",即患龋而充填了的牙;T代表患龋牙总数;S代表龋蚀牙面数。每颗牙有4~5个牙面,龋蚀可发生在1个或数个牙面。龋失补牙面数常比龋失补牙数能更确切地反映小儿龋病的严重程度。

评价小儿群体的龋患情况,常用以下三个指标:①龋患率=[患龋人数/检查人数]×100%;②龋均=患龋牙数/检查人数;③龋面均=患龋牙面数/检查人数。随小儿牙齿的发育进程,在说明小儿群体的龋患状况时,需对乳牙和恒牙分别进行。恒牙用DMFT或DMFS表示;乳牙用dmft或dmfs表示;乳、恒牙混合用DMFT+dmft或DMFS+dmfs表示。

龋齿的治疗方法包括药物治疗和修复治疗两个方面。药物治疗仅起到抑制龋蚀扩大,不能恢复牙体外形。修复治疗可去除龋坏组织,且能恢复牙体外形,提高咀嚼功能。方法有充填法、嵌体法、金属冠修复。

> 龋失补牙数(DMFT)或龋失补牙面数(DMFS)
> D是指"龋牙",即已龋坏而尚未充填的牙;
> M指"失牙",即因龋病而丧失的牙;
> F指"补牙",即患龋而充填了的牙;
> T代表患龋牙总数;
> S代表龋蚀牙面数。

(三)护理

1.养成良好的口腔卫生习惯。正确的刷牙方法可清除口腔中的大部分细菌,减少菌斑形成,创造清洁的口腔环境。乳齿萌出后,家长就应帮小儿清洗口腔,较小的婴儿可在喂食后再喂几口温开水,以清洁口腔,较大小儿应让其饭后漱口,3岁后在大人指导下,让小儿掌握正确的刷牙方法,并应养成每次餐后刷牙的习惯,尤其是睡前刷牙更重要。

2.定期口腔检查。乳牙出齐后最好每隔半年进行口腔检查1次,6岁后每年或隔年检查1次,做到早发现、早治疗。

3.点隙裂沟封闭。用高分子树脂材料封闭点隙裂沟,起一屏蔽作用,隔绝口腔环境致龋因素对点隙裂沟的侵害,从而预防龋病的发生。

4.控制饮食中的糖。蔗糖最易被口腔产酸菌发酵产酸,牙齿的损害程度和吃糖频率呈高相关。小儿不停地吃含糖零食、饮料、甜点心等易发生龋病,应教育儿童养成多吃蔬菜、水果和富含钙、磷、维生素的食物,少吃零食,建立良好的饮食习惯。

> 防龋病
> 养成良好的口腔卫生习惯
> 定期口腔检查
> 点隙裂沟封闭
> 控制饮食中的糖
> 应用氟化物防龋

5.氟化物防龋。氟缺乏时牙齿对龋病敏感性增加,适量的氟能改变牙釉质表面或表层的结构,以增强其抗龋性能。缺氟地区,可使用含氟牙膏,饮用氟化水,也可在口腔医生指导下用酸性氟磷酸钠凝胶(APF 凝胶)涂抹牙面。但要注意,氟是人体必需的微量元素,但过量可造成中毒,引起氟骨症和氟斑釉齿。

六、近视

近视(myopia)是指平行光线入眼后,在视网膜前聚成焦点,导致看远物模糊的现象。近视是青少年常见的屈光不正现象。

1.原因。近视眼的发生,往往是遗传和环境诸因素相互作用的结果。人群屈光调查和临床观察证明近视眼与遗传有密切关系,高度近视眼常为常染色体隐性遗传,单纯性近视大多为多基因性遗传。环境方面,近视眼的发生、发展与近距离工作密切相关。儿童学习负担过重、阅读及写字时姿势不正确,时间太长,照明不良,书本字迹模糊、过小等,都是引起近视的直接原因。

> 近视(myopia)是指平行光线入眼后,在视网膜前聚成焦点,导致看远物模糊的现象。
>
> 近视眼的发生,往往是遗传和环境诸因素相互作用的结果。

2.临床特征

(1)视力降低　轻中度近视眼,远视力弱而近视力正常;高度近视眼,远近视力均不正常。

(2)视疲劳　不及远视眼明显,往往发生在轻度近视时,因调节与集合不协调所致。

(3)诱发斜视　近视小儿看近时不需或只需少量调节,故集合功能差,易发生外斜视。

(4)眼部合并症　严重并发症多出现在中年后,包括眼球前后径较长、眼底病变、黄斑部有萎缩斑或出血、巩膜后玻璃体液化,甚至引起视网膜脱离等。

3.诊断。为有效防治近视眼首先要明确诊断。有近视现象的小儿应该散瞳验光,屈光状态有 3 种可能,即假性近视、真性近视、混合近视(真性近视中含有假性成分)。假性近视不必佩戴近视眼镜,可利用各种解除睫状肌痉挛的方法,恢复正常视觉生理功能,如滴用低浓度阿托品、雾视法等。

4.矫正。真性近视时,只有佩戴凹透眼镜才能起矫治作用。配用的眼镜要经常戴,这不仅可减少眼睛的疲劳,并可防止发生外斜视。人们对越戴眼镜度数加重越快的认识是错误的。

5.护理

(1)健康教育　加强保护视力的宣传教育,注意用眼卫生,自幼养成良好读写习惯,是主动有效的防止近视的方法。

(2)养成良好的用眼习惯　养成阅读、写字时的正确姿势;不要走路、乘车和躺着看书;阅读时应有充足的光线;眼与书本间保持1尺(30cm)距离;改善教室照明及黑板光线条件;桌椅高矮要合适;合理安排课堂学习及家庭作业时间,使阅读时间不过长;坚持做眼保健操及注意户外活动,以增强体质等。

(3)定期测视力　定期进行视力检测,及时发现近视情况,佩戴合适的眼镜,以获良好的视力,使眼处于正常的调节状态,避免视疲劳及其他并发症。

七、弱视

弱视(amblyopia)是小儿常见眼病之一。指眼球无器质性病变而矫正视力不能达正常者,发病率约为 2%～4%。

1. 原因。弱视形成的主要原因是视觉剥夺或/和双眼相互作用异常,由此引起单眼或双眼视力低下,并与以下原因有关:①因斜视可引起复视和视觉紊乱,大脑皮质自发地抑制由斜视眼上传的神经冲动,久之变斜视眼形成弱视;②两眼屈光相差较大,使两眼黄斑物像大小及清晰度不等,从而不能融合,故大脑皮质尽力抑制屈光不正较重侧的物像而逐渐形成弱视;③双眼高度屈光不正,长期未给予纠正;④单眼视觉分离;⑤先天性弱视。

2. 临床特征。通过常规眼部检查,除引起视力低下的眼部器质性病变外,远视力经矫正仍<0.8者可诊断为弱视。6 岁以下儿童诊断时需注意年龄因素,屈光度<＋2.25D,矫正视力低于0.9,但双眼视力相等或近似,可诊断为可疑弱视,并列为观察对象,6 个月后视力仍无明显提高者,则诊断为弱视。视力筛查是诊断和评价弱视疗效的重要方法,有主观、客观检查法两种。因为婴幼儿常不能配合检查,结果可靠性差,故多以客观

> 弱视应尽早治疗,年龄越小,疗效越好。
> 多数患儿首先需要佩戴矫正眼镜。
> 根据情况选用遮盖法、压抑疗法和视刺激疗法。
> 常规遮盖为治疗弱视首选方法,方法是严格遮盖健眼,强迫弱视眼注视,促进弱视眼的发育。

法,即行为和电生理研究方法对 3 岁以下小儿的视力进行筛查。对年长儿可使用主观视力检查法,幼儿视力随年龄增长逐渐提高,5～6 岁时达成人水平,故对小儿的视力评价应考虑年龄因素。3～4 岁儿童如视力>0.6,两眼无明显差别,无眼部器质性病变、斜视和明显屈光不正,多属正常视觉发育中的个体差异。对这些小儿应随访观察,不应立即诊断为弱视。

3. 护理

(1)遵嘱及早治疗　弱视应尽早治疗,年龄越小,疗效越好。治疗弱视,多数患儿首先需要佩戴矫正眼镜,因为屈光不正是弱视产生的直接或间接原因。另外可根据情况选用遮盖法、压抑疗法和视刺激疗法等。常规遮盖为治疗弱视首选方法,方法是严格遮盖健眼,强迫弱视眼注视,促进弱视眼的发育。治疗中可根据年龄和弱视眼视力状况,让患儿用弱视眼做精细工作,如描图、穿针、剪纸等,以促进视力的提高。

遮盖后患儿常有心理压力,应向家长解释清楚,还须定期复查视力,警惕健眼由于遮盖出现视力下降。压抑疗法(光学药物疗法)适用于不宜接受遮盖治疗的儿童。视觉刺激疗法对双眼性屈光不正引起的弱视效果最好。有斜视的弱视患儿应在弱视治愈后及时手术矫正。

(2)早期发现　对学龄前及学龄儿童,至少每半年或 1 年检查 1 次,以便及早发现弱视,尽早处理。

(3)定期复查　定期进行眼科检查及复诊,对有弱视、斜视、其他眼病家族史的小儿应追踪观察。如发现双眼视力低下,或两眼视力差异大于两行时,应及时就医。

(4)健康教育　家长的重视和配合直接关系到弱视治疗的效果。社区护士应作好家长和托幼工作者的健康教育,使之了解弱视防治的重要性和相关知识,主动配合检查,早期发现,正确治疗,提高效果。

第三节　儿童意外损伤的预防及护理

　　小儿活泼、好动、好奇心强,而感知觉和动作发育未成熟,缺乏自身防卫能力,识别危险的能力也差,常因成人的一时疏忽,发生意外。儿童意外损伤成为儿科急诊中的常见病,预防意外事故发生,应急救护是儿童保健工作的重要内容。

一、儿童意外损伤的预防

　　窒息、气管异物、溺水、外伤、烧伤、烫伤、中毒、交通事故等是常见的儿童意外事故,对儿童身心造成极大的伤害,预防事故发生是首要工作。

　　1.发生意外事故的现状。小儿意外事故的发生与周围环境密切相关,如溺水多发生在水网密集的农村,车祸则以城市居多,农药中毒则常发生于农村。其次,与年龄有关,不同年龄发生的意外事故状况也不同。1岁以内以意外窒息、跌坠伤、灼烫伤多见;1岁左右以气管异物为主;2～3岁时药物中毒和溺水较常见;学龄前则多见交通事故、有毒植物中毒为主。造成意外事故的原因有:年龄越小由成人照顾不慎引起者居多,而随着年龄的增长,小儿自己不慎引起的事故逐渐增多。儿童意外事故大多数是可以预防的。我国5岁以下儿童意外死亡主要发生在家中及其周围场所,无人照看是意外发生的重要原因。因此,应动员社会各方面的关注和支持,建立健全的信息网络和社区管理,根据年龄和生活环境特点,做好家长和孩子的安全宣传和教育,是降低儿童意外死亡率的重要措施。

　　2.成人的安全教育,常见儿童意外损伤的预防。着重提高警惕性,教育成人要照顾好孩子,尤其是婴幼儿时期,必须做到放手不放眼,放眼不放心。凡孩子活动的周围环境,都应有安全设施,并对易发生意外损伤的情况应有预见性。护理孩子时,不能用提物的方式,突然提起小儿的手臂,或用粗暴的动作给孩子穿脱衣服,以免引起关节脱位;给孩子洗面、洗脚、洗澡,要先倒冷水后倒热水,以防烫伤;3岁以下小儿的床应设床栏,栏高应超过1.2m,栏间距应小于12cm,在小儿手摸不着处安装插

> 儿童常见意外事故预防要点:
> 避免关节脱位:不突然提起小儿的手臂;
> 避免烫伤:给孩子洗脸、洗脚、洗澡,要先倒冷水后倒热水;
> 防止坠床:3岁以下小儿设床栏;安装小儿手摸不到的插销;
> 危险物品:放在小儿够不着之处;
> 水缸、水井和粪坑等加盖;
> 玩具、滑梯、攀登架等应符合安全要求;
> 不让小儿接触易燃易爆及危险物品或药品;
> 幼儿户外游戏要有专人看护。

销,防止坠床;室内电器插座应安装在较高处,防止触电;热水瓶、热烫锅、火柴、打火机、剪刀、刀片等都应放在小儿拿不到之处;房前屋后凡有水缸、水井和粪坑等处均应加盖,以防小儿失足掉落其内;选择玩具应符合无毒、安全和防病三要求。选购时要注意生产厂家的卫生监督许可证,外形应光滑无棱角,玩具要方便洗涤和消毒;托幼机构的滑梯、攀登架等要定期检查是否牢固,有损坏时要停止使用,马上维修;幼儿在户外游戏一定要有保育员带领,对保教人员要普及各种常见意外事故的急救知识(详见本节二、常见意外事故的急救)。

　　3.对不同年龄儿童进行不同的安全教育。随小儿认知能力的提高、活动范围的扩大,对不同年龄儿童进行不同的安全教育。

（1）婴儿期要建立好安全习惯：玩具等物品要放在婴儿能伸手可及的地方，不能给婴儿玩细小的颗粒状物品，以免发生异物被吸入气管。婴儿应独睡小床或至少与母分被睡，头边勿放小毛巾等物，切忌边睡边哺乳，以防捂着母亲乳头或母亲部分身体、衣被等堵塞婴儿口鼻而发生窒息致死。

（2）注意安全行为的教育：幼儿期小儿模仿性很强，因而要注意安全行为的教育，如不要爬高，不要玩火柴、打火机、热水瓶、小刀等物品，以免发生跌伤、烧伤及烫伤。

（3）学龄前期小儿要建立安全的概念：学龄前期小儿要建立安全的概念，并训练小儿对意外事故的预防能力，启发诱导他（她）们知道什么是安全的与不安全的，以及后果如何。如雷雨时勿在大树下、电线杆旁避雨，以免电击伤等。

（4）要使学龄期小儿对安全有正确的认识：教育小儿要互相友爱，游玩时不互相打闹、推拥，不在路旁、水边玩耍，以免引起溺水、交通事故及跌伤等，教育有关安全游泳、交通及意外事故和各种灾害的预防知识。

二、常见意外事故的急救

对小儿意外事故实施准确及时的救护，可有效地降低其死亡率和致残率。

（一）意外窒息

意外窒息是3个月内小儿常见的意外事故，多发生于寒冷冬季。当婴儿呼吸道阻塞后，气体交换受影响，造成严重缺氧而导致窒息。若及时发现，可见婴儿口唇及皮肤青紫，呼吸发生改变，心跳仍存在，此时及时抢救可以成活。但窒息时间过长，可引起神经系统不可逆损伤。若不能及时发现，缺氧原因不解除，机体缺氧程度加重，心血管代偿不能持久，最后可造成呼吸、心跳停止。

1.常见的原因有

（1）在喂乳过程中母亲熟睡：其乳房压住了婴儿的口鼻；

（2）"蒙被缺氧综合征"：由于成人与婴儿合睡一个被窝，成人熟睡后误将婴儿呼吸道压迫、阻塞，或将被子盖过婴儿的头部，以及外出时怕小婴儿受凉将包被裹得过严，而导致意外窒息死亡；

（3）给婴儿用奶瓶躺着喂奶：成人离开时，婴儿发生吐奶，将乳块呛入气管引起窒息；

（4）婴儿独自睡小床：成人外出时，婴儿嘴上沾的乳液引来小猫等宠物，宠物的躯体或尾巴压迫婴儿的口鼻而发生窒息等。

婴儿窒息的原因
母亲喂乳时乳房压住了婴儿的口鼻
蒙被缺氧综合征
吐奶、溢奶时误吸
宠物身体压迫婴儿口鼻

2.急救处理

（1）迅速解除引起窒息的原因，清理口鼻分泌物，保持呼吸道通畅。

（2）若婴儿心跳呼吸已停止，应立即行心肺复苏。

（3）窒息患儿均应立即送医院进行抢救。

（二）异物

小儿不慎将异物弄入鼻、耳、咽、气管、食道等，常成为小儿五官科急诊。异物处理方法因部位、症状不同而不同,但处理的宗旨都是尽快取出异物,以免发生并发症,危及生命。

1.鼻腔异物。小儿因好奇将豆类、谷类、棉球、扣子、果核、纸团等塞入鼻腔。年幼儿不会自诉,只能从鼻塞、张嘴呼吸、乱抓鼻部等动作觉察出,异物留在鼻腔的时间较长,少数患儿可直到鼻内流出脓血分泌物并有臭气时才被确诊。可用手按紧无异物侧鼻孔,嘱小儿擤鼻以排出。对不能配合的幼儿,可用棉签刺激鼻腔,使其打喷嚏而将异物排出。经以上处理无效者应立即送医院。医生将用鼻镜观察异物位置、大小及深浅,然后用鼻钳取出。若小儿不配合或异物质地太软,也可用吸引器吸出。

> 鼻腔异物处理:用手按紧无异物侧鼻孔,嘱小儿擤鼻。也可用棉签刺激鼻腔而打喷嚏。无效者应立即送医院。
>
> 外耳道异物处理:用3%双氧水冲出或头歪向异物侧倒出,也可用耵聍钩慢慢钩出,虫类异物可用酒精或麻油滴入将其杀死后取出。
>
> 咽喉部异物处理:喉部异物要立即送医院。
>
> 气管异物典型的三大体征是喘鸣、异物排击音和异物撞击感。应立即送医院急诊处理。

2.外耳道异物。异物包括玩耍时不慎塞入的石子、草棍、珠子、谷物等,也包括睡眠时爬入的小虫。体积小而光滑的异物可存留很久而不引起症状,但遇水膨胀时可出现阻塞,引起外耳道炎乃至中耳炎,体积大的异物可引起耳痛、听力障碍或反射性咳嗽。较小的异物可用3%双氧水冲出或头歪向异物侧,设法将其倒出。较大异物可用耵聍钩,沿异物边缘小心绕到背面慢慢钩出。应使患儿保持安静,尤其是小儿头部要相对固定,以免损伤鼓膜。动物性(虫类)异物可用酒精或麻油滴入将其杀死后取出,也可用电筒诱其自行爬出耳外。

3.咽喉部异物。咽部异物以鱼刺、碎骨多见,引起刺痛、异物感、吞咽困难。最好行喉镜检查后,用镊子轻轻取出。勿随便嘱小儿吞饭团,常得不到预期效果反而使咽部受损。喉部异物比咽部异物危险,多见于嵌顿在喉头的尖锐物,常引起呛咳、喘鸣、声音嘶哑、呼吸困难等,乃至梗塞声门发生窒息死亡。因此发现喉部异物要立即送医院由医生通过手术取出,不要存有侥幸心理,送院过程中,可先将一手放在小儿胸部,一手放背部,向前做挤压动作,帮助小儿呼吸及异物排出。

4.气管和支气管异物。气管和支气管异物因小儿咽反射、喉头保护反射功能还不健全,口腔控制能力又差,故在进食时哭笑的同时深吸气,或在强迫喂药时将异物吸入引起。异物进入气管后将引起阵阵青紫、窒息和呛咳,使异物逐步深入支气管。气管异物典型的三大体征是喘鸣、异物排击音和异物撞击感。支气管异物以右侧为多,可先引起支气管梗阻,继而发热和感染,还可引发肺不张和肺气肿等。气管和支气管异物自然咳出的机会仅1%～4%,故应立即送医院急诊处理,由医生在麻醉和手术室条件下,用喉镜或气管镜将异物尽快取出。

5.食道和胃肠道异物。小儿将纽扣、别针、硬币、果核等误入口中后,只要能通过食管第一狭窄部,大多进入胃肠道,最终排出肛门。但是,过长异物不易通过十二指肠弯曲部,棱角和方形异物不易通过幽门,尖锐异物可刺入肠壁,这几处都是常见异物停留嵌顿部位。食管内异物可引起哽噎和疼痛,吞咽困难。食道与气管分叉处紧贴大血管,一旦异物穿越食管进入大血管,可发生致命的大出血。胃幽门处的停留异物可引起幽门梗阻,刺入肠道可出现肠梗阻和肠穿孔。若异物已通过食道进入胃肠道,可让小儿多进食芹菜、韭菜等多纤维食物,同时连续数日观察大便,争取异物随大便顺利排出。通过 X 线透视,必要时配合钡餐造影给肠道异物定位,在内窥镜下取出。严密观察,必要时医生将果断决定手术探查。

6. 眼异物。灰尘、砂子、谷皮等,吸附上眼结膜可引起流泪、不适、局部刺激。如异物嵌入角膜,症状常更严重。可先翻开眼睑,用冷开水冲洗。极小异物用眼药水冲洗,或用消毒棉球蘸生理盐水后轻轻拭去。切勿用手揉擦,以免结膜感染,或将角膜擦伤。异物如嵌留在角膜上,最好尽快去医院治疗,在局部麻醉后用生理盐水冲洗,然后用湿棉棒或异物针将异物拨出,处理完后滴抗生素眼药水以防感染。

(三)咬伤

1. 狗咬伤。小儿被一般狗咬伤后通常不严重,可作一般外伤处理。若被患狂犬病的狗咬伤,可因感染狂犬病病毒而有致命危险。潜伏期短则十余日,长可达半年以上。发病后烦躁不安、痉挛抽搐、角弓反张,症状严重最后可因呼吸麻痹而死亡。还有特异的"恐水"症状,即饮水、见水,甚至听到流水声都可引起咽喉痉挛和全身抽搐。预防狂犬病关键是早期处理伤口,对被咬小儿注射狂犬病疫苗。通常需从注射日起,在第 3,7,14,30 天再各注射 1 次,共注射 5 次,或按疫苗制品的注射说明进行。

2. 毒虫蛰(咬)伤。毒虫蛰(咬)伤部位以四肢、颜面、颈项等处多见。由于虫毒素自伤口侵入,可引起红肿、发热、疼痛等局部炎性过敏反应,严重的可并发全身出疹、过敏性休克等。蛰咬处常位于颈、喉处,可因喉头水肿而发生呼吸困难。全身治疗主要是对症治疗,包括口服抗过敏药物,遭蜈蚣、蝎子蛰咬后可服南通蛇药片,严重过敏反应及休克者及时送医院治疗。局部处理方法可根据蛰咬性质不同选用不同的方法。遭蜂咬后如有刺断在伤口里,可用刀片或针慢慢剔出。黄蜂毒

> 被患狂犬病的狗咬伤,可因感染狂犬病病毒而有致命危险。
>
> 发病后烦躁不安、痉挛抽搐、角弓反张,症状严重最后可因呼吸麻痹而死亡。特异的"恐水"症状。预防狂犬病关键是早期处理伤口,对被咬小儿注射狂犬病疫苗。从注射日起,在第 3,7,14,30 天再各注射 1 次,共注射 5 次。

液呈碱性,伤口应涂醋等弱酸液体。蜜蜂毒液呈酸性,可在伤口上涂氨水。蜈蚣越大、毒性越强,被咬后应马上用肥皂水冲洗伤口,冲洗后在创面上涂上雄黄和明矾等量研成的细末,也可用较浓的碱性液(如 3% 的氨水)。1% 普鲁卡因局部封闭能有效减轻患儿疼痛。蝎子咬后需先拔出毒刺,后用氨水冲洗,再用醋调明矾末外敷伤口。被一般昆虫咬后,可用复方炉甘石洗剂、清凉油等止痒,疼痛可以冷敷。

(四)溺水

溺水是水网地区最常见的小儿意外事故死亡原因。溺水后因口鼻内呛吸入大量水分,阻塞呼吸道,引起窒息。同时,入水后骤然寒冷或极度恐惧会引起喉头反射性痉挛,致呼吸道梗阻、心搏骤停。小儿溺水后在短时间内危及生命,须分秒必争抢救。经抢救恢复呼吸心跳后,仍可因缺氧、脑水肿等造成不同程度神经系统损害,须住院作短时间观察。

溺水小儿救出水面后,应立即保持呼吸道通畅,清除留在口鼻中的泥巴、烂草、呕吐物,并行使心肺复苏术。复苏后立即移送医院。转院途中密切观察病情,注意保暖。

(五)灼烫伤

灼烫伤指因接触开水、热油、热汤和热蒸气等高温物质、腐蚀性化学物质或放射线引起

的皮肤和组织损伤。小儿皮肤薄嫩,同样的灼伤造成的损伤远较成人为重。急救处理应首先了解灼伤的原因。如热液烫伤,应立即脱去被热液浸透的衣服,如果衣服和皮肤粘在一起,切勿撕拉,只将未粘部分剪去。如强碱或强酸灼伤,马上用大量清水冲洗或用 5％碳酸氢钠溶液中和。如火焰灼伤,应迅速抱离现场,就地扑打或用棉被隔绝空气以灭火。然后用清洁被单包裹,保护好创面以防感染,急送医院。

灼伤的严重程度通常根据灼伤的深度和面积来估计。灼伤深度分三度:Ⅰ度烫伤:仅损伤皮肤表层,局部红肿热痛;Ⅱ度烫伤:伤及真皮,局部除红肿外可出现水泡,疼痛剧烈。Ⅲ度烫伤:皮肤全层破坏,包括皮下组织和肌肉。灼伤面积通常可用患儿本人的手掌来估算,五指并拢时手掌的面积为全身面积的 1％,五指分开时为 1.25％。

灼伤程度可根据深度和面积估计:①轻度:面积<5％,深度≤Ⅱ度。②中度:面积 5％～15％,Ⅱ度;或面积<5％,Ⅲ度。③重度:面积>15％,或Ⅲ度灼伤面积在 5％～10％。④特重度:面积>25％,或Ⅲ度灼伤面积>10％。

对面积<5％的Ⅰ度灼伤可在家里自行处理。用肥皂水将灼伤部位冲洗干净,或用冷水浸泡降温处理,既减少皮肤损害又止痛。创面不要包扎,涂一些猪油、万花油、清凉油等镇痛,一般 1 周后可愈合。在身体易摩擦和触碰部位灼伤,可用凡士林纱布包扎。灼伤局部小水泡不要挑破,以免感染。大水泡可在消毒条件下在底部挑破,保留表皮使渗出液外流。7～10d 左右水泡将逐步结痂、干燥而愈合。中度以上灼伤应立即送医院救治。有些患儿灼伤面积不大,但全身情况严重(如已休克),或合并化学中毒者,或有重度呼吸道烧伤,或有电击、化学腐蚀性或放射线灼伤,都作为重度灼伤处理。

附:

0～6 岁儿童健康管理服务规范

《0～6 岁儿童健康管理服务规范》由卫生部于 2011 年 4 月 25 日在《国家基本公共卫生服务规范(2011 年版)》中发布。以下介绍国家 0～6 岁儿童健康管理服务规范。

一、服务内容

1. 新生儿家庭访视。新生儿出院后 1 周内,医务人员到新生儿家中进行访视,同时进行产后访视。了解出生时情况、预防接种情况,在开展新生儿疾病筛查的地区了解新生儿疾病筛查情况等。观察家居环境,重点询问和观察喂养、睡眠、大小便、黄疸、脐部情况、口腔发育等。为新生儿测量体温、记录出生时体重、身高,进行体格检查,同时建立《0～6 岁儿童保健手册》。根据新生儿的具体情况,有针对性地对家长进行母乳喂养、护理和常见疾病预防指导。如果发现新生儿未接种卡介苗和第 1 剂乙肝疫苗,提醒家长尽快补种。如果发现新生儿未接受新生儿疾病筛查,告知家长到具备筛查条件的医疗保健机构补筛。对于低出生体重、早产、双多胎或有出生缺陷的新生儿根据实际情况增加访视次数。

2. 新生儿满月健康管理。新生儿满 28 天后,结合接种乙肝疫苗第二针,在乡镇卫生院、社区卫生服务中心进行随访。重点询问和观察新生儿的喂养、睡眠、大小便、黄疸等情况,对其进行体重、身高测量、体格检查和发育评估。

3. 婴幼儿健康管理。满月后的随访服务均应在乡镇卫生院、社区卫生服务中心进行,偏远地区可在村卫生室、社区卫生服务站进行,时间分别在 3,6,8,12,18,24,30,36

月龄时,共8次。有条件的地区,建议结合儿童预防接种时间增加随访次数。服务内容包括询问上次随访到本次随访之间的婴幼儿喂养、患病等情况,进行体格检查,做生长发育和心理行为发育评估,进行母乳喂养、辅食添加、心理行为发育、意外伤害预防、口腔保健、中医保健、常见疾病防治等健康指导。在婴幼儿6~8,18,30月龄时分别进行1次血常规检测。在6,12,24,36月龄时使用听性行为观察法分别进行1次听力筛查。在每次进行预防接种前均要检查有无禁忌证,无禁忌证者体检结束后接受疫苗接种。

4.学龄前儿童健康管理。为4~6岁儿童每年提供一次健康管理服务。散居儿童的健康管理服务应在乡镇卫生院、社区卫生服务中心进行,集体儿童可在托幼机构进行。服务内容包括询问上次随访到本次随访之间的膳食、患病等情况,进行体格检查,生长发育和心理行为发育评估,血常规检测和视力筛查,进行合理膳食、心理行为发育、意外伤害预防、口腔保健、中医保健、常见疾病防治等健康指导。在每次进行预防接种前均要检查有无禁忌证,无禁忌证者体检结束后接受疫苗接种。

5.健康问题处理。对健康管理中发现的有营养不良、贫血、单纯性肥胖等情况的儿童应当分析其原因,给出指导或转诊的建议。对口腔发育异常(唇腭裂、高腭弓、诞生牙)、龋齿、视力低常或听力异常儿童应及时转诊。

二、服务流程

1.流程图。按时间、地点、询问、检查项目、分类、指导、预防接种的顺序,以流程图的方式对0~6岁儿童13次健康服务的程序、要点进行说明(见图9-1)。

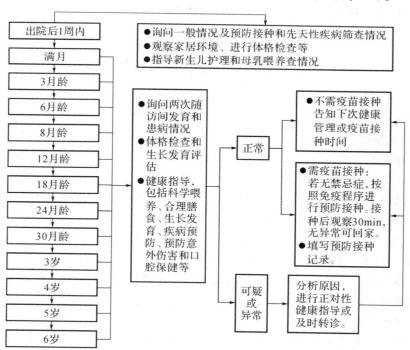

图9-1 0~6岁儿童健康管理服务流程

2.流程表。便于基层保健人员记忆及工作开展,根据0~6岁儿童健康管理随访流程,将其中主要的检查点汇集成表9-1。

表 9-1 0～6 岁儿童健康体检要点流程表

		出院7天内	满月	3月	6月	8月	12月	18月	24月	30月	36月	48月	60月	72月
体格检查与评估	皮肤	是否有胎记、色素异常、黄疸、苍白、皮疹、湿疹、增大淋巴结	面色是否红润,每年一次血常规检查											
	四肢	检查上下肢活动是否良好且对称	观察步态是否正常											
	头部	检查头围、囟门及颅缝	12个月内测头围。佝偻病的乒乓颅可在 5～6 个月出现,方颅在 7～8 个月多见。囟门多在 1.5 岁内闭合											
	口腔	是否有唇腭裂、高腭弓、诞生牙和新生牙,口腔炎症和鹅口疮	查口腔炎症、出牙数,进行口腔卫生教育		查口腔炎症、出牙数、龋齿数,进行口腔卫生教育									
	眼睛	是否流泪、分泌物,充血	是否流泪、分泌物,炎症,斜视					视力筛查						
	听觉	新生儿听力筛查及复查	6,12,24,36 个月各做一次听力筛查											
	胸部	畸形,杂音异常及心脏杂音	畸形、佝偻病体征(肋骨串珠、肋软骨沟、鸡胸、漏斗胸等)、心音异常及心脏杂音											
	脐部	脐带是否脱落,是否感染、脐疝	是否脐疝及转诊											
	腹部	是否有肝脾肿大,包块												
	外生殖器及肛门	有无畸形,小阴唇黏连,阴囊水肿,隐睾症,腹股沟疝等即转诊												
	手及足部	检查手指、足趾数目,是否有赘肉,畸形足	是否有活动性佝偻病征(手镯征、"O"形及"X"腿)											
	脊柱	是否有脊膜膨出	是否脊柱侧弯											
	体格发育评估		体格发育评估为"下"者,进行干预或转诊											
	大运动发育评估	—		抬头	翻身坐	坐好	站	走,上楼梯	是楼梯	跑	双脚跳	—		

三、服务要求

1.开展儿童健康管理的乡镇卫生院、村卫生室和社区卫生服务中心(站)应当具备所需的基本设备和条件。

2.从事儿童健康管理工作的人员(含乡村医生)应取得相应的执业资格,并接受过儿童保健专业技术培训,按照国家儿童保健有关规范的要求进行儿童健康管理。

3.乡镇卫生院、村卫生室和社区卫生服务中心(站)应通过妇幼卫生网络、预防接种系统以及日常医疗卫生服务等多种途径掌握辖区中的适龄儿童数,并加强与托幼机构的联系,取得配合,做好儿童的健康管理。

4.加强宣传,向儿童监护人告知服务内容,使更多的儿童家长愿意接受服务。

5.儿童健康管理服务在时间上应与预防接种时间相结合。鼓励在儿童每次接受免疫规划范围内的预防接种时,对其进行体重、身长(高)测量,并提供健康指导服务。

6.每次服务后及时记录相关信息,纳入儿童健康档案。

7.积极应用中医药方法,为儿童提供生长发育与疾病预防等健康指导。

四、考核指标

1.新生儿访视率。新生儿访视率是指年度接受访视服务1次及以上的新生儿数量占此年度辖区内所有活产小儿数量的比例,反映新生儿访视的数量。

$$新生儿访视率=\frac{年度辖区内接受1次及以上访视的新生儿数}{年度辖区内活产数}\times100\%$$

2.儿童健康管理率。儿童健康管理率是指年度接受1次及以上访视的0~6岁儿童数量占此年度辖区内应管理0~6岁儿童总数,反映0~6岁儿童健康管理服务的数量。

$$儿童健康管理率=\frac{年度辖区内接受1次及以上访视的0\sim6岁儿童数}{年度辖区内应管理的0\sim6岁儿童数}\times100\%$$

3.儿童系统管理率。儿童系统管理率是指年度内按0~6岁儿童健康管理服务规范的频次要求管理的0~6岁儿童数量占此年度辖区内应管理的0~6岁儿童总数,反映0~6岁儿童健康管理服务的数量和质量。

$$儿童系统管理率=\frac{年度辖区内按相应频次要求管理的0\sim6岁儿童数}{年度辖区内应管理的0\sim6岁儿童数}\times100\%$$

复习题

一、单选题

1.有关儿童呼吸道感染的描述以下不当的是 ( )

　A.我国5岁以下儿童死亡的第一位原因是肺炎

　B.急性呼吸道感染的病原主要是病毒,也可合并细菌感染

　C.由于小儿非特异性免疫功能均较差,分泌型IgA含量低,故易患呼吸道感染

　D.呼吸道感染的表现婴幼儿一般以呼吸道症状为主,年长儿以全身症状为主

2.有关婴儿辅食添加的描述以下错误的是 ( )

　A.一般4~6月开始添加辅助食品

　B.如婴儿生长快,应在1~2月起添加淀粉类食物如米糊、烂粥等

　C.添加辅食从一种到多种、从精到粗、从少到多,逐步过渡到普通的饮食

　D.一般小儿于10~12个月可逐步完全断乳,特殊情况可推迟至1.5~2岁

3.有关儿童生长监测以下不当的是 ( )

　A.衡量儿童体格生长是否正常的常用指标是体重和身高

　B.体重能反映儿童近期的营养状况,其短期内的变化容易被准确测量

　C.身高也是反映小儿近期营养状况和生长速度的可靠指标

D.体重有规律地增长,是儿童身体健康和营养状况良好的表现

4.有关小儿器官异物的处理,以下错误的是　　　　　　　　　　　　　　　　　　（　　）

　　A.眼内异物,可让小儿轻轻揉擦眼部,以确定异物所在部位

　　B.鼻腔异物可用手按紧无异物侧鼻孔,嘱小儿擤鼻以排出

　　C.鼻腔异物无法排出者,及时就医,在鼻镜下用鼻钳取出

　　D.外耳道动物性异物可用酒精或麻油滴入将其杀死后取出

5.有关新生儿期的描述,下列不妥的是　　　　　　　　　　　　　　　　　　　（　　）

　　A.出生初期可出现"乳房肿大"　　　　　　　B.体温不稳定,可随环境温度高低而升降

　　C.呼吸系统发育不成熟,呼吸浅表不规则　　D.一周后出现体重下降属于生理性体重下降

6.为预防胎儿畸形,下列叙述不妥的是　　　　　　　　　　　　　　　　　　　（　　）

　　A.怀孕早期,特别是前3个月避免感染、射线、服药、吸烟、饮酒

　　B.为预防维生素缺乏,孕期常规补充复合维生素制剂,特别是维生素AD

　　C.加强婚前检查,避免遗传性疾病发生

　　D.坚持孕期检查,发现异常及时处理

7.下列哪项属于国家基本公共卫生服务内容?　　　　　　　　　　　　　　　　（　　）

　　A.儿童常见病治疗　　　　　　　　B.新生儿喂养

　　C.0~6岁儿童健康管理　　　　　　D.学龄期儿童保健

8.下列措施符合WHO推荐的治疗腹泻原则的是　　　　　　　　　　　　　　　（　　）

　　A.遇腹泻,选择合适的抗生素治疗

　　B.水样便腹泻,要补充水分和电解质

　　C.除痢疾、怀疑为霍乱的病例以外,都不应给予抗生素

　　D.无论何种类型的腹泻,都要坚持继续喂养

9.腹泻小儿补充液体,可选用　　　　　　　　　　　　　　　　　　　　　　　（　　）

　　A.白开水　　　　　B.糖水　　　　　　C.果汁　　　　　　D.盐开水

10.判断脱水程度的描述,下列描述不妥的是　　　　　　　　　　　　　　　　（　　）

　　A.观察囟门、眼窝凹陷情况

　　B.哭时有无眼泪也是重要体征

　　C.皮肤弹性改变适合评估重度营养不良小儿的脱水程度

　　D.肥胖儿脱水程度容易估计偏低

11.某小儿身高低于年龄别儿童身高的中位数减去2个标准差者,而体重正常,最有可能是　（　　）

　　A.过去急性营养不良　　　　　　B.过去、现在慢性营养不良

　　C.现在急性营养不良　　　　　　D.过去慢性长期营养不良

12.小儿营养不良皮下脂肪逐渐减少或消失,最后消失的部位是　　　　　　　　（　　）

　　A.面部　　　　　B.躯干　　　　　C.腹部　　　　　D.四肢

二、简答题

1.如何训练婴儿自行进食、大小便、规律睡眠、行走和说话的能力?

2.儿童易患呼吸道感染的原因有哪些? 如何预防?

3.如何根据家庭条件配制小儿口服补盐液?

4.简述预防龋齿的方法。

5.结合您工作或生活的社区,谈谈如何降低社区儿童营养不良(龋患、近视、意外事故等)发生率。

（陈雪萍）

第十章　社区妇女保健

学习目标

1.解释婚前保健要点及措施。

2.叙述不宜结婚的疾病。

3.陈述妊娠前、妊娠各期、分娩期保健的目的和保健要点。

4.解释围生期保健概念、产褥期概念。

5.解释产褥期保健要点。

6.陈述母乳喂养优点。

7.知道青春期妇女、围绝经期妇女保健要点。

8.解释妊娠妇女的早中晚期营养及哺乳期母亲的营养。

妇女保健学是一门以预防为主的学科,针对女性生殖生理的特征,以保健为中心,群体为对象,研究女性一生中不同时期的生理、心理、社会特点及保健需求;研究危害妇女健康的各种常见病、多发病的流行病学及防治措施;研究有利于防治和监护质量的适宜技术;研究有利于促进妇女健康的保健对策和管理方法。

社区妇女保健主要围绕青春期、婚前、围生期、围绝经期、节育期及妇女常见的健康问题进行保健指导,包括合理就医、饮食、锻炼及用药等。

第一节　青春期保健

青春期是由儿童发育步入成人的一段过渡时期,从月经初潮到生殖器官发育成熟的时期称为青春期,世界卫生组织(WHO)规定青春期为 10～19 岁。调查资料显示我国女子青春期平均年龄为 13～15 岁,在我国部分发达地区平均年龄为 12.4 岁,这预示着性成熟期的提前到来。青春期存在着心理发育的不成熟与生殖器官发育趋于成熟的矛盾,积极开展青春期相关知识的健康教育,尤其是早期的性教育很重要。因性成熟期的提前,性心理萌动,如不及时进行正确的心理疏导,可能会导致更多的少女妊娠和未婚妊娠,危害妇女的健康,产生社会家庭问题。因此,做好青春期保健工作对妇女一生的健康、幸福都有重要意义。

一、青春期身心与社会特点

进入青春期后,神经内分泌系统对生长发育起着重要的作用。在机体内多种激素的协同作用下,女性的身高迅速增长,体型渐变为成人体型。随着身体的发育,心理的变化,萌发性意识,有与异性接触的意愿,由此也可产生相应的社会现象。

(一)青春期的生长发育特点

1.体格生长。青春期是人体生长发育的第二个生长高峰,每年身高增长5～7cm,个别可达10～12cm,体重年增长值一般为4～5kg,个别可达8～10kg,持续3年后生长速度减缓,女孩到17岁左右身高基本停止生长。

2.女性性发育

(1)生殖器官发育　进入青春期后,卵巢发育的同时开始分泌一定量的性激素,使内、外生殖器官进一步发育,并逐渐趋于成熟。外生殖器从幼稚型发育接近成人型,表现为阴阜隆起,大阴唇变肥厚,小阴唇变大且有色素沉着;内生殖器表现为阴道长度及宽度增加,阴道黏膜变厚并出现皱襞;子宫增大,宫颈与宫体的长度之比由幼稚型的2∶1逐渐向成熟型子宫转变;输卵管增粗,弯度减小,卵巢增大,皮质内有不同发育阶段的卵泡,导致卵巢表面凹凸不平。

(2)月经初潮　少女出现第一次生理性子宫出血时称为月经初潮,是青春期开始的重要标志。在青春早期,由于卵巢发育不成熟,体内性激素水平尚不能引起子宫内膜周期性剥脱出血,故月经初潮后月经多无一定规律,需1～2年的调整,才出现规律的月经。

(3)第二性征发育　除生殖器官发育外,其他女性特征开始出现,为第二性征发育。表现为音调变高,乳房丰满而隆起,出现阴毛、腋毛,骨盆横径发育大于前后径,胸、肩、臀部皮下脂肪增多,出现了女性特有的体态。乳房发育在第二性征中出现最早。

> **青春期的生长发育特点**
> 生殖器官发育;
> 月经初潮(少女出现第一次
> 　生理性子宫出血);
> 第二性征发育。
>
> **青春期的心理特点**
> 情绪波动;
> 性意识增强;
> 独立意识、自由意识增强;
> 心理压力增加。

(二)青春期的心理特点

青春期是人类一生中心理成长的关键时期,此期是女性生理和心理发生变化最明显的时期,同时也是生理与心理发育不协调的动荡时期,常常是独立性和依赖性同在,自觉性和幼稚性并存。

1.性生理发育引起的心理问题

(1)情绪波动　月经期常出现情绪波动、心情烦躁、紧张、敏感、注意力不集中、心理负担过重等症状。

(2)性意识增强　在性激素的作用下,月经初潮后,性发育逐渐成熟,开始萌发性意识。对异性开始出现好奇心,由好奇心逐渐发展到好感,产生兴趣和仰慕心理,有意识的接近乃至眷恋。性意识的萌发使青春期女性的心理活动发生改变,但由于学校、家庭以及社会环境制约和影响着她们的行为,表面上与男生划分界限,内心却怀着对异性的向往,并渴望接近异性,表面疏远,实际上在敏锐地观察对方的举止言行和身体变化,在异性面前表现出羞涩、拘谨、爱美、乐于在人前炫耀、展示自己,尤其在性意识萌发后,在异性面前表现更为突出,以引起异性对自己的注意。

2.独立意识。青春期身高和体重的增长在短短的两三年内已接近成人水平,此时,在心理上不由自主地产生"我长大了"的感觉,独立意识、自由意识逐渐增强。想摆脱对家庭的依附关系,与父母的距离拉大,要求独立、自由,不愿接受父母和老师管教和干涉,当父母或老师对她们的言行提出异议时,她们会产生"逆反"心理,与父母或老师"对着干"。她们较喜欢发展同性间的伙伴关系,互相倾诉、互相模仿。随着青春期独立意识的发展,出现求知欲旺盛、思想活跃、不能满足现状等性格特点。

(三)青春期的社会特点

随着青春期的到来,学习任务加重,父母的期望、老师的要求对她们的心理形成了一种无形的压力。由于生理发育较迅速,心理发育相对迟缓,常会出现不适应社会的矛盾现象。青春期生理与心理的发育不平衡,容易受条件因素影响,如过度的压力可导致心理冲突,若不能顺利解决时,就可能在情绪、性格、日常行为等方面出现异常。往往表现为自信与情感的脆弱性,如遇事过分自信,凭感觉下结论,但在社会活动中一遇挫折便气馁、自卑,表现出情感的脆弱性。

二、青春期保健要点

青春期是由儿童发育步入成人的一段过渡时期,为保证身心健康发育,应根据青春期妇女的生理、心理及社会特点,实施以预防为主的保健要点:养成良好的个人生活习惯,合理营养指导,进行心理卫生、经期卫生和性知识的教育。

(一)养成良好的个人生活习惯

通过健康教育使青春期少女了解其生理、心理特点,增强健康意识,能养成良好的个人生活习惯,以提高自我保健能力,提高青春期少女的健康水平。

> **青春期保健要点**
> 养成良好的个人生活习惯;
> 科学地安排生活;
> 充足的睡眠时间;
> 参加身体锻炼;
> 良好的卫生习惯;
> 合理营养;
> 心理卫生(内心与环境之间保持和谐与平衡)。

1.指导科学地安排生活 将一天的学习、工作、休息、活动等有计划进行安排。

2.保证有充足的睡眠时间 13～15岁的少女应有9h的睡眠时间;15岁以后需7～9h;一般每日保证8～9h,睡眠时间是否充足,可以从睡醒后的自我感觉是否良好来判断。

3.鼓励参加身体锻炼和适当劳动 有利于增强体质,促进发育,预防疾病发生。可根据不同年龄循序渐进地、有计划地安排锻炼。

4.培训良好的卫生习惯 包括用眼卫生、口腔卫生和衣着卫生(合适的胸罩选择及使用、勤换内衣裤、保持外阴清洁等)。

(二)合理营养指导

青春期,对营养特别是蛋白质及能量的需要大大增加,是一生中需要量最高的年龄段,对维生素和矿物质的需要也较大,如营养不能满足时会影响正常的生长发育。需加强营养,给高蛋白、高维生素的食物,多食蔬菜、水果防便秘,不食辛、辣等刺激性食物,多食富含铁的食物。

(三)心理卫生指导

心理卫生是指人们的内心与环境之间保持和谐与平衡。家长、教师和保健人员应积极根据青春期少女的生理、心理特点进行针对性教育指导,培养她们健康的心理、健全的性格、乐观的情绪及适应环境能力。心理健康的标准包括以下5个方面:

(1)智力发育正常,能进行正常的学习和生活;

(2)有稳定的情绪,在日常生活、学习中能调控自己的情绪;

(3)心理活动与行为方式协调统一;

(4)与周围的人能建立协调的人际关系;

(5)有控制自我行为的能力,个性稳定。

(四)经期卫生教育

1.青春期女性在月经初潮时,就应建立个人健康档案,记录月经来潮日期、经量和经期长短,追踪月经周期、经期是否有痛经及其他伴随症状。以便于发现月经变化,及早发现异常情况。

2.经期保持精神愉快,防止烦恼、忧郁产生。注意休息,防止疲劳,保证充足睡眠,注意保暖。

3.注意个人清洁卫生,保持外阴清洁,每天睡前用温水冲洗外阴,不要坐浴;月经用卫生巾、纸应选择符合国家卫生标准的正规产品。

4.月经期盆腔充血,不宜做剧烈的体育活动(如快速奔跑、跳跃、较大负重的力量练习等),但适当的体育锻炼(如广播操、太极拳、乒乓球、羽毛球等)可减轻盆腔充血和下腹坠胀感,患有功能性子宫出血(功血)、痛经、经量过多、生殖器官炎症等疾病时经期不宜参加体育。

5.对月经周期不准、紊乱、经量过多或过少者应注意避免精神紧张,改善体质,切忌滥用激素类药物。如需用药,必须在妇科医生的指导下服用。

(五)性教育

目前许多国家已将性教育列入青少年教育的内容,我国的性教育虽然起步较晚,近10多年来已被重视,以中学为主要阵地,将青春期教育纳入教育计划,使少男少女获得基本的性知识教育,以预防过早发生不正当性行为,保护青年健康成长。

性教育的主要内容包括:男女生殖器官的解剖生理学知识;生命的形成和生育过程;青春发育期的表现;月经、手淫和遗精;性道德教育;性器官和性生活卫生;避孕、计划生育和优生优育知识等。

第二节 婚前保健

婚前保健是对准备结婚的男女双方在结婚登记前所进行的保健服务,是提高出生人口素质的基础保健工作,也是保障家庭幸福、生殖保健的重要组成部分。

一、婚前保健的重要意义

婚姻是人生的终身大事,婚后男女双方不但要共同生活,且还要生儿育女繁衍后代。爱情基础的稳固程度是婚姻成败的首要条件,但健康状况的保证也是实现美满婚姻的关键,促进优生的前提。提供婚前保健技术服务,不仅关系到个人和家庭的切身利益,而且还会影响到民族的兴旺和社会的发展,具有重要意义。婚前保健技术服务的内容包括婚前医学检查、婚前卫生指导和婚前卫生咨询。通过这3项服务,将有利于提高出生人口素质;有利于男女双方和下一代的健康;有利于促进夫妻生活的和谐;有利于有效地实现计划生育。

二、婚前妇女身心保健

(一)保健要点

在目前现代科学发达的社会中,人们已经认识到有许多不适于婚配的医学和生物学问题,如近亲婚配、带有相同严重隐性遗传病基因的某些男女婚配常会给未来家庭带来痛苦。因此,爱情并不是幸福婚姻的唯一条件,要获得幸福美满的婚姻,还需系统地、有计划地进行婚前保健。婚前保健是对准备结婚的男女双方在结婚登记前所进行的保健服务。

根据《母婴保健法》的规定,婚前保健服务内容包括婚前医学检查、婚前卫生指导和婚前卫生咨询。

1.婚前医学检查。婚前医学检查是指对准备结婚的男女进行全身的体格健康检查。根据《母婴保健法》第八条,婚前医学检查主要针对下列疾病的检查:

> **婚前医学检查**
> 严重遗传性疾病;
> 指定传染病;
> 有关精神病;
> 重要脏器疾病。

(1)严重遗传性疾病 是指由于遗传因素先天形成、患者全部或部分丧失自主生活能力、目前尚无有效治疗方法,子代再发风险高、医学上认为不宜生育的遗传性疾病。

(2)指定传染病 是指《中华人民共和国传染病防治法》中规定的艾滋病、淋病、梅毒、麻风病及医学上认为影响结婚和生育的其他传染病。

(3)有关精神病 是指精神分裂症、狂躁抑郁型精神病及其他重型精神病。

(4)其他 影响结婚和生育的重要脏器疾病如心、肺、肝、肾等及生殖系统异常等。

同时结合询问病史、家族史、全身检查、生殖器官检查、必要的化验及辅助检查,以确定有无影响婚育的疾病。并对有影响婚育的疾病提出医学意见,并帮助治疗和解决。

2.婚前卫生指导。婚前卫生指导是婚前保健技术服务的主要内容之一。保健服务人员为准备结婚的男女进行医学检查的同时,还应提供与婚姻、生育以及预防病残儿出生等相关的生殖健康知识的教育,使他们了解生殖健康的意义及内容,提高自我保健意识,掌握保护个人生殖健康的方法,从而改变不利于健康的行为,提高利用健康服务的能力。婚前卫生指导的主要内容应包括:①婚前保健的意义;②男女性生殖器官的解剖及生理;③受孕原理及孕前保健;④性功能及常见问题;⑤遗传病及孕产妇疾病对子代的影响;⑥性生理和伦理道德等。婚前卫生指导可以采取集体听课、个别指导、观看录像、提供资料等方式进行。

3.婚前卫生咨询。婚前卫生咨询是指婚前咨询者与服务对象就生殖健康、生殖保健、婚育等具体问题进行个别的、面对面的商谈。由于交谈的内容涉及性和婚育等方面的隐私问题,咨询者不仅应具备丰富的知识和良好的职业道德,还需为服务对象保守(隐私)秘密;尊重对方的价值观,取得对方的信任,以达到最佳的咨询效果。在交谈中,咨询者必须在领悟服务对象的感受和问题的基础上解答问题,阐明科学道理,准确地为服务对象提供解决问题的信息和办法,鼓励服务对象树立解决问题的信心,指导帮助其自愿地做出较为理想的选择。婚前卫生咨询者应尊重服务对象,平等待人,并持热情、真诚、关怀的态度,使对方既能通过咨询者提供的信息做出较为理想的选择,又能认真去做。此外,咨询时还要注意适当的环境,如单独谈话的房间、轻松舒适的面对面交流的条件等。

(二)婚前保健有关规定

1.执行国家有关婚前保健的法规期自 1994 年 10 月 27 日由第八届全国人民代表大会

常务委员会第十次会议通过、中华人民共和国主席令第 33 号令公布的《中华人民共和国母婴保健法》于 1995 年 6 月 1 日起施行以来，又相继出台了《中华人民共和国母婴保健法实施办法》《母婴保健专项技术许可及人员资格管理办法》《母婴保健专项技术服务基本标准》和《母婴保健医学技术鉴定管理办法》等法规，在这些法规中，对婚前保健的服务机构、服务内容以及从事婚前保健工作的技术人员等做出了相应的规定，使婚前保健工作进入法制管理的轨道。

2. 规范婚前保健服务。

(1) 开展婚前医学检查单位的必备条件　开展婚前医学检查单位应具备的条件有：①已取得《医疗机构执业许可证》；②符合《母婴保健专项技术服务基本标准》中关于婚前医学检查的基本标准；③符合本地区婚前保健服务机构设置规划。

(2) 从事婚前保健服务人员的基本标准　从事婚前保健服务人员的基本标准包括：①工作认真负责，有良好的医德医风，做到严肃认真、亲切、守密；②婚检医师应具有国家认可的中专及以上的医学专业学历证明，并具有 3 年以上妇产科或泌尿外科临床经验，已取得医师及以上技术职称；③主检医师应具有大专及以上医学专业学历，并已取得主治医师及以上技术职称；④婚前医师必须经过由卫生行政部门认可的母婴保健知识和婚前医学检查专业岗前培训，并经考核取得合格证书。

3. 实行分级分类指导原则。《母婴保健法》第四条规定："国务院卫生行政部门主管全国母婴保健工作，根据不同地区情况提出分级分类指导原则，并对全国母婴保健工作实施监督管理。"本条规定不仅明确了母婴保健工作的主管部门是卫生部，而且针对我国地域辽阔、文化和经济发展不平衡的实际情况，提出分级分类指导原则。《母婴保健法》第十三条又规定："省、自治区、直辖市人民政府卫生行政部门指定的医疗保健机构负责本行政区域内的母婴保健监测和技术指导。"此外所指医疗保健机构是指各省、自治区、直辖市妇幼保健院。分级分类指导原则即指省级妇幼保健院、市级妇幼保健、县级妇幼保健院三级指导。

4. 不宜结婚的疾病。

(1) 严重的传染性疾病　指在婚后生活中能够互相传染有对健康影响较大的疾病，如性病、麻风病、传染性肝炎及结核病等在未治疗或具有传染性时。

(2) 严重的遗传性疾病　遗传性疾病是指某些疾病是由遗传因素引起的，主要为生殖细胞内遗传物质结构或功能异常所致，如基因的异常或染色体畸变等。

不宜结婚的疾病
严重的传染性疾病
严重的遗传性疾病
严重的精神疾病
重要脏器疾病

(3) 严重的精神疾病　精神疾病是指一组由于不同原因所致的精神异常，称为精神疾病。严重的精神疾病是指其中比较严重的一部分，精神障碍明显，病情迁延，治疗较复杂，易复发，严重祸害家庭及其后代。

(4) 重要脏器疾病　重要脏器疾病指心脏、肾脏疾病以及一些内分泌疾病，如甲状腺功能紊乱、糖尿病等。此外还有与生育密切相关的生殖器官疾病，如生殖器官发育异常等。

第三节　围生期保健

围生期保健是指一次妊娠从妊娠前、妊娠期、产时、产褥期、哺乳期及新生儿期，对孕母和胎、婴儿的健康所进行的一系列保健措施。其核心是使母亲安全和提高出生人口素质。

目前国际上对围生期的计算方法有 4 种：围生期Ⅰ：即从妊娠满 28 周（胎儿体重≥1000g 或身长≥35cm）至产后一周。围生期Ⅱ：从妊娠满 20 周（胎儿体重≥500g 或身长≥25cm）至产后 4 周。围生期Ⅲ：从妊娠满 28 周至产后 4 周。围生期Ⅳ：从胚胎形成至产后 1 周。我国目前采用世界卫生

围生期Ⅰ的定义

即从妊娠满 28 周（体重≥1000g 或身长≥35cm）至新生儿出生后 7 天的一段时期。

围生期的胎儿、新生儿称为围生儿。

组织和国际妇产科协会规定的围生期Ⅰ的定义，即从妊娠满 28 周（体重≥1000g 或身长≥35cm）至新生儿出生后 7 天的一段时期。围生期的胎儿、新生儿称为围生儿。围生期是新生儿发病率、病死率最高的阶段，因此加强妊娠期、产时胎儿保健和出生后 7 天以内新生儿的保健，是围生期保健工作的重点。

一、妊娠前保健

妊娠前保健的目的是选择良好的受孕时机，预防遗传性疾病的传衍，避免环境中有害因素对生殖细胞及其功能的损害。在生理、心理和社会等方面为妊娠创造最佳条件。

围生期保健

是指一次妊娠从妊娠前、妊娠期、产时、产褥期、哺乳期及新生儿期，对孕母和胎、婴儿的健康所进行的一系列保健措施。

（一）选择适宜的受孕年龄和季节

1. 生育年龄的选择。大量的研究证明，女性最佳生育年龄为 25～29 岁。这个时期是生殖力最旺盛的阶段，计划受孕容易成功，难产的机会减少，有利于下一代的健康和素质的提高。过早生育，女性全身各器官尤其是生殖器官和骨盆尚未完全发育成熟，对母婴的健康不利，难产机会增加。但也应避免过晚生育，尤其是 35 岁以后卵巢功能逐渐衰退，卵子成熟障碍和染色体畸变的机会增加，易发生流产、死胎或畸胎，尤其 21-三体病儿。因此，应从早孕期起作遗传咨询和遗传病筛查。

2. 受孕季节的选择。据报道，受孕季节以 7～9 月份为最佳，第 2 年的 4、5、6 月份分娩最为合适。因为早孕反应阶段正值秋季，已避开盛夏季节对食欲的影响，秋季蔬菜、水果丰富，容易调节食欲，增加营养。足月分娩时，正是气候宜人的春末夏初，有利于新生儿适应外界环境。

（二）排除遗传和环境方面的不利因素

遗传和环境是影响优生的两大因素。夫妇双方凡有一方有遗传病家属史，有遗传病或染色体病或携带者，女方年龄过大，有不良生育史如习惯性流产、死胎、死产、畸形儿等，都需在计划受孕前进行遗传咨询。

女性最佳生育年龄为 25～29 岁

受孕最佳季节 7～9 月份

婚后 3～6 个月受孕比较合适

遗传和环境是影响优生的两大因素

环境中有毒有害物质会损伤生殖功能，影响月经异常、精子异常、不孕或生育能力下降、自然流产、死胎、死产、早产、新生儿出生缺陷等。男女双方既往有接触过，或目前正从事可能造成生殖功能损害的职业，如接触铅、汞、砷、苯、放射线、放射性核素等，应调离工作岗位，并在孕前需进行相应的检查后方可怀孕。

（三）妊娠前生理条件的准备

1.避免机体疲惫状况下受孕。新婚阶段不宜随即受孕，由于男女双方体力上会比较疲乏，接触烟酒机会多，常会影响孕妇的健康和胎儿的发育。一般认为最好在婚后 3～6 个月受孕比较合适。因为经过几个月后，新婚阶段的疲劳已恢复，性生活也有了规律，夫妻双方在各方面能互相适应，有良好的健康状态，计划受孕较适宜。

2.避免在患病期间受孕。心、肺、肝、肾等重要脏器功能不佳，传染病尚未恢复时，生殖器异常还未矫治，性病未治愈等情况下，应暂缓受孕。因妊娠会使病情加重，增加妊娠和分娩的并发症，对胎儿生长发育不利。患病需要使用药物，会影响胎儿正常发育，同时也会增加治疗的难度。

3.营养准备。

（1）重视合理营养，培养良好的饮食习惯　对有偏食习惯的要进行纠正，偏食易导致营养缺乏而使不良妊娠结局的发生率增加。

（2）有肥胖倾向者要注意控制体重　因为肥胖者妊娠时并发糖尿病和高血压等危险性增加。

> **妊娠前生理条件的准备**
> 避免机体疲惫状况下受孕
> 避免在患病期间受孕
> 营养准备
> 远离宠物，预防弓形虫病

（3）孕前多食含叶酸的食物　如肝、肾、蛋、菠菜、芹菜、橘子等或加服叶酸片，可降低胎儿神经管畸形的发病率。

（4）避免饮酒、吸烟和被动吸烟　以免影响胎儿的生长发育，如造成低体重、大脑发育迟缓、先天性心脏病等。

4.远离宠物，预防弓形虫病。猫、狗可能传染弓形虫病。孕妇弓形虫病感染会引起流产或胎儿畸形和胎儿宫内发育迟缓。

（四）孕前保健咨询

1.通过了解家族史、疾病史、生育史、药物接触史及营养状态等评估，及时了解受孕前的危险因素。

2.对危险因素进行健康教育和指导，讨论妊娠对现有疾病的影响、对母子的影响及适宜的处理方法，并讨论遗传问题。

3.进行相关的实验室检查。

4.营养咨询，补充叶酸方法为孕前 3 个月始每日补充叶酸 0.4mg。

5.讨论避孕方法。

6.妊娠心理及经济准备。

7.强调早期及连续性产前检查的重要性，讨论如何避免危险性因素，做好围产保健工作。

二、妊娠期保健

妊娠是一个特殊的生理过程，是围产保健最重要的阶段。这阶段的保健工作质量直接关系到胎儿的健康和母亲的安全。

孕期保健的主要目的是通过产前检查、健康监测、宣传教育和咨询服务等措施保证妊娠过程的正常进展；维护孕产妇身心健康和胎儿正常的生长发育，尽早发现异常，筛查出妊娠期可能发生的并发症,及时处理,预防其严重并发症的发生。同时及时处理因妊娠加重的疾病,防止对孕妇、婴儿不良影响的疾病的发生,帮助孕妇作好分娩的心理和生理准备。

整个妊娠期分为三个时期:妊娠早期(妊娠12周以前)、妊娠中期(妊娠12~27周末)和妊娠晚期(妊娠满28周及以上)。28周前每月产前检查一次,28周后每半月检查一次,36周后每周检查一次。妊娠各期保健要点如下:

(一)妊娠早期保健要点

1.及早确诊妊娠。健康妇女结婚后出现闭经,常是妊娠的信号,必须予以重视,应及时进行早孕诊断,以便及早对胚胎进行保护。

> **妊娠三个时期**
> 妊娠早期(妊娠12周以前)
> 妊娠中期(妊娠12~27周末)
> 妊娠晚期(妊娠满28周及以上)
> 28周前每月产前检查一次
> 28周后每半月检查一次
> 36周后每周检查一次

2.作好高危评估。了解既往史、家族史和产科病史。必要时到相关专科进一步检查,确定能否妊娠和需注意事项,对不宜妊娠者及早终止妊娠。

3.提供遗传咨询服务。有下列情况者建议作产前诊断:①分娩时母亲年龄已达35岁以上,父亲年龄40岁;②分娩过染色体异常儿;③夫妇中有一方具有染色体异常,尤其是染色体平衡易位者;④双方家庭成员中有染色体患者;⑤已知或推测孕妇为X性连锁隐性遗传病携带者;⑥分娩过神经管缺陷儿;⑦有不明原因的流产、死胎、死产和新生儿死亡史;⑧妊娠早期接触过致畸变、突变、癌变制剂。

4.早孕期建卡和接受常规检查。包括梅毒、乙肝及艾滋病病原体标志物检查。

5.健康教育。包括营养、饮食卫生、活动、性生活、避免有害物质等。

6.心理保健。早期妊娠妇女,因对妊娠无充分思想准备,或因妊娠反应严重而产生心理压力,应针对性地予以指导和疏导,使能保持良好状态。

(二)妊娠中期保健要点

1.系统产前检查。每月一次,检查内容包括测量血压、体重、宫高、腹围、查胎位和听胎心音。连续动态观察胎儿及孕妇情况。

2.营养指导。进入妊娠中期后,胎儿生长发育较快,平均每日约增重10g,对各种营养需求增加,且孕妇的基础代谢率比正常人增高10%~20%。因此,应注意加强营养,尤其要注意钙的补充。

3.先天异常的筛查。筛查21-3体病和神经管缺陷,必要时进一步羊水穿刺行染色体检查的AFP测定。

4.监测胎儿的生长发育。妊娠中期胎儿生长发育加快,既要防治胎儿生长发育迟缓,又要防治发育过快。保健人员应指导孕妇通过对妊娠图及体重的监测,了解胎儿生长发育情况进行自我监测。

> **妊娠中期保健**
> 筛查21-3体病和神经管缺陷;
> 妊娠图及体重的监测;
> 妊娠4个月起胎教;
> 每天做两次孕妇体操;
> 孕中期后孕妇宜左侧卧位。

5.胎教。一般从妊娠4个月起,可通过语言、音乐、抚摸等,主动地给胎儿有益的各种信息刺激。胎教的中心内容是注意在孕期调节和控制母体的内外环境,维护身心健康,避免不良刺激。

6.孕妇体操和运动。从孕中期开始，每天做两次孕妇体操，使腰部及骨盆关节松弛，缓解肌肉疲劳。同时应保持适量的运动，户外散步、骑自行车，喜爱游泳者在孕中期仍可照常进行。

进入孕中期后孕妇不宜仰卧，以左侧卧位为好，避免增大的子宫压迫下腔静脉和腹主动脉，有利于改善子宫胎盘的血流。

(三)妊娠晚期保健要点：

1.孕妇自我监护。妊娠30周起指导孕妇用胎动计数来监测胎儿宫内的情况，每日早、中、晚固定时间数胎动，每次数1h，早、中、晚3次的胎动数相加×4，如12h的胎动数在30或30次以上为正常，<20次提示胎儿有异常，<10次则提示胎儿宫内有明显缺氧。如胎动减少或明显增剧，应立即去医院就诊。

> **妊娠晚期保健要点**
> 妊娠30周起孕妇用胎动计数
> 　　12h的胎动数
> 30或30次以上为正常；
> <20次提示胎儿有异常；
> <10次则提示胎儿宫内有明显缺氧。

2.孕期常见并发症的防治。妊娠晚期身体各系统的负担加重，妊娠并发症也易发生，如妊娠高血压综合征、妊娠晚期出血(前置胎盘和胎盘早剥)、胎位不正、早产或过期产是孕期常见的并发症，对孕妇和胎、婴儿都会产生不良影响，必须积极防治。除了通过产前检查、及早发现、及早矫治外，还应通过孕妇学校的健康教育将常见并发症的早期症状及对母婴的危害性告知孕妇及家属，以便早识别、早诊治。

3.高危妊娠筛查与管理。根据可能造成不良围生期预后的因素进行评分，实行分级管理。对高危妊娠进行适时计划分娩，适时终止妊娠可减少母儿的围产发病率和死亡率。

4.分娩前的准备。通过孕妇学校的健康教育，使孕妇在分娩前能在生理上、心理上、物质上作好充分的准备。内容包括：分娩知识；放松的技巧；分娩前的物品准备；临产先兆症状及入院时间；医院的分娩环境和分娩的服务模式，如导乐陪伴分娩的意义及分娩方式等。

5.母乳喂养教育。妊娠32周前安排孕妇及家属接受有关母乳喂养的知识教育，教会孕妇及家属有关母乳喂养的技巧和方法。内容包括：母乳喂养好处、早开奶的重要性、正确喂奶体位、含接姿势、挤奶方法、母婴同室的重要性、按需哺乳的重要性、评估母乳喂养方法是否适当、常见问题的处理方法等。

三、母乳喂养

(一)母乳喂养的优点

1.营养。母乳是婴儿必须的和理想的食品，母乳中所含蛋白质、脂肪、乳糖、无机盐、维生素和液体等主要成分的比例，最适合婴儿机体的特征和需要，有利于消化吸收，没有过敏。如人乳中所含的白蛋白有2/3是乳白蛋白、乳铁蛋白，其中含有大量氨基酸，有利于婴儿生长发育。人乳的脂肪含量与牛乳相似，但不饱和必需脂肪酸含量多于牛乳，且颗粒小、易消化、防腹泻，并有益于婴儿神经系统发育。人乳中的乙型乳糖含量较牛乳高，有利于婴儿类脂质完全氧化和肝糖原的贮存。

2.免疫作用。母乳含有丰富的抗感染物质，能保护婴儿少得疾病。母乳中有大量的免疫活性细胞,有多种免疫球蛋白如 IgA、乳铁蛋白、溶菌酶等,有吞噬、对抗、抑制病毒和细菌的作用,可避免微生物的侵袭,预防呼吸道和肠道疾病。

3.母亲通过喂哺。婴儿吸吮乳头能刺激垂体泌乳素的分泌而促进泌乳和子宫收缩,可避孕和预防产后出血。近年研究表明,进行母乳喂养的妇女,其乳癌及卵巢癌的发生率较低。

4.通过喂哺婴儿。频繁地与母亲皮肤接触,能增进彼此感情和母子关系。有研究证明母乳与高智商有关。

5.母乳直接从乳腺分泌。温度适宜,无污染,喂哺方便、经济。

(二)正确的喂奶姿势

1.产妇的体位保持舒适及放松。抱孩子的四个要点:孩子头及身体呈一直线;孩子面向母亲乳房,鼻子对着乳头;孩子身体紧贴母亲身体;如是新生儿,托着他的臀部。

2.帮助孩子含接。用乳头触碰孩子的嘴唇,等孩子嘴张大,很快将孩子移向乳房,让整个乳头及大部分乳晕含入口中。

3.正确托乳房。手贴在乳房下的胸壁上,食指托着乳房,拇指在乳房的上方,母亲手指不要太靠近乳头。

4.用手挤奶。将拇指及食指放在距乳头根部 2cm 二指相对,其他手指托住乳房;向胸壁方向轻轻下压,反复一压一放。

5.保证母亲有充足的乳汁。做到早吸吮、勤吸吮、按需喂养、正确的喂奶姿势,即充分有效的吸吮。

> **正确的喂奶姿势**
> 产妇的体位保持舒适
> 帮助孩子含接
> 正确托乳房
> 用手挤奶
> 保证母亲有充足的乳汁

(三)母乳喂养的注意事项

1.早开奶。新生儿在生后 30min 母子皮肤的接触并进行早吸吮,时间在半小时以上。促进乳汁的早期分泌。

2.母婴同室。母婴同室指母亲和新生儿 24h 在一起,每天分离的时间不超过 1h。其重要性是能促进乳汁分泌、使其实施按需喂养等。

3.按需哺乳。指母亲奶胀时,应唤醒婴儿进行喂哺;孩子想吃时,进行喂哺。其重要性可以满足婴儿生长发育的需要;预防乳汁淤积或乳腺炎的发生;促进乳汁分泌。

4.喂哺适当。如果喂哺适当,喂奶时听见吞咽声、母亲有泌乳的感觉,喂奶前乳房丰满,喂奶后乳房较柔软;婴儿尿布 24h 湿 6 次及以上,大便每天若干次;两次喂奶之间婴儿满足、安静,体重增长理想。

> **喂哺适当**
> 喂奶时听见吞咽声;
> 母亲有泌乳的感觉;
> 喂奶前乳房丰满,
> 喂奶后乳房较柔软;
> 婴儿尿布 24h 湿 6 次及以上;
> 大便每天若干次;
> 两次喂奶之间婴儿满足、安静。

(四)母乳喂养的常见问题及护理

1.乳头皲裂。主要是由于婴儿含吮不正确,分娩后未能掌握正确喂哺技巧。

(1)哺乳前 乳母应取舒适松弛的喂哺姿势;湿热敷乳房和乳头 3～5min,按摩乳房以刺激排乳反射;挤出少量乳汁,使乳晕变软易被婴儿含吮。

(2)哺乳时 先在损伤轻的一侧乳房哺乳,以减轻对另一侧乳房的吸吮力;让乳头和大部分乳晕含吮在婴儿口内;交替改变抱婴体位(如一次为卧位,则另一次为坐位),使吸吮力分散在乳头和乳晕四周;在喂哺结束后,等到婴儿脱开乳头后,再把婴儿抱离乳房,或由于母亲因某种原因,不得不中断喂哺,则用食指轻轻按压婴儿下颌,温和地中断吸吮。

(3)哺乳后　挤出少许乳汁涂在乳头和乳晕上,短暂暴露和干燥乳头。乳汁具有抑菌作用且含有丰富蛋白质,能起到修复表皮的功能;穿戴棉制宽松内衣和胸罩,并放置乳头罩,使空气流通,有利皮损的愈合。如果乳头疼痛剧烈,可暂时停止哺乳24h,但应将乳汁挤出,用小杯或小匙喂养婴儿。

2.乳房过度充盈。即乳房内血液、体液和乳汁的积聚,这是由于不适当或不经常哺乳所致。通常在 24h、48h 进行有效护理将有助于减轻症状。

(1)哺乳前　乳房湿敷 3～5min 柔和地按摩、拍打和抖动乳房;用手或奶泵挤出足够乳汁使乳晕变软,以便婴儿正确地含吮乳头和大部分乳晕。

(2)哺乳时　频繁地哺乳,将乳汁排空。

(3)哺乳后　应佩戴支持胸罩,改善循环。

3.乳腺管阻塞。常见于继发性乳汁郁积、不经常哺乳、不完全吸空乳房以及乳房局部受压所致。

(1)哺乳前　湿热敷 3～5min 乳房,按摩、拍打和抖动。

(2)哺乳时　应先吸健侧,当射乳反射建立时,再换到患侧乳房吸吮。将乳汁排空,如果婴儿因某种原因不肯吸吮则将奶挤出。

(3)哺乳后　充分休息,同时佩戴合适胸罩。

4.乳腺炎。常由乳头皲裂引起,也可因未及时治疗乳腺管阻塞或乳房过度充盈所致。

同"乳腺管阻塞";饮食宜清淡,如体温高则需增加摄入水液;镇痛或抗生素药物。

乳腺炎是乳腺管外的结缔组织炎症,并非乳腺管内的炎症,所以继续哺乳时对婴儿是安全的。突然断奶或中断喂哺可延缓疗程或导致并发症的发生,如 36h 内病情严重或不改善必须就诊。

> 母乳喂养的常见问题
> 乳头皲裂;
> 乳房过度充盈;
> 乳腺管阻塞;
> 乳腺炎。

四、分娩期保健

妊娠满 28 周及以后的胎儿及其附属物从母体全部排出的过程称分娩。分娩是围产期最关键的时段,分娩也是一个特殊的生理过程,特别需要加强保健。每个母亲和婴儿的健康与生命在此过程中面临着危险,产时服务要保护和支持这个生理过程顺利进行,对危险因素要密切监测,及早发现,及早处理,使母婴平安。我们的服务宗旨是:母亲安全、儿童优先。帮助母亲,安全幸福地将一

> **分　娩**
> 妊娠满 28 周及以后的胎儿及其附属物从母体全部排出的过程。
> **分娩期保健目的**
> 保护、支持和促进自然分娩,使妇女能在最佳状态下分娩,让分娩更轻松。

个新生命带到世界,保障母婴安全,保护支持和促进自然分娩,是分娩期现代化管理的目的。

（一）分娩期保健目的

保护、支持和促进自然分娩,使妇女能在最佳状态下分娩,让分娩更轻松。将分娩引起的不良影响及潜在的病理因素对母体的伤害控制到最低程度;减少因分娩带来的生理和心理负担;及时识别和正确处理异常分娩;提高新生儿复苏能力,有效降低死亡率、致残率。

（二）分娩期保健要点

1.推广自然分娩,减少不必要的医疗干预　实施 WHO 对世界各国产时服务技术方面的研究总结:

（1）有效的鼓励使用措施　陪伴分娩、全面支持、自由体位、口服营养、非药物性镇痛、心理保健。

（2）不适宜的常用措施　饮食控制、常规输液、全身镇痛、硬膜外麻醉、电子胎心监护、催产素催产、严格控制二程、常规侧切。

（3）需研究的措施　常规人工破膜、加腹压。

（4）无效的措施　剃毛、灌肠、强迫体位、肛查。

2.提倡导乐陪伴分娩

（1）导乐陪伴分娩宗旨　导乐陪伴分娩是以产妇为中心,促进自然分娩的人性化的服务模式。

（2）导乐陪伴分娩目的　使产妇在产时充分发挥主动性、积极性,安静、融洽,得到信赖和力量。最终使产妇愉快地渡过分娩,确保母婴身心健康,提高产时服务质量。

（3）导乐陪伴分娩内容　给产妇持续性的心理上安慰、感情上支持、生理上帮助,减少分娩各种干扰。

（4）导乐陪伴分娩者应具备的条件:①必须有生育经历或接生经验的妇女;②富有同情心、责任心和爱心;③具有良好的心理素质,热情、勤奋;④具有良好的人际交流技能;⑤有支持和帮助产

> **导乐陪伴分娩目的**
> 使产妇在产时充分发挥主动性、积极性,安静、融洽,得到信赖和力量。
> 应具备的条件:
> 有生育经历或接生经验的妇女;
> 有同情心、责任心和爱心;
> 有良好的心理素质,热情、勤奋;
> 有支持和帮助产妇的能力;
> 良好的服务,取得产妇的信任。

妇渡过难以忍受的痛苦的能力;⑥通过友好的态度,良好的服务,取得产妇好感和信任,达到使产妇能与之促膝谈心,倾吐心声,提出任何要求的融洽关系。

国外推行导乐陪伴分娩的成效:美国克劳斯医生（Dr. M. Klaus）汇总了 6 份研究资料:危地马拉两份,美国休斯敦、南非约翰内斯堡、芬兰及加拿大各一份。结果表明,临产时有导乐陪伴者,产程缩短 25%,需要催产素静滴减少 40%,需要镇痛药者减少 30%,剖宫产率下降 50%,产钳助产率减少 40%,硬膜外麻醉减少 60%。导乐陪伴分娩不仅减少对自然分娩的干扰,有利于母婴健康。国内推行导乐陪伴分娩的成效:导乐陪伴分娩在全国很多省市已开展,并取得了较好成效。最早报道导乐陪伴分娩的是上海市第一妇婴保健院及国际和平妇幼保健院。中华预防医学会妇女保健学会执行 WHO 关于"保护、促进、支持自然分娩"项目研究在全国六个省市九所妇幼保健院对 6758 例产妇进行了导乐陪产与无导乐陪产的对照研究。结果表明:研究组自然分娩率明显高于对照组,而剖宫产率明显低于对照组,在

待产与分娩过程中负性心理如害怕、紧张等,研究组明显低于对照组,新生儿窒息、产后出血、急产等情况研究组也低于对照组,产痛也比对照组轻。

(三)缓解分娩疼痛与镇痛

分娩疼痛是客观存在的,分娩疼痛有生理和心理学的基础。分娩镇痛不仅能支持产妇的心理健康,有利于增强信心,并能提高分娩期母婴的安全。常用的方法有药物性的和非药物性两种,药物镇痛,如肌肉注射哌替啶、安定;笑气吸入;硬膜外阻滞及局部麻醉等。WHO提倡用非药物性镇痛。非药物性镇痛的方法有:

1.增强分娩的信心,保持良好的情绪,可提高对疼痛的耐受性。

2.想象及暗示,如想象宫缩是大海的波浪,后浪推前浪,每一次宫缩都将胎儿向前推进等,有一种积极的、鼓劲的、树立信心的想象,使疼痛的不适感减轻。

3.有助于放松的方法,如肌肉松弛训练、深呼吸、温水浴、按摩、改变体位。

4.分散注意力,如听平时喜欢的音乐等。

5.微弱宣泄。

(四)努力提高新生儿复苏能力

要求分娩现场必须有一位经过新生儿复苏的专业培训人员,对新生儿进行有效的复苏,降低死亡率、致残率。

1.新生儿出生后快速评估5个方面的指标:

(1)羊水清;

(2)有呼吸或哭声;

(3)肌张力好;

(4)肤色红润;

(5)足月妊娠。

> **快速评估新生儿5指标:**
> 羊水清;
> 有呼吸或哭声;
> 肌张力好;
> 肤色红润;
> 足月妊娠。

如果以上5项其中有一项是否的,即进入以下初步复苏程序,要求在30s完成。

2.新生儿初步复苏:

(1)保持体温 将新生儿放在辐射热源下;拿走湿毛巾,早产儿需提高室内温度,盖上塑料单。

(2)摆正体位 新生儿仰卧;轻度伸仰;颈部"鼻吸气"体位;使咽后壁,喉和气管成直线。

(3)清理呼吸道(必要时)先是吸引口腔,然后是鼻子。

(4)擦干全身 刺激呼吸,重新摆正体位

(5)如新生儿有呼吸,但是有中心性紫绀 则需常压给氧。

> **新生儿初步复苏**
> 保持体温;
> 摆正体位;
> 清理呼吸道;
> 擦干全身;
> 必要时给氧。

3.做好新生儿早吸吮 帮助新生儿在生后30min内,进行母子皮肤的接触并进行早吸吮,时间在30min以上。促进乳汁的早期分泌。

五、产褥期保健

产妇全身各器官除乳腺外从胎盘娩出至恢复或接近正常未孕状态的一段时期,称为产褥期,一般需6周。产褥期是产妇恢复和新生儿开始独立生活的阶段。产妇分娩时经受了较大的精力和体力的消耗,需适应全身各系统所发生的变化,同时还要担负起哺育婴儿的重任,如得不到医疗保健服务,容易发生并发症,影响正常康复,甚至危及生命。新生儿刚离开母体,对新的生存环境需有一个适应过程。孕产妇的死亡多数发生于产褥期;新生儿死亡中约有 2/3 死于新生儿出生后的 7 天内。因此,产褥期是围生保健的重要环节。

(一)产妇产褥期保健要点

1. 做好心理保健。产后产妇需要从妊娠期和分娩期的不适、疼痛和焦虑中恢复,需要接纳家庭的新成员及新家庭,这一过程需要心理调适。产褥期心理调适的指导和支持十分重要。根据 Rubin 研究结果,产褥期妇女的心理调适过程一般需经历 3 个时期:

> **产褥期**
> 产妇全身各器官除乳腺外从胎盘娩出至恢复或接近正常未孕状态的一段时期,一般需 6 周。

(1)依赖期 为产后 1~3 日。表现为产妇的很多需要是要通过别人来满足,如对孩子的关心、喂奶、淋浴等,丈夫及家人的关心帮助,医务人员的关心指导都极为重要。

(2)依赖—独立期 为产后第 3~14 日。容易产生压抑,可能与分娩后产妇感情脆弱、太多的母亲责任、爱的被剥夺感、痛苦的妊娠和分娩过程及糖皮质激素和甲状腺处于低水平等因素有关。产妇可有哭泣、对周围漠不关心,停止应该进行的活动等表现。及时的护理、指导和帮助纠正这种压抑心理很重要。渡过压抑期,母亲将护理孩子当作自己生活内容的一部分,并能解决孩子喂养和护理中的问题,从疲劳中恢复。

(3)独立期 为产后 2 周~1 个月。新的家庭形成并运作。在这一期,产妇及丈夫往往会承受许多压力,如兴趣与需要的背离,哺育孩子、承担家务及维持夫妻关系中各自角色扮演的矛盾等。

2. 预防产后出血。产后出血是指胎儿娩出后 24h 内出血量超过 500mL。占产妇死亡原因首位,发病率 2‰~3‰,80% 发生在产后 2h 内。产后 2h 严密观察产妇生命体征、宫缩和阴道流血及会阴伤口情况;督促排空膀胱;早期哺乳等是预防产后出血重要措施。产后出血时,应迅速查明原因,及时作出相应处理。

3. 做好产褥期卫生指导。

> **预防产后出血**
> 产后 2h 严密观察产妇生命体征、宫缩和阴道流血及会阴伤口情况;督促排空膀胱;早期哺乳等。

(1)建立良好的产后休养环境 室内保持安静、舒适、清洁,空气流通,防止过多的探视。

(2)注意个人卫生:保持口腔清洁,用软毛牙刷刷牙;勤洗澡、勤更衣裤。

(3)保持外阴清洁:每天用温水清洗外阴部 2 次,有会阴切口者,大便后需及时清洗。及时更换会阴垫,勤换内裤。

4. 指导产后康复及避孕。根据产妇的具体情况,指导做产褥保健操,运动量由小到大,由弱到强循序渐进。指导产妇选择适当的避孕方法,哺乳期可选用工具避孕。

5. 促进母乳喂养成功的指导。产褥期需不断地给产妇以鼓励、支持和指导,使她们能至少坚持纯母乳喂养 6 个月。纯母乳喂养:指除给母乳外不给孩子其他食品及饮料(包括水),除药物、维生素、矿物质滴剂外;也允许吃挤出的母乳。

6. 重视产褥早期乳母的心理。在分娩后的头几天,乳母因下奶少或晚,新生儿体重下降,往往会出现烦躁、紧张和焦虑的心情,疑虑自己有无产生足够乳汁,承担哺育婴儿的任务。护理人员应富有高度责任性和爱心,注意乳母情感变化,多给予她们鼓励和支持,并尽早地向乳母讲解早期母乳喂养常会发生的一些问题,消除她们的紧张心理,使母乳喂养有良好的开端。具体如下:

(1)下奶需几天时间,母亲一定要耐心等待。

(2)婴儿是伴着水、葡萄糖和脂肪储存而诞生的,头几天少量初乳完全能满足婴儿需求。

(3)出生头几天婴儿体重下降是正常生理现象,只要坚持频繁吸吮,婴儿体重会很快恢复。恢复所需时间存在很大差异,足月儿平均 10 日,体重下降不应超过出生时体重的 10%。

(4)早期频繁吸吮,有助于尽早下奶,促进母亲子宫收缩,减少出血,让婴儿吸吮到营养和免疫价值极高的初乳,促进胎粪排出。

(5)新生儿生活往往缺乏规律性,母亲应尽量地与自己婴儿同步休息,有助于消除疲劳和下奶。

(6)母亲紧张焦虑的心情会阻碍排乳反射,推迟乳汁分泌,母亲应愉悦、拥抱和抚摸婴儿、通过目光和肌肤接触,增进母婴情感交融,促进下奶和婴儿情绪安定。

7.指导喂哺

(1)护理人员采取正确姿势帮助喂哺　首先应选择好自己和乳母的舒适姿势,避免指导时护理人员过度疲劳,丧失指导喂哺信心。

(2)母亲正确的喂哺姿势　示范体位舒适、母婴必须紧密相贴、防止婴儿鼻部受压、母亲手托乳房的正确姿势。

(3)婴儿的正确姿势　正确的含接姿势。

8.喂哺的持续时间和频率

(1)持续时间取决于婴儿的需求:①让婴儿吸空一侧乳房后,再吸吮另一侧乳房。②对个别食欲小的婴儿或母乳量过多情况下,婴儿只吸吮一侧乳房便满足了(一个乳房内完整的乳汁称全奶)。前奶是哺乳开始时带水样的乳汁,含有丰富蛋白质、乳糖、维生素、无机盐和水;后奶是哺乳终了时的奶白色乳汁,含有较多脂肪且占有乳汁总量的 50% 以上。

(2)喂哺的间隔时间　按需喂养:①婴儿想吃时进行喂哺;②母亲奶胀时,应唤醒婴儿进行喂哺。

(3)哺乳期乳房护理:①切忌用肥皂或酒精之类物品清洁乳头,以免引起局部皮肤干燥、皲裂。②哺乳中应注意婴儿是否将大部分乳晕吸入口中,如婴儿吸吮姿势不正确或母亲感到乳头疼痛,应重新吸吮。③哺乳结束时,不要强行用力拉出乳头,因在口腔负压情况下拉出乳头,会引起局部疼痛或皮肤受损。④每次哺乳应两侧乳房交替进行,可促使乳汁分泌增多,预防乳管阻塞及两侧乳房大小不等。⑤指导每位母亲手工挤奶和恰当使用奶泵。⑥哺乳期间母亲应佩戴合适的棉制胸罩,以起支托乳房和改善乳房血液循环的作用。

(二)新生儿保健要点

1.做好新生儿的护理指导:做好保暖、预防感染,鼓励新生儿出生后头 2 天的勤吸吮,尽量多吸取初乳,初乳中含有丰富的免疫球蛋白,特别是分泌型 IGA 含量很高,有利于增强肠道、呼吸道、泌尿道黏膜的防御能力,预防感染。感染是造成新生儿发病及死亡的主要原因之一,接触新生儿前必须严格洗手。此外,必须教会母亲如何观察新生儿,观察的内容包括:

吃奶、体温、大小便、皮肤黄疸、囟门大小等，如发现有异常，及早诊治。

2. 做好新生儿的预防接种和代谢性疾病的筛查：

（1）为预防结核和乙型肝炎，新生儿期进行卡介苗和乙肝疫苗的接种和预防接种。足月健康新生儿出生体重>2.5kg者在生后2～3d内接种卡介苗。乙肝疫苗的接种现多采用0,1,6方案，即新生儿出生后24h内注射第1针、出生后1个月、6个月时再注射第2,3针。

（2）新生儿先天性代谢病筛查，于出生后3d的新生儿常规取足跟血置于规定的滤纸片上，干燥后送检测中心测定。主要是筛查先天性甲状腺功能减退和苯丙酮尿症。

3. 婴儿抚触要求：婴儿抚触是近年来由国外兴起，并且在我国发展较快的一项婴儿保健技术，它是通过抚触者双手对婴儿的皮肤各部位进行科学的、规则的、次序的、有手法技巧的轻柔爱抚与温和的按摩，以促进健康发育，是一种简单、易行、安全有效的育儿护理新方法。抚触的要求如下：

> **婴儿抚触要求**
>
> 环境
> 操作者要求
> 新生儿准备
> 抚触的方法
>
> **国际标准法（OOT）**
>
> 新生儿全身裸露，按操作标准顺序从头面部、胸部、腹部、四肢、手足、背部抚触，力度从轻到重，并揉搓肌肉群。

（1）环境　室温在28～30℃，湿度50%～60%，有条件的设在安静、舒适专用房间或抚触室。

（2）操作者要求　充满爱意，用安慰性语言和亲切目光与新生儿交流，播放柔和音乐，让母婴彼此放松，使之处于安静、愉悦状态，操作前洗手、剪指甲、去戒指、温暖双手，涂婴儿润肤油。对婴儿双亲进行抚触手法指导。

（3）新生儿准备　选择新生儿安静，不累、不饿（喂奶后1h左右），清醒状态下，先做5min开始，适应后每次15min，每天2～3次，新生儿选择正常新生儿，无并发症的早产儿。有明显颅内高压、颅内出血及脐带未脱落的新生儿不宜抚触。

（4）抚触注意事项　禁止用力，出现啼哭、肌张力减低暂停抚触，抚触避开未脱落脐痂部位，对早产儿要无需吸氧时才能接受抚触。注意与婴儿情感交流，面带微笑，语言柔和。

4. 抚触的方法。国际标准法（OOT）：新生儿全身裸露，按操作标准顺序从头面部、胸部、腹部、四肢、手足、背部抚触，力度从轻到重，并揉搓肌肉群，见图10-1。

（1）头部：①用两手拇指从前额中央向两侧滑动。②用两手拇指从下颏中央向外侧、向上滑动。③两手掌面从前额发际向上、后滑动，至后下发际，并停止于两耳后乳突处，轻轻按压。

（2）胸部：两手分别从胸部的外下侧向对侧的上侧滑动。避开两乳头。

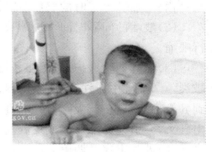

图10-1　新生儿抚触

（3）腹部：①两手分别从腹部的右下腹经中上腹滑向左上腹。②右手指腹自右上腹滑向右下腹；右手指腹自右上腹经左上腹滑向左下腹；右手指腹自右下腹经右上腹、左上腹滑向左下腹。

（4）背部：婴儿呈俯卧位，两手掌分别于脊柱两侧由中央向两侧滑动。

（5）四肢：双手抓住上肢近端，边挤边滑向远端，并搓揉大肌肉群及关节；下肢与上肢相同。

(6)手足：两手拇指指腹从手掌面跟侧依次推向指侧，并提捏各手指关节。足与手相同。

第四节　围绝经期妇女保健

围绝经期指从接近绝经年龄出现与绝经有关的内分泌、生物学和临床特征起到绝经后一年内的时间，起点模糊，终点明确。妇女从生殖阶段向非生殖阶段过渡，会产生一系列的不适应症状，月经永久终止为绝经。绝经后的无卵巢功能阶段为绝经后期。由于地域、种族、遗传及个体差异等因素影响，妇女绝经的年龄差别较大。

一、围绝经期妇女身心与社会特点

(一)围绝经期妇女的生理特点

1. 内分泌变化。围绝经期妇女卵巢功能逐渐衰退，卵泡明显减少且发育时间延长，雌激素及孕酮量均减少。绝经后由于雌激素水平降低，对下丘脑—垂体—卵巢轴的负反馈抑制减弱，引起下丘脑促性腺激素释放激素（Gn-RH）释放增加，刺激垂体促性腺激素（FSH-LH）分泌增加，卵巢产生抑制素下降，造成内分泌系统平衡失调，引起泌尿生殖系统、神经系统、心血管系统及其他内分泌代谢系统的变化，出现一系列临床症状和体征。另外，绝经后卵巢产生睾酮的量较绝经前增多。

2. 主要生理变化。从围绝经期开始由于卵巢功能衰退，雌激素水平的下降，对全身各系统都会产生影响。但是每个妇女表现的反应轻重不同，大约有 1/3 的妇女能够顺利地渡过围绝经期而无明显症状，但也有约 2/3 的妇女会出现一些生理或病理的变化及症状，称围绝经期综合征。

(1)月经失调　在绝经过渡期，约半数以上妇女月经紊乱，表现为月经周期及经期不规则，月经量过多或过少，直至绝经。绝经前半数以上妇女出现无排卵性功血。

(2)血管舒缩功能不稳定　血管舒缩失调最有特征性的表现为潮热、出汗，有时伴有脉搏加快、头痛、心悸、烦躁、焦虑、胸闷等，血管舒缩是围绝经期妇女特征性表现。

(3)精神、神经症状　睡眠障碍：表现为入睡困难，浅睡眠为主，可能与潮热有关；注意力不集中，记忆力下降，与睡眠质量差有关；情绪不稳定易激惹；抑郁、焦虑、情绪低落、悲观失望、身心疲劳，或者一反常态，特别会生气甚至发脾气等。雌激素缺乏影响中枢神经系统的功能是其原因之一。

(4)泌尿生殖道变化　绝经后 4～5 年内如果不补充

> **围绝经期**
> 　　从接近绝经年龄出现与绝经有关的内分泌、生物学和临床特征起到绝经后一年内。
> **生理特点**
> 雌激素及孕酮量均减少；
> 月经失调；
> 血管舒缩功能不稳定；
> 精神、神经症状；泌尿、生殖道的萎缩性变化；
> 血管舒缩功能失调；
> 骨质疏松症；
> 新陈代谢的改变。
> **心理特点**
> 焦虑、烦躁；
> 悲观；
> 个性行为改变；
> 性心理障碍。

雌激素,约1/3的妇女会发生泌尿、生殖道的萎缩性变化,主要表现为阴道干燥,外阴瘙痒,容易发生老年性阴道炎。子宫萎缩,盆底组织筋膜松弛,易发生子宫、阴道脱垂,尿道和直肠膨出。膀胱肌肉收缩力下降,引起排尿不畅,可反复发生泌尿道感染。尿道缩短,括约肌松弛,常发生压力性尿失禁。

(5)心血管疾病　雌激素水平下降,血管舒缩功能失调,血压不稳定,严重时可导致围绝经期高血压;绝经后雌激素水平低下,血胆固醇水平升高,各种脂蛋白增加,易发生心脑血管疾病。

(6)骨质疏松症　指全身性骨量减少,伴骨微结构改变和骨脆性增加,围绝经期妇女骨质疏松症的发病率明显高于男性,早期临床表现较轻,常无症状,严重时出现骨痛,易发生骨折,身材变矮等。

(7)新陈代谢的改变　围绝经期妇女常体重增加、身体多部位脂肪堆积、肥胖。亦可出现水肿、高脂血症、血糖升高等。

(二)围绝经期妇女的心理特点

进入围绝经期以后,随着雌激素水平的下降,身体各器官都逐渐出现衰老、退化现象,神经系统功能和心理活动比以往脆弱,常引起一系列精神症状和情绪变化,容易产生悲观、抑郁、烦躁、焦虑、失落等心理反应。最常见的有以下几方面:

1.焦虑、烦躁。这是围绝经期常见的一种情绪反应,常出现无故焦急紧张,心神不宁,易怒,敏感多疑,精神分散难以集中。如果得不到理解与关心,可增加烦恼,发展为病态的焦虑症。

2.悲观。因围绝经期出现的生理变化而感到顾虑重重,产生悲观、抑郁、情绪沮丧,甚至有一点不舒服就怀疑自己疾病严重。怕衰老,担心记忆力减退,万事心灰意懒,生活无乐趣,害怕孤独寂寞,思维零乱或者喜欢回忆生活中一些不愉快的事,产生各种恐惧感。严重者可发展为抑郁症,对生活失去兴趣和勇气,有自杀倾向。

3.个性行为改变。表现为过度敏感、多疑、自私、情绪不稳定、喜怒无常、唠唠叨叨、遇事易急躁甚至不近人意,人际关系往往不协调。

4.性心理障碍。许多围绝经期妇女在围绝经期遇到月经紊乱、阴道炎、性交痛等表现,对性生活产生消极心理,认为女性的围绝经期就是性能力和性生活的终止期。压抑了性生理的需要,容易造成夫妻间相互冷漠、疏远等。

围绝经期这些心理变化并不是在每个围绝经期妇女身上都全部表现出来,而是有轻有重、或有或无,需适时给予正确的疏导,做好自我调节。大都会随着机体的逐步适应,这些不良的反应会自然减弱至消失,少数妇女可能发展为精神心理障碍,需及早给予治疗。

(三)围绝经期妇女的社会特点

据统计,随着人口寿命的延长,女性一生约有1/3以上的时间在绝经后渡过,人群中占有较大比例。围绝经期妇女保健问题越来越被关注,具有重要意义。妇女进入围绝经期正是一生富有工作经验、事业有成、积极发挥作用的时期,自身思想、能力和专业技术趋向成熟的阶段,同时也面临职位升降、退休、下岗等情况,社会地位改变,如不适应角色转化,又缺少周围人的帮助和社会支持,会产生失落感,做好围绝经期妇女保健工作,使其顺利度过,保持身心健康是围绝经期妇女的需要,也是预防老年性疾病的关键,对提高妇女的生命质量和预期寿命具有十分重要的意义。

二、围绝经期妇女保健要点

围绝经期妇女健康保健应针对围绝经期妇女的生理、心理及社会特点和常见的健康问题,通过健康教育和个别咨询、指导等方式提高自我保健能力,通过预防和治疗围绝经期常见的疾病与不适症状,帮助妇女顺利度过围绝经期,为健康的晚年创造条件。

(一)做好健康教育

向围绝经期妇女及家属讲解绝经的生理过程,发生的原因,使围绝经期妇女了解由于卵巢功能逐渐衰退而产生的生理变化、心理特点以及常见症状,帮助围绝经妇女消除因绝经变化产生的恐惧心理,对将发生的变化作好心理准备。

(二)提高自我保健能力,指导科学健康的生活方式

指导建立健康的生活方式和学会定期监测自身健康状况。帮助她们掌握衡量健康的标准,定期进行自我监测和记录。

> **围绝经期妇女保健要点**
> 提高自我保健能力
> 合理营养;
> 生活规律;
> 适当运动;
> 个人卫生;
> 戒烟、酒。
> 心理保健;
> 学会调整情绪;
> 保持心理平衡;
> 营造和睦的家庭环境。

1.注意合理营养和培养良好的饮食习惯。围绝经期雌激素水平下降,体内脂代谢、糖代谢均受影响,此时应多选择低糖、低脂、低盐、低热量饮食,多吃蔬菜、水果,以提供足量的维生素、纤维素。注意补充蛋白质和钙质,并保证动植物蛋白平衡,一日三餐要按时,避免过饥或过饱,要改变早餐马虎、晚餐丰盛的习惯。

2.保持良好的工作生活规律。有规律的生活能助于保持心理的平静和愉悦,也有助于减轻某些轻微的症状。围绝经期的妇女生理功能日渐衰退,心理起伏明显,更应注意生活有节、起居有常的生理规律。每晚保证睡眠 7～8h,有助于消除疲劳,提高免疫力。要合理地安排好工作和休息时间,不要过度紧张,劳动强度不宜过大,如为了赶任务而开夜车等。

3.注意适当运动。适当的运动可以促进血液循环和改善呼吸功能,增强机体抵抗力,能促进机体代谢,预防心血管疾病及骨质疏松的发生。可根据年龄和体力酌情选择运动方式,注意避免过度劳累和剧烈运动。体育锻炼可以调节情绪、减轻心理压力,如做广播操、跳健身舞、打太极拳等,对稳定情绪、调节植物神经紊乱大有裨益。

4.注意个人卫生。保持皮肤和外阴的清洁,勤换内裤,预防泌尿生殖道感染。

5.戒烟、酗酒等不良嗜好。研究表明,吸烟可增加癌症和心肺疾病的发病率,长期酗酒也会影响身体健康。

(三)加强心理保健

加强围绝经期妇女的心理保健很重要,心理状态会影响生理功能,维护心理健康有助于缓解围绝经期出现的各种症状。围绝经期妇女的心理保健的方法一般包括以下内容:

1.保持良好的情绪,学会调整情绪。围绝经期是妇女一生中的必然阶段,是自然的生理过程,因卵巢功能衰退、身心发生变化会出现一系列的不适,要学会调整自己情绪很重要。这些不适的症状只是暂时,会随着机体自身的调节而逐渐适应。要正视此期的心理问题,保持愉快的心境和乐观开朗的精神状态,学会利用运动、音乐、社交活动等调整情绪。

2.保持心理平衡,乐观。要以冷静的态度、轻松愉快的心情对待围绝经期面临的生理、心理变化及社会给自身带来的压力;做自己愿意做而力所能及的事,在生活中寻找乐趣;学会积极地自我暗示,善于自我疏导,避免不良的刺激,学会驱除不良情绪;融入社会,积极参加社交活动,扩大交际范围,以增加生活情趣。

3.营造和睦的家庭环境。社会和家庭要了解围绝经期妇女可能出现的症状并给予安慰、鼓励,应重视围绝经期妇女的心理卫生,使她们感受到家庭的温暖。要创造和睦家庭气氛,无论是儿女之间,还是儿媳之间都要以礼相待,夫妻间要互敬互爱。

(四)激素替代治疗

激素替代疗法(HRT)是缓解围绝经期症状的治疗方法,是为女性因卵巢功能逐渐衰退、性激素合成不足所产生的某些健康问题而采取的医疗措施。应在控制适应证和禁忌证的情况下科学、规范、合理的应用。长期单纯补充较多雌激素有一定副作用,可能会增加子宫内膜癌和乳腺癌的发病率。近年来的研究表明,补充少量雌激素并适当补充孕激素和雄激素可缓解围绝经期症状,预防和治疗心血管疾病,减少绝经后骨质疏松的发生,而且不会增加发生子宫内膜癌的风险。

中华医学会妇产科学分会于 2003 年通过了《激素补充治疗临床应用指南》,对围绝经和绝经后妇女应用 HRT 提出建议:①HRT 的适应证包括绝经相关症状、绝经后骨质疏松症及泌尿生殖道萎缩;②HRT的禁忌证包括已知或怀疑的妊娠、不明原因的阴道出血或子宫内膜增生、乳腺癌及其他与性激素有关的恶性肿瘤、严重的肝肾功能障碍、活动性血栓栓塞性疾病等;③子宫肌瘤,子宫内膜异位症,尚未控制的糖尿病及严重高血压,有血栓栓塞性疾病史,患有癫痫、偏头痛、高催乳激素血症及乳腺良性疾病,有乳腺癌家族史者等应慎用 HRT。

当出现绝经相关症状开始考虑应用 HRT。用药前应遵循患者知情同意的原则,让患者充分了解治疗目的和风险,根据不同的情况,选择

> **激素替代疗法(HRT)**
> 是缓解围绝经期症状的治疗方法,是为女性因卵巢功能逐渐衰退、性激素合成不足所产生的某些健康问题而采取的医疗措施。
> 缓解围绝经期症状;
> 预防和治疗心血管疾病;减少绝经后骨质疏松;
> 不会增加发生子宫内膜癌的风险。
> **适应证**
> 绝经相关症状;
> 绝经后骨质疏松症;
> 泌尿生殖道萎缩。

HRT 个体化用药方案,遵循并采用最低有效剂量。在应用 HRT 的过程中,应告知妇女需进行随访,根据随访的结果决定疗程的长短及是否需调整方案。有完整子宫的妇女,在应用雌激素的同时应补充适量的孕激素,对于已切除子宫的妇女,则不必加用孕激素。

(五)常见疾病的防治

围绝经期妇女生理和心理会发生较大的变化,易并发心血管系统、泌尿生殖系统、骨骼系统等疾病,同时也是某些女性常见恶性肿瘤的好发时期。围绝经期常见的妇女疾病有:外阴阴道炎症、外阴白变病变、生殖道肿瘤、围绝经期综合征、骨质疏松症等。

1.定期进行体格检查 包括妇科检查、宫颈细胞学检查及超声检查,有选择地进行血、尿或内分泌检查等。

2.学会自我检查乳房 学会乳房的自我检测,经常或至少每月一次进行自我检查,如发

现肿块,应及时就诊。

3.适当控制体重　定期测量体重和腰围,超过标准体重时应调整饮食、增加运动量,不明原因的消瘦亦应引起高度重视。

(六)避孕指导

围绝经期妇女生育能力虽然较低,但仍有机会受孕,需采取合适的避孕措施。避孕方法的选择应充分考虑围绝经期妇女生理及心理特点,对已放置宫内节育器的妇女应于绝经后1年取出,未放置宫内节育器者可采取屏障避孕或药物避孕。

第五节　节育期妇女保健

节育期是育龄妇女由于计划生育而不能生育的时期。通过采用科学的方法实施生育调节,达到控制人口数量、提高人口素质的目的。节育期间不少妇女承受着身体上的痛苦或精神上的压力,如性生活中的紧张及害怕避孕失败等。对节育期妇女进行保健是一项艰巨而很有必要的工作,必须认真落实,以保障节育期妇女身心健康,使计划生育工作顺利进行。

一、保健要点

1.教育宣传。计划生育是一项科学性和政策性很强的工作,除向群众讲解人口理论、国家的计划生育方针、政策、法规等外,还要重点介绍各种避孕及节育措施的实施方法、优缺点、适应证和禁忌证,及可能产生的不良反应及并发症、注意事项等。让群众对计划生育的意义、方法等有充分的认识和理解,帮助育龄妇女选择合适的避孕方法,知情选择避孕及节育措施。

2.计划生育技术服务。做好优生优育咨询、业务骨干培训、计划生育药具定期和不定期的发放等工作。

3.规范实施避孕节育措施。严格掌握适应证、禁忌证,规范操作,避免并发症,控制感染,尽量减轻不良反应。

4.做好随访工作。及时正确处理并发症。

二、节育措施

(一)节育措施的选择

1.避孕方法的选择。避孕是节育的主要措施。应向育龄夫妇介绍各种避孕措施,包括优缺点、适应证、禁忌证,可能会产生的不良反应及并发症、注意事项等。帮助育龄妇女选择自己合适的避孕方法,使知情选择避孕及节育措施。具体原则是:

(1)短期内不想生育的新婚夫妇　首选男用避孕套;1年以上可口服短效避孕药(月经异常者不宜使用),停药半年才能受孕(期间采用男性避孕套)。

(2)已生育一个子女的夫妇　首选宫内节育器放置。

(3)已生育两个子女的夫妇　可采用各种避孕方法,最好采用绝育术。

节育措施
避孕方法的选择;
工具避孕;
药物避孕;
绝育。
人工终止妊娠
吸宫术;
钳刮术;
利凡诺尔引产术。

2.终止妊娠。终止妊娠属避孕失败的补救措施。计划外妊娠,应尽早采取人工流产及引产措施。

3.再生育。绝育后在符合国家政策需再生育者,经有关部门的批准,可行输卵管或输精管吻合复通术。

(二)避孕方法

避孕指的是用科学的方法,在不影响正常性生活和心理健康的条件下,使妇女暂时不受孕。方法有药物、工具、其他(安全期、免疫)。

1.工具避孕。工具避孕是利用器具阻止精卵子结合或通过改变宫腔内环境达到避孕目的。目前有女性宫内节育器(是最主要的避孕措施)有惰性环和活性环;女性、男性避孕套。在行宫内节育器放置,术前应作全面评估严格控制禁忌证:①月经过多、过频或不规则阴道流血。②生殖器官急、慢性炎症。③妊娠或可疑妊娠。④宫颈内口过松、重度宫颈裂伤或Ⅲ°子宫脱垂。⑤生殖器官肿瘤、子宫畸形。⑥人工流产后子宫收缩不良,疑有妊娠组织残留或感染。⑦严重全身性疾患者。⑧有铜过敏史者,禁止放置含铜宫内节育器。

(1)宫内节育器放置 术前告知工具避孕的原理,置、取宫内节育器手术的简要过程及术后注意事项。

(2)通过健康教育 告知受术者可能会出现的症状,如腰酸、轻微腹痛等,以消除其顾虑。嘱受术者术前排空膀胱,指导其配合手术,术中注意其不适。放置或取出时均应将节育器给受术者辨认。

(3)预防并发症:①子宫穿孔:由于操作不当或子宫位置、大小未查清所致。②感染:由于无菌操作不严格、术后不注意卫生所致。③节育器异位:子宫穿孔、节育器粗糙或过大所致。④节育器脱落或带器妊娠:好发于术后1年内。

(4)术后应注意休息 保持外阴清洁。做好随访,于术后1,3,6个月及1年到医院复查,如有异常,应及时作出相应处理。

2.药物避孕。包括短效、长效(片剂、针剂)、探亲避孕药。通过抑制排卵,改变宫颈黏液,抑制子宫内膜增生,干扰受精和受精卵着床等机制达到避孕目的。

(1)告知药物避孕的原理、不良反应及应对措施:①类早孕反应:对症处理。②服药期出血:前半期增服炔雌醇 0.005～0.015mg,后半期加服避孕药 1/2～1 片。③月经影响:连续两个月停经,应考虑更换避孕药种类,更换药后仍无月经来潮,或连续发生 3 个月停经,应停用避孕药。其他:色素沉着、体重增加。

(2)用药指导:①哺乳期妇女产后 6 个月后服用;②短效口服避孕药,自月经周期第 5 天开始每晚服用 1 片,连服 22 天,不能中断;③探亲避孕药,自探亲当天服用 1 片,次日晨加服 1 片,以后每天 1 片,直至探亲结束;53 号避孕药于性交后立即服用 1 片,次日晨加服 1 片,不需连续服用;④长效避孕药自月经周期第 5 天服用第 1 片,第 10 天服用第 2 片,以后按第 1 次服用药日期每月服用 1 片;⑤长效避孕针分别于月经周期第 5 天和第 12 天各肌内注射 1 支,以后在每次月经周期第 10～12d 肌内注射 1 支。

(三)绝育

绝育是指用手术或药物的方法,达到永久性不孕的目的。男女双方都可选择绝育手术,女性绝育主要指输卵管峡部结扎术,一般在月经干净后 3～7d 手术。

（四）人工终止妊娠

避孕失败的补救措施有药物流产和手术流产两种方法人工终止妊娠。反复多次施行会影响受术者的身体健康。早孕 7 周内可口服药物流产,妊娠 10 周内行吸宫术,11～14 周可行钳刮术,14～24 周可行引产术。

1.吸宫术。术后需在观察室休息 1～2h,注意观察阴道流血和腹痛情况,无异常方可离开医院。

2.钳刮术。术前 24h 阴道常规冲洗、消毒后,置导尿管或宫颈扩张棒于宫颈管内。

3.药物流产。药物流产也称药物抗早孕,适用于 49d 以内者。目前临床常用药物为米非司酮与米索前列腺醇配伍,米非司酮 25mg,每天口服 2 次,共 3 天,于第 4 天上午米索前列腺醇 0.6mg,一次服完。完全流产率 90％～95％。应注意观察腹痛、阴道流血量和组织物排出情况,有异常及时报告医生。

4.利凡诺尔引产术。在 B 超定位下,在无菌操作下将药液注入羊膜腔内或羊膜外宫腔内,一般用药后 12～24h 出现宫缩,严密观察宫缩及产程进展情况,一般用药 48h 后胎儿娩出。第一次失败,可于 72h 后行第二次注药。若失败两次,则改用其他方法。用药后 24～48h 出现低热（＜38℃）,无须处理。

（五）人工终止妊娠的注意事项

1.健康教育。术前介绍手术过程,告知可能产生的症状及配合的方法,可能出现的并发症,减轻焦虑。并告知受术者:如无并发症发生,则一个月后月经恢复正常,并不影响今后受孕生育。

2.预防感染。严格无菌技术操作;术后保持外阴清洁,用消毒会阴垫;监测体温,遵医嘱必要时送检白细胞计数及分类,使用抗生素;若有明显腹痛、发热、阴道流血持续 10d 以上,应及时到医院就诊。

3.防治并发症。药物流产及引产的主要并发症为子宫出血和感染。吸宫术及钳刮术后并发症的防治:①术中出血:由于妊娠月份大,组织不能迅速排出影响宫缩所致,应迅速清除宫内组织,及时注射宫缩剂,观察受术者的面色、血压等情况。②子宫穿孔:由于手术操作粗暴,或未查清子宫位置、大小所致,一旦发现应立即停止操作,同时观察血压、脉搏情况,依据情况采取保守治疗（宫缩剂、抗生素）或剖腹探查术。③人工流产综合反应:受术者由于恐惧、精神紧张和手术刺激子宫、子宫颈部而引起迷走神经兴奋所致,应暂停手术,给予解痉剂,同时安慰受术者,消除其紧张情绪。④其他:空吸、漏吸、吸宫不全、宫颈或宫腔黏连等。

4.术后注意事项。一个月内禁止盆浴和性交。引产术产后按常规退奶。产后一个月到医院随访检查,指导避孕方法。

第六节　妇女常见病防治

一、阴道炎症

（一）外阴炎症:主要是指外阴部的皮肤黏膜的炎症。

1.病因

（1）阴道分泌物、月经血、尿液、粪便的刺激

(2)局部经常潮湿,如穿紧身化纤内裤、月经垫等通透性差。

2.临床特征

(1)外阴红肿、疼痛、皮肤瘙痒、灼热感。

(2)检查可见局部充血、肿胀、糜烂,有抓痕、溃疡或湿疹。

(3)慢性炎症者,皮肤或黏膜增厚、粗糙。

3.护理要点

(1)指导患者坐浴方法　包括液体的配制、温度、坐浴的时间及注意事项。取高锰酸钾结晶加温开水配成1:5000溶液,水温约40℃左右。每次坐浴20min,每天2次,坐浴时使会阴部浸没于溶液中,月经期禁止坐浴。

(2)注意个人卫生　勤换内裤,保持局部的清洁、干燥,不穿紧身化纤内裤,选择通透性较好的月经垫等。

(3)不用刺激性药物或肥皂擦洗外阴。

(二)滴虫阴道炎

1.病因

(1)阴道毛滴虫。

(2)阴道pH一般在5.0～6.6,多数＞6.0

(3)滴虫不仅寄生于阴道,还常侵入尿道或尿道旁腺,甚至膀胱、肾盂以及男方的包皮皱褶、尿道或前列腺中。

2.临床特征

(1)稀薄的泡沫状白带;

(2)外阴瘙痒;

(3)阴道黏膜充血;

(4)后穹隆有多量白带,常呈泡沫状。

3.护理要点

(1)指导患者做好自我护理,加强个人卫生,保持外阴部清洁、干燥,勤换内裤、不穿紧身化纤内裤。内裤及洗涤用物应煮沸消毒5～10min,避免交叉和重复感染。

(2)教会患者正确用药　包括各种剂型的阴道用药方法,酸性药液冲洗阴道后再塞药的原则。月经期间禁止坐浴、阴道冲洗及阴道用药。

(3)指导患者配合检查　作分泌物培养之前,告知患者取分泌物前的24～48h避免性生活、阴道灌洗或局部用药。分泌物取出后应及注意保暖并及时送检。

(4)强调彻底治疗原则　滴虫阴道炎治愈标准为滴虫转阴后,仍应每次月经后复查白带,经3次检查均为阴性为治愈。

(5)告知性伴侣应同时治疗　治疗期间禁止性生活。

(三)外阴阴道假丝酵母菌病

1.病因

(1)80%～90%的病原体为白念珠菌;

(2)有念珠菌感染的阴道pH在4.0～4.7;

(3)多见于孕妇、糖尿病患者及接受大量雌激素治疗者;

(4)长期应用抗生素;

(5)皮质类固醇激素或免疫缺陷综合征;

(6)其他:穿紧身化纤内裤、肥胖。

2.临床特征

(1)外阴瘙痒、灼痛。

(2)尿频、尿痛及性交痛。

(3)急性期白带增多,白带特征是白色稠厚呈凝乳或豆渣样。

(4)检查见外阴抓痕,小阴唇内侧及阴道黏膜附有白色膜状物,擦除后露出红肿黏膜面,急性期还可能见到糜烂及浅表溃疡。

3.护理要点

基本同滴虫阴道炎,用2%～4%碳酸氢钠液阴道冲洗或坐浴可提高效果。

(四)老年性阴道炎

1.病因

(1)绝经后卵巢功能下降,雌激素水平降低,阴道壁萎缩。

(2)阴道内 pH 值增高,局部抵抗力降低,致病菌易入侵。

(3)此外,双侧卵巢切除术后、卵巢功能早衰、盆腔放疗后等均可引起。

2.临床特征

(1)通常主诉为外阴瘙痒、灼热感、分泌物增多。

(2)妇科检查时见阴道呈老年性改变,上皮萎缩,皱襞消失,阴道黏膜充血,常伴小出血点,分泌物稀薄,呈淡黄色,感染重者呈血样脓性白带。

3.护理要点

(1)加强健康教育,保持会阴清洁。

(2)教会患者正确掌握冲洗方法:用1%乳酸液或0.1%～0.5%醋酸液冲洗阴道,以增加阴道酸度,抑制细菌生长繁殖。

(3)指导患者按医嘱正确用药:冲洗后,在阴道深部放入甲硝唑 200mg 或诺氟沙星 100mg,每日一次,疗程为 7～10d。

(4)针对病因可局部或全身应用雌激素,以增强阴道抵抗力,乳腺癌或子宫内膜癌患者慎用。

二、子宫颈炎症

1.病因

(1)分娩、流产、手术损伤宫颈后,病原菌侵入。

(2)卫生不良或雌激素缺乏,局部抵抗力差,易引起慢性宫颈炎。

(3)宫颈黏膜皱襞多,病原菌易在此处隐藏,感染不易清除。

2.临床特征

(1)白带增多,根据病原体的种类、炎症程度不同可有乳白色黏液状、淡黄色脓性或血性白带。

(2)腰骶部疼痛、盆腔部下坠痛。

(3)不孕,由于宫颈分泌物黏稠不利于精子通过。

(4)妇科检查时可见不同程度的宫颈糜烂、肥大,有时可见息肉、外翻、裂伤或宫颈腺囊肿。

3.护理要点

(1)告知患者在治疗前,应常规做宫颈刮片行细胞学检查,以排除癌变可能。

(2)向患者说明物理治疗注意事项:①在月经干净后 3～7d 内治疗,有急性生殖器炎症时禁做治疗。②术后保持外阴清洁,2 个月内盆浴清除分泌物,并禁止性生活以免创面磨损出血。③告知患者术后阴道分泌物增多,有大量黄水流出可能,1～2 周后脱痂时有少量流血或血水,如出血量多应及时就诊。④两次月经干净后 3～7d 复查治疗情况,必要时行二次治疗。

(3)指导妇女定期做妇科检查,发现宫颈炎应积极治疗。

三、盆腔炎症

(一)急性盆腔炎

1.病因

(1)分娩后或流产后感染。

(2)宫腔内手术操作后感染,如宫内节育器放置等。

(3)经期卫生不良,月经垫不洁,经期有性生活等。

(4)感染性传播疾病。

(5)邻近器官炎症直接蔓延。

(6)慢性盆腔炎急性发作。

2.临床特征

(1)主诉有下腹痛伴发热,严重时可有寒战高热、头痛、食欲不振。

(2)查体为急性病容,体温升高,心率加快,腹胀,下腹部有压痛、反跳痛及肌紧张,肠鸣音减弱或消失。如有脓肿形成可触及包块且压痛明显。

(3)妇科检查阴道充血,宫颈口有大量脓性分泌物外流,宫颈充血水肿疼痛明显,宫体增大,有压痛,子宫两侧压痛明显。

3.护理要点

(1)做好经期、孕期及产褥期卫生宣教工作。

(2)遵医嘱对症支持治疗,如物理降温,胃肠减压,纠正电解质紊乱和酸碱失衡,应用足量有效抗生素。

(3)对于病情严重的患者做好术前准备、术中配合和术后护理的工作。

(二)慢性盆腔炎

1.病因

(1)急性盆腔炎未能彻底治疗或患者体质较差病程迁延所致。

(2)当机体抵抗力较差时可有急性发作。

2.临床特征

(1)全身炎症症状多不明显,病程长时可有周身不适、失眠等症状。

(2)下腹部坠胀、疼痛及腰骶部酸痛,在劳累、月经前后、性交后可加重。

（3）多有经量增多,月经失调,继发不孕等表现。

（4）妇科检查子宫后倾后屈:①有输卵管炎时,一侧或两侧触到呈索条状的增粗输卵管,并有轻度压痛。②有输卵管积水或输卵管卵巢囊肿时,一侧或两侧触及囊性肿物,活动多受限。③盆腔结缔组织炎时,一侧或两侧有片状增厚、压痛,宫骶韧带常增粗、变硬,有触痛。

3.护理要点

（1）指导患者加强营养,积极锻炼身体增强体质,并保持良好的卫生习惯,劳逸结合。

（2）耐心听患者倾诉疾苦,解除患者思想顾虑,增强对治疗的信心。

（3）必要时按医嘱给予镇静止痛药物,缓解患者不适。

（4）为手术患者提供术前术后常规护理。

四、淋病

1.病因　淋病是由淋病奈瑟菌感染所致,传染源是淋球菌感染者,传播途径主要有性接触传播和间接传播。

2.临床特点

（1）接触后 2～7d 发病,出现尿痛、尿频及排尿困难,脓性白带量多;

（2）检查发现外阴、阴道口、尿道口及前庭大腺开口处红肿,局部有压痛,脓性分泌物溢出。严重者可致宫颈炎、盆腔炎。

（3）实验室检查:取尿道口或宫颈管内等处分泌物,涂片见到革兰阴性双球菌,培养找到典型双球菌可确诊,是目前筛查淋病的标准方法。

3.护理要点

（1）加强健康指导　治疗期间严禁性交,治疗后进行随访,复查淋菌是否存在。治愈标准是连续进行 3 次宫颈分泌物涂片或培养,淋菌均为阴性。教会患者自行消毒隔离的方法,患者的内裤、浴盆、毛巾应煮沸消毒 5～10min,接触的物品及器具宜用 1% 石炭酸溶液浸泡。

（2）高危人群定期筛查,及时发现传染源　孕妇应于产前常规筛查淋球菌,最好在妊娠早、中、晚期分别常规筛查淋球菌,对新生儿预防性滴眼。

（3）做好患者性伴侣的随访工作,性伴侣应同时治疗　避免不洁行性为,提倡安全性行为,推广使用避孕套。

五、梅毒

梅毒是由梅毒螺旋体引起的一种慢性全身性疾病,可导致人体全身所有组织和器官的损害和病变、功能障碍甚至死亡。

1.病因。梅毒病原体是梅毒螺旋体,又称苍白螺旋体。传染源主要是早期活动梅毒和潜伏梅毒患者,传播途径主要是性接触直接传播、母婴传播、少数可通过输血或某些间接方式传播。

2.临床特征

（1）梅毒的潜伏期约 2～4 周,早期主要表现为皮肤黏膜损害,晚期侵犯心血管、神经系统等重要脏器。

（2）梅毒孕妇能通过胎盘传给胎儿引起晚期流产、早产、死产或分娩先天梅毒儿。

（3）实验室检查,PCR 检测梅毒螺旋体基因阳性;病变处取材暗视野显微镜检查,查到梅毒螺旋体;梅毒血清试验阳性。此三项检查有一项为阳性即可确诊。

3.护理要点

(1)健康教育　治疗期间严禁性交,性伴侣应同时进行检查及治疗。治疗后需随访,第1年每3个月复查1次,以后每半年复查1次,连续2～3年。

(2)避免不洁性行为　提倡安全性行为,推广使用避孕套。

(3)婚前、产前应做梅毒血清学筛选　梅毒高发地区的人群中孕妇应于妊娠晚期做两次血清学试验,妊娠20周后发现死胎的孕妇,要做梅毒检查。

(4)重视高危人群(嫖娼、卖淫、吸毒等)梅毒血清学筛选,早发现、早治疗。

(5)对早期梅毒　治疗前口服泼尼松,防止吉海反应,该反应好发于首剂抗梅毒药物治疗后数小时,在24h内消退。特点为发热、怕冷、全身不适、头痛、肌肉骨骼痛、恶心和心悸等,硬下疳可肿胀。

六、外阴尖锐湿疣

1.病因。尖锐湿疣是由人乳头瘤病毒(HPV)感染所引起,以性接触传播最为常见,接触部位的小创伤可促进感染,其越是近期损害越有传染性;其次为直接非性接触传播,如自体传染以及新生儿经产道感染;再次为间接接触传播,可通过污染传染。

2.临床特征。潜伏期2周～8个月,平均为3个月。临床症状常不明显,在生殖器、会阴或肛门周围可见淡红色或暗红色尖状、菜花状或鸡冠状赘生物。女性可有阴道分泌物增多、外阴瘙痒、烧灼痛或性交后疼痛。

3.护理要点

(1)加强健康教育,坚持预防为主的原则　避免不洁性行为,提倡安全性行为,推广使用避孕套。

(2)采用综合治疗原则　包括提高机体免疫力,消除诱因,免疫、手术和物理治疗。

(3)做好患者性伴侣的随访工作,及时发现并给予治疗　注意隔离消毒,防止交叉感染。治疗后最初3个月,应嘱患者每两周复查一次,3个月无异常可延长间隔期,直至6个月。

第七节　孕期、哺乳期母亲营养

众所周知,妊娠期营养非常重要,不但要满足胎儿生长发育所需的营养物质,而且要为产后乳汁的产生储存营养物质。因此,孕期强调科学、合理、平衡膳食,以保证孕妇营养的需求,防止孕妇营养过剩、体重超标。为此,中国营养学会对中国居民膳食提出十条指南。

一、中国居民膳食指南

中国营养学会2008年出版的《中国居民膳食指南》,对中国居民的膳食提出了十点建议:①食物多样,谷类为主,粗细搭配。②多吃蔬菜水果和薯类。③每天吃奶类、大豆或其制品。④常吃适量的鱼、禽、蛋和瘦肉。⑤减少烹调油用量,吃清淡少盐膳食。⑥食不过量,天天运动,保持健康体重。⑦三餐分配要合理,零食要适当。⑧每天足量饮水,合理选择饮料。⑨如饮酒应限量。⑩吃新鲜卫生的食物。

二、妊娠妇女的早中晚期营养

中国营养学会对孕早、中、晚期的膳食提出:在健康成人膳食指南"十条"基础上,各期各补充五条内容。

(一)孕早期营养

孕早期是胚胎发育致畸最敏感时期,尤其在妊娠 40d 左右是胎儿神经管分化形成的重要时期,妊娠早期不同程度的恶心、呕吐、食欲下降等早孕反应会影响正常进食和营养的摄入。

1.膳食清淡、适口　包括各种新鲜蔬菜和水果、大豆制品、鱼禽蛋及各种谷类。

2.少食多餐　根据孕妇早孕反应的程度,决定进餐次数、数量和种类,以保证进食的总量。

3.保证足够富含碳水化合物的食物　每天至少摄入 150g 糖类,相当于谷类 200g。

4.多摄入富含叶酸的食物并补充叶酸　动物肝、深绿色蔬菜和豆类富含叶酸、继续服用叶酸 $400\mu g/d$ 至整个孕期,预防胎儿神经管畸形和降低妊娠高血压的发生风险。

5.戒烟、禁酒　烟可使胎儿慢性缺氧、营养不良、生长发育受限;酒除影响胎儿生长发育外,还可致中枢神经系统发育异常、智力低下等。

(二)孕中晚期营养

孕中晚期是胎儿各个组织、器官系统迅速发育的时期,妊娠 4 个月是胎儿脑细胞分化的第一个高峰,20 周后骨骼的生长也增快,胎儿循环建立,母体为了适应胎儿需要也发生一系列生理变化,营养的要求较非孕期明显增加。

1.适当增加鱼、禽、蛋、瘦肉、海产品的摄入量　每日增加总量 50～100g 的鱼、禽、蛋、瘦肉的摄入,以保证孕妇和胎儿生长发育的对优质蛋白质的需求。鱼还可提供 ω-3 多不饱和脂肪酸,有利于 20 周后胎儿脑和视网膜功能的发育,选择动物性食物鱼类是首选,每周可食用 2～3 次,每周至少食用 1 次海产品,以满足孕妇对碘的需求。

2.适当增加奶类的摄入量　奶和奶制品可补充蛋白质,又是钙的良好来源;孕中期每日推荐钙的摄入量为 1000mg,孕晚期为 1200mg,孕晚期为冬春季的妇女宜适当补充维生素D400～1000IU/d(10～252g/d),以促进钙吸收,预防婴儿先天性佝偻病的发生。

3.常吃含铁丰富的食物　含铁丰富的食物包括动物血、肝、瘦肉。孕妇血红蛋白低于110g/L,补充铁制剂和维生素 C,以预防和治疗孕妇贫血,同时也为产后哺乳储存足够的铁。

4.适量身体活动,维持体重的适宜增长　每天至少运动 30min,最好进行 1～2h 的户外活动,如散步、做体操等低强度的活动,以控制体重增加。

5.禁烟戒酒,少吃刺激性食物　烟酒,包括二手烟,对妊娠各期胎儿发育均有影响,可导致流产、早产和胎儿畸形等;浓茶、咖啡以及刺激性食物尽量少食用。

三、哺乳期母亲营养

当母亲营养足够时,母亲的饮食一般不影响母乳的成分,摄入额外的能量或液体不会增加泌乳量。

（一）哺乳期母亲营养的重要性

1.保证乳汁质量和分泌量，以可供给婴儿平衡全面的营养。

2.促进产褥期全身各系统的恢复。

3.预防营养不良性疾病，为分娩后的健康身体打下良好基础，如预防缺铁、缺钙、低蛋白血症等。

（二）哺乳期母亲的营养需求

1.母亲应摄入足量及种类丰富的食物和液体，以保证能获得所需的蛋白质、维生素及矿物质。

2.乳汁的来源：部分来自母亲孕期储存的脂肪，部分来自于哺乳期母亲的饮食。如果母亲饮食摄入不足，首先会动用体内储存的脂肪来分泌乳汁。当母亲严重营养不良时，泌乳量明显减少，乳汁的总量及脂肪和维生素的储存量也会减少。

3.母亲摄入的食物质量较差或偶尔未进食，一般不影响乳汁的分泌。但如果母亲过度繁忙劳累，没有时间进食或进食不足，缺乏支持，则会导致乳汁的分泌减少。

4.鼓励母乳喂养的母亲摄入充足的液体，但不宜过多，过多的液体不但不会增加乳汁分泌，反而会减少乳汁的分泌。

（三）哺乳期母亲营养

对于哺乳期母亲的膳食，建议在原"指南"十条的基础上添加五条：

1.适当增加鱼、禽、蛋、瘦肉及海产品的摄入量。哺乳、产奶及各器官经过产褥期已恢复到孕前状态，在哺乳期的前 6 个月每天能量的摄入适度比非孕期要增加 500kCal；哺乳期 7～9 个月，每天摄入能量需增加 400kCal，每天产妇哺乳和产奶，需要消耗 700kCal 热量（500kCal 来源于每日摄入的食物，另 200kCal 由孕期体内储存的皮下脂肪消耗提供，因此在一定程度上说，哺乳可以降低体重）。

（1）母亲蛋白质摄入　增加蛋白质摄入可以增加乳汁分泌。正常情况下，最初哺乳 6 个月内，平均泌乳 750mL/d，蛋白质摄入少时，乳量会减少，增加母亲蛋白质摄入还可使乳汁中蛋白质含量增加，750mL/d 乳汁含蛋白质 14g（500mL 乳汁内蛋白质的含量约 9g）。膳食蛋白质转变为乳汁蛋白质的转换率为 70%，建议乳母膳食中应增加蛋白质 20g，要保证优质蛋白质的供给。鱼、禽、蛋、瘦肉、大豆类食物是优质蛋白质最好的来源。

（2）增加铁的补充　增加铁的摄入以补充分娩时血的丢失，并保证乳汁中铁的含量。

（3）补充维生素及微量元素　需要补充维生素及微量元素包括脂溶性维生素、水溶性维生素，以及锌、碘等，在鱼、禽、蛋、瘦肉和动物肝中含量较多。海产品中含 ω-3 多不饱和脂肪酸、锌、碘等，有利于乳儿神经系统发育。

2.适当增饮奶类和汤水。母乳是新生儿钙的主要来源之一，人乳钙为 34mg/100mL，每日泌乳需钙 300mg，所以乳母每日需摄入 1200mg 钙。奶类含钙量高，便于吸收，是补钙的最好食物。每日摄入 500mL 奶，可以从中获得约 600g 优质钙，以预防乳母的骨质疏松。鱼、禽、畜类等动物性食品可采用煮或煨的烹饪方式，有利于乳母多饮汤水，增加乳汁分泌量。但是，如过多的摄入液体则增加了尿量，反使乳汁量减少。

3.食物应均衡多样，不过量。食物中包括糖类、蛋白质、脂肪、维生素、矿物质、纤维素及水等各种人体需要的营养素，只有均衡多样，才能保证全面的营养素供给，有利于提高乳汁质量。食物要合理搭配,如荤素搭配、粗细搭配,使各种营养素平衡。哺乳期间可继续每天服用 0.4mg 叶酸或多种维生素。

4.忌烟酒,避免喝浓茶和咖啡。吸烟(包括被动吸烟)以及饮酒、浓茶、咖啡等,可使其中的有害物质通过乳汁影响乳儿健康。

5.科学活动和锻炼,保持健康体重。产后及早运动,可促进子宫及全身器官恢复到孕前的水平,减少发生血栓疾病的危险,也可使孕期积存的过多的脂肪消耗,有利于体重及体形恢复。产后锻炼要尽早,循序渐进,并根据产妇健康恢复状况而定。

复习题

一、单选题

1.婚前卫生指导的内容不包括 （ ）

  A.分娩期的有关知识   B.男女性生殖器官的解剖及生理

  C.受孕原理及孕前保健   D.性功能及常见问题

2.我国目前采用世界卫生组织和国际妇产科协会规定的围生期 I 的定义,以下叙述正确的是 （ ）

  A.妊娠满 28 周至产后 4 周

  B.妊娠满 28 周(体重≥1000g 或身长≥35cm)至产后 1 周

  C.妊娠满 24 周至产后 2 周

  D.妊娠满 24 周(体重≥500g 或身长≥25cm)至产后 2 周

3.女性最佳生育年龄为 （ ）

  A.23～27 岁   B.24～30 岁   C.25～29 岁   D.26～30 岁

4.乳头皲裂主要原因是 （ ）

  A.孕期没有做乳头擦洗的准备   B.乳汁没有及时排空

  C.吸吮时间过长   D.由于婴儿含吮不正确

5.关于产后出血以下描述正确的是 （ ）

  A.胎儿娩出后 24h 内出血量>500mL   B.胎盘娩出后 24h 内出血量>500mL

  C.胎儿娩出后 24h 内出血量>200mL   D.胎盘娩出后 24h 内出血量>200mL

6.适宜于放置宫内节育器的妇女是 （ ）

  A.32 岁,有一女,月经不规律,经血多   B.35 岁,无子女,要求放置宫内节育器

  C.滴虫性阴道炎   D.宫颈重度糜烂

7.药物流产的适应证是 （ ）

  A.妊娠 50d 以内的健康妇女   B.妊娠 70d 以内的健康妇女

  C.妊娠 10 周以内的健康妇女   D.妊娠 10～14 周的健康妇女

8.不属于围绝经期症状是 （ ）

  A.月经紊乱   B.面部潮红

  C.性欲减退   D.腹部包块

9.妊娠中期是指 （ ）

  A.妊娠 12 周末以前   B.妊娠 13 周至 27 周末

  C.妊娠 28 周末以前   D.妊娠 28 周以后

10.关于产褥期产妇的心理调适,下列叙述正确的是 （ ）

  A.依赖期通常是指产后 3～14d

  B.独立期通常发生在产后 1～3d

  C.依赖期产妇很多需要是通过别人来满足

D. 产妇在独立期容易产生压抑

11. 当产妇感觉乳房胀痛,错误的护理方法是 （   ）

    A. 哺乳前热敷乳房   B. 按摩乳房

    C. 在两次哺乳的中间,冷敷乳房   D. 停止哺乳

12. 母乳喂养的健康教育内容,除下列哪项以外? （   ）

    A. 母乳喂养好处;早开奶的重要性、按需哺乳的重要性

    B. 评估母乳喂养是否适当的方法、常见问题的处理方法等

    C. 正确抱奶体位、含接姿势、挤奶方法

    D. 教会产妇如何常规的按摩乳房

13. 产褥期是指从胎盘娩出到产后 （   ）

    A. 4 周   B. 5 周

    C. 6 周   D. 10 周

14. 产褥期是指 （   ）

    A. 从胎盘娩出至恢复正常未孕状态所需的时期

    B. 从胎儿娩出至恢复或接近正常未孕状态所需的时期

    C. 从胎盘娩出至恢复或接近正常未孕状态所需的时期

    D. 除乳腺外,从胎盘娩出至恢复或接近正常未孕状态所需的时期

15. 妊娠期的妇女用药要特别慎重,尤其是怀孕 （   ）

    A. 2 个月以内   B. 4 个月以内

    C. 3 个月以内   D. 6 个月以内

16. 为预防胎儿神经管畸形和降低妊娠高血压的发生风险,孕早期营养应注重哪项食物的补充?

                                                      （   ）

    A. 铁制剂   B. 维生素

    C. 叶酸   D. 蛋白质

二、问答题

1. 简述按需哺乳的重要性。

2. 简述新生儿初步复苏步骤

3. 简述 Rubin 产后心理分期及各期产妇主要表现。

4. 哺乳期母亲营养在原"指南"十条的基础上应添加哪五条?

三、综合题

    李××,29 岁,结婚 7 个月,以往月经正常,夫妇双方身体尚健康,今日到门诊咨询什么时候怀孕最好?应需注意的事项。请问你将如何对该夫妇进行孕前保健咨询及建议什么时候怀孕最好? 李××怀孕后护士应如何指导通过数胎动来进行自我监测?

（周杏仙）

第十一章 社区老年人保健护理

学习目标

1. 简述老年人生理特征和心理变化,解释老年人基本需要。
2. 说出慢性阻塞性肺部疾病定义、诱发因素、临床特征、综合评估及三级预防。
3. 陈述前列腺良性疾病临床特征、观察指导和自我保健。
4. 说出老年性痴呆的概念。
5. 解释阿尔茨海默病的临床特点、药物治疗和护理原则。
6. 陈述帕金森氏症患者的临床表现、药物治疗、日常生活护理和康复运动护理。
7. 陈述老年抑郁症概念、发病因素、临床表现、心理治疗及安全护理。
8. 陈述骨质疏松症概念、临床表现、骨密度检查和护理。
9. 解释骨关节炎概念、病理变化、临床表现、关节护理。
10. 解释临终关怀概念、临终患者的生理、心理变化及死亡教育。

人口老龄化已成为全球性问题,做好老年保健工作,为老年人提供满意和适宜的医疗保健服务是我国当前十分重要的任务。这不仅有利于老年人健康长寿和延长生活自理的年限,提高老年人生活质量,还有利于促进社会的稳定和发展。

第一节 老年人的特点

世界卫生组织对老年人的定义为 60 周岁以上的人群。就年龄阶段而言:45～59 岁为老年前期,我们称之为中老年人;60～89 岁为老年期,我们称老年人;90 以上为长寿期,我们称长寿老人;而 100 以上称百岁老人。老年期生理功能、心理方面均发生改变,社区护理人员了解这些改变,有助于提供合适的护理。

一、老年期的生理特征

在生理功能方面,老年人表现出了明显的衰退趋势。首先,贮备能力减少;其次,适应能力减弱;再次,抵抗力下降;最后,自理能力降低。

(一)心血管功能的改变

包括心脏和血管的功能变化。

1. 心脏方面。随着老化进程,心肌逐渐萎缩,发生纤维样变化,使心肌硬化及心内膜硬化,使得心脏收缩能力减弱,心输出量随年龄增长而减少,到 80 岁时其功能减退约为 35%。心输出量降低,输送到各器官的血流量也就减少了,供血不足则会影响各器官功能的发挥。

导致相应功能障碍。如果是冠状动脉硬化,供给心肌的血液不足时,就会引发冠心病。

2. 血管。血管也会随着年龄增长发生一系列变化,50 岁以后管壁弹性减退脆性增加使老年人血管对血压的调节作用下降,血管外周阻力增大,使老年人血压常常升高;老年人发生心血管意外的机会明显增加,如脑溢血、脑血栓等的发病率明显高于年轻人。

(二)呼吸功能的改变

主要包括肺脏和参加呼吸运动的肌肉与骨骼的功能变化。

老年人的肺泡总数逐年减少,肺脏的柔软性和弹性减弱,膨胀和回缩能力降低。肺活量下降,一般人到 70 岁时,肺活量可减少 25%。老年人的呼吸功能明显退化,肺的通气和换气功能减弱,造成一定程度的缺氧或二氧化碳滞留现象,因而容易发生肺气肿和呼吸道并发症,如老年慢性支气管炎等。

> **老年期的生理特征**
>
> 心输出量随着年龄增长而减少,到 80 岁时其功能减退约为 35%。
> 70 岁时,肺活量可减少 25%。
> 消化道黏膜萎缩、运动功能减退。
> 胰岛素分泌减少。易出现骨质增生、关节炎等疾病。脑重量减轻,脑细胞数相应减少 20%~50%。
> 视觉、听觉、味觉、嗅觉、皮肤感觉等感官功能减退。

(三)老年人消化功能的改变

1. 牙齿:老年人齿龈萎缩,牙齿组织老化,容易松动脱落,造成咀嚼不完善,影响食物消化。

2. 舌:舌肌发生萎缩、体积减小,舌的运动能力减弱,使食物咀嚼时难以搅拌均匀。舌乳头上的味蕾数目减少,使味觉和嗅觉降低,以致影响食欲。

3. 消化道:黏膜萎缩、运动功能减退,易导致消化不良及便秘。

4. 消化腺体:腺体萎缩,消化液分泌量减少,消化能力下降。

5. 胰岛素分泌减少对葡萄糖的耐量减退。肝细胞数目减少、纤维组织增多,故解毒能力和合成蛋白的能力下降,致使血浆白蛋白减少,而球蛋白相对增加,进而影响血浆胶体渗透压,导致组织液的生成及回流障碍,易出现浮肿。

(四)运动系统

包括肌肉、骨骼和关节的功能变化。

1. 肌肉:随着年龄增大,肌肉弹性降低,收缩力减弱,肌肉变得松弛,容易疲劳,因而老年人耐力减退,难以坚持长时间的运动。

2. 骨骼:骨骼中的有机物减少,无机盐增加,致使骨的弹性和韧性降低,因此骨质疏松在老人中也较多见,且易出现骨折。

3. 关节:由于关节面上的软骨退化,还易出现骨质增生、关节炎等疾病。

(五)内分泌生殖系统的变化

胰岛素分泌的减少使老年人易患上糖尿病,性激素的分泌自 40 岁以后逐渐降低,性功能减退。老年男性前列腺多有增生性改变,因前列腺肥大可致排尿发生困难。女性 45~55 岁可出现绝经,卵巢停止排卵。

(六)神经系统

包括大脑和神经的功能变化。

进入老年期后,人的大脑逐渐萎缩,脑重量减轻,脑细胞数相应减少20%～50%。老年人易患脑动脉硬化,其血流量可减少近1/5。另外,老年人神经传导功能下降,对刺激的反应时间延长,大多数感觉减退、迟钝甚至消失。这些改变标志着老年人的脑力劳动能力减弱,只能从事节律较慢的活动、负荷较轻的工作。由于神经中枢机能衰退,老年人变得容易疲劳、睡眠欠佳、睡眠时间减少。此外,由于脑功能失调而出现的智力衰退还易引发老年痴呆症。

(七)感觉系统

主要包括视觉、听觉、味觉、嗅觉、皮肤感觉等感官功能的变化。

1.视觉:老年人均会出现不同程度的视力障碍。比较常见的是远视(即老花眼),还会出现视野狭窄、对光量度的辨别力下降以及老年性白内障等。

2.听觉:表现出生理性的听力减退乃至耳聋。

3.味觉:老年人味觉迟钝,常常感到饮食无味。

4.嗅觉:老年人鼻内感觉细胞逐渐衰竭,导致嗅觉变得不灵敏,而且对从鼻孔吸入的冷空气的加热能力减弱,因此老年人容易对冷空气过敏或患上伤风感冒。

5.皮肤感觉:包括触觉、温度觉和痛觉。由于皮肤内的细胞退化,老年人的触觉和温度觉减退,容易造成烫伤或冻伤。另外,痛觉也会变得相对迟钝,以致难以及时躲避伤害性刺激的危害。

6.其他:此外,老年人维持身体平衡的器官也出现功能减退,容易因失去平衡或姿势不协调而摔跤,造成意外事故。

二、老年人心理变化

老年人心理变化
1.认识能力低下
2.孤独和依赖
3.易怒和恐惧
4.抑郁和焦虑
5.睡眠障碍

1.认识能力低下:中老年人身体机能衰退,中枢神经系统递质的合成和代谢减弱,导致感觉能力降低,反应迟钝,注意力不集中等。动作不灵活,协调性差,反应迟缓,行动笨拙。

2.孤独和依赖:老年人由于社会地位的变化,社会活动明显减少,与社会接触减少,人际交往的频率显著降低,严重的甚至可能产生与社会的脱离,于是容易产生孤独感和失落感。老年人身心功能减退,自我评价能力下降,依赖性增加。

3.易怒和恐惧:老年人情感不稳定,易伤感,易激怒,不仅对当前事情易怒,而且容易引发对以往情绪压抑的怒火爆发。恐惧也是老年人常见的一种心理状态,表现为害怕,有受惊的感觉,当恐惧感严重时,还会出现血压升高、心悸、呼吸加快、尿频、厌食等症状。

4.抑郁和焦虑:抑郁是常见的情绪表现,症状是压抑、沮丧、悲观、厌世等,这与老年人脑内生物胺代谢改变有关。长期存在焦虑心理会使老年人变得心胸狭窄、吝啬、固执、急躁,久则会引起神经内分泌失调,促使疾病发生。

5.睡眠障碍:老年人由于大脑皮质兴奋和抑制能力低下,造成睡眠减少,睡眠浅、多梦、早醒等睡眠障碍。

三、老年人基本需要

随着社会的发展,老年人的需求也呈现多样化并不断增长。了解老年人的需求并有效满足老年人的需求是解决老龄问题的一个重要方面。

1.经济需求：老年人自就业市场退休，丧失经济正常收入，又因为随着老化而对医疗照顾依赖加深，老人易陷入贫穷和疫病威胁的"双重剥夺"困境。希望有足够经济资源来满足基本需求。

2.医疗及健康需求：老年人存在躯体疾病，日常生活自理能力受损。需要提供定期健康检查、医疗咨询服务。有方便可及的医疗机构，有病时能及时就医。

3.精神需求：老年人精神文化生活单调，缺乏心理慰藉，精神满足程度不高，对自我形象评价低。

> **老年人精神需求**
> (1)尊重需求；
> (2)亲情需求；
> (3)交往需求；
> (4)活动、娱乐需求；
> (5)求知需求；
> (6)再就业需求。

(1)尊重需求：希望能得到社会、单位、组织、家庭、晚辈的尊重，老人互尊和自尊。

(2)亲情需求：目前我国城乡空巢家庭多，农村留守老人多。希望家人经常探望。

(3)交往需求：希望与人进行交往，有志愿者陪其聊天。

(4)活动、娱乐需求：老年人闲暇时间增多，各种兴趣爱好显著增加，希望有合适的活动和娱乐场所。

(5)求知需求：老有所学，上老年大学。

(6)再就业需求：老有所为、老有所用、老有所成和老有善终。

对精神需求较高的老年人群如下：

(1)心智发展水平较高、生命活动能力较强、自尊心强的知识型老人。

(2)遇病老人、丧偶老人都因遭遇巨大的生活改变而容易产生精神疾患，特别需要情感支持。

(3)独居老人及对退休未能适应的老人，都需要精神慰藉和文化活动安排，以避免孤独和失落。

4.照料需求

(1)对照顾要求较高的老年人：80岁以上，独居老人，活动能力降低，曾经中风，最近曾生病，最近从医院出来，接受多种药物治疗，照顾者少，经济能力低。

(2)希望提供的照料 ①居家看护需求 服药安全、代读书报、个人卫生(洗澡、梳洗、大小便失禁)处理、换洗衣服床单。②生活协助需求 吃饭、上厕所、家事服务、陪同外出、理财、购物、准备膳食、洗衣、打电话、交通服务、心理协谈、临托服务、日间照顾等。③心理支持——问候、安慰、辅导等。

(姚玉娟)

第二节　慢性阻塞性肺部疾病患者的保健护理

慢性阻塞性肺部疾病(chronic obstruction pulmonary diseases，COPD 简称慢阻肺)是一种以持续性气流受限为特征的可预防和治疗的疾病，其气流受限多是进行性发展，与气道和肺内对烟草烟雾等有害气体或有害颗粒的慢性炎症反应增强相关。急性加重和合并症影响患者整体疾病的

> 慢阻肺是一种以持续性气流受限为特征的可预防和治疗的疾病，其气流受限多是进行性发展，与气道和肺内对烟草烟雾等有害气体或有害颗粒的慢性炎症反应增强相关。

严重程度。在吸入支气管舒张剂后,如果第一秒钟用力呼气容积占用力肺活量的百分比($FEV_1/FVC\%$)<70%,则表明存在不完全可逆的气流受限。COPD可累及气道、肺实质和肺血管,表现为出现以中性粒细胞、巨噬细胞、淋巴细胞浸润为主的慢性炎症反应。慢性炎症导致气道壁损伤和修复过程反复发生。修复过程中发生气道壁结构重构,胶原含量增加及瘢痕组织形成,造成气道狭窄,引起固定性气道阻塞。慢阻肺患者典型的肺实质破坏表现为小叶中央型肺气肿,肺血管的改变以血管壁的增厚为特征。气道和肺实质慢性炎症所致黏液分泌增多、纤毛功能失调、气流受限、过度充气、气体交换异常、肺动脉高压和肺心病及全身不良反应。

> 慢阻肺患者在吸入支气管舒张剂后,如果第一秒钟用力呼气容积占用力肺活量的百分比($FEV_1/FVC\%$)<70%,则表明存在不完全可逆的气流受限。慢性炎症导致气道壁结构重构、气道狭窄,引起固定性气道阻塞。典型的肺实质破坏表现为小叶中央型肺气肿,肺血管的改变以血管壁的增厚为特征。

一、诱发因素

1. 遗传因素。某些遗传因素可增加COPD发病的危险性,如α-1抗胰蛋白酶缺乏。

2. 环境因素。

(1)吸烟和被动吸烟:吸烟是发生COPD最常见的危险因素。吸烟者呼吸道症状、肺功能受损程度以及患病后病死率均明显高于非吸烟者。

(2)职业性粉尘和化学物质:当吸入职业性粉尘,有机、无机粉尘和其他有害烟雾,浓度过大或接触时间过长可引起COPD的发生。

(3)室内外空气污染:室内生物燃料烹饪和取暖所致的室内空气污染是COPD发生的危险因素之一。

> **诱发因素**
> 1. 遗传因素 α-1抗胰蛋白酶缺乏。
> 2. 环境因素
> (1)吸烟和被动吸烟;
> (2)职业性粉尘和化学物质;
> (3)室内外空气污染;
> (4)感染。

(4)感染:病毒和细菌感染是慢阻肺急性加重的常见原因,儿童期严重的下呼吸道感染与成年后肺功能的下降及呼吸道症状有关。

二、临床特征

(一)症状

慢阻肺的特征性症状是慢性和进行性加重的呼吸困难,咳嗽和咳痰。咳嗽和咳痰常先于气流受限多年而存在,有些患者也可无咳嗽和咳痰症状。

1. 呼吸困难:是COPD的典型表现和最重要症状,主诉气短、气喘和呼吸费力,早期仅于活动后出现,后逐渐加重,严重时日常活动甚至休息时也感气短。

2. 咳嗽:通常为首发症状,初为间断性咳嗽,早晨较重,以后早晚或整日均可有咳嗽,夜间咳嗽常不显著。少数不伴有咳痰,也有少数明显气流受限但无咳嗽。

3. 咳痰:咳嗽后咳少量黏液性痰,部分患者清晨较多。感染时痰量增多,可有脓性痰。

4.喘息和胸闷.部分患者喘息,特别是重度患者可出现喘息症状。胸闷出现在劳累后,用力呼吸所致。

5.全身性症状:体重下降、食欲减退、外周肌肉萎缩和功能障碍、精神抑郁和/或焦虑等。

(二)体征

不能平卧,严重时呈前倾坐位。呼吸浅快,辅助呼吸肌参与呼吸运动,严重时可呈胸腹矛盾呼吸;桶状胸,双侧语颤减弱;肺叩诊可呈过清音,肺肝界下移;两肺呼吸音减低,呼气相延长,有时可闻干性啰音和/或湿性啰音。

(三)肺功能检查

第一秒用力呼气容积占用力肺活量百分比(FEV_1/FVC%)是评价气流受限的一项敏感指标。吸入支气管舒张剂后 FEV_1/FVC<70%,提示为不能完全可逆的气流受限。

(四)动脉血气分析

SaO_2<92%应做血气分析,在海平面呼吸空气条件下,PaO_2<60mmHg,伴或不伴有 $PaCO_2$>50mmHg,提示呼吸衰竭。如 PaO_2<50mmHg,$PaCO_2$>70mmHg,pH<7.30,提示病情危重,需加严密监护或住 ICU 治疗。

(五)慢阻肺的综合评估

1.症状评估。中华医学会呼吸病学分会慢性阻塞性肺疾病学组在慢性阻塞性肺疾病诊治指南(2013 修订版)中指出,症状评估采用改良版英国医学研究委员会呼吸问卷对呼吸严重程度进行评估(表 11-1)。

> 症状:
> 1.呼吸困难;
> 2.咳嗽;
> 3.咳痰;
> 4.喘息和胸闷;
> 5.全身性症状。
> 肺功能检查:吸入支气管舒张剂后 FEV_1/FVC<70%,提示为不能完全可逆的气流受限。
> 血气分析:SaO_2<92%应做血气分析,PaO_2<60mmHg,伴或不伴有 $PaCO_2$>50mmHg 提示呼吸衰竭。

表 11-1　改良版英国医学研究委员会呼吸问卷

呼吸困难评价等级	呼吸困难严重程度
0 级	只有在剧烈运动时感到呼吸困难
1 级	在平地快步行走或步行爬小坡时出现气短
2 级	由于气短,平地行走时比同龄人慢或者需要停下来休息
3 级	在平地行走约 100 米左右或数分钟后需要停下来喘气
4 级	因严重呼吸困难而不能离开家,或在穿脱衣服时出现呼吸困难

2.肺功能评估。应用气流受阻的程度进行肺功能评估,即以 FEV_1 占预计值%为分级标准,慢阻肺患者气流受限的肺功能分级分为四级(表 11-2)。

3.急性加重风险评估。急性加重风险评估:采用急性加重病史和肺功能评估急性加重的风险,上一年发生 2 次或以上的急性加重史或上一年因急性加重住院一次,预示以后频繁发生急性加重风险大。

4.慢阻肺的综合评估。了解慢阻肺病情对患者的影响,综合症状评估、肺功能分级和急性加重的风险目的是改善慢阻肺的疾病管理。

表 11-2　气流受限严重程度的肺功能分级

肺功能分级	气流受限程度临床特征	FEV₁ 占预计值%
Ⅰ级	轻度	$FEV_1 \geqslant 80$
Ⅱ级	中度	50%～79%
Ⅲ级	重度	30%～39%
Ⅳ级	极重度	<30%

注:表中数据为吸入支气管张剂后的 FEV_1 值

(六)COPD 病程分期

1.稳定期。患者咳嗽、咳痰、气短等症状稳定或症状较轻。

2.急性加重期。在疾病过程中,病情出现超越日常状况的持续恶化,并需改变 COPD 的日常基础用药。通常指患者短期内咳嗽、咳痰、气短和/或喘息加重,痰量增多,呈脓性或黏脓性,可伴发热等炎症明显加重的表现。

(七)并发症

合并症评估最常见的合并症是心血管疾病(缺血性心脏病(IHD)、心力衰竭(HF)、心房颤动(AF)、高血压)、骨质疏松、焦虑和抑郁、肺癌、感染、代谢综合征和糖尿病。这些合并症可发生在轻度、中度、重度和严重气流受限的患者中,并且分别影响患者的住院和死亡。

三、三级预防

(一)一级预防

1.教育与督促患者戒烟。使群体认识戒烟的重要性,卷烟、雪茄和烟斗在不完全燃烧的情况下会产生很多属于 PM2.5 范畴的细颗粒物,对慢阻肺患者的干预中很重要的措施是戒烟,任何年龄或烟龄的患者在戒烟后都可有效地减缓 FEV1 下降和病情发展的速度,成功的戒烟可以显著地保护那些具有 FEV1 进行性下降高度危险者的肺功能;即使是已经发生症状的 COPD 患者认真地戒烟对其缓解病情、提高生命质量仍然是有效的、有益的。所以,对所有吸烟者都需要得到戒烟教育和治疗,增强其戒烟和康复的信心,吸烟者的吸烟依赖性治疗包括家庭社会的支持和尼古丁替代疗法等。治疗需要一个长期的过程,任何戒烟失败者都需要得到再教育和再治疗。对于有 COPD 高危因素的人群,应定期进行肺功能监测,以尽可能早期发现 COPD 并及时予以干预。

2.控制职业性或环境污染。室内空气新鲜,定期通风,保持温度 22～24℃左右,湿度为 60%～70%,避免或防止吸入粉尘、烟雾及有害气体。在职业性危害因素中,已有证据表明长期接触镉和硅可引起 COPD,应减少工人接触危险因素,加强劳动保护措施;空气污染,特别是其中 SO_2,NO_x、颗粒物质是引起 COPD 的重要环境因素。雾霾天气尽量不要开窗,不晨练,要少出门,出门戴口罩,要阻挡 PM2.5 需要医用 N95 口罩,其对 0.3μm 的颗粒能抵挡 95%;出门

一级预防

1.教育与督促患者戒烟;

2.控制职业性或环境污染;

3.定期注射流感疫苗、肺炎菌苗;

4.改善患者营养状态;

5.加强体育锻炼;

6.中医治疗。

后进入室内要及时洗脸、漱口、清理鼻腔，去掉身上所附带的污染残留物，以防止 PM2.5 对人体的危害。

3.定期注射流感疫苗、肺炎菌苗。接种流感疫苗可预防流感，防止 COPD 患者反复感染，避免流感引发的急性加重，适用于各级临床严重程度的 COPD 患者；每年秋季接种一次流感疫苗，接种肺炎链球菌多糖疫苗以预防呼吸道细菌感染，每 5～6 年接种一次肺炎链球菌疫苗。

4.改善患者营养状态。COPD 患者身体慢性消耗，营养差，饮食宜少食多餐，选择高蛋白、高热量、高维生素易消化食物。科学的营养支持提高机体免疫力，改善机体内环境，增强防御能力，预防、减少呼吸道感染，减缓疾病进展速度。

5.加强体育锻炼。根据个体进行体力锻炼，如慢速步行、登楼、踏车、太极拳等。上肢训练包括高过头部的上肢套圈训练、手摇车训练及体操棒训练，患者也可手持重物（0.5～3kg）做高于肩部的各个方向活动，每活动 1～2min，休息 2～3min，每天 2 次，监测以出现轻微的呼吸急促及上臂疲劳为度，以增强体质，提高机体免疫力，帮助改善机体一般状况。

6.中医治疗。应用中医中药健脾补肾，调理机体状况。

（二）二级预防

1.稳定期的管理目标

（1）减轻当前症状　包括缓解症状，改善运动耐量和健康状态。

（2）降低未来风险　包括防止疾病进展，防止和治疗急性加重和减少病死率。

2.教育与管理。通过教育与管理提高患者对疾病的认识，了解与慢阻肺疾病有关的知识及自身处理疾病的能力，学会自我控制病情的技巧，如何做腹式呼吸、噘嘴呼吸，了解赴医院时机，对患者定期随访管理，以加强预防，减少反复加重，维持病情稳定，提高生命质量。

3.药物治疗。药物治疗用于预防和控制症状，减少急性加重的频率和严重程度，根据疾病的严重程度逐步增加治疗，根据患者对药物治疗的反应及时调整治疗方案。

（1）支气管舒张剂　支气管舒张剂是控制 COPD 症状的重要治疗药物，短效按需应用可缓解症状；长期规则应用可预防和减轻症状，增加运动耐力（首选吸入治疗）。主要支气管舒张剂有 β_2 受体激动剂［如短效沙丁胺醇（Salbutamol）、特布他林（Terbutaline）和长效沙美特罗（Salmeterol）、福莫特罗（Arformoterol）］、抗胆碱药甲基黄嘌呤类药物（短效主要有异丙托溴铵（Ipratropium bromide），长效噻托溴铵（Tiotropium bromide）］，联合应用可进一步改善肺功能和健康状况。茶碱类药物可解除平滑肌痉挛。

（2）糖皮质激素：长期吸入糖皮质激素不能阻止 FEV_1 的下降趋势，但长期规律吸入糖

二级预防

1.稳定期的管理目标：

（1）减轻当前症状；

（2）降低未来风险。

2.教育与管理；

3.药物治疗；

（1）支气管舒张剂；

（2）糖皮质激素；

（3）磷酸二酯酶抑制剂；

（4）其他药物：①祛痰药；②抗生素；③抗氧化剂。

4.氧疗：鼻导管吸氧，氧流量为 1.0～2.0L/min，吸氧时间 >15h/d。

5.康复护理：正确咳嗽、排痰，腹式呼吸和缩唇呼吸。

6.手术治疗

皮质激素适于重度和极重度且反复急性加重的患者。

（3）磷酸二酯酶抑制剂　目的是选择性磷酸二酯酶-4（PDE-4）抑制剂通过增加细胞内的环腺嘌呤核糖核酸（cAMP）的浓度来发挥其在慢性阻塞性肺病（COPD）中的抗炎作用，能明显减少 COPD 急性发作频率和改善患者的生活质量。

（4）其他药物　①祛痰药：常用药物有盐酸氨溴索、乙酰半胱氨酸，有利于气道引流通畅，改善通气功能。②抗生素：COPD 症状加重、特别是痰量增加并呈脓性时应给予抗生素治疗。抗生素的选用需依患者所在地常见病原菌类型及药敏情况决定。③抗氧化剂：抗氧化剂如羧甲司坦、N-乙酰半胱氨酸等可降低疾病急性加重次数。

4.氧疗。长期氧疗的目的是使患者在海平面水平静息状态下，达到 $PaO_2 \geqslant 60mmHg$，使患者在任何状态下（包括运动、活动与睡眠）的动脉血氧饱和度＞90％，对合并慢性呼吸衰竭患者的血流动力学、呼吸生理、运动耐力和精神状态产生有益影响，可改善患者生活质量，提高生存率。长期家庭氧疗应在极重度慢阻肺患者中应用，氧疗指征：①静息时，$PaO_2 \leqslant 55mmHg$ 或 $SaO_2 < 88\%$，有或无高碳酸血症。②PaO_2 56～60mmHg 或 $SaO_2 < 89\%$ 伴肺动脉高压、心力衰竭水肿或红细胞增多症。一般采用鼻导管吸氧，氧流量为 1.0～2.0L/min，吸氧时间＞15h/d。

5.康复护理。加强 COPD 患者康复锻炼，制订康复锻炼计划，包括采用健康生活方式，进行呼吸肌锻炼，学会正确咳嗽、排痰方法、腹式呼吸和缩唇呼吸等。

（1）教患者学会做腹式呼吸　可以教患者将书或枕头放在腹部，当患者吸气时将书或枕头抬高，呼气时腹部收缩。

（2）教患者噘嘴呼气　在吸气时用鼻吸气，呼气时口形成吹口哨状，慢性呼气，有利于肺内残气更多地呼出，以改善患者的呼吸功能，吸与呼的比例一般是 1∶2 或 3，每次 10min，每天 3～4 次。

（3）教患者有效排痰　指导有效排痰技巧，保持呼吸道通畅。COPD 患者常因长期缺氧，胃肠道功能减弱，进食量少，呼吸频率快，不显性失水增多，而致痰液黏稠；加之年老体弱，呼吸肌疲劳，有效排痰能力降低，使痰液更不易咳出。方法：①教患者多喝水：白天每隔 2h 喝 200mL 左右，以利于痰的稀释和黏膜的纤毛运动。②教会患者有效咳嗽：患者坐位或立位，先让患者吸气，然后关闭声门屏气，当腹内压及胸膜腔内压达到一定高度时，打开声门，腹部收缩，形成爆破性气流用力咳出，使痰有效咳出。③帮助患者叩背：每次可叩 55～101,2～4h 一次，帮助分泌物从小支气管向大支气管排出，配合超声雾化吸入或空气压缩泵雾化吸入化痰消炎药。

6.手术治疗。手术治疗是 COPD 治疗的一大进展，包括肺大泡切除、肺减容和肺移植。

（三）三级预防

加强急性加重期治疗和护理，恢复病情稳定，控制并发症，减少死亡率。

1.确定急性加重期的原因及病情严重程度最多见的急性加重原因是细菌或病毒感染。

2.根据病情严重程度决定门诊或住院治疗。

3.支气管舒张药　COPD 急性加重患者的门诊治疗包括适当增加以往所用支气管舒张剂的剂量及次数。若未曾使用抗胆碱能药物，可以加用。对更严重的病例，可以给予数天较大剂量的雾化治疗，如沙丁胺醇、异丙托溴铵，或沙丁胺醇联合异丙托溴铵雾化吸入。支气管舒张剂亦可与糖皮质激素联合雾化吸入治疗。

4.控制性吸氧　发生低氧血症者可鼻导管吸氧,应予控制性低浓度氧疗,避免 PaO_2 骤然大幅升高引起呼吸抑制导致 CO_2 潴留及呼吸性酸中毒。无严重合并症的患者氧疗后易达到满意的氧合水平($PaO_2>60mmHg$ 或脉搏血氧饱和度 $SpO_2>90\%$)。施行氧疗 30min后,须复查动脉血气以了解氧疗效果。

5.抗生素　当患者呼吸困难加重,咳嗽伴痰量增加、有脓性痰时,应根据患者所在地常见病原菌类型及药物敏感情况积极选用抗生素治疗。

6.糖皮质激素　全身使用糖皮质激素对急性加重期患者病情缓解和肺功能改善有益。如患者的基础 $FEV_1<50\%$ 预计值,除应用支气管舒张剂外,可考虑口服糖皮质激素,如泼尼松龙每日 $30\sim40mg$,连用 $7\sim10d$ 。

7.住院治疗　如果症状明显加重,如短期出现的静息状况下呼吸困难等;出现新的体征或原有体征加重,如发绀、外周水肿等;新近发生的心律失常;有严重的伴随疾病;初始治疗方案失败、高龄;诊断不明确;院外治疗效果欠佳者等应住院治疗。

(姚蕴伍)

第三节　前列腺增生症患者的保健护理

良性前列腺增生(benign prostatic hyperplasia,BPH)是引起中老年男性排尿障碍原因中最为常见的一种良性疾病。主要表现为前列腺间质和腺体成分的增生、解剖学上的前列腺增大、下尿路症状为主的临床症状以及尿动力学上的膀胱出口梗阻。BPH 的发病率随年龄的增长而增加,排尿困难等症状也随之增加。产生下尿路症状加重而导致患者生活质量下降、最大尿流率进行性下降、急性尿潴留、反复血尿、复发性尿路感染以及肾功能损害。

一、前列腺增生的病理生理

前列腺位于盆腔底部,膀胱颈的下方,包绕着膀胱口与尿道结合部位,前列腺分为前叶、中叶、后叶和两侧叶,前列腺增生的好发部位主要是中叶和两个侧叶。前列腺增生可能是由于上皮和间质细胞的增殖和细胞凋亡的平衡性破坏引起。相关因素有:雄激素及其与雌激素的相互作用、前列腺间质-腺上皮细胞的相互作用、生长因子、炎症细胞、神经递质及遗传因素等。前列腺的解剖包膜和下尿路症状密切相关。由于有该包膜的存在,增生的腺体受压而向尿道和膀胱膨出从而加重尿路梗阻。前列腺增生后,增生的结节将腺体的其余部分压迫形成"外科包膜",两者有明显分界。前列腺增生导致后尿道延长、受压变形、狭窄和尿道阻力增加,引起膀胱高压并出现相关排尿期症状。随着膀胱压力的增加,出现膀胱逼尿肌代偿性肥厚、逼尿肌不稳定并引起相关储尿期症状。如梗阻长期未能解除,逼尿肌则失去代偿能力。

二、临床特征

BPH 引起的下尿路症状主要表现为储尿期症状、排尿期症状、排尿后症状及相关合并症。各种症状可先后出现或在整个病程中进行性发展。部分患者可以出现即一种以尿急症状为特征的症候群,常伴有尿频和夜尿症状,可伴或不伴有急迫性尿失禁。夜尿即夜间尿频,指夜间排尿次数≥2 次。应区分夜尿和夜间多尿。

BPH 是一种缓慢进展的前列腺良性疾病,临床进展性的定义为:下尿路症状加重而导致患者生活质量下降、最大尿流率进行性下降、急性尿潴留、反复血尿、复发性尿路感染以及肾功能损害等,BPH 患者接受外科治疗是疾病进展的最终表现形式。

(一)临床进展性的评价指标

1. 下尿路症状(lower urinary tract symptoms,LUTS)。症状加重主要通过 IPSS 评分的方法来评价,研究表明 BPH 患者的 I-PSS 评分逐年增加,年平均增幅为 0.29～2 分不等。

2. 最大尿流率进行性下降。尿流率是评判 BPH 临床进展性的客观指标之一,研究表明 70 岁以上年龄段每年下降值达到 6.5%;所有年龄组患者的最大尿流率呈持续下降,平均每年下降达 2%。

3. BPH 相关并发症的发生。下尿路症状加重而导致患者生活质量下

> 下尿路症状主要表现为储尿期症状、排尿期症状、排尿后症状及相关合并症,部分患者可以出现以尿急症状为特征的症候群,常伴有尿频和夜尿症状,可伴或不伴有急迫性尿失禁。通过 IPSS 评分的方法来评价。
>
> 下尿路症状加重而导致患者生活质量下降、最大尿流率进行性下降、急性尿潴留、反复血尿、复发性尿路感染、结石产生以及肾功能损害等为 BPH 进展的表现,其中急性尿潴留和肾功能损害为主要指标。
>
> BPH 导致的严重并发症包括肾功能不全、反复尿路感染、尿结石和尿失禁中,急性尿潴留发生率最高。

降、最大尿流率进行性下降、急性尿潴留、反复血尿、复发性尿路感染、结石产生以及肾功能损害等为 BPH 进展的表现,其中急性尿潴留和肾功能损害为主要指标。在 BPH 导致的严重并发症包括肾功能不全、反复尿路感染、尿结石和尿失禁中,急性尿潴留发生率最高。

4. BPH 手术治疗几率上升。手术治疗风险的加大、手术几率的升高是 BPH 的临床进展性的标志。

(二)BPH 临床进展的危险因素分析

1. 年龄。年龄是 BPH 临床进展的一个高危因素,随着年龄的增加而进行性加重,急性尿潴留(AUR)及需要手术的发生率随着年龄的增加而升高。

2. 血清 PSA。血清 PSA 是 BPH 临床进展的风险预测因素之一,高血清 PSA 患者的 PV 增长更快,急性尿潴留的发生风险和手术需要随着血清 PSA 升高而增加,血清 PSA≥1.6ng/mL 的 BPH 患者发生临床进展的可能性更大。

3. 前列腺体积。前列腺体积是 BPH 临床进展的另一风险预测因素,前列腺体积可预测 BPH 患者发生急性尿潴留的危险性和需要手术的可能性。研究发现,前列腺体积≥30mL 的 BPH 患者发生急性尿潴留的可能性是前列腺体积<30mL 的 3 倍。

4. 最大尿流率。最大尿流率可预测 BPH 患者发生急性尿潴留的风险及临床进展的可能性。研究发现,最大尿流率≤12mL/s 的 BPH 患者发生急性尿潴留的风险是最大尿流率>12mL/s 者的 4 倍。

5. 残余尿量。残余尿量可预测 BPH 的临床进展。残余尿量≥39mL 的 BPH 患者发生临床进展的可能性更大。

6. 症状评分。I-PSS>7 分的 BPH 患者发生急性尿潴留的风险是 I-PSS<7 分患者的 4 倍。

7.组织学炎症。组织学炎症也是 BPH 临床进展的危险因素。

三、初始评估

(一)询问病史

1.下尿路症状的特点、持续时间及其伴随症状。夜尿增多、排尿困难、排尿不尽、排尿无力、尿频等症状。

2.手术史、外伤史,尤其是盆腔手术或外伤史。

3.既往史和性传播疾病、糖尿病、神经系统疾病。

4.药物史,了解患者目前或近期是否服用了影响膀胱出口功能的药物。

5.患者的一般状况。

6.国际前列腺症状评分(I-PSS)见表 11-3,I-PSS 评分标准是目前国际公认的判断 BPH 患者症状严重程度的最佳手段。I-PSS 评分患者分类如下:总分 0~35 分,轻度症状 0~7 分;中度症状 8~19 分;重度症状 20~35 分。

7.生活质量评分(QOL):QOL 评分(0~6 分)见表 11-4,是了解患者对其目前下尿路症状水平伴随其一生的主观感受,其主要关心的是 BPH 患者受下尿路症状困扰的程度及是否能够忍受。因此,又叫困扰评分。

表 11-3 国际前列腺症状(I-PSS)评分表

在最近一个月内,您是否有以下症状?	无	在 5 次中					症状评分
		少于一次	少于半数	大约半数	多于半数	几乎每次	
1.是否经常有尿不尽感?	0	1	2	3	4	5	
2.两次排尿间隔是否经常小于 2h?	0	1	2	3	4	5	
3.是否曾经有间断性排尿?	0	1	2	3	4	5	
4.是否有排尿不能等待现象?	0	1	2	3	4	5	
5.是否有尿线变细现象?	0	1	2	3	4	5	
6.是否需要用力及使劲才能开始排尿?	0	1	2	3	4	5	
7.从入睡到早起一般需要起来排尿几次?	没有 0	1 次 1	2 次 2	3 次 3	4 次 4	5 次 5	

症状总评分=

表 11-4 生活质量指数(QOL)评分表

	高兴	满意	大致满意	还可以	不太满意	苦恼	很糟
如果在您今后的生活中始终伴有现在的排尿症状,您认为如何?	0	1	2	3	4	5	6

生活质量评分(QOL)=

(二)体格检查

1.直肠指诊。需在膀胱排空后进行。直肠指诊可以了解前列腺的大小、形态、质地、有无结节及压痛、中央沟是否变浅或消失以及肛门括约肌张力情况。直肠指诊还可以了解是否存在前列腺癌。

2.尿常规。尿常规可以确定下尿路症状患者是否有血尿、蛋白尿、脓尿及尿糖等。

3.血清 PSA。前列腺癌、BPH、前列腺炎都可能使血清 PSA 升高。但血清 PSA 与 BPH 的相关性为 0.30ng/mL，与前列腺癌为 3.5ng/mL。

4.超声检查。超声检查可以了解前列腺形态、大小、有无异常回声、突入膀胱的程度，以及残余尿量。经直肠超声还可以精确测定前列腺体积，经腹部超声检查可以了解泌尿系统（肾、输尿管）有无积水、扩张，结石或占位性病变。

5.尿流率检查。最大尿流率和平均尿流率，其中最大尿流率更为重要。

根据病情可选择性检查排尿日记，尿动力学检查，静脉尿路造影，尿道造影，尿道膀胱镜检查。

四、BPH 的治疗和护理

BPH 的治疗主要包括观察指导、药物治疗及外科治疗。治疗目的是为改善患者的生活质量同时保护肾功能。具体治疗方法的选择应根据患者症状的轻重，结合各项辅助检查、当地医疗条件及患者的依从性等综合考虑。由于患者的耐受程度不同，下尿路症状及其所致生活质量的下降是患者寻求治疗的主要原因，也是治疗措施选择的重要依据。

(一)观察指导

观察病情进展情况，症状有无加重，生活质量下降程度，有无合并症发生。轻度下尿路症状(I-PSS 评分≤7)的患者，以及中度以上症状(I-PSS 评分≥8)同时生活质量尚未受到明显影响的患者可以采用观察，在此期间做好健康指导，包括患者教育、生活方式指导、随访等。同时患者应进行全面检查(初始评估的各项内容)以排除各种 BPH 相关合并症。

1.患者教育。向患者提供 BPH 疾病相关知识，包括下尿路症状和 BPH 的临床进展及前列腺癌的相关知识。

2.生活方式的指导。适当限制饮水可以缓解尿频症状，例如夜间和出席公共社交场合时限水，但每日水的摄入不应少于 1500mL。酒精和咖啡具有利尿和刺激作用，可以引起尿量增多、尿频、尿急等症状。因此，应适当限制酒精类和含咖啡因类饮料的摄入。指导排空膀胱的技巧，如重复排尿等。精神放松训练，把注意力从排尿的欲望中转移开。膀胱训练，鼓励患者适当憋尿，以增加膀胱容量和排尿间歇时间。

3.用药的指导。BPH 患者常因为合并其他全身性疾病同时使用多种药物，应了解和评价患者这些合并用药的情况，必要时在其他专科医师的指导下进行调整以减少合并用药对泌尿系统的影响。

4.随访。观察开始后第 6 个月进行第一次随访，以后每年进行一次随访。随访的目的主要是了解患者的病情发展状况，是否出现临床进展以及 BPH 相关合并症和/或绝对手术指征，并根据患者的愿望转为药物治疗或外科治疗。

(二)药物治疗护理

BPH 患者药物治疗的短期目标是缓解患者的下尿路症状，长期目标是延缓疾病的临床进展，预防合并症的发生。在减少药物治疗副作用的同时保持患者较高的生活质量。

1.α-受体阻滞剂。α-受体阻滞剂是通过阻滞分布在前列腺和膀胱颈部平滑肌表面的肾上腺素能受体,松弛平滑肌,达到缓解膀胱出口动力性梗阻的作用。α-受体阻滞剂:坦索罗辛、多沙唑嗪、阿夫唑嗪和特拉唑嗪适用于有下尿路症状的 BPH 患者的药物治疗。对于表现为 OAB 症状的 BPH 患者,可以采用α-受体阻滞剂加用抗胆碱能制剂(如托特罗定、索利那新)治疗。观察常见副作用包括头晕、头痛、无力、困倦、体位性低血压等,体位性低血压更容易发生在老年及高血压患者中。

2.5α 还原酶抑制剂。通过抑制体内睾酮向双氢睾酮的转变,进而降低前列腺内双氢睾酮的含量,达到缩小前列腺体积、改善排尿困难的治疗目的。5α 还原酶抑制剂包括非那雄胺(Finasteride)、度他雄胺(Dutasteride)和依立雄胺(Epristeride)适用于治疗有前列腺体积增大伴下尿路症状的 BPH 患者。观察副作用包括勃起功能障碍、射精异常、性欲低下和其他如男性乳房女性化、乳腺痛等。

3.联合治疗。联合治疗是指联合应用α-受体阻滞剂和 5α 还原酶抑制剂治疗 BPH。联合治疗适用于前列腺体积增大、有下尿路症状的 BPH 患者。

4.植物制剂。植物制剂(phytotherapeutic agents)如普适泰等适用于 BPH 及相关下尿路症状的治疗。

(三)外科治疗

重度 BPH 的下尿路症状已明显影响患者生活质量时可选择外科治疗。当 BPH 导致反复尿潴留(至少在一次拔管后不能排尿或两次尿潴留);反复血尿,5α 还原酶抑制剂治疗无效;反复泌尿系感染;膀胱结石;继发性上尿路积水(伴或不伴肾功能损害)合并症时建议采用外科治疗。

1.手术治疗。经典的外科手术方法有经尿道前列腺电切术(transurethral resection of the prostate,TURP)、经尿道前列腺切开术(transurethral incision of the prostate,TUIP)以及开放性前列腺摘除术。目前 TURP 仍是 BPH 治疗的"金标准"。

2.激光治疗。激光在 BPH 治疗中的应用逐渐增多。目前常用的激光类型有钬激光(Ho∶YAG)、绿激光(KTP∶YAG 或 LBO∶YAG)、铥激光(Tm∶YAG)。激光的治疗作用与其波长的组织学效应和功率有关,可对前列腺进行剜除、汽化、汽化切割等。

3.其他治疗。经尿道微波热疗(Transurethral Microwave Therapy,TUMT)、前列腺支架(Stents)经尿道前列腺气囊扩张。

(四)BPH 患者尿潴留的处理

1.急性尿潴留。BPH 患者发生急性尿潴留时,首选置入导尿管,置入失败者可行耻骨上膀胱造瘘。一般留置导尿管 3~7d,如同时服用α-受体阻滞剂,可提高拔管成功率。拔管成功者,可继续接受 BPH 药物治疗。拔管后再次发生尿潴留者,应择期进行外科治疗。

2.慢性尿潴留。BPH 长期膀胱出口梗阻、慢性尿潴留可导致输尿管扩张、肾积水及肾功能损害。如肾功能正常,可行手术治疗;如出现肾功能不全,先行尿液引流,待肾功能恢复到正常或接近正常,病情平稳,全身状况明显改善后再择期手术。

(五)心理护理

BPH 患者常因下尿路症状和生活质量下降而郁闷苦恼,有难言之隐,不愿与人沟通,怕外出活动,怕家里人嫌弃,对人不信任,怀疑别人在议论自己,加上老年人固执的心理特点,行为刻板,自以为是,难以接纳他人的意见,易发脾气,容易产生不遵医行为。要多与患者沟通,耐心倾听患者诉说,详细讲解本病的相关知识,让患者了解和认识自己所患的疾病,引导患者识别对疾病的不正确认知,以缓解患者焦虑抑郁情绪,改善心理健康状况,提高治疗依从性。同时向患者家属、同事或亲友说明社会支持对患者康复的重要性,多给患者心理精神上的关心和支持,让患者充分感受到家庭和社会的关爱和温暖,增强战胜疾病的信心,以良好的心态、乐观的情绪,积极配合治疗。

(六)自我保健

1.防止受寒。寒冷往往会使病情加重。因此,患者应注意防寒、预防感冒和上呼吸道感染等。

2.绝对忌酒。饮酒可使前列腺及膀胱颈充血水肿而诱发尿潴留。

3.少食辛辣刺激性食品。多食既可导致性器官充血,又会使痔疮、便秘症状加重,压迫前列腺,加重排尿困难。

4.不可憋尿。憋尿会造成膀胱过度充盈,使膀胱逼尿肌张力减弱,排尿发生困难,容易诱发急性尿潴留。

5.不可过度劳累。否则会耗伤中气,中气不足会造成排尿无力,容易引起尿潴留。

6.避免久坐。经常久坐会使痔加重,又易使会阴部充血,引起排尿困难。日常坐的姿势有意识地将重心移向左臀部或右臀部(可以左右臀部适当轮换),这样就可以避免人体重心直接压迫增生的前列腺,经常参加文体活动及气功锻炼等,有助于减轻症状。

7.适量饮水。饮水有利排尿对尿路的冲洗作用,不易导致尿液浓缩而形成不溶石。故除夜间适当减少饮水外,白天应多饮水。

8.慎用药物。如阿托品、颠茄片类药物可加重排尿困难,剂量大时可引起急性尿潴留;钙阻滞剂和异搏定可减弱逼尿肌的收缩力,加重排尿困难。

9.镇静、镇痛解痉药物。有不稳定性膀胱的情况出现时,一方面做好心理疏导,另一方面可用镇静、镇痛解痉药物,尿道口有溢血,溢尿时要及时做好尿道口清洁护理。

10.饮食和行为干预。调整膳食,多食含纤维素食物,保持大便通畅。对前列腺癌的预防应采取以饮食和行为干预为主的综合性措施。食用红小豆、花生米、红枣熬粥喝的治疗方法。

自我保健
1.防止受寒。
2.绝对忌酒。
3.少食辛辣刺激性食品。
4.不可憋尿。
5.不可过度劳累。
6.避免久坐。
7.适量饮水。
8.慎用药物。
9.镇静、镇痛解痉药物。
10.饮食和行为干预。

（姚蕴伍）

第四节　老年性痴呆症患者的保健护理

痴呆是指神精退性变、脑血管性病变、感染、外伤、肿瘤、营养代谢障碍等多种病因引起的,以认知功能缺损为主要临床表现的一组慢性临床综合征,多见于老年人群。认知损害可涉及记忆、学习、定向、理解、判断、计算、语言等功能及行为异常,从而导致自我照顾能力缺乏或丧失,给家庭和社会带来沉重的负担。痴呆的患病率、致残、致死率高。在痴呆中,最常见的类型是阿尔茨海默病（Alzheimer disease，AD），曾称老年性痴呆，现一般称 65 岁以前发病者为早发型 AD，65 岁以后发病者为晚发型 AD，有家族发病倾向的称家族性 AD，无家族发病倾向的称散发性 AD。据中国阿尔茨海默病 2011 年的公布调查结果显示，全球有约 3650 万人患有痴呆症，每七秒就有一个人患上此病，患老年性痴呆症比例在 60 岁以上老年人中占 5.1%，且随年龄增加，患病率增高，85 岁以上老年人高达 67.5%，患者 65～74 岁 3.0%，75～84 岁 18.7%，>85 岁 47.0%。该病平均生存期只有 5.9 年，是威胁老人健康的"四大杀手"之一。

一、阿尔茨海默病的危险因素

1.年龄。年龄是 AD 的重要危险因素，AD 患病率随年龄增加几乎成倍增加。

2.遗传。阿尔茨海默病有家族遗传倾向，因此父母或兄弟中有老年性痴呆症患者，本人患老年性痴呆症的可能性要比无家族史者高出 4 倍。

3.低教育者。文盲或低文化程度是 AD 发病率和患病率高的重要预测因素，早期的文化教育可能通过增强大脑的功能性储备而延缓 AD 临床症状的发生。接受过正规教育的人其发病年龄比未受过教育者可推迟 7～10 年。

4.抑郁。情绪抑郁在伴有认知功能损害中较常见，长期情绪抑郁、离群独居、丧偶且不再婚、不参加社交活动、缺乏体力和脑力活动等社会心理因素也易致阿尔茨海默病。

5.重金属摄入者。随饮食或呼吸进入体内的有害元素比如铜、汞和铝也是阿尔茨海默病的诱因。

6.头部外伤。头部外伤指伴有意识障碍的头部外伤，脑外伤作为 AD 危险因素。

7.其他。女性比男性高。高血压、心脑血管疾病、糖尿病、营养及代谢障碍等疾病与 AD 发生有关。

> 痴呆是指神精退性变、脑血管性病变、感染、外伤、肿瘤、营养代谢障碍等多种病因引起的，以认知功能缺损为主要临床表现的一组慢性临床综合征。

> 阿尔茨海默病的危险因素：
> 1.年龄；
> 2.遗传；
> 3.低教育者；
> 4.重金属摄入者；
> 5.头部外伤；
> 6.其他。

二、病理变化

阿尔茨海默病主要表现为脑细胞的广泛死亡，特别是基底节区的脑细胞，基底节区发出的纤维投射到大脑与记忆和认知有关的皮质，它释放乙酰胆碱。短期记忆的形成必须有乙酰胆碱的参与，AD 患者与正常人相比乙酰胆碱转移酶的含量比正常人减少 90%，胆碱乙酰化酶及乙酰胆碱含量显著减少。阿尔茨海默病病理改变主要为皮质弥漫性萎缩、老年斑（SP）、神经元纤维缠结（NFT）、颗粒空泡变性（GD）、平野小体（HB）、神经元减少，其中最重要的特征性病理改变是：老年斑（SP）神经元纤维缠结（NFT），它是 AD 所特有的病理改变。老年斑又称轴索斑，是神经细胞外的斑块状沉积，其核心含有淀粉样肽，并围绕变性的轴索、树突突起、类淀粉纤维和胶质细胞及其突起。神经元纤维缠结（NFT）是由异常细胞骨架组成的神经元内包涵体，在锥体细胞中呈火舌样，在脑干神经元中呈线球样改变。目前公认的阿尔茨海默病发病机制主要有两种：①AD患者脑内β-淀粉样蛋白过度积聚。由于淀粉样前蛋白的异常导致蛋白成分漏出细胞膜，导致神经元纤维缠结和细胞死亡，基因位于21号染色体；与载脂蛋白E（APO-E4）的基因有关，APO-E4的增多能对抗APO-E2或APO-E3的功能，APO-E4使神经细胞膜的稳定性降低，导致神经元纤维缠结和细胞死亡。

三、临床表现

（一）认知功能减退

1. 记忆障碍。常为痴呆早期的突出症状，最初主要是累及近期记忆，记忆保持困难和学习新知识困难，表现为好忘事，经常丢三落四，特别是对刚刚发生过的事情转眼就忘，似乎事情已完全消失，即使经过提醒也记不起。随着病情进展，远期记忆也受损，不能回忆工作和生活经历，严重时自己的姓名、年龄、职业都不能回忆。

2. 视空间障碍。可早期出现，表现为严重定向力障碍，在熟悉的环境中迷路或不认家门，在房间里找不到自己的床，辨别不清上衣和裤子以及衣服的上下和内外，穿外套时手伸不进袖子；后期连最简单的几何图形也不能描画，不会使用常用物品或工具如筷子、汤匙等，仍可保留肌力与运动协调。

> **临床表现**
> （一）认知功能减退。
> 1. 记忆障碍；
> 2. 视空间障碍；
> 3. 语言功能障碍；
> 4. 失认及失用；
> 5. 人格改变。
> （二）日常生活能力下降。
> （三）精神行为症状。

3. 语言功能障碍。口语由于找词困难而渐渐停顿，使语言或书写中断或表现为口语空洞、缺乏实质词、冗赘而喋喋不休；早期复述无困难，后期困难；早期保持语言理解力，渐渐显出不理解和不能执行较复杂的指令，口语量减少，出现错语症，交谈能力减退，阅读理解受损，朗读可相对保留；最后出现完全性失语。检查方法是让受检者在1min内说出尽可能多的蔬菜、车辆、工具和衣服名称，AD患者常少于50个。

4. 失认及失用。可出现视失认和面容失认，不能认识亲人和熟人的面孔，也可出现自我认识受损。可出现意向性失用，每天晨起仍可自行刷牙，但不能按指令做刷牙动作；不能正确地完成连续复杂的运用动作，如进食、划火柴等。

5. 人格改变。表现为主动性不足，活动减少，孤独，对新环境难以适应，原本沉默寡言的人变得滔滔不绝，原本性格开朗的人变得淡漠少语，情绪大幅度波动，性格变得多疑。怀疑配偶不忠，怀疑儿女不孝，爱与人生气，甚至打架。严重时表现为不安、易激惹或少动，不注意衣着，不修边幅，个人卫生不佳；后期仍保留习惯性自主活动，但不能执行指令动作。行为不顾社会规范。

（二）日常生活能力下降

患者对日常生活活动愈来愈感到困难，洗澡、进食、穿衣或上厕所都可能需要他人帮助才能完成。

（三）精神行为症状

抑郁心境，情感淡漠、焦虑不安、兴奋、欣快和失控等，主动性减少，注意力涣散，白天自言自语或大声说话，害怕单独留在家中，少数患者出现不适当或频繁发笑。部分患者出现思维和行为障碍等,如幻觉、错觉、片段妄想、虚构、古怪行为、攻击倾向及个性改变等;又如怀疑自己年老虚弱的配偶有外遇,怀疑子女偷自己的钱物或物品,把不值钱的东西当作财宝藏匿,认为家人作密探而产生敌意,不合情理地改变意愿;有的老人会把好吃的藏起来,不给家人分享;有的老人不缺钱,但却爱捡破烂,在家里堆满了垃圾;有的老人跟踪到儿女的房间里,窃听甚至窥视别人在做什么;有的出现了幻听幻视,拿着棍子追打自己在幻视中看到的物体。出现持续忧虑、紧张和激惹,拒绝老朋友来访,言行失控等行为。

四、临床特点

AD 起病于 65 岁以后,女性多于男性,起病隐匿,进展缓慢,临床表现为持续进行性的记忆、语言、视空间障碍及人格改变等,轻度的近事遗忘和性格改变是 AD 早期症状,随后智能活动全面下降,导致不能工作和生活不能自理,一般 5～10 年发展为严重痴呆,直至卧床不起,最后因骨折、肺炎、脏器功能衰竭而死亡。

> **临床特点**
> 第一阶段(1～3 年):
> 为轻度痴呆期。AD 早期症状是轻度的近事遗忘和性格改变。
> 第二阶段(2～10 年):
> 为中度痴呆期。表现为远近记忆严重受损。
> 第三阶段(8～12 年):
> 为重度痴呆期。呈全面痴呆状态和运动系统障碍。

第一阶段(1～3 年):为轻度痴呆期。AD 早期症状是轻度的近事遗忘和性格改变。表现为记忆减退,对近事遗忘突出;判断能力下降,患者不能对事件进行分析、思考、判断,难以处理复杂的问题;不能独立进行购物、经济事务等,社交困难;尽管仍能做些已熟悉的日常工作,但对新的事物却表现出茫然难解;情感淡漠,偶尔激惹,常有多疑;时间定向障碍,对所处的场所和人物不能做出定向,对所处地理位置定向困难,复杂结构的视空间能力差;言语词汇少,命名困难;运动系统正常;EEG 和头颅 CT 检查均正常;MRI 显示海马萎缩;PET/SPECT 显示两侧后顶叶代谢低下。

第二阶段(2～10 年):为中度痴呆期。表现为远近记忆严重受损,简单结构的视空间能力下降,时间、地点定向障碍;在处理问题、辨别事物的相似点和差异点方面有严重损害;不能独立进行室外活动,在穿衣、个人卫生以及保持个人仪表方面需要帮助;计算不能;出现各种神经症状,可见失语、失用和失认;情感由淡漠变为急躁不安,常走动不停,可见尿失禁;EEG 显示背景节律缓慢,头颅 CT/MRI 显示脑室扩大和脑沟变宽;PET/SPECT 显示双顶和额叶代谢低下。

第三阶段(8～12 年):为重度痴呆期。为全面痴呆状态和运动系统障碍,患者已经完全依赖照护者,记忆力严重丧失,仅存片段的记忆;智力严重衰退;日常生活不能自理,大小便失禁,运动系统障碍表现为四肢强直或屈曲体位。EEG 显示弥漫性慢波,头颅 C/MRI T 显示脑室扩大和脑沟变宽,PET/SPECT 显示双顶和额叶代谢低下。

五、评估

1. 病史。病史应包括现病史和既往史,伴随疾病、家族史、职业、受教育水平等。现病史:①认知障碍:全面了解各认知域的损害情况,如记忆障碍(近事遗忘、远期事情遗忘、语义性遗忘)、语言障碍(感觉性、运动性、混合性、命名性)、定向障碍(时间、地点、人物)、计算力、判断力等;②日常和社会功能:了解认知障碍是否对患者的社会功能、日常能力、自理能力产生影响；③精神和行为症状：是否伴有精神行为症状和人格改变（如淡漠、退缩、抑郁、激越、游走、睡眠异常、饮食习惯改变、幻觉等）。

2.体格检查。一般查体包括心率、呼吸、血压、面容、皮肤黏膜、头颅、颈部、心脏、肺脏、肝脏、脾脏、四肢及关节等。

神经系统查体应包括意识、高级皮质功能初步检查（理解力、定向力、远近记忆力、计算力、判断力等）、脑神经、运动系统（肌容积、肌张力、肌力、不自主运动、共济、步态）、感觉系统（浅感觉、深感觉、复合感觉）、反射（浅反射、深反射、病理反射）和脑膜刺激征等。神经系统局灶体征包括中枢性面舌瘫、肢体瘫痪、腱反射活跃、病理反射、延髓性麻痹等。

3.认知评估

（1）简易精神状态检查（mini-mental state examination，MMSE）是国内外应用最广泛的认知筛查量表，内容覆盖定向力、记忆力、注意力、计算力、语言能力和视空间能力。蒙特利尔认知评估（Montreal cognitive assessment，MoCA）覆盖注意力、执行功能、记忆、语言、视空间结构技能、抽象思维、计算力和定向力等认知域，旨在筛查 MCI 患者。阿尔茨海默病评估量表认知部分（Alzheimer disease assessment scale-cog，ADAS-cog）由 12 个条目组成，覆盖记忆力、定向力、语言、实践能力、注意力等，可评定 AD 认知症状的严重程度及治疗变化，常用于轻中度 AD 的疗效评估。

（2）记忆力　临床上，记忆评估主要集中于情景记忆，AD 由于海马—内侧颞叶萎缩而损害信息的储存，患者出现严重的情景记忆障碍。对情景记忆的检查主要通过学习和延迟回忆测验，如 Rey 听觉词语学习测验、California 词语学习测验、WHO-UCLA 词语学习测验、韦氏记忆量表逻辑记忆分测验等。

（3）语言　失语是痴呆的常见症状，但不同原因的痴呆其语言障碍的类型和严重程度不同，失语常用的检查方法包括波士顿命名测验（Boston naming test）、词语流畅性测验（verble fluency test），北京大学第一医院汉语失语成套测验（aphasia battery of Chinese，ABC），涵盖语言表达、理解、复述、命名、阅读和书写等 6 项功能，可对失语进行系统评价。

（4）视空间和结构能力　视空间结构技能包含两个方面，一是视知觉，二是空间结构能力。视空间结构功能损害是痴呆的常见症状。视空间结构技能的测验：一种为图形的临摹或自画，一种为三维图案的拼接。常用的测验包括：临摹交叉五边形或立方体、画钟测验、Rey-Osterreith 复杂图形测验、韦氏成人智力量表（WAIS）积术测验等。

4.精神行为症状的评估。精神行为症状指痴呆患者经常出现的紊乱知觉、思维内容、心境及行为等，称为痴呆的精神行为症状（behavioral and psychological symptoms of dementia，BPSD）。常见的表现有焦虑、抑郁、淡漠、激越、妄想、幻觉、睡眠障碍、冲动攻击、行为怪异、饮食障碍、性行为异常等。评估 BPSD 常用阿尔茨海默病行为病理评定量表（the behavioral pathology in Alzheimer disease rating scale，BEHAVE-AD）、Cohen-Mansfield 激越问卷（Cohen-Mansfield agitation inventory，CMAI）和神经精神症状问卷（neuropsychiatric inventory，NPI），通常需要根据知情者提供的信息进行评测。

5.日常能力的评估。日常能力包括 2 个方面：基本日常能力（basic activities of daily living，BADL）和工具性日常生活能力（instrumental activities of daily living，IADL）。前者指独立生活所必需的基本功能，如穿衣、吃饭、如厕等，后者包括复杂的日常或社会活动能力，如出访、工作、家务能力等，需要更多认知功能的参与。评价日常能力应用标准的量表，常用的量表包括阿尔茨海默病协作研究日常能力量表（Alzheimer disease cooperative study ADL，ADCS-ADL）、Lawton 工具性日常活动能力量表（instrumental ADL scale of Lawton）、社会功能问卷（functional activities questionnaire，FAQ）、进行性恶化评分（progressive deterioration scale，PDS）和痴呆残疾评估（disability assessment for dementia，DAD）等。

6. 伴随疾病的评估。共病（co-morbidities）在老年痴呆患者中尤为常见，往往会加重患者的认知及其他功能障碍。心脑血管疾病、感染、抑郁、谵妄、跌伤以及营养不良是痴呆患者常见的共病，临床中使用共病评价量表有助于客观、准确地评估患者共病情况，现有 Barthel 指数（Barthel index，BI）、Lawton and Brody 指数（Lawton and Brody index，LI）、Charlson 指数（Charlson co-morbidity index，CCI；或 Charlson index，CI）已被用于痴呆患者共病评估。

7. 脑脊液检查。AD 患者脑脊液 β-淀粉样蛋白 Aβ42（amyloid beta-proteins 42，Aβ42）水平降低，考虑是由于 Aβ42 在脑内沉积形成老年斑，使脑脊液中 Aβ42 含量相应减少。脑脊液中 Aβ42 降低程度反映 AD 的病理进程，并与老年斑的数量呈正相关。

8. 影像学检查。利用 CT 以及 MRI 神经影像可以具体评估脑萎缩的结构形式，特别是 AD 早期常见的颞叶内侧萎缩，以鉴别各种类型的退行性变所致痴呆。

9. 脑电图。脑电图（electroencephalogram，EEG）检查对于鉴别正常老化与痴呆有一定的实用价值。

六、药物治疗

1. 胆碱酯酶抑制剂。胆碱酯酶抑制剂增加突触间隙乙酰胆碱含量，是现今治疗轻～中度 AD 的一线药物，主要包括多奈哌齐、卡巴拉汀、加兰他敏和石杉碱甲。多奈哌齐、卡巴拉汀、加兰他敏治疗轻～中度 AD 患者改善认知功能、总体印象和日常生活能力疗效确切。有研究证实在 AD 治疗中使用胆碱酯酶抑制剂治疗 1～5 年内，可延缓 AD 认知障碍衰退的进程。

大多数患者对胆碱酯酶抑制剂具有较好耐受性，部分可出现腹泻、恶心、呕吐、食欲下降和眩晕等不良反应。

2. 兴奋性氨基酸受体拮抗剂。AD 患者脑内兴奋性氨基酸含量降低。N-甲基-D-天冬氨酸（N-methyl-D-aspartic acid，NMDA）受体开放是完成记忆—长时程效应的一个重要环节。AD 时 NMDA 受体处于持续的轻度激活状态，导致记忆—长时程效应缺失，认知功能受损。盐酸美金刚是一具有非选择性、非竞争性、电压依从性、中亲和力的 NMDA 受体拮抗剂，美金刚（20mg/d）治疗中、重度 AD 可改善认知功能、日常生活能力、全面能力及精神行为症状，可以选用美金刚或美金刚与多奈哌齐、卡巴拉汀联合治疗。

> **药物治疗**
>
> 　　胆碱酯酶抑制剂：增加突触间隙乙酰胆碱含量，是现今治疗轻～中度 AD 的一线药物。
>
> 　　兴奋性氨基酸受体拮抗剂美金刚（20mg/d）治疗中、重度 AD 可改善认知功能、日常生活能力、全面能力及精神行为症状。

3. 中药。银杏叶制剂或鼠尾萼提取物可能对治疗 AD 有效。

4. 其他药物。维生素 E 与多奈哌齐合用治疗轻度 AD 有一定疗效，联合服用维生素 E、维生素 C 与非甾体类抗炎药,可延缓 AD 患者认知功能下降和降低 AD 发病风险;服用他汀类药物或降低血清胆固醇可能降低 AD 发病率,对 AD 发病有一定预防作用;轻~中度 AD 患者可以选用尼麦角林、尼莫地平、吡拉西坦或奥拉西坦、维生素 E 等作为胆碱酯酶抑制剂、兴奋性氨基酸受体拮抗剂的协同治疗药。

七、护理

个性化护理内容主要包括:认知功能、生活能力、精神症状、躯体健康、生活质量五个方面。痴呆护理的方案制订,需要对患者进行充分的护理评估,并在痴呆护理原则指导下设定内容。完备护理方案还应包括对照料者提供咨询和支持。此外,痴呆患者护理中涉及伦理与法律问题应予以充分重视。

(一)痴呆患者的护理评估

全面评估患者是制订护理计划并给予护理措施的第一步。评估需覆盖患者的整体病情,如意识状态、认知状况、行为症状、精神状况及生活功能,同时还应对患者生活的支持系统和决策能力、主要照料者心理和身体健康,以及患者家庭的文化、信仰、语言、教育情况和家庭决策过程等方面进行评估。评估途径包括询问患者本人、主要照料者、其他亲友等与患者有接触的人。对痴呆患者评估应至少每 6 个月进行一次,详细记录患者以下几方面的变化:

1. 日常生活能力包括进食、洗澡、穿衣、运动能力、如厕、管理财务和就医的能力。

2. 认知功能如记忆力、定向力、计算力、注意力等状况。

3. 精神行为症状如焦虑、抑郁、谵妄、幻觉、脱抑制等。

> 个性化护理内容主要包括:认知功能、生活能力、精神症状、躯体健康、生活质量五个方面。
>
> **痴呆患者的护理评估**
>
> 患者的整体病情,如意识状态、认知状况、行为症状、精神状况及生活功能,同时还应对患者生活的支持系统和决策能力、主要照料者心理和身体健康,以及患者家庭的文化、信仰、语言、教育情况和家庭决策过程等方面进行评估。
>
> **痴呆患者的护理原则**
>
> 1. 护理者应帮助患者、照料者或患者家属;
> 2. 鼓励家属参与支持性团体;
> 3. 应协助照料者或家属为患者构建适宜的生活环境;
> 4. 协助照料者或家属建立辅助支持系统;
> 5. 应充分尊重患者的尊严、隐私;
> 6. 提高患者的自信心和成就感;
> 7. 提供身心统一的整体护理;
> 8. 保持患者与家属之间的亲密关系;
> 9. 注意潜在性的危险和意外。

4. 患者的病情变化如突发的生命指征变化,新发躯体症状以及认知、日常活动能力及行为变化等。

5. 评估患者的居住环境舒适程度及其安全性,了解患者生活习惯、护理需求。

6. 评估患者的决策能力,决定患者是否需要代理人。

7. 评估服药情况和护理的需求,评测是否需要制订临终护理计划。

8. 评估患者的家庭和社会支持系统,确认患者的主要照料者,并对照料者的心理和生理健康也予以评价。

（二）痴呆患者的护理原则

痴呆患者的护理原则是：提高患者的生活质量，延缓病情。具体有：

1.护理者应帮助患者、照料者或患者家属。掌握疾病相关知识和发展规律，提高照料者照顾患者的意愿和对患者的照料能力。

2.鼓励家属参与支持性团体。使患者家庭有足够的心理准备共同参与护理。

3.应协助照料者或家属为患者构建适宜的生活环境。保持物质环境长期稳定，有助于增强患者的安全感和依存性。

4.协助照料者或家属建立辅助支持系统。以帮助患者最大化保留生活能力，如可利用各种提示物增加对患者感官刺激等。

5.应充分尊重患者的尊严、隐私。杜绝一切剥夺、污蔑患者人格的事情发生。

6.提高患者的自信心和成就感。护理中鼓励和赞赏有助于护理者顺利接触痴呆患者，并完成护理计划。

7.提供身心统一的整体护理。多使用肢体语言交流，增进亲和力，同时最好使用非药物方法处理患者的异常行为。

8.保持患者与家属之间的亲密关系。

9.注意潜在性的危险和意外。不要让患者独立外出，以免发生迷路或丢失。

（三）轻度痴呆患者的护理

对于早期痴呆患者应当采取与中、重度痴呆不同的护理方法。在痴呆早期，疾病进展相对缓慢，患者有较多机会改变和保持生活质量、参与治疗计划的制订，对将来生活计划的制订提供意见。应当关注早期痴呆患者的特定需求，帮助建立家庭护理系统，向照料者提供疾病相关知识和信息。回忆治疗、音乐治疗和视频治疗，多种感官刺激等方法可以改善轻～中度痴呆患者生活质量。具体方法包括：

1.躯体锻炼。在患者可耐受的范围内尽量进行关节锻炼，以提高患者的肌力、平衡和协调性。

2.认知治疗。以认知训练和记忆康复为首选。

3.综合的娱乐性治疗（如艺术、写作、参与社交等）。

4.参加支持性小组（持续、非时间限制）。

5.积极改善睡眠。

6.每6个月评估一次患者的驾驶能力。包括在驾驶教练的陪同下上路测试。

7.个性化的活动指导。提高患者的独立性（如电话的使用和兴趣爱好等）。

8.各种提示物的使用。帮助患者维护现存功能。

（四）中度痴呆患者的护理

在痴呆中期，记忆力丧失、语言困难、失认、失用的症状以及计划和决策能力的丧失均有所加重。生活护理尽可能提供舒适环境，并以保证患者安全为第一位。根据评估结果提供个性化护理，定时评估患者的安全和潜在危险，是否存在药物管理不良以及环境威胁如接触火、电等。潜在的危险包括：

1.潜在威胁患者安全的因素。患者可能失去使用工具能力，而烤箱、火炉、咖啡壶、电动工具、割草机等成为潜在威胁患者安全的因素。

2.管理好厨房用具。如刀、叉、剪刀等部分厨房用具应隐藏锁住,当不用烤炉等电器时应关掉电器上的按钮。

3.在患者可视范围内,保证摆放物品对患者安全。

4.在某些区域关掉电、煤气。

5.定期检测电路。防止电线悬挂在空中,在电源插座上应加放电源封口。

6.禁止患者单独外出,以免走失。护理人员应重视与患者的情感交流。运用包括语言、肢体语言和倾听等多种手段与患者沟通,帮助患者建立良好的社会支持系统。继续开展认知训练和躯体锻炼。此阶段虽然精神行为改变较为明显,谨慎使用或不要使用身体约束。

(五)重度痴呆患者的护理

在重度痴呆阶段,患者生活不能自理,移动困难,部分失去认知、理解和语言能力。抑郁、激惹等精神行为问题突出。重度痴呆患者晚期因长期卧床、大小便失禁,容易引起许多并发症,如:泌尿系感染、肺炎、压疮等,并发症是导致患者死亡的主要原因。晚期护理应强调降低并发症,保证营养,预防压疮,防止关节畸形和肌肉萎缩。针对痴呆患者进食障碍或厌食易致营养不良,可使用营养监测量表进行监测,每月一次评估患者营养状况。吞咽障碍患者,进食要预防呛咳和呛噎,或予胃管进食,但胃管可能增加患者肺部感染的机会,因此应当与患者的家属充分讨论。保护患者的皮肤,预防压疮;卧床患者应定时进行肢体关节的被动活动,保持肢体功能位置,防止关节畸形和肌肉萎缩。重度痴呆阶段患者还应和家属充分讨论制订临终护理计划。制定护理方案,应尊重患者与患者家庭的信仰及选择。

(六)对照料者提供咨询和支持

照顾痴呆患者是一项非常辛苦的工作,照料者将承受相当大的体力和精神的压力,甚至个人生活也会因此受到影响,因此对痴呆照料者提供咨询和支持是非常必要的。通过对痴呆照料者进行专业培训,加强他们对痴呆患者护理的能力与技巧,从而有针对性地制订照护计划,提高照护效果,减轻照料者的负担。

1.照料者要学习与患者维持良好的沟通。痴呆患者在不同阶段会表现出交流困难,早期常常表现出找词困难,理解表达速度减慢,主动交流的意愿减退,此时照料者要加强自己倾听和理解的能力,鼓励患者主动表达,并建议患者使用记事本等协助记忆改善交流。当后期患者语言交流能力逐渐下降,无法通过语言进行沟通时,照料者要通过适当的手势、平和的声音、温柔的触摸以及微笑来传递所要表达的信息。

2.建立一个保持患者原有生活习惯的生活环境很重要。有序的生活常规能够避免日常生活出现混乱,使患者有更多的安全保障。在患者尚有判断能力时,可以让患者参与讨论和设计适合他们生活和护理的现行方案或未来方案。

3.照料者要尽量保持患者独立生活的能力。要随时了解、把握和评估患者基本生活能力,尽量维持患者生活能力的独立,尽量减少患者对他人的依赖,不要给予患者过度的照顾,让其独立生活的时间越长越好。

4.要注意帮助患者维持尊严,避免争执,维持幽默感。特别要注意维持住所和生活环境的安全性,确保患者的人身安全。

5.照料者定期的精神健康检查。照料者一方面承担着维系家庭与抚养自己子女的责任,另一方面又承担着照顾痴呆患者的任务,因此在经济上、时间上、体力上长期承受着极大的负担。痴呆患者智能与日常生活能力的逐步减退及精神行为问题的出现,不仅会增加照料者的压力,而且会对照料者的心理健康状况造成一定不良影响。在长期的照料过程中,容易产生哀伤、负罪感、愤怒、困窘、孤独、焦虑、抑郁、躯体不适感等各种心理问题。而照料者负面的生理和心理健康状况将影响对痴呆患者照料效果。因此要关注照料者的生理和心理健康,对照料者进行定期健康检查,向照料者提供必要的支持和帮助。

6. 对照料者的支持包括以下几个方面:

(1)家庭和友邻是最重要的支持来源 当家庭其他成员有能力帮助照料者时,要争取说服或提醒家属帮助分担部分照料者的工作。鼓励照料者经常与朋友或邻居交流照料中遇到的困难和照料心得。照料者应保持与朋友、家人以及患者家属良好的关系,这对照料者是一个非常重要的支持来源。

(2)建立医患联谊会 照料者联谊会等照料者互助团体是另一个对照料者有帮助的资源。

(3)医师、护理人员及其他相关人员需要告诉照料者一些照料中的信息 比如照料者短期休假服务、痴呆患者居家服务、日间照顾中心及护理之家等,并介绍一些合适的资源来帮助照料者。

(4)需要帮助照料者培养学习及如何寻求和获得帮助的能力 让照料者了解个人的能力是有限的,当遭受困扰时,不要归咎于自己或患者能力不足,要认识到这些问题都是疾病发展过程中需要面对的,应努力找出原因,并和朋友、家人或患者家属、邻居、社会服务机构等一起讨论解决的方法。

(5)重视照料者自身的精神状态和躯体状态 照料者应保持良好的精神与躯体健康,以便更好地为痴呆患者提供长期的支持与帮助。鼓励照料者留一点时间给自己,允许照料者阶段性去做一些自己最想做的事情,定期让照料者获得充分的休息。

(七)痴呆中的伦理与法律问题

1. 医护人员应当告知痴呆患者及家属诊断真相 有利于患者寻求有效的治疗并尽早安排今后的生活。帮助患者本人及家属了解痴呆诊断及其含义,患者病情及所处的阶段,并应提供一些对于诊断以及该种疾病的相关知识的资料。要留出足够的时间回答家属们的提问以及表明自己对病情的意见。对于重要的问题要加以重复,同时帮助他们为以后的生活以及诊疗做一些专业的指导。

2. 患者意愿 痴呆患者由于智能衰退将逐渐丧失决策能力。随着疾病的进展,患者的决策权渐渐需要由家属、健康医护人员所替代。在此过程中及时准确评估患者残存的认知和决策能力是非常重要的。在患者尚存较好的决策能力时,应在充分遵循患者本人的意愿基础上,及时协助患者制订并记录今后的生活计划,该计划具有法律效力;在需要征询患者意见时,应将较难的问题转化为简单的问题,以便让患者做出判断。

3. 痴呆的法律问题

(1)患者的能力

痴呆引起的多数法律问题是关于患者的能力。我国司法实践对患有精神发育迟滞和痴呆的公民行为能力、法律能力评定时考虑下列因素:①智力水平。②行为能力。③应当充分尊重患者在有能力表述自己真实意愿时表述出来的意愿。痴呆患者晚期将失去判断力。因此,应尽早与患者讨论法律和财务方面的问题。

2.监护人　由于痴呆的精神症状影响了对行为的实质性理解和辨认能力,为了维护他们的权益,司法鉴定时常评定为无行为能力和部分行为能力的人,并依法为他指定监护人。其监护人通常为其配偶、子女和其他亲属。监护人通常指接受患者财务和法律权力的委托,并能从患者利益出发来做出正确决定的人。

3.驾驶问题　在评估患者的开车能力时,医生应考虑到公共安全和患者的独立能力。诊断确定的痴呆患者不能或应停止驾车。

八、预防

1.社区对早期老年痴呆患者的识别和筛查

社区护理中由于很多人缺乏老年性痴呆患者的相关知识,所以不能及早认识到疾病的发生,大多数就医时已经比较严重。采用痴呆简易筛查量表(BSSD)和改良长谷川式简易智能量表(HDS-R)对社区老人进行老年痴呆的初步诊断,定期筛查及早发现早期患者,做到早发现、早治疗。

2.从痴呆危险因素着手:积极治疗和控制血管危险因素,高血压、糖尿病、高脂血症,改变生活方式,戒烟控酒,使体重保持在理想范围,保持良好的心态。

3.规律运动:可进行快走、慢蹲、走直线、举哑铃、手指操、提足跟、头颈左右旋转等运动刺激神经系统、脑细胞,防止脑细胞退化。

4.鼓励患者多参加学习和力所能及的社会和家庭活动。

5.饮食宣教:摄入足够均衡营养。饮食宜多样化,不宜过饱。多食富含卵磷脂的食物:如大豆类制品和含钙食物,如大豆,豆浆,牛奶;多食鱼类,适量补充鱼油;多食新鲜蔬菜、水果,少食肥肉、动物内脏等高胆固醇、高脂肪食物,保持血管弹性,少食盐和糖,减少铝和铜的摄入。适量坚果如花生、核桃、松子、榛子、葵花籽等含丰富的亚油酸,对神经细胞有保护作用。

(姚玉娟)

第五节　帕金森氏症患者的保健护理

帕金森病(Parkinson's disease,PD)又名震颤麻痹(paralysis agitans),是中老年人常见的中枢神经系统变性疾病。以静止性震颤、运动迟缓、肌强直和姿势步态异常为临床特征。我国65岁以上人群患病率为1000/10万,随年龄增加而升高,男＞女。病因可能为多因素参与,在遗传易感性的基础上,在环境和年龄老化因素作用下,黑质纹状体中多巴胺能神经元大量变性而引发疾病。

一、临床表现

(一)症状和体征

1.多60岁后发病,偶20多岁发病。

2.起病隐袭,缓慢进展,逐渐加重　症状多从一侧上肢开始,逐渐波及同侧下肢、对侧上肢及下肢,常呈"N"字形进展。

> 帕金森病是中老年人常见的中枢神经系统变性疾病。以静止性震颤、运动迟缓、肌强直和姿势步态异常为临床特征。

3.临床三主征:静止性震颤、肌强直、运动迟缓

（1）静止性震颤（tremor）：常为首发症状（60%～70%）。表现为手指、肢体、下颌、唇、舌及颈部的震颤，典型的手指震颤呈"搓丸样"动作。静止时明显，活动时减轻，紧张时加剧，入睡后消失。

（2）肌强直（rigidity）："铅管样强直"、"齿轮样强直"。

临床三主征：静止性震颤、肌强直、运动迟缓

（3）运动迟缓（bradykinesia）：随意运动减少、减慢，患者始动困难和动作执行困难。如起床、翻身、步行、方向变换等运动迟缓，手指精细动作困难。面具脸、写字过小征。姿势步态异常：站呈屈曲体姿；行呈步态异常；转弯呈平衡障碍。走路拖步，步距缩短，行走时上肢摆动消失，慌张步态。

（4）其他症状：①可有自主神经功能障碍和精神障碍。如多汗、流涎、脂颜（oily face）、体位性低血压、顽固性便秘和排尿困难、尿潴留。②轻度认知功能障碍、智力迟钝、痴呆。③神经精神症状、焦虑、抑郁。④睡眠障碍。

（二）实验室及其他检查

血液、CSF 常规化验均无异常；CT：常见基底节区变性、脑萎缩；MRI：可见基底节区铁沉积、脑萎缩、脑梗死等；CT、MRI 均无特异性改变。

二、治疗

（一）药物治疗

1.抗胆碱能药物：可协助维持纹状体的递质平衡，对震颤和强直有一定效果。常用药物有苯海索（安坦）。

2.促多巴胺释放剂：提高突触前神经末梢 DA 合成、储存、释放，减少再吸收和部分抗胆碱能作用。可提高左旋多巴的疗效，且具有神经保护作用，对少动、强直、震颤均能轻度改善。常用药物：金刚烷胺。

3.左旋多巴及复方左旋多巴制剂：提高黑质—纹状体内已降低的 DA 水平。是治疗 PD 的最基本、最重要、最有效药物。常用药物：多巴丝肼（美多巴；左旋多巴/卞丝肼）。

4.多巴胺受体激动剂：疗效不如复方左旋多巴，主张与之合用。常用药物：普拉克索、吡贝地尔。

5.单胺氧化酶 B 抑制剂：通过抑制多巴胺分解代谢，增加脑内多巴胺含量。与复方左旋多巴制剂合用可增加疗效，同时对多巴胺能神经元有保护作用。常用药物：司来吉兰。

6.儿茶酚-氧位-甲基转移酶抑制剂：通过抑制左旋多巴在外周代谢，使血浆左旋多巴浓度保持稳定，并能增加其入脑量。一般与复方左旋多巴制剂合用。常用药物：恩他卡朋。

治 疗

药物治疗

1.抗胆碱能药物：苯海索（安坦）。

2.促多巴胺释放剂：金刚烷胺。

3.左旋多巴及复方左旋多巴制剂：多巴丝肼（美多巴；左旋多巴/卞丝肼）提高黑质—纹状体内已降低的 DA 水平。是治疗 PD 的最基本、最重要、最有效药物。

4.多巴胺受体激动剂：普拉克索，疗效不如复方左旋多巴，主张与之合用。

5.单胺氧化酶 B 抑制剂：司来吉兰通过抑制多巴胺分解代谢，增加脑内多巴胺含量。与复方左旋多巴制剂合用可增加疗效。

6.儿茶酚-氧位-甲基转移酶抑制剂：恩他卡朋通过抑制左旋多巴在外周代谢，使血浆左旋多巴浓度保持稳定，并能增加其入脑量。一般与复方左旋多巴制剂合用。

（二）手术和康复治疗

1.手术治疗：丘脑毁损术、苍白球毁损术、脑深部电刺激、伽马刀治疗。

2.康复治疗：如进行肢体运动、语言、进食等训练和指导，可改善患者生活质量，减少并发症。

三、护理

（一）饮食指导

1.低盐、低脂肪、低胆固醇、适量优质蛋白饮食　PD患者的肌张力明显增高，肢体震颤，能量消耗相对增加，应根据年龄和活动量，保证足够的热量，低盐、低脂肪（以植物油为主，少进动物脂肪）、低胆固醇、适量优质蛋白饮食。多吃新鲜蔬菜、水果和粗纤维物，避免刺激性食物，戒烟酒和槟榔。瓜子、杏仁、芝麻、脱脂牛奶等都富含酪氨酸，可促进脑内多巴胺合成，可以适量补充。

2.饮食宜软、清淡，少量多餐　出现进食困难时应将食物切成小块或研磨，进食糊状食物，给予粗大的汤勺，以便患者易于进食；给予患者充足的进食时间；尽量使用不易打碎的餐具。

3.避免食物噎塞和呛咳　吞咽困难和流口水可以出现在疾病的任何阶段，食物、药片、唾液可在口腔内残留，可能会出现呛咳，造成隐匿性吸入导致吸入性肺炎。指导患者进食时采用坐位或半坐卧位，头稍向前倾，服药时先把药片溶解于水中，用小勺把药送到舌根处，

4.吞咽障碍严重者，可改为鼻饲喂养。

5.饮食不宜过烫，防止烫伤。

（二）用药指导

1.告诉患者本病需要长期或终生服药，要遵医嘱服药，不要自行停药和加服药物。

2.让患者和家属了解药物的用法、注意事项、疗效和不良反应。出现不良反应及时就诊。

（1）抗胆碱能药物：可致口干、视物模糊、便秘、排尿困难、失眠、烦躁不安、幻觉、妄想等。

（2）DA替代治疗药物：应空腹用药，如餐前1h或餐后2h服药；服左旋多巴禁用VB$_6$和酚噻嗪类药物；服

> 用药指导：
> 1.告诉患者本病需要长期或终生服药，要遵医嘱服药，不要自行停药和加服药物。
> 2.让患者和家属了解药物的用法、注意事项、疗效和不良反应。出现不良反应及时就诊。

复方多巴制剂可并用VB$_6$。长期服用复方多巴应预防"长期综合征""开—关现象"（on-off phenomenon)和"剂末恶化"（end of dose deterioration）。

（3）DA能受体激动剂：可致体位性低血压、精神症状、恶心、头痛、口干、转氨酶升高等，进餐时服药可减轻其不良反应，禁与降压药、酚噻嗪类药合用

（4）金刚烷胺：可致失眠、精神症状、消化道反应等，肝、肾功能不全、癫痫，严重胃溃疡者禁用或慎用。

（三）日常生活护理

1.鼓励和指导患者进行自我护理：做自己力所能及的事情，如进食、穿衣、适当活动等，增加独立性，活动关节2~3次/d，加强主动运动。

2.进食:对震颤、动作笨拙者应防止进餐时烫伤,并选用不易打碎的餐具,避免玻璃和陶瓷制品,可用长柄勺或提供适合用手拿取的食物,以方便就餐。

3.洗澡、如厕:在浴室、厕所增设可扶之物,地面须防滑;建议将坐浴与淋浴结合,浴室内安放固定的高脚凳,方便坐着洗澡和穿脱衣服;浴缸处设安全扶手,浴缸底部放上防滑垫。如厕下蹲及起立困难时,应配备高位坐厕。

4.穿衣:衣服尽量选择开衫而不是套衫,隔天尽量把要穿的衣服准备好,尽量选择有拉链或自黏胶带的衣服或鞋子,避免用纽扣。

5.就寝:选用高度适宜的床,置床护栏,对自行起床有困难者,可将床头抬高,在床尾结一个绳子,便于患者牵拉起床。

6.行走:因患者常有起步困难和步行时突然僵住不能动,嘱患者步行时思想要放松,跨大步伐,走时脚要抬高,目视前方;转弯时不要碎步移动,否则易失去平衡;对于智能障碍患者外出要有专人陪护,防止走失、自伤等意外发生。

7.对于出汗多、皮脂腺分泌亢进的患者:要指导其穿柔软、宽松的棉布衣服,经常保持皮肤清洁、干爽,勤换被褥衣服,勤洗澡。

8.居家环境:要求避免室内楼梯、上下有一定落差的门槛,配置手杖、扶手等必要的辅助设施,居室内物品摆放固定、有序,光线充足,灯光避免直射;日常生活用品固定放置于伸手可及的地方。

9.配置牢固、高度适中的沙发或椅:以利患者容易站起或坐下;尽量坐两侧有扶手的坐具,也可将椅子后方提高,使之有一定倾斜度,便于起立。

(四)康复运动护理

康复运动锻炼的目的是防止和推迟关节僵直和肢体挛缩。

1.鼓励患者尽量多参与各种形式的活动 如散步、打太极拳、拉划船器、玩球等,以运动自己的双手或双臂;踩脚踏运动器,做伸背活动,以拉直弯曲的脊柱及放松双肩。

2.当已出现功能障碍或坐起困难时 要有目的、有计划地锻炼;家属要帮助不能自主活动的患者活动关节,按摩四肢,以促进肢体的血液循环,动作要轻柔,避免引起疼痛;过度震颤者应让其坐在椅子上,手抓住椅臂,以稍加控制震颤。

3.步态训练 患者如有小碎步,可穿鞋底摩擦力大的鞋,如橡胶底,使走步不易滑溜。前冲步态时,避免穿有跟或斜跟的鞋,平跟鞋可减慢前冲步态。手杖可帮助患者限制前冲步态及维持平衡。

4.语言训练 寻找僻静处,心情放松,闭目站立,发音尽量拉长,音量尽量放大,反复练习,放声朗读报刊、小说等或多与别人交流,通过长期有效的交流谈话来保持言语功能。

5.面部肌肉训练 为了改善面部表情和吞咽困难现象,协调发音,保持呼吸平稳流畅,要鼓励和指导患者进行面部肌肉的功能训练,如皱眉、鼓腮、噘嘴、龇牙、伸舌、吹口哨等训练和双侧面颊部按摩。

6.对晚期卧床不起的患者,应帮助其勤翻身 在床上多做被动运动,以防止关节固定、褥疮和坠积性肺炎的发生。

(五)心理护理

1.保持良好的心态:告诉患者本病病程长,治疗周期长、进展缓慢,而疗效的好坏常与情绪有关,所以应该保持良好的心态。

2.鼓励患者尽量维持过去的兴趣和爱好,并帮助寻找和培养新的嗜好。

3.强化家庭支持系统:家人应给予更多的关爱,多陪护在身边,适时给予安慰并鼓励做力所能及的事情,及时给予肯定和表扬,树立患者生活的信心。

(六)睡眠障碍的护理

嘱患者白天尽量少睡觉,并进行适当运动。睡眠环境保持安静,病床单元整洁,方便患者入睡。睡前可以选择听轻松的音乐,促进睡眠。建立规律的睡眠习惯,早睡早起。

(七)便秘的护理

便秘是PD最为常见的消化系统非运动症状,严重影响了PD患者的生活质量。指导患者建立好的生活习惯,每天定时上厕所,补充充足的水分。每天进食高纤维食品如芭蕉,并在腹部呈顺时针方向按摩促进肠道运动。遵医嘱准备一些轻泄剂如番泻叶,和润滑肠道的开塞露。指导患者选取对自己有效的改善便秘的药物和食物。

(姚玉娟)

第六节　老年抑郁症患者的保健护理

老年抑郁症是老年期最常见的精神障碍之一,老年抑郁症是指首发于老年期,以持久(至少2周)的情绪低落或抑郁心境为主要临床相关的一种精神障碍。临床以情感低落、思维迟缓、意志消沉"三低"症状为特征。据世界卫生组织统计,抑郁症老人占老年人口 7%～10%,患有躯体疾病的老年人,其发生率可达50%,并随老龄化社会的进

> **老年抑郁症**
> 是指首发于老年期,以持久(至少2周)的情绪低落或抑郁心境为主要临床相关的一种精神障碍。
> 临床以情感低落、思维迟缓、意志消沉"三低"症状为特征。

展日趋上升。抑郁症还因反复发作,使患者丧失劳动能力和日常生活功能,导致精神残疾。抑郁又是自杀的最常见原因之一,所以老年期抑郁症已构成全球性的重要精神卫生保健问题,被世界卫生组织列为各国的防治目标之一。

一、发病因素

老年抑郁症其发病的相关因素与遗传、生物学及心理社会因素有关。

1.遗传因素:调查中发现大约有 40%～70%的患者有遗传倾向。

2.生物学因素:　研究认为抑郁与中枢去甲肾上腺素(NA)、5-羟色胺(5-HT)、多巴胺(DA)等的含量过低及其受体功能低下有关。

3.心理社会因素

(1)老年期一方面对躯体疾病及精神挫折的耐受能力日趋减退,另一方面遭遇各种原因的心理刺激。

(2)亲友亡故、子女分居、地位改变、经济困窘和疾病纠缠等,都给予或加重老年人的孤独、寂寞、无用、无助之感,成为心境沮丧和抑郁的根源。

> **一、发病因素**
> 1.遗传因素:
> 2.生物学因素:
> 3.心理社会因素

（3）社会人口学资料提示，独身、文化程度低、兴趣爱好少、无独立经济收入以及社会交往少的老年人为本病的高危人群。

二、临床表现

早期表现为神经衰弱症状；焦虑恐惧，终日担心自己和家庭将遭遇不幸，大祸临头，搓手顿足，坐卧不安，惶惶不可终日；夜晚失眠。后期表现为抑郁心境。核心是"三低"症状：情感低落、思维迟缓、意志消沉。

1. 抑郁心境　情绪低落、兴趣缺乏、乐趣丧失是抑郁发作的核心症状，对平时感到愉快的活动丧失兴趣或愉快感的一种心境状态。甚至闭门独居、疏远亲友。重度抑郁障碍的老年人特征性表现为清晨情绪低落和症状最重，下午或黄昏症状较轻，所谓"晨重夜轻"的特点。

2. 思维迟缓和妄想症状　表现为主动言语减少，语速减慢，反应迟钝，部分患者可出现妄想症状，大约有 15% 的患者抑郁比较严重，可以出现妄想或幻觉。看见或听见不存在的东西；认为自己犯下了不可饶恕的罪恶，听见有声音控诉自己的不良行为或谴责自己，由于缺乏安全感和无价值感，患者认为自己已被监视和迫害。

3. 意志消沉：抑郁性木僵　自信心下降或自卑，无价值感和内疚感，感到前途黯淡。表现为行为阻滞，通常以随意运动

二、临床表现
1. 抑郁心境
2. 思维迟缓和妄想症状
3. 意志消沉：抑郁性木僵
4. 躯体症状：
（1）疼痛
（2）睡眠障碍
（3）食欲下降
（4）非特异性躯体症状
5. 自杀企图发展成自杀行为
6. 抑郁症性假性痴呆

缺乏和缓慢为特点，肢体活动减少，面部表情淡漠，思维迟缓、内容贫乏、言语阻滞。患者大部分时间处于缄默状态，行为迟缓，重则双目凝视，对外界动向无动于衷。

4. 躯体症状：老年抑郁症患者大多数以躯体症状作为主要表现形式。常见的躯体症状有睡眠障碍、食欲下降、体重减轻、胃肠道不适、便秘、颈背部疼痛、心血管症状等。

（1）疼痛：经常而持续的疼痛，不能完全用生理过程或躯体障碍加以解释。

（2）睡眠障碍：如失眠或睡眠过多，多声称自己入睡困难和噩梦，甚至整夜睡不着觉；有的从睡眠中被叫醒，也不承认自己睡着了。典型的是早醒，早晨两三点醒后，即陷入今天如何过的痛苦绝望之中。

（3）食欲下降：厌食或贪食，伴体重明显减轻。

（4）非特异性躯体症状：常见消化道症状：食欲减退是最常见的，自诉腹部胀满、胃口不好、泛酸水、腹疼、便秘、腹泻、多伴有体重减轻等胃肠功能性紊乱的症状；多诉说心慌气短、恶心、呕吐、胸部憋闷、心前区疼痛、背痛等心脏性神经官能症的心血管症状。神经系统以自主神经紊乱表现，如头痛、头晕、心悸、胸闷、气短、四肢麻木，以及感觉异常。

5. 自杀企图发展成自杀行为：自杀是抑郁症最危险的症状。抑郁症患者由于情绪低落、悲观厌世，严重时很容易产生自杀念头。由于患者思维逻辑基本正常，实施自杀的成功率也较高。据研究，抑郁症患者的自杀率比一般人群高 20 倍。

6. 抑郁症性假性痴呆：认知功能障碍也是老年抑郁常见的症状。80% 患者记忆力减退，类似痴呆表现的占 10%~15%。计算力、记忆力、理解和判断力下降，简易精神状态检查表（MMSE）筛选可呈假阳性，其他智力检查也能发现轻至中度异常。

三、治疗

1.心理治疗。心理治疗在老年期抑郁症治疗中的地位十分重要,常选用支持性心理治疗、认知和行为治疗和家庭治疗等心理治疗方法。

（1）支持性心理治疗　支持性心理治疗又称一般性心理治疗,常用的技术为:①耐心倾听;②解释指导;③导其疏泄;④保证作用,通过保证作用提高患者的信心;⑤鼓励自助,提高自我处理问题的能力;⑥建立和发展社会支持系统,帮助患者去发现和寻找各类可动用的心理社会支持源;⑦对效果予以阶段性评估,并根据评估结果调整实施方案。支持性心理治疗每次需时约 15～50min。

> 四、治疗:
> 1.心理治疗:支持性心理治疗、认知治疗、行为治疗和家庭治疗。
> 2.药物治疗
> 　　选择性 5-羟色胺再摄取抑制剂、三环类抗抑郁剂、5-羟色胺—去甲肾上腺素再摄取抑制剂、肾上腺素能和特异性 5-羟色胺能抗抑郁剂、5-HT 受体拮抗剂。

（2）认知治疗（cognitive therapy）是根据认知过程必然影响情感和行为的理论假设,通过认知和行为技术来改变患者不良认知的一类心理治疗方法。认知治疗的目标是帮助患者重建认知,矫正自身的系统偏见,其中包括对其个体既往生活经历和将来前途作出的种种错误解释和预测。认知治疗的疗程,门诊一般为 15～20 次治疗性会谈,每次 40～60min,持续约 12 周。

（3）行为治疗（behavior therapy）是应用实验和操作条件反射原理来认识和处理临床问题的一类治疗方法。①针对现实目标,强调解决具体问题,也使患者积极面向未来;②主要从行为观察上,需对患者的病理心理及有关功能障碍质量和总体水平进行检查确认,并分析有关影响行为的环境因素;③据此确定旨在改善患者适应功能的操作化目标;④制订分步骤完成的行为干预措施和治疗方案。

（4）家庭治疗　是基于系统论观点来解释和处理家庭成员间相互作用问题的一类心理治疗方法。其目的在于改善患者的心理适应功能,提高家庭和婚姻生活的满意度。治疗中主要是澄清和改变患者的期望值,以及改善家庭成员间相互作用的方式。

2.药物治疗。根据老年人的生理特点,理想的抗抑郁药物应无心脏效应和体位性血压降低效应,镇静作用少,对记忆力和体力无损害。抗抑郁治疗的目的是消除症状、预防复发,提高生活质量,促进健康状况的改善,降低医疗保健费用,降低死亡率。

（1）选择性 5-羟色胺再摄取抑制剂（SSRI）　是目前治疗老年抑郁症优先选择的药物,由于服用大剂量时不良反应轻、安全性高、使用方便、剂量调整范围小,故有很好的依从性。与 TCA 不同,SSRI 对心血管系统的影响很小,抗胆碱能不良反应很弱,不损害认知功能。老年人使用 SSRI 的不良反应有过度抗利尿激素分泌作用、锥体外系不良反应和心动过缓。SSRI 的代表药物有氟西汀、帕罗西汀、西酞普兰、舍曲林和氟伏沙明。

（2）三环类抗抑郁剂（TCAs）　对老年抑郁或重性老年抑郁症有效。老年人对 TCA 的治疗反应和毒性反应均较敏感,TCA 引起的便秘、口干使老年人难以忍受,严重的还会引起肠梗阻、进食减少;TCA 的中枢抗胆碱能不良反应还将导致记忆下降和注意减退,甚至引起谵妄、TCA 的代表药物有米帕明（丙咪嗪）、氯米帕明（氯丙米嗪）、阿米替林及多塞平（多虑平）。

（3）5-羟色胺——去甲肾上腺素再摄取抑制剂（SNRI）和去甲肾上腺素——多巴胺再摄取抑制剂（NDR1）等是较新的抗抑郁药物，如文拉法辛、米塔扎平、布普品等。以米塔扎平为代表的 SNRI 通过增强 NA 能递质系统，增加 5-HT 介导的 5-HT 能递质系统的神经传导而产生临床效果，其不良反应主要与 5-HT 有关且较轻，可自行消失，故易被患者所接受，尤其适用于体弱的老年人，可作为治疗老年抑郁症的一线临床用药。

（4）肾上腺素能和特异性 5-羟色胺能抗抑郁剂（NaSSAs）是具有 NE 和 5-HT 双重作用机制的新型抗抑郁药。米氮平（Mirtazapine）是代表药，其主要作用机制为增强 NE、5-HT 能的传递及特异阻滞 5-HT2、5-HTs 受体，拮抗中枢去甲肾上腺素能神经元突触 az 自身受体及异质受体，本药不良反应较少，无明显抗胆碱能作用和胃肠道症状。常见不良反应为镇静、倦睡、头晕、疲乏、食欲和体重增加。

（5）5-HT 受体拮抗剂：主要有曲唑酮和奈法唑酮两种药。作用机理是阻断 5-HT: 受体，抑制 5-HT 和 NE 的再摄取。它们的疗效与 TCA 的咪帕明及其他老一代抗抑郁药相当。

（6）单胺氧化酶抑制（MAOI）单胺氧化酶抑制剂（MAOI）为代表异丙肼、尼亚酰胺、吗氯贝胺，因不良反应和药物相互作用之故，治疗老年抑郁症现已少用。

抗抑郁治疗分三个阶段：

第一阶段（急性期治疗）：一般指服药治疗的头 3 个月。此期治疗目标是显著改善原有抑郁症状，使患者病情缓解。

第二阶段（持续治疗期）：是急性治疗期后 6 个月。此期治疗目标是巩固原有疗效，避免病情复燃。

第三期（维持治疗）：目的是预防病情复发。

四、识别

老年人具有持续两周以上的抑郁、悲观、焦虑情绪，伴有下述 9 项症状中的任何 4 项以上者，都可能是老年抑郁症。这 9 项症状包括：

（1）对日常生活丧失兴趣无愉快感；

（2）精力明显减退，无原因的持续疲乏感；

（3）动作明显缓慢，焦虑不安，易发脾气；

（4）自我评价过低、自责或有内疚感

（5）思维迟缓或自觉思维能力明显下降；

（6）反复出现自杀观念或行为；

（7）失眠或睡眠过多；

（8）食欲不振或体重减轻；

（9）性欲明显减退。

五、护理

1. 心理护理

（1）阻断负向的思考：抑郁患者常会不自觉地对自己或事情保持负向的看法，应鼓励老人倾诉，协助其确认这些负向的想法并加以取代和减少。帮助患者回顾自己的优点、长处、成就来增加正向的看法。鼓励参与社交活动，减少负向评价，并提供正向增强自尊的机会。

（2）鼓励患者抒发自己的想法：鼓励其内心表达，认真倾听，言语恰当，选择其感兴趣的话题交流。

（3）学习新的应对技巧：为患者创造与人接触的机会，增强社交的技巧。

（4）鼓励子女与老年人同住：子女对于老年人，不仅要在生活上给予照顾，同时要在精神上给以关心，提倡精神赡养。和睦、温暖的家庭和社交圈，有助于预防和渡过灰色的抑郁期。避免或减少住所的搬迁，以免老年人不易适应陌生环境而感到孤独。

> **安全护理**
> （1）识别自杀动向。
> （2）不应让患者单独活动。
> （3）杜绝不安全因素。
> （4）提供安全的环境。
> （5）专人守护。

（5）社会重视：社区应创造条件让老年人进行相互交往和参加一些集体活动，针对老年期抑郁症的预防和心理健康促进等开展讲座，有条件的地区可设立网络和电话热线进行心理健康教育和心理指导。

2. 日常生活护理

（1）保持合理的休息和睡眠：生活要有规律，鼓励患者白天参加各种娱乐活动和适当的体育锻炼；晚入睡前喝热饮、热水泡脚或洗热水澡，避免看过于兴奋、激动的电视节目或会客。创造舒适安静的入睡环境，确保患者充足睡眠时间。

（2）加强营养：饮食方面，既要注意营养成分的摄取，又要保持食物的清淡。多吃高蛋白、富含维生素的食品，如牛奶、鸡蛋、瘦肉、豆制品、水果、蔬菜，少吃糖类、淀粉食物。选择老人喜爱的食物、变换饮食种类、耐心、规劝老人饮食。若患者坚持不吃，或体重持续减轻，则必须采取进一步的护理措施，如喂食、鼻饲、静脉输液等，以维持适当的水分及营养。

（3）增强自理能力：督促、协助自理，重症者做好基础护理。

3. 安全护理

（1）识别自杀动向：能识别自杀动向，如在近期内曾经有过自我伤害或自杀未遂的行为，或焦虑不安、失眠、沉默少语，或抑郁的情绪突然"好转"，在危险处徘徊，拒餐、卧床不起等，给予心理上的支持，使他们振作起来，避免意外发生。

（2）不应让患者单独活动：可陪伴患者参加各种团体活动。

（3）杜绝不安全因素：妥善保管好药物，发药时，应仔细检查口腔，严防藏药或蓄积后一次性吞服造成急性药物中毒。

（4）提供安全的环境：设施要加强安全检查，做好药品及危险物品的保管工作。凡能成为患者自伤的工具都应管理起来。患者住处应光线明亮，空气流通，整洁舒适，墙壁以明快色彩为主，并挂上壁画，摆放适量的鲜花，以利于调动患者积极良好的情绪，焕发对生活的热爱。

（5）专人守护：对于有强烈自杀企图的患者要专人24h看护，不离视线，必要时经解释后予以约束，以防意外。尤其夜间、凌晨、午间、节假日等人少的情况下，要特别注意防范。凌晨是抑郁症者自杀的最危险期，早醒者劝其继续入睡，否则需严加看护。

4. 用药护理

（1）密切观察药物疗效和可能出现的不良反应；

（2）坚持服药：要耐心说服患者严格遵医嘱长期服药，不可随意增减药物，更不可因出现药物不良反应而中途停服。

（姚玉娟）

第七节　骨质疏松症患者的保健护理

骨质疏松症(osteoporosis,OP)是一种退化性疾病,随着年龄增长,患病风险增加。随人类寿命的延长和社会老年化的到来,骨质疏松症已成为人类重要的健康问题。骨质疏松症发病率、致残率、病死率高,是被忽视的公众健康问题。目前我国有 OP 患者(包括骨量减少)8400 万人,占总人口的 6.6%。而且,我国每年因 OP 而并发骨折的发病概率超过 9%,并有逐年增加的趋势。

一、概述

骨质疏松症是一种以骨量低下、骨微结构破坏、导致骨脆性增加、易发生骨折为特征的全身性骨病(WHO)。该病可发生于不同性别和任何年龄,但多见于绝经后妇女和老年男性。骨质疏松症分为原发性和继发性两大类。原发性骨质疏松症又分为绝经后骨质疏松症(Ⅰ型)、老年性骨质疏松症(Ⅱ型)和特发性骨质疏松(包括青少年型)3 种。绝经后骨质疏松症一般发生在妇女绝经后 5～10 年内;老年性骨质疏松症一般指老人 70 岁后发生的骨质疏松;继发性骨质疏松症指由任何影响骨代谢的疾病或药物所致的骨质疏松症;而特发性骨质疏松主要发生在青少年,病因尚不明。骨质疏松的严重后果为发生骨质疏松性骨折(脆性骨折),即在受到轻微创伤时或日常活动中即可发生的骨折。骨质疏松性骨折常见部位是脊柱、髋部、前臂远端,尽早预防可避免骨质疏松及其骨折。

二、骨质疏松的危险因素和风险评估

(一)骨质疏松症的危险因素

1.遗传因素:白种人、黄种人比黑人发生骨质疏松症的几率高,且症状较重;身材矮小的人较身材高大的易发生骨质疏松症。

2.营养不均衡:钙缺乏、膳食钙磷比例不平衡、维生素 D 缺乏、脂肪摄入过多、长期蛋白质摄入不足、微量元素摄入不足、高盐饮食等。

3.内分泌失调:卵巢功能减退、雌激素分泌下降、肾上腺皮质功能亢进、雄激素缺乏、甲状旁腺激素分泌增加、降钙素分泌不足、甲状腺功能亢进和减退、垂体功能紊乱等。

4.年龄和性别:骨质疏松多见于 65 岁以上的老人和绝经后的妇女。

5.不良生活方式:运动过少,特别是户外运动减少。吸烟、酗酒、大量饮咖啡等

6.长期应用糖皮质激素。

> 骨质疏松症是一种以骨量低下、骨微结构破坏、导致骨脆性增加、易发生骨折为特征的全身性骨病。

(二)骨质疏松症的风险评估

1.国际骨质疏松症基金会(IOM)骨质疏松症 1min 测试题(附 1)

2.跌倒及其危险因素(附 2)

三、临床表现

疼痛、脊柱变形和发生脆性骨折是骨质疏松症最典型的临床表现,但许多骨质疏松患者早期常无明显的症状,往往在骨折发生后经 X 线或骨密度检查时才发现有骨质疏松。

1.疼痛。患者可有腰背疼痛或周身骨骼疼痛,负荷增加时疼痛加重或活动受限,严重时翻身、起坐及行走有困难。

2.脊柱变形。骨质疏松严重者可有身高缩短和驼背、脊柱畸形和伸展受限。胸椎压缩性骨折会导致胸廓畸形,影响心肺功能。腰椎骨折可能会改变腹部解剖结构,引起便秘、腹痛、腹胀、食欲减低和过早饱胀感等。

> 疼痛、脊柱变形和发生脆性骨折是骨质疏松症最典型的临床表现。
>
> 骨折常见部位为胸、腰椎,髋部、桡尺骨远端和肱骨近端。

3.骨折。脆性骨折是指低能量或非暴力骨折,如日常活动而发生的骨折为脆性骨折。常见部位为胸、腰椎,髋部、桡尺骨远端和肱骨近端。其他部位也可发生骨折。发生过一次脆性骨折后,再次发生骨折的风险明显增加。

四、诊断

临床上诊断骨质疏松症的完整内容应包括两个方面:确定骨质疏松和排除其他影响骨代谢的疾病。骨密度和骨矿含量测定是骨质疏松症临床诊断以及评价疾病程度客观的量化指标。发生了脆性骨折,临床上即可诊断骨质疏松症。临床上采用骨密度(BMD)测量作为诊断骨质疏松、预测骨质疏松性骨折风险、监测自然病程及评价药物干预疗效的最佳定量标准。

1.骨密度。骨密度是指单位体积(体积密度)或单位面积(面积密度)的骨量,双能 X 线吸收测定法(DXA),DXA 测量值是目前国际学术界公认的骨质疏松症诊断的金标准。DXA 测定:骨密度值低于同性别、同种族正常成年人骨峰值不足 1 个标准差属正常;降低 1~2.5 个标准差为骨量低下(骨量减少);降低程度等于或大于 2.5 个标准差为骨质疏松。符合骨质疏松诊断标准同时伴有一处或多处骨折时为严重骨质疏松。骨质疏松可由

> 骨密度和骨矿含量测定是骨质疏松症临床诊断以及评价疾病程度客观的量化指标。
>
> DXA 测量值是目前国际学术界公认的骨质疏松症诊断的金标准。
>
> 骨密度值低于同性别、同种族正常成年人骨峰值不足 1 个标准差属正常;降低 1~2.5 个标准差为骨量低下(骨量减少);降低程度等于或大于 2.5 个标准差为骨质疏松。符合骨质疏松诊断标准同时伴有一处或多处骨折时为严重骨质疏松。

多种病因所致,在诊断原发性骨质疏松症之前,一定要重视排除其他影响骨代谢的疾病。

2.基本检查项目

(1)骨骼 X 线片:关注骨骼任何影像学的改变和疾病的关系。

(2)实验室检查:血、尿常规;肝、肾功能;钙、磷、碱性磷酸酶、血清蛋白电泳等。原发性的骨质疏松患者通常血钙、磷、碱性磷酸酶值在正常范围,当有骨折时,血碱性磷酸酶值水平有轻度升高。

五、治疗

1. 一般治疗:适当运动,合理膳食,补充钙剂和维生素 D。

2. 对症治疗:疼痛者给予适量的非甾体类镇痛药,如阿司匹林或吲哚美辛;有畸形者应局部固定或采用其他矫形措施防止畸形加剧;有骨折时给予牵引、固定、复位或手术治疗。

3. 特殊治疗

(1)性激素补充疗法:妇女绝经后如无禁忌可应用雌激素替代治疗 5 年。雄激素则可用于男性老年患者。

(2)抑制骨吸收药物:常用制剂有依替膦酸二钠、帕米膦酸二钠和阿仑膦酸二钠。

(3)介入治疗:又称为椎体成形术。适用于有疼痛症状的新鲜或陈旧性骨质疏松性椎体压缩性骨折。

六、护理

骨质疏松及其骨折的治疗和护理,需要投入巨大的人力和物力,费用昂贵,造成沉重的家庭、社会和经济负担。值得强调的是骨质疏松性骨折是可防、可治的,尽早预防可避免骨质疏松及其骨折。普及骨质疏松知识,做到早期诊断、及时预测骨折风险并采取规范的防治措施是十分重要的。骨质疏松的防治参见附 3。

1. 饮食护理:选用富含钙、蛋白质和多种维生素的饮食。主食以米、面、杂粮为主,做到品种多样,粗细合理搭配。副食应多吃含钙和维生素 D 的食物,如奶类、鱼、虾、海产品、豆类及其制品、鸡蛋、燕麦片、坚果类、绿叶蔬菜及水果。

2. 建立健康的生活方式:注意适当户外活动,多晒太阳;少喝咖啡或浓茶;避免酗酒,不抽烟及熬夜。

3. 心理护理:骨质疏松症患者由于疼痛及害怕骨折,常不敢运动而影响日常生活;当发生骨折时,需限制活动。患者自理能力受到影响,因而有情绪低沉、悲观或烦躁、易激怒等负面心理。

> **护理**
>
> 选用富含钙、蛋白质和多种维生素的饮食。
>
> 适当户外活动,多晒太阳。
>
> 心理护理。
>
> 适当运动。
>
> 疼痛的护理。
>
> 钙、维生素 D、抗骨质疏松药物补充。

4. 适当运动:适当运动可增加和保持骨量。根据患者的具体情况制订运动方案,如患者全身骨痛明显,多以散步、太极推手运动为主;腰背疼痛明显,以太极推手运动结合腰背肌肉锻炼;下肢无力抽搐者,短程散步及膝关节屈伸、直腿抬高运动;长期卧床不能行走者,则进行各关节活动度训练、坐立训练。

(1)力量训练:可以增强上臂和脊柱的力量,减慢骨质疏松的进展,如游泳等。

(2)负重的有氧运动:包括散步、跳舞、爬楼梯、太极推手以及园艺劳动等,锻炼下肢及脊柱下部的骨骼,减少骨骼矿物质的流失,它适合患有严重骨质疏松的患者及骨折恢复期的患者,对老年人尤其适用。

(3)柔韧性训练:柔软体操、广播操、太极拳、八段锦、五禽戏、导引功法等体育活动能刺激骨细胞的活动,有利于骨形成。

(4)运动量以身体能适应为原则:由小渐大,防止肌肉、韧带、关节的损伤,以轻度疲劳为限。每次锻炼的时间为 30～40min,3～5 次/周。

5.疼痛的护理

(1)卧床休息:使用硬板床,取仰卧位或侧卧位,休息数天至 1 周。

(2)缓解疼痛:使用骨科辅助物:必要时使用背架、紧身衣等限制脊柱的活动度和给予脊柱支持;物理疗法:局部疼痛可温热敷、按摩,促进血液循环,减轻肌肉痉挛,缓解疼痛;用药护理:进行疼痛评估,按医嘱用止痛剂、肌松剂等。

6.用药护理

(1)钙　我国营养协会制定成人每日钙摄入推荐量 800mg(元素钙)是获得理想骨峰值维护骨骼健康的适宜剂量,如果饮食中钙供给不足可选用钙剂补充;绝经后妇女和老年人每日钙摄入推荐量为 1000mg。目前的膳食营养调查显示我国老年人平均每日从饮食中获得钙 400mg,故平均每日应补充钙剂约 500～600mg。钙摄入可减缓骨的丢失,改善骨矿化。用于治疗骨质疏松症时,应与其他药物联合应用。服用钙剂时要多饮水,以增加尿量,减少泌尿系结石的形成;性激素必须在医生指导下使用,服用雌激素应定期进行妇科检查和乳腺检查,使用雄激素应定期监测肝功能;服用二膦酸盐应晨起空腹服用,同时饮水 200～300mL,服药后半小时内不能进食或喝饮料,也不能平卧,应采取立位或坐位,以减轻对食管的刺激。同时应嘱患者不要咀嚼或吮吸药片,以防发生口咽部溃疡。维生素 D:促进钙的吸收、对骨骼健康、维持肌力、改善身体稳定性、降低骨折风险有益。

(2)维生素 D　维生素 D 缺乏会引起继发性甲状旁腺功能亢进,增加骨吸收,从而引起和加重骨质疏松。成年人推荐剂量 200IU/d;老年人因缺乏日照以及摄入和吸收障碍,故推荐剂量为 400～800IU/d。维生素 D 用于治疗骨质疏松时,剂量应该为 800～1200IU/d,还可与其他药物联合使用。

(3)抗骨质疏松药物　双膦酸盐类(Bisphosphonates)抑制骨吸收;降钙素是一种钙调节激素,能抑制破骨细胞的活性并能减少破骨细胞的数量,从而减少骨量丢失并增加骨量。雌激素类药物能抑制骨转换,阻止骨丢失;甲状旁腺激素(PTH)是当前促进骨形成药物的代表性药物:小剂量的 rhPTH(1～34)有促进骨形成作用。

7.安全指导。加强安全防范指导,如厕、洗澡、起床等站稳后移步;上下楼梯、乘公共汽车时使用扶手;地板保持干燥,穿防滑鞋以防滑倒;少去公众场所以减少碰撞;对行走不稳、下肢肌力较差的老年人备拐杖辅助;改善照明以减少危险因素,防范骨折的发生,对其进行跌倒风险评估,对高危者进行预防跌倒的宣教。

附1

国际骨质疏松症基金会(IOM)骨质疏松症 1min 测试题

1.您是否曾经因为轻微的碰撞或者跌倒就会伤到自己的骨骼?

2.您父母有没有过轻微碰撞或跌倒就发生髋部骨折?

3.您是否经常连续 3 个月以上服用"可的松、泼尼松"等激素类药物?

4.您的身高是否比年轻时降低了 3cm 以上?

5.您经常大量饮酒吗?

6.您每天吸烟超过 20 支吗?

7.您经常腹泻吗?(消化道疾病或肠炎引起)

8.女士回答:您是否在 45 岁以前就绝经了?

9.女士回答:您是否曾经有过连续 12 个月以上没有月经?(除了怀孕期间)

10.男士回答:您是否有过阳痿或性欲缺乏这些症状?

只要其中有一题回答结果"是",即为阳性。

附 2

跌倒及其危险因素

1.环境因素:光线暗、路上障碍物、路面滑、地毯松动、卫生间缺少扶手。

2.健康因素:年龄、女性、心律失常、视力差、应急性尿失禁、以往跌倒史、直立性低血压、行动障碍、药物(睡眠药、抗惊厥药和影响精神的药物等)、久坐、缺乏运动、抑郁症、精神和认知能力疾患、焦急和易冲动、维生素 D 不足[血 25 羟维生素 D<30ng/mL(75nmol/L)]、营养不良。

3.神经肌肉因素:平衡能力差、肌肉无力、驼背、感觉迟钝。

4.恐惧跌倒。

附 3

《国家卫生和计划生育委员会》关于骨质疏松防治的 11 点提示

1.骨质疏松症是可防可治的慢性病。

2.人的各个年龄阶段都应当注重骨质疏松的预防,婴幼儿和年轻人的生活方式都与成年后骨质疏松的发生有密切联系。

3.富含钙、低盐和适量蛋白质的均衡饮食对预防骨质疏松有益。

4.无论男性或女性,吸烟都会增加骨折的风险。

5.不过量饮酒。每日饮酒量应当控制在标准啤酒 570mL、白酒 60mL、葡萄酒 240mL 或开胃酒 120mL 之内。

6.步行或跑步等能够起到提高骨强度的作用。

7.平均每天至少 20min 日照,充足的光照会对维生素 D 的生成及钙质吸收起到非常关键的作用。

8.负重运动可以让身体获得及保持最大的骨强度。

9.预防跌倒。老年人 90% 以上的骨折由跌倒引起。

10.高危人群应当尽早到正规医院进行骨质疏松检测,早诊断。

11.相对不治疗而言,骨质疏松症任何阶段开始治疗都不晚,但早诊断和早治疗会大大受益。

(姚玉娟)

第八节　老年性骨关节炎患者的保健护理

骨关节炎(Osteoarthritis,OA)又称骨关节病、退行性关节病和增生性关节炎等。它是由于关节软骨退化引起的,通常我们所说的骨刺、骨质增生、颈椎病、髌骨软化等都是骨关节炎的范畴。WHO 统计,目前全球人口 10% 的医疗问题源于 OA,骨关节炎是中老年人群中最常见的关节疾病,>60 岁患病率高达 50%,>75 岁患病率高达 80%,致残率高达 53%,OA 已成为老年人致残头号杀手,被称为"不死的癌症"。

一、概述

(一)病因病理

骨关节炎由多种因素(生物力学,生物化学与基因),相互作用引起关节软骨纤维化、皲裂、溃疡、脱失而致的关节疾病。中老年多发,女性多于男性。骨关节炎好发于膝、髋关节、腰椎,特别膝关节是人体负重部位。

骨关节炎病理变化为关节软骨变性破坏、软骨下骨硬化或囊性变、关节边缘骨质增生、滑膜增生、关节囊挛缩、韧带松弛或挛缩、肌肉萎缩无力。

(二)分类

1.原发性骨关节炎:多发生于中老年。病因不明,易患因素有:年龄>55 岁多发;性别:女性多于男性;肥胖;遗传;性激素;环境等。

2.继发性骨关节炎:多发生于中青年。病因与先天性发育异常;关节内骨折,半月板破裂;肢体力线异常(先天、后天);感染性关节炎后继发及骨坏死后继发有关。

二、临床表现

(一)症状和体征

1.关节疼痛及压痛　初期轻/中度间断性隐痛,晚期出现持续性疼痛或夜间痛。关节局部有压痛,伴关节肿胀时尤为明显。

2.关节僵硬　晨僵,活动后缓解,气压低或湿度大时加重,常持续数分至十几分钟,小于 30min。

3.关节肿大　手部关节可出现 Heberden 结节和 Bouchard 结节,部分膝关节也会造成关节肿大。

4.骨摩擦音(感)　多见于膝关节

5.关节无力、活动障碍　行走时软腿或关节绞锁,不能完全伸直或活动障碍。

> **症状和体征**
> 1.关节疼痛及压痛
> 2.关节僵硬
> 3.关节肿大

(二)不同部位的骨性关节炎

1.手:以远端指间关节受累最为常见,表现为关节伸侧面的两侧骨性膨大,称赫伯登(Heberden)结节。而近端指间关节伸侧出现者则称为布夏尔(Bouchard)结节,可伴有结节局部的轻度红肿、疼痛和压痛。第一腕掌关节受累后,其基底部的骨质增生可出现方形手畸形,而手指关节增生及侧向半脱位可致蛇样畸形。

2.膝关节:膝关节受累在临床上最为常见。危险因素有肥胖、膝外伤和半月板切

> 手:以远端指间关节受累最为常见,表现为关节伸侧面的两侧骨性膨大,称赫伯登(Heberden)结节。
>
> 膝关节:疼痛,活动后加重,休息后缓解。严重病例可出现膝内翻或膝外翻畸形。
>
> 髋关节:局部间断性钝痛,随病情发展可成持续性疼痛。
>
> 足距趾关节:疼痛、压痛和骨性肥大、拇外翻等畸形。

除。主要表现为膝关节疼痛,活动后加重,休息后缓解。严重病例可出现膝内翻或膝外翻畸形。

3.髋关节:髋关节受累多表现为局部间断性钝痛,随病情发展可成持续性疼痛。部分患者的疼痛可以放射到腹股沟、大腿内侧及臀部。髋关节运动障碍多在内旋和外展位,随后可出现内收、外旋和伸展受限。

4.脊柱:颈椎受累比较常见。可有椎体、椎间盘以及后突关节的增生和骨赘,引起局部的疼痛和僵硬感,压迫局部血管和神经时可出现相应的放射痛和神经症状。颈椎受累压迫椎-基底动脉,引起脑供血不足的症状。腰椎骨质增生导致椎管狭窄时可出现间歇性跛行以及马尾综合征。

5.足跖趾关节:常有受累,除了出现局部的疼痛、压痛和骨性肥大外,还可以出现拇外翻等畸形。

(三)实验室检查

血常规、蛋白电泳、免疫复合物、血清补体等一般在正常范围。伴有滑膜炎时C反应蛋白(CRP)和血细胞沉降率(ESR)可轻度升高,继发性 OA 患者原发病的实验室检查出现异常。

(四)X 线检查

非对称性关节间隙变窄;软骨下骨硬化和/或囊性变,关节边缘增生和骨赘形成或伴不同程度的关节积液,部分关节内可见游离体或关节变形。

三、诊断标准

(一)膝关节 OA 诊断标准

1.近 1 个月内反复膝关节疼痛

2.X 线片(站立或负重位)示关节间隙变窄、软骨下骨硬化和/或囊性变、关节缘骨赘形成。

3.关节液(至少 2 次)清亮、黏稠,WBC<2000 个/mL。

4.中老年患者(≥40 岁)。

5.晨僵≤30min。

6.活动时有骨摩擦音(感)。

符合以上 1＋2 条或 1＋3＋5＋6 条或 1＋4＋5＋6 条可诊断膝关节 OA。

(二)髋关节 OA 诊断标准

1.近 1 个月反复髋关节疼痛。

2.红细胞沉降率≤20mm/h。

3.X 线片示骨赘形成,髋臼缘增生。

4.X 线片示髋关节间隙变窄。

符合 1＋2＋3 条或 1＋3＋4 条可诊断髋骨关节炎。

四、治疗

治疗的目的在于缓解疼痛、阻止和延缓疾病的发展及保护关节功能。治疗方案应依据每个患者的病情而定。

（一）一般治疗

1. 患者教育：使患者了解本病的治疗原则、锻炼方法，以及药物的用法和不良反应等。

2. 物理治疗：包括热疗、水疗、经皮神经电刺激疗法、针灸、按摩和推拿、牵引等，均有助于减轻疼痛和缓解关节僵直。

3. 减轻关节负荷：保护关节功能：受累关节应避免过度负荷，膝或髋关节受累患者应避免长久站立、跪位和蹲位。可利用手杖、步行器等协助活动，肥胖患者应减轻体重。肌肉的协调运动和肌力的增强可减轻关节的疼痛症状。因此患者应注意加强关节周围肌肉的力量性锻炼，并设计锻炼项目以维持关节活动范围。

> **治 疗**
>
> 1. 患者教育；
> 2. 物理治疗；
> 3. 减轻关节负荷：受累关节应避免过度负荷，膝或髋关节受累患者应避免长久站立、跪位和蹲位。
> 4. 药物：局部外用药和关节腔注射、止痛药、促进软骨恢复的药物。
> 5. 外科手术

（二）药物治疗：非药物治疗无效，应选择药物治疗

1. 局部药物治疗：可有效缓解关节轻中度疼痛，中重度疼痛局部药物与口服非甾体抗炎药（non-steroidal antiinflammatory drugs NSAIDs）联合使用。

（1）局部外用药：制剂有 NSAIDs 乳胶剂、膏剂、贴剂；非 NSAIDs 擦剂，适用于手和膝关节 OA。

（2）关节腔注射：口服药物疗效不显著可联合关节腔注射透明质酸钠类黏弹性补充剂；对 NSAIDs 药物治疗 4～6 周无效的严重 OA 或不能耐受 NSAIDs 药物治疗，患者持续疼痛，炎症明显者，可行关节腔内注射糖皮质激素。

2. 口服药物治疗：

（1）止痛药：对乙酰氨基酚首选。每日最大剂量不超过 4000mg；非甾体抗炎药（NSAIDs）：消炎痛、扶他林等；选择性环氧化酶-2（Cyclooxygenase-2，COX-2）抑制剂：莫比可（美洛昔康）、西乐葆（塞莱昔布）等；其他止痛剂：NSAIDs 无效或不耐受其他镇痛药时可用曲马朵、阿片类镇痛剂、对乙酰氨基酚复方制剂。

（2）促进软骨恢复的药物：如维固力（硫酸氨基葡萄糖）、葡立（氨基葡萄糖）等。

（三）外科手术方法

游离体摘除术；关节清理术；截骨术；关节融合术及关节成形术（人工关节置换术）。

五、护理

（一）疼痛护理

1. 休息与体位。根据患者的全身情况和受累关节的病变性质、部位、多少及范围，选择不同的休息方式与体位。急性期关节肿胀伴体温升高、倦怠等症状时，应卧床休息；帮助患者采取舒适的体位，尽可能保持关节的功能位置，必要时给予石膏托、小夹板固定；为避免疼痛部位受压，可用支架支起床上盖被。急性期后鼓励患者坚持每天定时进行被动和主动的全关节活动及功能锻炼，以逐步恢复受累关节功能，防止关节失用。同时注意加强相邻骨的肌力与耐力锻炼。

2.协助患者减轻疼痛。为患者创造适宜的环境;合理应用非药物性止痛措施:如松弛术、冷敷、热敷等;根据病情使用物理疗法如超短波、红外线等缓解疼痛;遵医嘱用非甾体类抗炎药如布洛芬、阿司匹林、吲哚美辛等。

(二)心理护理

OA 是困扰老年患者的一种常见慢性疾病,其康复治疗需要一个长期而且缓慢的过程,患者易产生紧张、恐惧、焦虑、悲观、抑郁等不良情绪波动。针对个人情况进行疏导,帮助患者接受活动受限的事实,重视发挥自身残存的活动能力,鼓励患者自我护理、参与集体活动,积极配合进行行之有效的关节功能锻炼,以期达到最佳治疗效果。建立社会支持体系,鼓励家属亲友给患者以物质支持和精神鼓励。

> **关节护理**
> 1. 注意保护关节。
> 2. 避免关节受损伤。
> 3. 控制体重,减轻关节负担。
> 4. 关节和肌力训练。
> (1)关节功能训练。
> (2)肌力训练。
> (3)晨僵护理。
> (4)锻炼时机和减少不合理的运动。

(三)饮食护理

注意营养平衡,多食富含胶原蛋白和钙的食品,如牛奶、猪皮、蛋类、豆制品、蔬菜和水果,必要时要补充钙剂,以确保骨关节代谢的正常需要。另外,经常食用生姜、大蒜、洋葱、樱桃、绿茶、甜椒等可有效减轻关节疼痛和肿胀。

(四)关节护理

1.注意保护关节 尽量穿长衣、长裤,也可以带护肘、护膝,防止患处接触凉风,每天可定时进行关节之热敷和按摩,以改善血液循环,减轻关节不适、缓解关节疼痛和肌肉痉挛。

2.避免关节受损伤 避免关节受到反复的冲击或旋转扭伤,避免机械性损伤。避免关节剧烈活动和过度负重,防止关节承受不恰当的重力和暴力,以减少关节的反复损伤,并纠正不良的姿势、体位。

3.控制体重,减轻关节负担 肥胖使骨关节的负荷增加会加速关节间软组织的磨损引发膝关节骨性关节炎的发生,故肥胖者应积极减轻体重。平时生活中应注意减轻关节负重,提东西最好不要超过 3 千克,尽可能避免爬高或搬重物等。可采用手杖、拐杖、助行器等以减少受累关节负重。

4.关节和肌力训练

(1)关节功能训练:关节在非负重位下屈伸活动,保持关节最大活动度。

(2)肌力训练:等长运动,为增强肌力的简便有效运动。如股四头肌等长收缩可采用患者取仰卧位膝关节伸直,绷紧股四头肌 9s,放松 1s,反复做 20min 为 1 次训练,2 次/d。

(3)晨僵护理:晨起后行温水浴,或用热水浸泡僵硬的关节,而后活动关节。夜间睡眠戴弹力手套保暖。

(4)锻炼时机和减少不合理的运动 在急性炎症期,应禁止锻炼,少走多坐。待炎症消退后,尽量选择节奏缓慢、运动量适宜和关节负重小并适合自己的锻炼方式。如游泳、散步、慢跑,避免、减少关节软骨的磨损,不得已上下台阶时最好手扶楼梯或手杖。减少爬楼梯、爬山;避免长时间跑、跳、蹲,不要长时间的低头和弯腰等不合理的运动。

(姚玉娟)

第九节　临终护理

人生都要经历从生到死的过程,死亡作为一种不可避免的客观存在,是每个人都无法抗拒的命运。临终是人生必须面对的阶段,在人生的最后旅途中最需要的是关爱和帮助。

一、概述

(一)定义

1.临终。临终即濒死,指患者在已接受治疗性或姑息性治疗后,虽然意识清醒,但病情加速恶化,各种迹象显示生命即将终结。是医生认为无效治疗时至患者临床死亡的时间。因此,濒死是生命活动的最后阶段。

2.临终关怀。临终关怀是有组织地向临终患者及其家属提供一种全面的照护。包括生理、心理、社会等方面,主要是为临终患者缓解痛苦,使生命得到尊重,症状得到控制,提高生存质量,家属的身心健康得到维护和增强,使患者在临终时能够无痛苦、安宁、舒适地走完人生的最后旅程。

(二)临终关怀的理念

1.以治愈为主的治疗转变为以关怀为主的照护。

2.以延长患者的生存时间转变为提高患者的生命质量。

3.尊重临终患者的尊严和权利。

4.注重临终患者家属的心理支持。

5.提供全面、整体照护。

6.肯定生命的价值并承认这是人生的一部分。

> 临终:临终即濒死,指患者在已接受治疗性或姑息性治疗后,虽然意识清醒,但病情加速恶化,各种迹象显示生命即将终结。
>
> 临终关怀是有组织地向临终患者及其家属提供一种全面的照护,包括生理、心理、社会等方面,主要是为临终患者缓解痛苦,使生命得到尊重,症状得到控制,提高生存质量,家属的身心健康得到维护和增强,使患者在临终时能够无痛苦、安宁、舒适地走完人生的最后旅程。

(三)临终关怀的意义

1.对临终患者的意义:使其生命得到尊重,痛苦得以减少,生命质量得以提高,能无痛苦、安宁、舒适地走完人生的最后一段旅程。

2.对患者家属的意义:减少死者家属的精神痛苦,缩短悲伤过程,使家属的权利和尊严得到保护。

3.对医学的意义:作为一种新的医疗服务项目,是对现行医疗服务体系的补充。

4.对社会的意义:反映人类文化的时代水平,从优生到优死的发展是人类文明的重要标志。

二、临终患者的生理、心理变化及护理

(一)生理变化及护理

临终患者会出现疼痛、呼吸功能减退、循环功能减退、胃肠蠕动逐渐减弱、肌张力丧失、感知觉、意识改变等生理变化。主要的问题是疼痛和呼吸困难。

1.创造良好的居家环境:提供一个安宁、舒适的生活环境,使临终患者乐观地生活。在有条件的情况下选择朝阳的房间作为家庭病房,保持室内空气清新,屋内安装紫外线定时照射消毒,被褥要干净、舒适、整洁,温度为18~22℃,湿度为45。

2.疼痛护理:根据临终患者的具体情况适时评估患者的疼痛程度,从而采取有效的措施减轻患者的痛苦,增加患者的舒适度,提高患者的生存质量。对癌症临终患者,按照国际上通用的三阶段止痛原则进行药物止痛治疗,同时采用包括放松止痛和转移止痛等方式减轻患者疼痛。

3.改善呼吸功能:临终的患者常出现呼吸困难给予低流量低浓度吸氧,可以缓解呼吸困难,同时帮助取适宜的体位。

4.促进患者舒适:尊重患者的意愿,按照患者饮食习惯提供饭菜或经胃管、静脉输入法补充营养。保持口腔清洁,皮肤清洁、干燥。

(二)心理变化及护理

临终患者会经历否认期、愤怒期、协议期、忧郁期、接受期等心理变化。

1.否认期:应尊重其反应,采取理解、同情的态度,认真倾听其感受,坦诚温和地回答患者的询问。经常陪伴在患者身边给予患者温暖和关怀。

2.愤怒期:要理解患者发怒是源于害怕和无助。为患者提供宣泄内心不快的机会,给患者宽容、关爱和理解,尽量满足合理需要,但应预防意外事件的发生。

> **心理变化**
> 1. 否认期。
> 2. 愤怒期。
> 3. 协议期。
> 4. 忧郁期。

3.协议期:应鼓励患者说出内心的感受,积极引导,减轻压力。主动关心患者,使患者更好地配合治疗,以减轻痛苦。

4.忧郁期:应允许患者忧伤、哭泣来宣泄情感。给予患者精神支持,注意安全,预防自杀倾向。注意心理疏导和合理的死亡教育。

5.接受期:主动地帮助患者了却未完成的心愿。尊重患者,加强基础护理。

三、临终患者家属的护理和死亡教育

(一)临终患者家属的护理

临终患者家属会出现失落与悲哀、个人需要的推迟或放弃、家庭中角色与职务的调整与再适应等心理反应。因此应鼓励家属表达情感,指导家属对患者进行生活照顾,满足家属照顾患者的需要。

(二)对临终患者及家属进行死亡教育

1.认识死亡。死亡是人及生物生命的停止,是人生旅途中不可避免、不可逆转的生物学现象;大凡有生命者,都会经过孕育、出生、成长,再进入衰老期,最后便会死去。生的瞬间就含蕴着死的因素,两者是互渗而浑然一体的。

2.平和面对死亡。善于发现临终者生活中的事业、亲情、友情、爱情、人情的闪光之点,称赞临终者的善心善为,点明已品尝的种种人生滋味,告诉其能在死亡来临之际,向亲朋好友告别,向人事间的烦恼告别,毫无恐惧,心安理得,并为自己即将永久地安息和为别的生命之诞生做基础而欣喜,这就达到了生死两相安的最佳境界了。任何人在"生"的阶段时都应

该生机勃勃,奋发努力;而到了死时,则应心安坦然,无所牵挂。

(姚玉娟)

复习题

- -

一、单选题

1.关于老年期运动系统的生理特点,陈述不正确的是　　　　　　　　　　　( )
　　A.肌力和弹性下降　　　　　　　　　B.骨有机物退化
　　C.运动能力下降　　　　　　　　　　D.肢体畸形

2.世界卫生组织对老年人的定义　　　　　　　　　　　　　　　　　　　　( )
　　A.60 周岁　　　　　　　　　　　　B.65 周岁
　　C.70 周岁　　　　　　　　　　　　D.75 周岁

3.关于痴呆综合征哪项是错误的?　　　　　　　　　　　　　　　　　　　( )
　　A.有意识障碍　　　　　　　　　　　B.全面性智能减退
　　C.注意力集中　　　　　　　　　　　D.有消极观念

4.老年性痴呆患者最早的特征性表现是　　　　　　　　　　　　　　　　　( )
　　A.行为改变　　　　　　　　　　　　B.远事遗忘
　　C.近事遗忘　　　　　　　　　　　　D.抑郁

5.老年性痴呆的病理学特征性诊断依据是　　　　　　　　　　　　　　　　( )
　　A.脑神经细胞减少　　　　　　　　　B.脑神经细胞缩小
　　C.老年斑　　　　　　　　　　　　　D.染色体溶解

6.帕金森病患者躯体呈前倾前屈姿势,行走时上肢协同摆动作减少或消失,起步和停下均有困难,
　　步距缩小,这种特殊步态称　　　　　　　　　　　　　　　　　　　　　( )
　　A.醉汉步态　　　　　　　　　　　　B.跨越步态
　　C.划圈步态　　　　　　　　　　　　D.慌张步态

7.面具脸常见于以下哪种疾病的患者?　　　　　　　　　　　　　　　　　( )
　　A.重症肌无力　　　　　　　　　　　B.癫痫
　　C.帕金森病　　　　　　　　　　　　D.脑出血

8.老年人骨质疏松症出现较早的症状是　　　　　　　　　　　　　　　　　( )
　　A.身长缩短　　　　　　　　　　　　B.驼背
　　C.胸廓畸形　　　　　　　　　　　　D.骨痛和肌无力

9.老年骨质疏松症的护理措施哪项正确　　　　　　　　　　　　　　　　　( )
　　A.治疗以药物补充为主　　　　　　　B.注意环境安全,防止跌倒
　　C.豆腐与菠菜同时烹调有利于钙的吸收　D.可早期应用激素类药

10.临终患者临终的主要问题是　　　　　　　　　　　　　　　　　　　　( )
　　A.疼痛　　　　　　　　　　　　　　B.恶心呕吐
　　C.头晕　　　　　　　　　　　　　　D.压疮

11.慢阻肺患者在吸入支气管舒张剂后,如果第 1 秒用力呼气容积占用力肺活量的多少百分比
　　($FEV_1/FVC\%$),则表明存在不完全可逆的气流受限?　　　　　　　　( )
　　A.<70%　　　　　　　　　　　　　B.75%
　　C.<80%　　　　　　　　　　　　　D.<85%

12.对慢阻肺患者的一级预防干预中很重要的措施是　　　　　　　　　　　( )
　　A.注射流感疫苗　　　　　　　　　　B.吸氧

C. 呼吸锻炼　　　　　　　　　　　D. 戒烟

13. 良性前列腺增生导致的严重并发症中,下列哪项发生率最高?　　　　　　　(　　)

　　A. 肾功能不全　　　　　　　　　B. 急性尿潴留

　　C. 尿失禁　　　　　　　　　　　D. 反复尿路感染

14. 轻度下尿路症状的患者,I-PSS 评分是　　　　　　　　　　　　　　　　(　　)

　　A. I-PSS 评分≤7　　　　　　　　B. I-PSS 评分≥8

　　C. I-PSS 评分≥8　　　　　　　　D. I-PSS 评分≤8

15. 通过阻滞分布在前列腺和膀胱颈部平滑肌表面的受体,松弛平滑肌,达到缓解膀胱出口动力性梗阻的作用,此制剂是　　　　　　　　　　　　　　　　　　　　　　　　　(　　)

　　A. 植物制剂　　　　　　　　　　B. 5-α 还原酶抑制剂

　　C. α-受体阻滞剂　　　　　　　　D. 激素

16. 骨质疏松可引致的骨折,下列哪项不是骨折常见部位?　　　　　　　　　　(　　)

　　A. 胸腰段压缩性骨折　　　　　　B. 桡尺骨远端

　　C. 肱骨远端　　　　　　　　　　D. 股骨颈骨折

17. 骨关节炎特别好发于　　　　　　　　　　　　　　　　　　　　　　　　(　　)

　　A. 髋关节　　　　　　　　　　　B. 膝关节

　　C. 胸椎　　　　　　　　　　　　D. 腰椎

二、简答题

1. 试述老年痴呆症的危险因素。

2. 试述老年痴呆症患者的护理原则及轻度痴呆患者的护理。

3. 试述骨质疏松的易发因素。

4. 试述如何做好 COPD 一、二、三级预防。

5. 简述骨关节炎的关节护理。

第十二章　社区常见慢性非传染性疾病患者的保健护理

学习目标

1. 解释慢性病患者的自我管理概念和自我管理的影响因素。
2. 知道慢性患者自我管理的理论基础。
3. 陈述代谢综合征的危险因素及代谢改变。
4. 叙述如何控制代谢综合征危险因素。
5. 叙述高血压、糖尿病、脑卒中、冠心病、恶性肿瘤的危险因素。
6. 明确高血压、糖尿病、脑卒中、冠心病、恶性肿瘤临床特征。
7. 陈述高血压的生活方式干预和明确高血压的药物治疗。
8. 明确糖尿病的药物、营养和运动治疗护理和低血糖的护理。
9. 叙述糖尿病的三级预防。
10. 叙述冠心病的三级预防。
11. 叙述脑卒中的院前处理和健康教育。
12. 陈述恶性肿瘤的预防措施。

慢性非传染性疾病（noninfectious chronic disease，NCDs）通常又称慢性病，指从发现之日起算超过 3 个月的非传染性疾病，起病时间长、缺乏明确的病因证据，一旦发病即病情迁延不愈的非传染性疾病的概括性总称。慢性病主要指以心脑血管疾病（高血压、冠心病、脑卒中等）、糖尿病、恶性肿瘤、慢性阻塞性肺部疾病（慢性气管炎、肺气肿等）、精神异常和精神病等为代表的一组疾病。这些疾病主要由

> 慢性非传染性疾病通常又称慢性病，指从发现之日起算超过 3 个月的非传染性疾病，起病时间长、缺乏明确的病因证据，一旦发病即病情迁延不愈的非传染性疾病的概括性总称。
>
> 与遗传基因变异、年龄、体重超重与肥胖、长期过量饮食、运动量不足、营养失衡、吸烟与饮酒、病毒感染、自身免疫、化学毒物接触、精神紧张、情绪激动及各种应激状态等因素有关，严重威胁人群的健康和生活质量。

与遗传基因变异、年龄、体重超重与肥胖、长期过量饮食、运动量不足、营养失衡、吸烟与饮酒、病毒感染、自身免疫、化学毒物接触、精神紧张、情绪激动及各种应激状态等因素有关，严重威胁人群的健康和生活质量。慢性病有病程长、病因复杂、功能进行性受损或失能，对健康损伤严重和社会危害严重等问题，很难彻底治愈，表现为不可逆性。根据我国死因构成比显示，非传染性疾病导致的死亡约占我国所有死亡的 83%。慢性病已成为影响国民经济发

展的重要的公共卫生问题,加强对患者的管理和康复,做好三级预防。帮助患者稳定病情,尽可能提高健康功能,预防并发症的发生,提高生活质量,减少卫生费用。

第一节　慢性病患者的自我管理

慢性病需要一种与急性病不同的保健模式,慢性病保健模式应重视患者及其家属在管理疾病方面的作用,慢性病患者主动参与慢性病管理的最终目的是提高患者的自我效能,并开展有效的自我管理,慢性病自我管理的实质为通过医患合作、患者互助、自我管理来提高患者对疾病的认识水平,改善患者心理状态,改变患者不良健康行为,促进患者功能恢复。加强医患双方的合作及定期随访,以鼓励和支持患者自我管理。

一、概念

慢性病自我管理(Chronic Disease Self-Management,CDSM)是指用自我管理方法来控制慢性病,即在卫生保健专业人员的协助下,个人承担一些预防性或治疗性的卫生保健活动。通过系列健康教育课程教给患者自我管理所需知识、技能、信心以及和医护交流的技巧,帮助慢性病患者在得到更有效支持的前提下,主要依靠自己解决慢性病给日常生活带来的各种躯体和情绪方面的问题。

Barlow 将自我管理定义为:在应对慢性疾病的过程中发展起来的一种症状、治疗、生理和心理社会变化,以及做出生活方式改变的能力。有效自我管理是为了维持满足的生活质量、个人必须具备能力去监测身体状态,同时还要管理行为的变化以及情感的反应,如抑郁、愤怒等。Corbin 和 Strauss 描述慢性患者自我管理需要

> 慢性病自我管理是指用自我管理方法来控制慢性病,即在卫生保健专业人员的协助下,个人承担一些预防性或治疗性的卫生保健活动。Corbin 和 Strauss 描述慢性患者自我管理需要完成三个方面的任务:疾病的治疗管理;建立和保持在工作、家庭和朋友中的新角色;处理和对疾病所带来的各种情绪。

完成三个方面的任务:疾病的治疗管理,如改变饮食、自我监测(如血糖)等;建立和保持在工作、家庭和朋友中的新角色;处理和对疾病所带来的各种情绪,如愤怒、恐惧、悲伤和挫败感等,因为这些情绪在慢性患者中是普遍存在的。

自我管理是患者处理慢性病所必需的能力,包括对疾病症状的认识、治疗以及生活方式的改变等。有效的自我管理,不仅可以使患者能够了解自己的病情,维持满意的生活质量,还可以对其行为和情绪方面进行有效的调节,促进慢性病患者的自我管理是提高治疗效果的关键。医生和护士对患者自我管理的支持是慢性病管理的重要组成部分,也是社区卫生保健的重要内容,在医生、护士的指导下,与患者协商治疗方案,支持其在日常生活中主要通过自己来管理所患慢性病。一方面需要开展慢性病自我管理健康教育来提高患者自我管理所需的基本知识、技能和自信心,让患者有能力、有信心自己照顾自己;另一方面,通过在政策、技术(培训医生、护士)、环境、资源上支持社区卫生工作,促使医生、护士在日常工作中为患者提供服务,以支持慢性患者进行更好的自我管理。通过对患者自我管理的支持,使初级卫生保健专业人员的角色发生了转变,从单纯的发布信息,转变为帮助患者建立自信心。支

持慢性病患者的自我管理分为 3 种类型,即:医疗管理、角色管理和情绪管理。医生应该为患者自我管理提供更多的支持,包括 3 个方面的内容,即:①构建患者和医生的互动模式,包括制定目标、解决问题的策略;②改革工作体系;③对患者自我管理中存在的问题提供培训教育。

二、慢性病自我管理的必要性

全国疾病监测数据显示,中国人群慢性病死亡人数占死亡比例日趋上升,已成为城乡居民死亡的主要原因,慢性病已成为我国多数地区的主要健康问题,随着我国人口老龄化的加剧,慢性病患病的绝对数和相对数都将日益显著增加,我国慢性患者为数众多、医疗保健服务资源相对不足,必须选择"低水平、广覆盖"的慢性病管理模式。医疗保健系统和医疗保健服务在解决通常都是由于患者的行为和环境的因素作用所致的慢性病问题时,作用有限且费用昂贵;又由于慢性病患者的预防性干预和卫生保健活动通常都必须长期在社区和家里执行,因此,患者及其家庭将不可避免地成为预防和管理慢性病的主要责任承担者,成为慢性病的自我管理者,但是,他们缺乏进行自我管理所需的知识和技能,人们对待慢性病持有不同的态度:一是完全依靠医生,自己对自己的健康不负任何责任。另一种是完全靠自己,根本不去看医生。前者目前没有足够的医务人员来满足为数众多的慢性患者的服务需求;而后者绝大部分患者缺乏自我保健卫生专业知识,不仅不能控制疾病,甚至会引起非常严重的后果。而绝大部分慢性病是不能根治的,医疗服务也只能起到控制或减轻症状、延缓病情发展的作用。所以,通过健康教育项目提高慢性病患者及其家庭的自我管理能力,促进慢性病患者进行自我管理的慢性病自我管理方法在我国已势在必行,慢性病的自我管理一方面教给患者管理其所患慢性病所需的知识和技能,增强患者的自信心,让患者自己承担一部分责任和任务;另一方面教给患者如何更好地与医护人员合作交流,能从医务人员那里得到正确的、合理的、高效率的服务和支持,将患者的自我管理和专业人员的保健服务有机地结合起来,达到有效的慢性病管理的目的。

三、慢性病自我管理模式

(一)自我管理的理论基础

1. 社会认知理论(social cognitive theory)。社会认知理论解释了人们如何获得和维持一定的行为模式,同时也为干预提供了理论基础,较好地描述了生理、社会环境、心理行为因素与健康功能状况的关系,认为个体因素(认知、情绪和生物因素)、环境因素(社会环境和物理环境)和行为三者之间是相互作用、相互影响的,其中自我效能(个体的一个心理认知因素)在决定一个人的健康功能方面最为重要,通过影响健康行为、情绪和态度来影响人体健康状况和生活质量。强调让患者学会怎样确定目标和解决问题,进而提高其完成某项活动的自信心。

2. 自我效能理论(self-efficacy theory)。它是从社会认知理论中独立出来的,是由 Bandura 首次提出的,其核心概念是自我效能,自我效能是人类行为动机、健康和个体成就的一个重要因素。由于绝大多数慢性病都无法通过临床治疗而治愈,需要患者长期承担对自己所患慢性病的自我管理、自我保健任务,患者要能较好地完成此任务,必须首先掌握自我管理的知识、技能和信心,三者缺一不可,具体可通过以下 4 种途径改变。①亲历经验:来自个人的亲身体验,成功的经验可以提高自我效能,反之则会降低;②他人经验:人们通过观察他人的行为而获得间接经验;③言语劝说:通过别人说服性的建议、劝告、引导而改变个体的自我效能;④生理和情绪状态:人们根据自己的生理、心理状态判断自我完成任务的能力。根据自我效能对行为和情绪的影响及提高自我效能,建立慢性病自我管理项目(chronic disease self-management programs)理论框架,并以提高自我效能为中心安排慢性病自我管理健康教育的内容和授课形式,进行慢性病患者管理疾病所需的知识和技能的教育,以适合各种慢性病患者提高自我管理能力,如锻炼、饮食、血糖监测或疼痛的管理等。

3.弗林德斯模式。该理论模式由 Battersby 提出,模式以认知行为疗法理论为基础,包括积极的患者、与医师间互动、协助识别问题、行为干预及激励患者 5 个基本组成部分和了解疾病情况;跟进治疗方案;共同做出决策;监测和管理疾病的症状和体征;日常活动、情绪和社会生活管理;采取健康的生活方式 6 条自我管理基本原则。该模式目前已发展形成了

自我管理的理论基础

1. 社会认知理论:认为个体因素(认知、情绪和生物因素)、环境因素(社会环境和物理环境)和行为三者之间是相互作用、相互影响的,其中自我效能在决定一个人的健康功能方面最为重要。

2. 自我效能理论:其核心概念是自我效能,自我效能是人类行为动机、健康和个体成就的一个重要因素。患者必须首先掌握自我管理的知识、技能和信心。

3. 弗林德斯模式:模式以认知行为疗法理论为基础,包括积极的患者、与医师间互动、协助识别问题、行为干预和激励患者 5 个基本组成部分。

一套对患者自我管理水平评估并最终形成保健计划的评估工具,主要包括:①自我管理能力评估工具,即健康伙伴量表(是由患者进行自我测评的自我管理评估工具)、监测和反应随访量表(采用一系列的开放性问题,从更深层次了解患者的自我管理水平)、问题和目标的评估(从患者角度出发,识别其目前主要的健康问题,评估哪些目标可以通过努力达到)。②保健计划工具:慢性病管理保健计划,整合分析上述 3 个评估工具所获取的信息,确定患者自我管理最终存在的主要问题、相关干预策略、各自责任等。该模式认为患者是最终决策者,而卫生专业人员是服务提供者和指导者。

不同的慢性病自我管理理论模式在其理论和应用方面各有其特色,同时也存在一些不足,要构建适合我国的慢性病自我管理模式需提供促进自我管理的综合干预机制,建立健全网络化的慢性病管理信息系统,促进社区信息资源共享,加速培养慢性病自我管理支持团队的相关人才,为持续性的慢性病自我管理提供支持,定期的监测、随访,充分发挥患者、家庭"隐性保健系统"的作用。

(二)制定自我管理干预措施的目的

1.促进其行为的改变。制定自我管理干预措施的目的不仅是给患者提供信息,更重要的是促进其行为的改变。一些单纯提供信息和知识的自我管理教育对于改善患者自我管理行为收效甚微,如对哮喘患者单纯的教育不能改善患者的健康状况。

2.自我管理的干预措施。应该包括两个重要方面,一方面要让患者学会解决问题的技巧;另一方面措施要涵盖患者生理、社会和情感三个方面。

（三）自我管理的影响因素

自我管理教育效果的影响因素包括：患者的受教育水平、病程长短、病情严重程度、社会支持和自我效能。

1.自我效能。是指个体对自己是否有能力去实施某一行为的期望，是人们对自我行为能力的认知与评价。自我效能的功能主要是调节和控制行为，并通过行为调控对个体的健康结果产生影响。自我效能水平越高，行为的采取、维系和努力程度越高。通过认知行为干预进行自我效能训练，有助于提高患者的自我效能，以提高自我管理行为和健康结果。糖尿病患者的饮食控制和锻炼行为具有决定性的作用。慢性病自我管理健康教育项目能够改善患者的认知性症状，自我管理行为，改善自我效能。如：改善疲劳、气短、疼痛、情绪低落、失能等躯体和精神健康状况，并同时降低看急诊和住院次数。

> **自我管理的影响因素**
>
> 患者的受教育水平、病程长短、病情严重程度、社会支持和自我效能。
>
> 1. 自我效能：是指个体对自己是否有能力去实施某一行为的期望，是人们对自我行为能力的认知与评价。
> 2. 社会支持
> 3. 抑郁

2.社会支持。社会支持是建立在社会网络机构上的各种社会关系对个体的主观和/或客观的影响。社会支持对缓冲社会压力、提高治疗效果、改善预后的作用越来越受到关注，慢性患者常承受巨大的社会心理压力，如高额医药费用、生活方式的改变和社会角色的转变等。社会支持能帮助患者积极应对压力，提高治疗依从性，有效管理疾病，以提高治疗效果和患者的生活质量。

3.抑郁。是慢性患者常见的症状的精神症状，它可以影响患者的合并症、免疫功能和健康状况，降低患者对治疗的依从性。要做好自我管理，必须克服思想上的障碍。

（四）自我管理干预措施的效果评价

干预措施的效果评价可分为患者和卫生服务利用两个方面。

1.患者方面。患者对疾病基本知识的知晓率、自我管理能力、高血压患者血压控制率、糖尿病患者有效控制血糖水平，实验室的评估如生化、脏器功能等也有好转，疲劳、气短、疼痛等躯体健康状况有所改善，自我功能评估如日常生活能力、心理状态评估如抑郁、焦虑、情绪低落等生活质量和行为如锻炼、饮食等都有明显改变。

2.卫生服务利用。包括就诊、看急诊和住院次数有明显降低以及服药的依从性大大提高，医患沟通明显加强。

四、开展慢性病自我管理

慢性病自我管理是强调患者是保健服务的主要承担者，与整个慢性病保健系统融为一体，并以患者自我管理为核心的保健服务的框架。它整合了患者、卫生专业人员、卫生系统及卫生机构的系统，改变社区资源与政策以及更高层次的积极政策及环境。具体如下：

1.患者日常的自我管理。对于许多慢性患者来说，"自我管理是终生的任务"，使每位患者学习自我管理技能，有信心承担日常的疾病管理任务。所有慢性患者面临的三大任务：

（1）所患疾病的医疗和行为管理　如按时服药、加强锻炼、就诊，改变不良饮食习惯。

（2）角色管理 维持日常角色，做家务、工作和社会交往。

（3）情绪的管理 如愤怒、对未来担心、挫折感和偶尔的情绪低落。

2.社区对患者自我管理的支持（家人帮助、病友互助）。

3.医务人员对患者自我管理的支持和随访。能使慢性患者主要依靠自己控制所患疾病，提高生活质量。

4.卫生系统对患者自我管理的支持。动员与利用社区资源，提高慢性病保健服务的质量及效率。

（姚蕴伍）

第二节 代谢综合征患者的保健护理

代谢综合征（metabolic syndrome，MS）是一组以肥胖、高血糖、血脂异常（三酸甘油酯偏高、高密度脂蛋白胆固醇偏低）以及高血压等聚集发病。严重影响人群机体健康的临床症候群，是一组在代谢上相互关联危险因素的组合，这些因素直接促进动脉粥样硬化性心血管疾病的发生，也增加了发生 2 型糖尿病的风险。

> 代谢综合征是一组以肥胖、高血糖、血脂异常（三酸甘油酯偏高、高密度脂蛋白胆固醇偏低）以及高血压等聚集发病。
>
> 危险因素：
> 1.超重和腹部肥胖。
> 2.血脂异常。
> 3.高血压。
> 4.高血糖。

一、危险因素

1.超重和腹部肥胖。中华医学会糖尿病学分会建议的诊断标准（2013 版）认为超重和/或肥胖 BMI$\geqslant$25.0kg/m^2，而中国人更是腹型肥胖，男性腰围$\geqslant$90cm，女性腰围$\geqslant$85cm 诊断腹型肥胖较为合理。

2.血脂异常。主要是高甘油三酯、低高密度脂蛋白，血脂边缘异常和异常是 TC$\geqslant$5.20 mmol/L，LDL-C$\geqslant$3.2 mmol/L 或 TG$\geqslant$1.7 mmol/L，HDL-C$<$1.04mmol/L 标准化患病率已高达 56.2%～76.0%，HDL-C$<$1.04mmol/L 是人群缺血性心血管疾病危险显著增加 50%。

3.高血压。血压不同程度增高，$>$130/85mmHg，或已确认高血压治疗者。

4.高血糖。空腹血糖$\geqslant$6.1mmol/L 或糖负荷后 2h 血糖$\geqslant$7.8 mmol/L 和/或已确诊糖尿病并治疗者。

中华医学会糖尿病学分会建议的诊断标准（2013 版）认为符合上述三项（其中血脂异常 TG$\geqslant$1.7 mmol/L 和 HDL-C$<$1.04mmol/L 各为一项）或更多可确定代谢综合征。

二、代谢综合征危险因素的特点

1.代谢综合征的核心是胰岛素抵抗（insulin resistance IR）。产生胰岛素抵抗的原因有遗传性（基因缺陷）和获得性（环境因素）两个方面。基因缺陷可发生在胰岛素受体和受体后信号转导的各个途径，获得性因素包括胰岛素受体抗体、某些升糖激素、胰岛淀粉样多肽、慢性高血糖、高血脂毒性、生活方式不良以及饮食结构不合理等。胰岛素抵抗即胰岛素促进葡萄糖利用能力的下降，由于葡萄糖利用减少引起血糖水平升高，继而胰岛素代偿性增多，表现为高胰岛素血症。胰岛素抵抗会引起一系列的后果。

(1)对重要器官产生损害　胰腺也是胰岛素抵抗受累的主要器官。为了代偿对胰岛素需求增加,胰岛素分泌也相应增加。在这种应激状态下,存在糖尿病遗传易感因素的个体胰腺β-细胞的凋亡速度就会加快,非常容易出现高血糖,发展为临床糖尿病。胰岛素抵抗同时启动了胰岛细胞上的一系列炎症反应。高糖毒性和脂毒性都对β-细胞造成明显的损害。

(2)胰岛素抵抗会启动一系列炎症反应　胰岛素抵抗个体其炎症因子标记物,如 C 反应蛋白(CRP)和细胞因子白介素 6(IL-6)水平会明显升

> 代谢综合征危险因素的特点:
> 1.代谢综合征的核心是胰岛素抵抗。
> (1)对重要器官产生损害。
> (2)启动一系列炎症反应。
> (3)出现高凝状态。
> 2.肥胖　肥胖是多种疾病的危险因素,引起血脂异常、高血压、2 型糖尿病、睡眠呼吸暂停、高尿酸血症、痛风等。
> 3.血脂高　血脂异常作为脂质代谢障碍的表现,对健康的损害则主要在心血管系统,导致冠心病及其他动脉粥样硬化性疾病。
> 4.高血压　高血压与高钠、低钾膳食、超重和肥胖、饮酒、遗传、精神紧张等因素有关。

高。胰岛素抵抗还通过对内皮功能的损害,加速动脉粥样硬化的进程。胰岛素抵抗个体的内皮功能障碍表现为黏附因子增多、平滑肌细胞增生以及血管扩张功能下降,这一系列改变是促进动脉粥样硬化形成的重要因素。

(3)胰岛素抵抗还引起凝血和纤溶状态的失衡,出现高凝状态　由于纤维蛋白原、纤溶酶原激活剂抑制因子 1(PAI-1)水平明显增加,一旦体内发生血液凝固,患者不能正常启动纤溶过程,极易造成血栓的形成。

2.肥胖。肥胖是多种疾病的危险因素,引起血脂异常、高血压、2 型糖尿病、睡眠呼吸暂停、高尿酸血症、痛风等。内脏脂肪堆积是代谢综合征的重要特征,也是导致胰岛素抵抗的主要原因。目前认为内脏脂肪含量受遗传因素的影响,在内脏脂肪堆积的个体中,首先受累的脏器是肝脏。过多游离脂肪酸的沉积即可导致脂肪肝,并会引起肝酶水平升高,甚至肝脏结构的改变。游离脂肪酸和某些脂肪所释放的分子是引发胰岛素抗阻现象,同样脂肪在胰腺堆积后可造成 β 细胞功能障碍。代谢综合征患者血浆 PAI-1 活性明显增高,而 PAI-1 的活性与血浆免疫反应性胰岛素水平明显相关,胰岛素抵抗与高胰岛素血症时胰岛素和胰岛素原可使 PAI-1 水平增高。纤维蛋白原和 PAI-1 可共同导致高凝状态,促使心脑血管疾病的发生与发展。

3.血脂高。血脂异常作为脂质代谢障碍的表现,对健康的损害则主要在心血管系统,导致冠心病及其他动脉粥样硬化性疾病。TC 是指血液中各脂蛋白所含胆固醇之总和。影响 TC 水平的主要因素有:

(1)年龄:TC 水平常随年龄而上升,但到 70 岁后不再上升甚或有所下降;长期高胆固醇、高饱和脂肪酸摄入可造成 TC 升高。遗传因素与脂蛋白代谢相关酶或受体基因发生突变,是引起 TC 显著升高的主要原因。

(2)TG:临床上所测定的 TG 是血浆中各脂蛋白所含 TG 的总和。TG 水平也受遗传和环境因素的双重影响,同一个体的 TG 水平受饮食和不同时间等因素的影响较大。TG 轻至中度升高常反映 CM 和 VLDL 残粒增多,这些残粒脂蛋白由于颗粒变小,可能具有直接

致动脉粥样硬化作用。大部分血清 TG 升高主要见于糖尿病和代谢综合征。

（3）LDL：LDL 是致动脉粥样硬化的基本因素。LDL 通过血管内皮进入血管壁内，在内皮下滞留的 LDL 被修饰成氧化型 LDL（Ox-LDL），巨噬细胞吞噬 Ox-LDL 后形成泡沫细胞，后者不断地增多、融合，构成了动脉粥样硬化斑块的脂质核心。

（4）HDL：HDL 被视为是人体内具有抗动脉粥样硬化的脂蛋白。因为 HDL 可将泡沫细胞中的胆固醇带出来，转运给肝脏进行分解代谢。HDL 还可能通过抗炎、抗氧化和保护血管内皮功能而发挥其抗动脉粥样硬化作用。严重营养不良者、肥胖者 HDL-C 也多偏低。吸烟可使 HDL-C 下降；高甘油三酯血症患者往往伴有低 HDL-C。非 HDL-C 是指除 HDL 以外其他脂蛋白中含有胆固醇的总和，主要包括 LDL-C 和 VLDL-C，非 HDL-C 可作为冠心病及其高危人群防治时降脂治疗的第二目标。轻度高血脂通常没有任何不舒服的感觉，较重的会出现头晕目眩、头痛、胸闷、气短、心慌、胸痛、乏力、口角歪斜、不能说话、肢体麻木等症状，最终会导致冠心病、脑中风等严重疾病，并出现相应症状。

4.高血压。高血压与高钠、低钾膳食、超重和肥胖、饮酒、遗传、精神紧张等因素有关。50％的高血压患者有胰岛素抵抗，有胰岛素抵抗者高发高血压，胰岛素抵抗是高血压遗传因素致高血压的重要原因，这种遗传的胰岛素抵抗在后代亲属产生高血压可能需要其他辅助的遗传或环境因子。高血压对心血管的危害是冠心病：心绞痛、心肌梗死；脑血管病：脑出血、缺血性脑卒中、短暂性脑缺血发作；还可引起高血压危象或高血压脑病并发症。

三、代谢综合征的防治和护理

根据中华医学会糖尿病学分会建议的诊断标准（2013 版），防治代谢综合征的目标是预防心血管疾病和 2 型糖尿病的发生，对已有心血管疾病者则预防心血管事件再发。积极持久生活方式治疗是达到上述治疗的重要措施，原则上包括治疗性生活方式改变及针对性药物治疗。

（一）治疗性生活方式改变

为治疗 MS 的根本和首要措施是强调治疗性生活方式改变（therapeutic life style change，TLSO），主要包括控制摄入热量与营养成分、控制体重和减肥、增加运动、戒烟。饮食和运动治疗的目的是通过能量摄入小于消耗的负平衡来有效降低体重。

1.建立良好的饮食行为习惯。限制总热量摄入，摄入热量中度减少。控制总热量的基础上注意营养素的合理搭配，饮食结构合理可提高胰岛素的敏感性。合理膳食主要指低脂、低盐、低饱和脂肪酸、低胆固醇饮食，以谷物及纤维素食物为主，不饱和脂肪酸代替饱和脂肪酸或反式脂肪酸，尽量避免进食煎、炸食品，减少简单碳水化合物（如水果、果汁、蔗糖、糖浆、蜂蜜、麦芽糖）摄入，而增加复合碳水化合物（如谷物、薯类、大豆、麦片）摄入，选择富含膳食纤维的食物（如蔬菜、粗粮、杂粮）。避免暴饮暴食或极端膳食，避免狼吞虎咽式地进食。每日 3 餐定时定量，早饭要吃，晚饭避免过饱，晚餐不要超过总食量的 30％，早餐至少达到 35％。酒精能损害肝脏，继而可致胰岛素抵抗。因此要限制饮酒量，每日酒精摄入量男性不应超过 25g，女性不应超过 15g。

2.建立良好的运动行为习惯。避免久坐少动，增加运动，减轻体重，调节血压和血脂，增加胰岛素的敏感性，促进葡萄糖的利用。掌握好运动强度、运动频率、运动持续时间、运动方式等。运动强度应该是渐进式的。长时间低强度的运动有助于增加瘦体质，减少体内脂肪堆积;运动为每天持续 60min,开始可每周 2～3 次中强度有氧运动,以后逐渐增加至每周 5 次以上。同样的运动项目和强度,下午或晚上要比上午多消耗 20% 的能量,所以运动时间最好选在下午或晚上;运动方式应进行有氧运动,有氧运动能减轻体重,降低肥胖者的血脂水平,提高对胰岛素的敏感性。常见的有氧运动为快走、慢跑、登楼、骑自行车、跳绳、各种球类运动、游泳等。不吸烟,吸烟可导致 IR,是糖尿病患者早期死亡的主要原因之一。

(二)控制各项代谢危险因素

1.控制体重。减轻体重的切实目标为一年内体重减轻约 7%～10%,体重指数(BMI)和腰围达到正常。当体重减轻后,血清胰岛素水平降低,胰岛素敏感性提高,是缓解胰岛素抵抗最有效的方法。控制体重主要是饮食调节和体育运动,还可药物减肥。药物以肠道脂肪酶抑制剂奥利司他、抑制中枢对 5-羟色胺-去甲肾上腺素再摄取抑制剂西布曲明,以提高饱食感而减少摄食,减少脂肪吸收的药物如赛尼可。

2.血脂异常的控制

(1)降低饱和脂肪酸及胆固醇摄入 在改善生活方式(饮食、运动、控制体重)及控制高血糖的基础上降低饱和脂肪酸及胆固醇摄入。饱和脂肪酸增加 IR,增加糖尿病的危险性;单不饱和脂肪酸增加胰岛素的敏感性,降低糖尿病的危险性,降低 TG 和 LDL-C,ω-6 多不饱和脂肪酸增加胰岛素的敏感性,ω-3 多不饱和脂肪酸降低血脂,降 TC、TG、LDL、VLDL,升高 HDL。作用:①减少脂肪的吸收,抑制体内脂肪酸的合成;②EPA、DHA 等 PUFA 进入细胞后竞争抑制花生四烯酸(AA)代谢,减少血小板生成和释放,促进胰岛素的分泌,延缓其降糖效果,降低高血压,抑制血栓性疾病。

(2)我国人群的血脂合适水平(表 12-1)

> **控制各项代谢危险因素**
>
> 1.控制体重:一年内体重减轻约 7%～10%。
>
> 2.血脂异常的控制:在改善生活方式(饮食、运动、控制体重)及控制高血糖的基础上降低饱和脂肪酸及胆固醇摄入。
>
> 调脂药物应用:血脂异常的控制,要求达到总胆固醇 < 4.16mmol/L, LDL-C < 2.6mmol/L, TG<1.7mmol/L, HDL-C>男性 1.04mmol/L(女性≥1.3mmol/L)。
>
> 3.控制高血压:对高血压代谢综合征者应加强控制血压,并且降糖、调脂和减肥。
>
> 4.控制高血糖:改善生活方式及某些药物可以减轻空腹血糖受损发展为糖尿病的危险。要求空腹 BG < 6.1mmol/L,餐后 2hBG < 7.8mmol/L,糖化血红蛋白<7.0%。

表 12-1 血脂水平分层标准

分 层	TC	LDL-C	HDL-C	TG
合适范围	<5.18 mmol/L (200 mg/dl)	<3.37 mmol/L (130 mg/dl)	≥1.04 mmol/L (40 mg/dl)	<1.70 mmol/L (150 mg/dl)
边缘升高	5.18～6.19 mmol/L (200～239 mg/dl)	3.37～4.12 mmol/L (130～159 mg/dl)	≥1.55 mmol/L (60 mg/dl)	1.70～2.25mmol/L (150～199mg/dl)
升高	≥6.22 mmol/L (240 mg/dl)	≥4.14 mmol/L (160 mg/dl)		≥2.26 mmol/L (200 mg/dl)
降低			<1.04 mmol/L (40 mg/dl)	

(3)调脂药物应用：血脂异常的控制，要求达到总胆固醇＜4.16mmol/L，LDL-C＜2.6mmol/L，TG＜1.7mmol/L，HDL-C＞男性1.04mmol/L（女性＞1.3mmol/L）。甘油三酯（TG）＞5.6mmol/L时，应首先降低其水平，选用纤维酸衍生物，即贝特类药物，先治疗为LDL-C达标，次要目标为非HDL-C达标，但TG极高者应降TG以防急性胰腺炎发作，大剂量的他汀类适合于同时伴高LDL-C者。升高高密度脂蛋白（HDL-C），可用烟酸或纤维酸类。①他汀类：胆固醇升高为主的首选羟甲基戊二酰辅酶A还原酶抑制剂（hydroxy methylglutaryl coenzyme A reductase inhibitor，HMG-CoA），还原酶抑制剂对LDL-C的降低作用最强，TC次之，降TG作用很弱；他汀类药物还能改善血管内皮功能，抑制血管平滑肌细胞的增殖和迁移，减少动脉壁巨噬细胞及泡沫细胞的形成，降低血浆C反应蛋白，抑制单核细胞-巨噬细胞的黏附和分泌功能，抑制血小板聚集。并且不良反应较少而轻，大剂量应用时患者偶可出现胃肠反应、肌痛、皮肤潮红、头痛等暂时性反应；②贝特类：氯贝特（Clofibrate）主要是通过抑制腺苷酸环化酶，使脂肪细胞内cAMP含量减少，肝脏极低密度脂蛋白（VLDL）合成及分泌减少。同时使脂蛋白脂酶的活性增强，加速VLDL及TG的分解代谢，使血中VLDL、TG、LDL-C及TC的含量减少；③胆酸隔置剂：考来烯胺或考来替哌，在肠道内能与胆酸呈不可逆结合，因而阻碍胆酸的肠肝循环，促进胆酸排出，阻断胆汁酸中胆固醇的重吸收。同时肝内胆酸合成增加，肝细胞内游离胆固醇含量减少，使肝细胞表面LDL受体表达，加速血浆LDL分解代谢，使血浆胆固醇和LDL-C浓度降低；④烟酸类药物：烟酸的降脂作用机制尚不十分明确，可能与抑制脂肪组织中的脂解和减少肝脏中VLDL合成和分泌有关。此外有加速脂蛋白中甘油三酯的水解，因而降低TG的作用明显。烟酸还具有降低胆固醇和升高HDL-C的作用。

3.控制高血压。对高血压代谢综合征者应加强控制血压，并且降糖、调脂和减肥。高胰岛素使肾小管对钠、水的重吸收增加，血管对血管紧张素Ⅱ的反应增高，胰岛素使交感神经活性增高，因此，要求糖尿病患者血压控制在＜130/80mmHg以下，非糖尿病患者血压控制在＜140/90mmHg以下。控制高血压采用生活方式干预降低血压和心血管的危险，以减少钠盐摄入，增加钾盐摄入，控制体重，不吸烟，不过量饮酒，定期的体育锻炼，减轻精神压力，保持心理平衡等措施；药物治疗应遵循小剂量开始，优先选择长效制剂，联合应用及个体化4项原则。常用的抗高血压药物包括钙通道阻滞剂、血管紧张素转换酶抑制剂（ACEI）、血管紧张素受体阻滞剂（ARB）、利尿剂和β-受体阻滞剂五类，以及由上述药物组成的固定配比复方制剂。

4.控制高血糖。改善生活方式及某些药物可以减轻空腹血糖受损发展为糖尿病的危险。要求空腹BG＜6.1mmol/L，餐后2h BG＜7.8mmol/L，糖化血红蛋白＜7.0%。对MS患者的血糖受损重点为改善生活方式。MS患者大多有胰岛素抵抗，可试用胰岛素增敏剂（噻唑烷二酮类药物，TZDs）能促进胰岛素介导的葡萄糖利用，改善胰岛素抵抗，持续有效控制血糖、降低血压、改善脂质代谢异常、降低微量白蛋白等。二甲双胍适用于糖耐量受损者及早期2型糖尿病。

5.控制炎症。降低饱和脂肪酸及胆固醇摄入研究发现，低度炎症反应参与代谢综合征的发病，许多炎症因子如白介素6、白介素1、肿瘤坏死因子-α及C反应蛋白等对心血管有损害作用，其中高敏C反应蛋白（hs-CRP）与MS的关系尤为密切。CRP是胰岛素抵杭、DM和心血管疾病的独立危险因子。对低度炎症反应，主要通过调脂来抑制低度炎症反应。

停止吸烟,锻炼身体,控制饮食和减轻体重,则可使 CRP 水平下降。

为了降低心血管疾病和 2 型糖尿病发生的危险,阻止疾病进展,TLSC 和药物干预并用,即 ABCDE 系统,A——Aspirin(阿司匹林),ACEI(血管紧张素转换酶抑制);B——β-blocker(β 受体阻滞剂),Blood pressure lowering(降血压);C——Cholesterol lowering(降胆固醇),Cigarettes quitting(戒烟);D——Diabetes control(控制糖尿病),Diet(合理饮食);E——exercises(有氧代谢运动),Education(患者教育)。

(三)护理干预的实施

1 资料收集　询问病史,收集患者年龄、性别、文化程度、身高、体重、血糖、血脂等资料。

2.评估　评估患者存在的健康问题,有无肥胖或超重、不良饮食习惯、缺乏运动、吸烟、酗酒等,对 MS 了解程度。

3.健康教育　健康教育是防治 MS 的根本措施,采取综合教育措施,提高 MS 高危人群的防范意识,以了解 MS 的高危因素、患病率、危害和日常生活中的注意事项,提高患者防范的自觉性。

4.积极持久生活方式治疗　合理饮食,适当运动,戒烟限酒,规律生活。

5.与医师、营养师共同制定　制订干预健康计划及目标,实施干预措施,给予饮食、运动、用药指导,通过自我监测手段控制行为。

6.分阶段实施效果的评价。

(姚蕴伍)

第三节　高血压患者的保健护理

高血压是最常见的心血管疾病,高血压可分为原发性和继发性两大类。原发性高血压(primary hypertension),又称高血压病,系指病因不明的、以体循环动脉血压升高为主要表现的临床综合征,占高血压总数的 95％以上;另有不足 5％的患者,其血压升高是由于某些疾病而导致的临床表现,称为继发性高血压。2011 年中国心血管病报告全国心血管病患者数已达 2.3 亿,其中高血压 2 亿,每 10 个成年人中有 2 人患有高血压,全国每年 350 万人死于心血管病,一半以上与高血压有关。我国高血压患者总体的知晓率、治疗率和控制率明显较低,分别低于 50％、40％和 10％。

一、危险因素

原发性高血压的病因和机制尚不完全清楚,研究表明与遗传、肥胖、精神紧张、摄盐过多等因素有关。我国人群高血压发病的重要危险因素如下:

1.高钠、低钾膳食　人群中,钠盐(氯化钠)摄入量与血压水平和高血压患病率呈正相关,而钾盐摄入量与血压水平呈负相关。膳食钠盐摄入量平均每天增加 2g,收缩压和舒张压分别增高 2.0mmHg 和 1.2mmHg。高钠、低钾膳食是我国大多数高血压患者发病最主要的危险因素。

> **危险因素**
> 1. 高钠、低钾膳食。
> 2. 超重和肥胖。
> 3. 饮酒。
> 4. 精神紧张。
> 其他危险因素。

2.超重和肥胖　人群中体重指数(BMI)与血压水平呈正相关。BMI≥24 kg/m 者发生高血压的风险是体重正常者的3~4倍。腹部脂肪聚集越多,血压水平就越高。超重和肥胖将成为我国高血压患病率增长的又一重要危险因素。

3.饮酒　过量饮酒是高血压发病的危险因素,人群高血压患病率随饮酒量增加而升高。虽然少量饮酒后短时间内血压会有所下降,但长期少量饮酒可使血压轻度升高;过量饮酒则使血压明显升高。如果每天平均饮酒>3 个标准杯(1 个标准杯相当于12g 酒精,约合360g 啤酒,或 100g 葡萄酒,或 30g 白酒),收缩压与舒张压分别平均升高 3.5mmHg 与 2.1mmHg,且血压上升幅度随着饮酒量增加而增大。

4.精神紧张　长期精神过度紧张也是高血压发病的危险因素,长期从事高度精神紧张工作的人群高血压患病率增加。

5.其他危险因素　高血压发病的其他危险因素包括缺乏体力活动等。除了高血压外,心血管病危险因素还包括吸烟、血脂异常、糖尿病、肥胖等。

二、临床特征

1.临床表现。高血压病一般起病缓慢,部分患者无症状,仅在偶测血压或普查时发现,一般可有头晕、头痛、头胀、颈项扳紧、耳鸣、眼花、心悸、失眠等症状,多于情绪波动、精神紧张或劳累后出现,随着病情的发展,血压升高逐步明显而持久,上述症状渐见频繁,但症状的轻重与血压升高的程度可不完全成正比。早期除血压升高外,可无其他体征或实验室检查异常,后期则因并发心、脑、肾不同程度的损害而有相应的表现。少数患者在某些情况下,血压急剧增高,而出现高血压危象或高血压脑病的表现。

少数患者发病急骤,进展迅速,血压显著增高,伴器官损害,肾功能不全突出,预后差,称恶性高血压或急进型高血压。可表现为头痛、视力模糊、眼底出血、渗出或视神经乳头水肿、持续蛋白尿、血尿、管型尿等,患者可死于肾衰竭、脑卒中或心力衰竭,其发病机理尚不清楚,可能与治疗不及时或治疗不当有关。

2.高血压分类与分层

(1)按血压水平分类　高血压定义为:在未使用降压药物的情况下,非同日 3 次测量血压,收缩压≥140mmHg 和/或舒张压≥90mmHg。收缩压≥140mmHg 和舒张压<90mmHg 为单纯性收缩期高血压。患者既往有高血压史,目前正在使用降压药物,血压虽然低于 140/90mmHg,也诊断为高血压。根据血压升高水平,又进一步将高血压分为 1 级、2 级和 3 级(见表 12-2)。心血管风险分层根据血压水平、心血管危险因素、靶器官损害、临床并发症和糖尿病,分为低危、中危、高危和很高危四个层次,见表 12-3。

表 12-2　血压水平分类和定义

分　类	收缩压(mmHg)		舒张压(mmHg)
正常血压	<120	和	<80
正常高值	120~139	和/或	80~89
高血压:	≥140	和/或	≥90
1 级高血压(轻度)	140~159	和/或	90~99
2 级高血压(中度)	160~179	和/或	100~109

续表

分　类	收缩压(mmHg)		舒张压(mmHg)
3级高血压(重度)	≥180	和/或	≥110
单纯收缩期高血压	≥140	和	<90

当收缩压和舒张压分属于不同级别时,以较高的分级为准。

(2)按心血管风险分层:高血压患者心血管风险水平分层见表13-2。

表12-3　高血压患者心血管风险水平分层

其他危险因素 和病史	血压(mmHg)		
	1级高血压 SBP140~159 或DBP90~99	2级高血压 SBP160~179 或DBP100~109	3级高血压 SBP≥180 或DBP≥110
无	低危	中危	高危
1~2个其他危险因素	中危	中危	很高危
≥3个其他危险因素,或靶器官损害	高危	高危	很高危
临床并发症或合并糖尿病	很高危	很高危	很高危

(3)影响高血压患者心血管预后的重要因素,见表12-4。

表12-4　影响高血压患者心血管预后的重要因素

心血管危险因素	靶器官损害(TOD)	伴临床疾患
• 高血压(1~3级) • 男性>55岁;女性>65岁 • 吸烟 • 糖耐量受损(2h血糖7.8~11.0 mmol/L)和/或空腹血糖异常(6.1~6.9 mmol/L) • 血脂异常 TC≥5.7mmol/L(220mg/dL)或 LDL-C>3.3mmol/L(130mg/dL)或 HDL-C<1.0mmol/L(40mg/dL) • 早发心血管病家族史 (一级亲属发病年龄<50岁) • 腹型肥胖 (腰围:男性≥90cm　女性≥85cm) 或肥胖(BMI≥28kg/m²)	• 脉压(老年患者)≥60mmHg 左心室肥厚 心电图:Sokolow-Lyons>38mV或Cornell>2440mm·mms 超声心动图LVMI: 男≥125,女≥120g/m² • 颈动脉超声IMT>0.9mm 或动脉粥样斑块 • 颈—股动脉脉搏波速度>12m/s (＊选择使用) • 踝/臂血压指数<0.9 (＊选择使用) • 估算的肾小球滤过率降低 (eGFR<60mL/min/1.73m²) 或血清肌酐轻度升高: 男性115~133μmol/L(1.3~1.5mg/dL), 女性107~124μmol/L(1.2~1.4mg/dL) • 微量白蛋白尿:30~300mg/24h或 白蛋白/肌酐比: ≥30mg/g(3.5mg/mmol)	• 脑血管病: 脑出血 缺血性脑卒中 短暂性脑缺血发作 • 心脏疾病: 心肌梗死史 心绞痛 冠状动脉血运重建史 充血性心力衰竭 • 肾脏疾病: 糖尿病肾病 肾功能受损 血肌酐: 男性>133μmol/L(1.5mg/dL) 女性>124μmol/L(1.4mg/dL) 蛋白尿(>300mg/24h) • 外周血管疾病 • 视网膜病变: 出血或渗出, 视乳头水肿 • 糖尿病 空腹血糖:≥7.0mmol/L(126mg/dL) 餐后血糖:≥11.1mmol/L(200mg/dL) 糖化血红蛋白:(HbA1c)≥6.5%

TC:总胆固醇;LDL-C:低密度脂蛋白胆固醇;HDL-C:高密度脂蛋白胆固醇;LVMI:左心室质量指数;IMT:颈动脉内膜中层厚度;BMI:体质量指数。

三、高血压的并发症

1. 脑并发症。长期高血压，可促进动脉硬化，可引起脑小动脉的微小动脉瘤，在此基础上血压的骤然升高可导致脑出血，在硬化的基础上可导致脑血栓形成等并发症。

2. 心脏并发症。长期血压升高，可使血管硬化，心脏后负荷增加，左心室肥大，易引起心绞痛、心肌梗死甚至猝死。

3. 肾脏并发症。长期高血压使肾入球小动脉硬化，肾功能受损。

4. 高血压危象。多由紧张、劳累、寒冷、突然停用降压药等导致血压急剧升高，伴动脉痉挛累及的靶器官缺血症状，可表现为头痛、烦躁、眩晕、恶心呕吐、心悸、胸闷、气急、视力模糊等症状。

5. 高血压脑病。血压极度升高，引起严重的头痛、呕吐、神志改变，重者出现抽搐、昏迷，其发生机制可能为过高的血压突破了脑血管的自身调节机制，引起脑灌注过多，引起脑水肿。

> 高血压的并发症
> 1. 脑并发症：
> 2. 心脏并发症：
> 3. 肾脏并发症：
> 4. 高血压危象：
> 5. 高血压脑病。

四、治疗和护理

抗高血压治疗包括非药物和药物两种方法，大多数患者需长期、甚至终身坚持治疗。高血压患者的主要治疗目标是最大程度地降低心血管并发症发生与死亡的总体危险。需要治疗所有可逆性心血管危险因素、亚临床靶器官损害以及各种并存的临床疾病。一般高血压患者，应将血压（收缩压/舒张压）降至 140/90mmHg 以下；起始 SBP≥160mmHg 的大于 80 岁的患者，只要身体条件和意识状态良好，推荐 SBP 降至 150～140mmHg 之间。65 岁及以上的老年人的收缩压应控制在 150mmHg 以下，如能耐受还可进一步降低；伴有肾脏疾病、糖尿病，或病情稳定的冠心病或脑血管病的高血压患者治疗更宜个体化，一般可以将血压降至 130/80mmHg 以下。伴有严重肾脏疾病或糖尿病，或处于急性期的冠心病或脑血管病患者，应按照相关指南进行血压管理。舒张压低于 60mmHg 的冠心病患者，应在密切监测血压的情况下逐渐实现降压达标。

（一）应全面评估患者的总体危险

按低危、中危、高危及很高危分层的基础上作出治疗决策。

（二）非药物治疗和护理（生活方式干预）

非药物治疗主要指生活方式干预，即去除不利于身体和心理健康的行为和习惯。健康的生活方式，在任何时候，对任何高血压患者（包括正常高值血压）都是有效的治疗方法，可降低血压、控制其他危险因素和临床情况。生活方式干预降低血压和心血管危险的作用肯定，所有患者都应采用，主要措施包括：

1. 减少钠盐摄入，增加钾盐摄入。钠盐摄入量应少于 6g/d，尽可能减少烹调用盐，使用可定量的盐勺；减少味精、酱油等含钠盐的调味品用量；少食或不食含钠盐量较高的各类加工食品，如咸菜、火腿、香肠以及各类炒货；增加蔬菜和水果的摄入量；肾功能良好者，使用含钾的烹调用盐。

> **生活方式干预**
> 1. 减少钠盐摄入，增加钾盐摄入。
> 2. 控制体重。
> 3. 不吸烟。
> 4. 不过量饮酒。
> 5. 体育运动。
> 6. 减轻精神压力，保持心理平衡。

2.控制体重。成年人正常体质指数为 $18.5\sim23.9kg/m^2$，在 $24\sim27.9kg/m^2$ 为超重，提示需要控制体重；$BMI\geqslant28kg/m^2$ 为肥胖，应减重。成年人正常腰围<90/85cm(男/女)，如腰围≥90/85cm(男/女)，同样提示需控制体重；如腰围≥95/90cm(男/女)，更应减重，最有效的减重措施是控制能量摄入和增加体力活动。在饮食方面要遵循平衡膳食的原则,控制高热量食物(高脂肪食物、含糖饮料及酒类等)的摄入,适当控制主食(碳水化合物)用量。在运动方面,规律的、中等强度的有氧运动是控制体重的有效方法。减重的速度因人而异,通常以每周减重 0.5～1kg 为宜。

3.不吸烟。吸烟可导致血管内皮损害,显著增加高血压患者发生动脉粥样硬化性疾病的风险。督促高血压患者戒烟,并鼓励患者寻求药物辅助戒烟(使用尼古丁替代品、安非他酮缓释片等),同时也应对戒烟成功者进行随访和监督,避免复吸。

4.不过量饮酒。限制饮酒量则可显著降低高血压的发病风险。每日酒精摄入量男性不应超过 25g;女性不应超过 15g。不提倡高血压患者饮酒,如饮酒,则应少量。

5.体育运动。定期的体育锻炼则可产生重要的治疗作用,可降低血压、改善糖代谢等。建议每天应进行适当的 30min 左右的体力活动;而每周则应有 1 次以上的有氧体育锻炼,如步行、慢跑、骑车、游泳、做健美操、跳舞和非比赛性划船等。

6.减轻精神压力,保持心理平衡。长期、过量的心理反应,尤其是负性的心理反应会显著增加心血管风险。精神压力增加的主要原因包括过度的工作和生活压力以及病态心理,包括抑郁症、焦虑症、A 型性格、社会孤立和缺乏社会支持等。应帮助患者预防和缓解精神压力以及纠正和治疗病态心理,必要时建议患者寻求专业心理辅导或治疗。

> **降压药物应用的基本原则**
> (1)小剂量。
> (2)尽量应用长效制剂。
> (3)联合用药。
> (4)个体化。

(三)药物治疗和护理

实施降压药物治疗的目的是,通过降低血压,有效预防或延迟脑卒中、心肌梗死、心力衰竭、肾功能不全等心脑血管并发症发生;有效控制高血压的疾病进程,预防高血压急症、亚急症等重症高血压发生。

1.降压药物应用的基本原则。降压治疗药物应用应遵循小剂量开始,优先选择长效制剂,联合应用及个体化 4 项原则。

(1)小剂量:初始治疗时通常应采用较小的有效治疗剂量,并根据需要,逐步增加剂量。

(2)尽量应用长效制剂:尽可能使用一天一次给药而有持续 24h 降压作用的长效药物,以有效控制夜间血压与晨峰血压,更有效预防心脑血管并发症发生。

(3)联合用药:以增加降压效果又不增加不良反应,在低剂量单药治疗疗效不满意时,可以采用两种或多种降压药物联合治疗。2 级以上高血压为达到目标血压常需联合治疗。对血压≥160/100mmHg 或中危及以上患者,起始即可采用小剂量两种药联合治疗,优先使用两种药物固定剂量的单片复方制剂。欧洲高血压领域(European Society of Hypertension ESH)2013 指南:不同药物间的联合,见图 12-1。

(4)个体化:根据患者具体情况和耐受性及个人意愿或长期承受能力,选择适合患者的降压药物。

2.常用的抗高血压药物。包括钙通道阻滞剂、血管紧张素转换酶抑制剂(ACEI)、血管

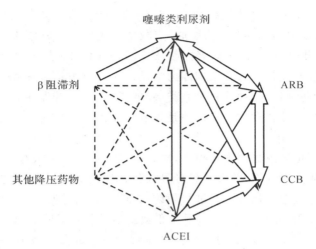

注:双向箭线:优先推荐的联合; 单向箭:有作用的联合(在某些限制条件下)
黑色虚线:可能但没有被很好证实的联合; 黑色实线:不推荐的联合

图 12-1 ESH2013 指南:不同药物间的联合

紧张素受体阻滞剂(ARB)、利尿剂和 β 受体阻滞剂五类,以及由上述药物组成的固定配比复方制剂。此外,α-受体阻滞剂或其他种类降压药有时亦可应用于某些高血压人群。

(1)钙拮抗剂 主要通过阻断血管平滑肌细胞上的钙离子通道发挥扩张血管降低血压的作用。包括二氢吡啶类钙拮抗剂和非二氢吡啶类钙拮抗剂。前者如硝苯地平、尼群地平、拉西地平、氨氯地平和非洛地平等。研究证实以二氢吡啶类钙拮抗剂为基础的降压治疗方案可显著降低高血压患者脑卒中风险。此类药物可与其他 4 类药联合应用,尤其适用于老年高血压、单纯收缩期高血压,伴稳定性心绞痛、冠状动脉或颈动脉粥样硬化及周围血管病患者。常见副作用包括反射性交感神经激活导致心跳加快、面部潮红、脚踝部水肿、牙龈增生等。

(2)血管紧张素转换酶抑制剂(ACEI) 是抑制血管紧张素转化酶阻断肾素血管紧张素系统发挥降压作用。常用药包括卡托普利、依那普利、贝那普利、雷米普利、培哚普利等,此类药物对于高血压患者具有良好的靶器官保护和心血管终点事件预防作用。限盐或加用利尿剂可增加 ACEI 的降压效应,对肾脏有保护作用,是高血压合并心力衰竭和糖尿病理想的首选药物。最常见不良反应为持续性干咳,多见于用药初期,症状较轻者可坚持服药,不能耐受者可改用 ARB。其他不良反应有低血压、皮疹,偶见血管神经性水肿及味觉障碍。

(3)血管紧张素 Ⅱ 受体拮抗剂(ARB) ARB 作用机理是阻断血管紧张素 Ⅰ 型受体发挥降压作用。常用药包括氯沙坦、缬沙坦、厄贝沙坦、替米沙坦等,也在欧美国家进行了大量较大规模的临床试验研究,结果显示,ARB 可降低高血压患者心血管事件危险;降低糖尿病或肾病患者的蛋白尿及微量白蛋白尿。尤其适用于伴左室肥厚、心力衰竭、心房颤动预防、糖尿病肾病、代谢综合征、微量白蛋白尿或蛋白尿患者,以及不能耐受 ACEI 的患者。不良反应少见,偶有腹泻,长期应用可升高血钾,应注意监测血钾及肌酐变化。双侧肾动脉狭窄、妊娠妇女、高钾血症者禁用。

(4)利尿剂 常用的噻嗪类利尿剂主要是氢氯噻嗪和吲达帕胺。研究证实,吲达帕胺治疗可明显减少脑卒中再发危险。小剂量噻嗪类利尿剂(如氢氯噻嗪 6.25~25mg)对代谢影响很小,与其他降压药(尤其 ACEI 或 ARB)合用可显著增加后者的降压作用。此类药物尤其适用于老年和高龄老年高血压、单独收缩期高血压或伴心力衰竭患者,也是难治性高血压的基础药物之一。噻嗪类利尿剂可引起低血钾,长期应用者应定期监测血钾,并适量补钾。

(5)β-受体阻滞剂　主要通过抑制过度激活的交感神经活性、抑制心肌收缩力、减慢心率发挥降压作用。常用药物包括美托洛尔、比索洛尔、卡维地洛和阿替洛尔等。美托洛尔、比索洛尔对 β1 受体有较高选择性,因阻断 β2 受体而产生的不良反应较少,既可降低血压,也可保护靶器官、降低心血管事件风险。

常见的不良反应有疲乏、肢体冷感、激动不安、胃肠不适等,还可能影响糖、脂代谢。高度心脏传导阻滞、哮喘患者为禁忌证。

(6)固定配比复方制剂　新型的固定配比复方制剂是常用的一组高血压联合治疗药物。通常由不同作用机制的两种小剂量降压药组成,也称为单片固定复方制剂。多数每天口服 1 次,每次 1 片,使用方便,改善依从性。目前我国上市的新型的固定配比复方制剂主要包括:ACEI+噻嗪类利尿剂;ARB+噻嗪类利尿剂;二氢吡啶类钙通道阻滞剂+ARB;二氢吡啶类钙通道阻滞剂+β受体阻滞剂;噻嗪类利尿剂+保钾利尿剂等。

3. 遵医嘱正确服药

(1)提高用药的依从性　教育患者遵嘱用药,不可随意增减药量或停药或自行突然撤换药物。初始治疗方案无效或不能耐受,改用另一种不同类型降压药;尽可能使用长效降压药,改善治疗依从性和防止血压波动过大。

> **遵医嘱正确服药**
> (1)提高用药的依从性。
> (2)观察药物副作用。
> (3)预防体位性低血压。

(2)观察药物副作用　根据患者用药情况,观察相应的副作用,并嘱患者定期检查。

(3)预防体位性低血压　从卧位或坐位站立要慢,并在站立前先作适当的肢体活动;在服药后最初几个小时,避免长时间站立,或尽量选择在休息时间内服药;如在睡前服药,夜间起床排尿尤要注意缓慢起床。在患者首次服药、联合用药或加量时应特别注意预防体位性低血压。

4. 做好院前急救。一旦患者出现高血压急症,应迅速让患者绝对卧床休息,抬高床头,避免一切不良刺激,放松心情,保持呼吸道通畅,及时送医院治疗。

5. 指导正确测量血压。血压测量是评估血压水平、诊断高血压以及观察降压疗效的主要手段。目前,在临床和人群防治工作中,主要采用诊室血压、动态血压以及家庭血压三种方法。诊室血压由医护人员在诊室按统一规范进行测量;家庭血压监测(HBPM)通常由被测量者自我完成,或由家庭成员协助完成;动态血压监测(ABPM)则通常由自动的血压测量仪器(符合国际标准:BHS 和 AAMI)完成,测量次数较多,无测量者误差,可避免白大衣效应,并可测量夜间睡眠期间的血压。测压间隔时间为 15～30h,白昼与夜间的测压间隔时间尽量相同,动态血压监测参考标准正常值:24h<130/80mmHg,白昼<135/85mmHg,夜间 <125/75mmHg。夜间血压下降百分率:(白天平均值－夜间平均值)/白天平均值,10%～20% 为杓型;<10% 为非杓型。收缩压与舒张压不一致时,以收缩压为准。血压晨峰:起床后 2h 内的收缩压平均值。夜间睡眠时的收缩压最低值(包括最低值在内 1h 的平均值)≥35mmHg 为晨峰血压增高。

6. 健康教育。通过各种媒介向群众开展教育,使人群认识到高血压病的危害、高血压病的危险因素、预防方法、治疗的意义等；社区护士每周定时给社区居民测血压及开展健康咨询服务，也可利用社区志愿者定期对社区人群进行血压的筛查，以早期发现患者。同时安排有规律的家访活动，不断评估影响血压控制的各种因素，寻找和确定新的问题，及时与家庭医生联系，随时调整药物及剂量。高血压患者的健康服务具体请参看国家基本公共卫生服务规范(2011 年版)中的高血压患者健康管理服务规范。

五、高血压患者健康管理服务规范

高血压患者健康管理服务纳入国家基本公共卫生服务范畴，是社区慢性病控制的重点内容。

1. 服务对象。辖区内 35 岁及以上原发性高血压患者。

2. 服务内容

(1)筛查：①对辖区内 35 岁及以上常住居民，每年在其第一次到乡镇卫生院、村卫生室、社区卫生服务中心(站)就诊时为其测量血压。②对第一次发现收缩压≥140mmHg 和/或舒张压≥90mmHg 的居民在去除可能引起血压升高的因素后预约其复查，非同日 3 次血压高于正常，可初步诊断为高血压，如有必要，建议转诊到上级医院确诊，2 周内随访转诊结果，对已确诊的原发性高血压患者纳入高血压患者健康管理。对可疑继发性高血压患者，及时转诊。③建议高危人群每半年至少测量 1 次血压，并接受医务人员的生活方式指导。

(2)随访评估：对原发性高血压患者，每年要提供至少 4 次面对面的随访。随访内容：①测量血压并评估是否存在危急情况，如出现收缩压≥180mmHg 和/或舒张压≥110mmHg；意识改变、剧烈头痛或头晕、恶心呕吐、视力模糊、眼痛、心悸、胸闷、喘憋不能平卧及处于妊娠期或哺乳期同时血压高于正常等危急情况之一，或存在不能处理的其他疾病时，须在处理后紧急转诊。对于紧急转诊者，乡镇卫生院、村卫生室、社区卫生服务中心(站)应在 2 周内主动随访转诊情况。②若不需紧急转诊，询问上次随访到此次随访期间的症状。③测量体重、心率，计算体重指数(BMI)。④询问患者疾病情况和生活方式，包括心脑血管疾病、糖尿病、吸烟、饮酒、运动、摄盐情况等。⑤了解患者服药情况。

(3)分类干预：①对血压控制满意(收缩压＜140 且舒张压＜90mmHg)、无药物不良反应、无新发并发症或原有并发症无加重的患者，预约进行下一次随访时间。②对第一次出现血压控制不满意，即收缩压≥140mmHg 和/或舒张压≥90mmHg，或出现药物不良反应的患者，结合其服药依从性，必要时增加现用药物剂量、更换或增加不同类的降压药物，2 周内随访。③对连续两次出现血压控制不满意或药物不良反应难以控制以及出现新的并发症或原有并发症加重的患者，建议其转诊到上级医院，2 周内主动随访转诊情况。④对所有的患者进行有针对性的健康教育，与患者一起制定生活方式改进目标并在下一次随访时评估进展。告诉患者出现哪些异常时应立即就诊。

(4)健康体检：对原发性高血压患者，每年进行 1 次较全面的健康检查，可与随访相结合。内容包括体温、脉搏、呼吸、血压、身高、体重、腰围、皮肤、浅表淋巴结、心脏、肺部、腹部等常规体格检查，并对口腔、视力、听力和运动功能等进行粗测判断。具体内容参照《城乡居民健康档案管理服务规范》健康体检表。

3. 服务流程。高血压筛查和随访流程图见图 12-2、12-3。

4. 服务要求

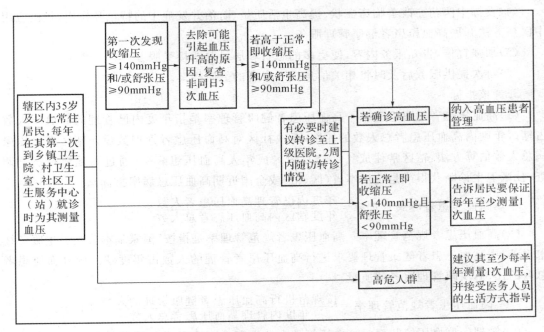

图 12-2　高血压筛查流程图

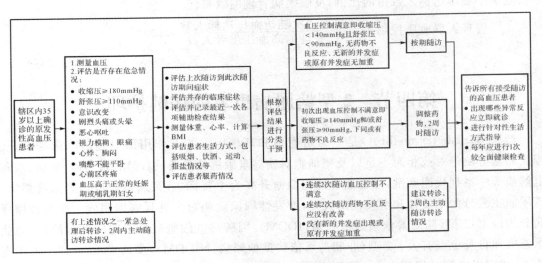

图 12-3　高血压患者随访流程图

（1）高血压患者的健康管理由医生负责，应与门诊服务相结合，对未能按照管理要求接受随访的患者，乡镇卫生院、村卫生室、社区卫生服务中心（站）医务人员应主动与患者联系，保证管理的连续性。

（2）随访包括预约患者到门诊就诊、电话追踪和家庭访视等方式。

（3）乡镇卫生院、村卫生室、社区卫生服务中心（站）可通过本地区社区卫生诊断和门诊服务等途径筛查和发现高血压患者。有条件的地区，对人员进行规范培训后，可参考《中国高血压防治指南》对高血压患者进行健康管理。

(4)发挥中医药在改善临床症状、提高生活质量、防治并发症中的特色和作用,积极应用中医药方法开展高血压患者健康管理服务。

(5)加强宣传,告知服务内容,使更多的患者和居民愿意接受服务。

(6)每次提供服务后及时将相关信息记入患者的健康档案。

5.考核指标

(1)高血压患者健康管理率　高血压患者健康管理率是指年度内已管理的高血压人数占辖区年度内高血压患者总人数的比例,反映社区对高血压患者管理数量。辖区高血压患病总人数估算方法:辖区常住成年人口总数×成年人高血压患病率(通过当地流行病学调查、社区卫生诊断获得或是选用本省(区、市)或全国近期高血压患病率指标)。

$$高血压患者健康管理率=\frac{年度内已管理高血压患者人数}{年度辖区内高血压患者总人数}×100\%$$

(2)高血压患者规范管理率　高血压患者规范管理率是指按《国家基本公共卫生服务技术规范》中高血压患者健康管理要求进行高血压患者管理的人数占年度辖区内高血压患者总数的比例,反映管理服务的质量。

$$高血压患者规范管理率=\frac{按规范进行高血压患者健康管理的人数}{年度内管理高血压患者总人数}×100\%$$

(3)管理人群血压控制率　高血压管理人群血压控制率是指已管理的高血压患者最近一次随访中血压达标人数占的比例,反映疾病管理的效果。

$$管理人群血压控制率=\frac{最近一次随访血压达标人数}{已管理的高血压患者人数}×100\%$$

(陈雪萍)

第四节　2型糖尿病患者的保健护理

糖尿病(diabetes mellitus)是一组由遗传和环境因素相互作用而引起的临床综合征。因胰岛素分泌绝对或相对不足以及靶细胞对胰岛素敏感性降低,引起糖、蛋白质、脂肪、水和电解质等一系列代谢紊乱,以血液中的葡萄糖升高为主要标志,久病可造成多个系统损害。糖尿病主要分为原发性和继发性两大类,继发性糖尿病相对少见且病因明确。原发性糖尿病分为两型:1型(胰岛素依赖型糖尿病,IDDM),因胰岛 β 细胞破坏引起胰岛素缺乏,与病毒感染和自身免疫有关。2型(非胰岛素依赖型糖尿病,NIDDM),多见于 40 岁以上的中老年人,我国以 2 型糖尿病为主,占 90.0% 以上,2 型糖尿病约占 5.0%。2011 年全球有糖尿病患者 2.85 亿,估计到 2030 年全球将有近 5 亿人患糖尿病,中华医学会糖尿病学分会调查结果,估计我国 20 岁以上的成年人糖尿病患病率为 9.7%,中国成人糖尿病总数达 9240 万。调查组报告住院 2 型糖尿病并发症患病率分别为:高血压 34.2%,脑血管病 12.6%,心血管病 17.1%,下肢血管病 5.2%。糖尿病患病率急剧增加可能与城市化、老龄化、生活方式改变、肥胖和超重的比例增加及中国人的易感性有关。

一、危险因素

大体分为不可改变的遗传因素和可改变的环境因素。

(一)不可改变的危险因素

1.年龄。年龄越大,2型糖尿病的患病率越高。45～55岁是男性糖尿病的高发阶段。

2.家族史或遗传倾向。2型糖尿病有家族集簇发病现象,2型糖尿病患者一级亲属的患病率比非糖尿病患者一级亲属高4～10倍,双亲均患糖尿病的患者其子女患病率高达25%。有家族史比无家族史的糖尿病患者更易发生并发症,并且预后更差。

3.其他。妊娠期糖尿病史或分娩过巨大胎儿、多囊卵巢综合征、宫内发育迟缓或早产。

(二)可改变的危险因素

1.糖尿病前期　糖耐量受损(IGT)或合并空腹血糖受损(IFG),是最重要的危险因素。

2.代谢综合征　生活方式的改变,高脂肪、胆固醇饮食破坏了胰岛素的生成,血脂代谢异常,常伴有高甘油三酯血症及低高密度脂蛋白血症(TG＞2.82mmol/L,HDLC≤0.9mmol/L)。

不可改变的危险因素
1.年龄。
2.家族史或遗传倾向。
3.其他。
可改变的危险因素
1.糖尿病前期　糖耐量受损(IGT)或合并空腹血糖受损(IFG),是最重要的危险因素。
2.代谢综合征。
3.肥胖或超重。
4.糖尿病饮食摄入热量过高,体力活动的减少。
5.其他

3.肥胖或超重　肥胖是2型糖尿病的独立危险因素。体重指数(BMI＞25kg/m^2),腰臀围比值男性＞1.0,女性＞0.98的中心型肥胖,不论是2型糖尿病还是糖耐量低减,约有80%患者常常合并肥胖。IGT患者的腰/臀比值(WHR)明显高于糖耐量正常(NGT)人群,认为腹型肥胖者IGT的患病率显著增高。

4.糖尿病饮食摄入热量过高,体力活动减少。

5.其他　可增加糖尿病发生风险的药物,致肥胖或糖尿病的社会环境。

二、临床特征

根据2013年版中国2型糖尿病防治指南:出现代谢紊乱症候群:多饮、多尿、多食、体重下降三多一少症状,加上随机血糖监测≤11.1mmol/L或空腹血糖≤7.0mmol/L或葡萄糖负荷后2h血糖≤11.1mmol/L是2型糖尿病的诊断标准。2型糖尿病当出现并发症和/或伴发症或围手术期或健康体检时发现高血糖。

三、糖尿病治疗和护理

(一)2型糖尿病综合控制目标和高血糖的治疗路径

1.2型糖尿病综合控制目标。2型糖尿病患者常合并代谢综合征的一个或者多个的临床表现,如高血压、血脂异常、肥胖症等。伴随着血糖、血压、血脂等水平的增高及体重的增加,2型糖尿病并发症的发生风险、发展速度以及其危害等将显著增加。因而对2型糖尿病应该是综合性的,包括降糖、降压、调脂、抗凝、控制体重和改善生活方式等治疗措施。降糖治疗包括饮食控制、合理运动、血糖监测、糖尿病自我管理教育和应用降糖药物等综合性治疗措施。2型糖尿病理想的综合控制

2型糖尿病控制目标应该是综合性的,包括降糖、降压、调脂、抗凝、控制体重和改善生活方式等治疗措施。

目标视患者的年龄、合并症、并发症等不同而异，具体见表 12-5。

表 12-5　中国 2 型糖尿病的控制目标

血糖（mmol/L）	空腹 4.4～7.0mmol/L 非空腹<10.0mmol/L
HbA1c（%）	<7.0
血压（mmHg）	<140/80
TC（mmol/L）	<4.5
HDL-C（mmol/L）	男性>1.0 女性>1.3
TG（mmol/L）	<1.5 LDL-C（mmol/L）
未合并冠心病	<2.6（100mg/dl）
合并冠心病	<1.8（70mg/dl）
体重指数（BMI,kg/m²）	<24
尿白蛋白/肌酐比值（mg/mmol·L）	男性<2.5（22mg/g） 女性<3.5（31mg/g）
尿白蛋白排泄率	<20μg/min（30mg/d）
主动有氧活动（min/w）	≥150

2.2 型糖尿病高血糖的治疗路径。2 型糖尿病是一种进展性的疾病，随着 2 型糖尿病的进展，血糖有逐渐升高的趋势，控制高血糖的治疗强度也应随之加强。生活方式干预是 2 型糖尿病的基础治疗措施，应该贯穿于糖尿病治疗的始终，如果单纯生活方式不能使血糖控制达标，应开始药物治疗。

2 型糖尿病药物治疗的首选药物应是二甲双胍。不适合二甲双胍治疗者可选择胰岛素促分泌剂或 α 糖苷酶抑制剂，如单独使用二甲双胍治疗血糖控制仍不达标则可加用胰岛素促分泌剂或 α 糖苷酶抑制剂（二线治疗）。不适合使用胰岛素促分泌剂者或 α 糖苷酶抑制剂者可选用噻唑烷二酮类药物或 DPP-IV（Dipeptidyl peptidase 4（DDP-4）inhibitor）抑制剂，不适合二甲双胍者可采用其他口服药物间的联合治疗。两种口服药物联合治疗控制血糖不达标者可加用胰岛素治疗（每日一次基础胰岛素或每日 1～2 次预混胰岛素）或采用三种口服药物间的联合治疗。胰高血糖素样肽-1（Glucan-Like peptic-1 GLP）受体激动剂也可以被用于三线治疗，如基础胰岛素或预混胰岛素与口服药物联合治疗控制血糖不达标则应将治疗方案调整为多次胰岛素治疗，多次胰岛素治疗时应停用胰岛素促分泌剂。

（二）药物治疗和护理

1.口服降糖药物及护理。高血糖的药物治疗多基于 2 型糖尿病的两个主要病理生理改变——胰岛素抵抗和胰岛素分泌受损。口服降糖药物根据作用效果的不同，可以分为促胰岛素分泌剂（磺脲类、格列奈类、DPP-VI 抑制剂）和非促胰岛素分泌剂（双胍类、噻唑烷二酮类、α-糖苷酶抑制剂）。磺脲类药物、格列奈类药物、直接刺激胰岛素分泌；DPP-VI 抑制剂通过减少体内 GLP-1 的分解而增加 GLP-1 的胰岛素分泌的作用；噻唑烷二酮类药物可改善胰岛素抵抗;双胍类药物主要减少肝脏葡萄糖的输出;α-糖苷酶抑制剂主要延缓碳水化合物在肠道内的吸收。

(1)二甲双胍 目前临床上使用的双胍类药物主要是盐酸二甲双胍。双胍类药物主要药理作用是通过减少肝脏葡萄糖的输出和改善外周胰岛素抵抗而降低血糖。单独使用二甲双胍类药物不导致低血糖,注意二甲双胍与胰岛素或促胰岛素分泌剂联合使用时可增加低血糖发生的危险性。注意二甲双胍的主要副作用为胃肠道反应,双胍类药物禁用于肾功能不全。

(2)磺脲类药物 磺脲类药物属于促胰岛素分泌剂,主要药理作用是通过刺激胰岛β细胞分泌胰岛素,增加体内的胰岛素水平而降低血糖。磺脲类药物主要为格列苯脲、格列美脲、格列齐特和格列喹酮苯。注意磺脲类药物如果使用不当可以导致低血糖,特别是老年患者和肝、肾功能不全者;磺脲类药物还可以导致体重增加。

(3)噻唑烷二酮类药物 噻唑烷二酮类药物主要通过增加靶细胞对胰岛素作用的敏感性而降低血糖。噻唑烷二酮类药物主要有罗格列酮和吡格列酮,噻唑烷二酮类药物单独使用时不导致低血糖,注意与胰岛素或促胰岛素分泌剂联合使用时可增加发生低血糖的风险。注意体重增加和水肿是噻唑烷二酮类药物的常见副作用,这种副作用在与胰岛素联合使用时表现更加明显。

(4)α-糖苷酶抑制剂 α-糖苷酶抑制剂通过抑制碳水化合物在小肠上部的吸收而降低餐后血糖,适用于以碳水化合物为主要食物成分和餐后血糖升高的患者。α-糖苷酶抑制剂有阿卡波糖、伏格列波糖和米格列醇。α-糖苷酶抑制剂可与磺脲类、双胍类、噻唑烷二酮类或胰岛素合用。注意 α-糖苷酶抑制剂的常见不良反应为胃肠道反应,服药时从小剂量开始,逐渐加量是减少不良反应的有效方法。

(5)二肽基肽酶-Ⅳ抑制剂 DPP-Ⅳ抑制剂增加 GLP-1 在体内的水平。GLP-1 以葡萄糖浓度依赖的方式增强胰岛素分泌,抑制胰高血糖素分泌。二肽基肽酶-Ⅳ抑制剂为西格列汀抑制剂单独使用不增加低血糖发生的风险,不增加体重。注意 GLP-1 受体激动剂的常见胃肠道不良反应,如恶心,程度多为轻到中度,主要见于刚开始治疗时,随治疗时间延长逐渐减少。

2.胰岛素治疗及护理。胰岛素治疗是控制高血糖的重要手段。2 型糖尿病患者虽然不需要胰岛素来维持生命,但由于口服降糖药的失效或出现口服药物使用的禁忌证时,仍需要使用胰岛素控制高血糖,以减少糖尿病急、慢性并发症发生的危险。开始胰岛素治疗后应该继续坚持饮食控制和运动,鼓励和指导患者进行自我血糖监测,以便于胰岛素剂量调整和预防低血糖的发生。所有开始胰岛素治疗的患者都应该接受低血糖危险因素、症状和自救措施的教育。

(1)胰岛素的起始治疗 2 型糖尿病患者在生活方式和口服降糖药联合治疗的基础上,如果血糖仍然未达到控制目标,即可开始口服药物和胰岛素的联合治疗。基础胰岛素包括中效人胰岛素和长效胰岛素类似物。当仅使用基础胰岛素治疗时,不必停用胰岛素促分泌剂。使用方法:继续口服降糖药物治疗,联合中效或长效胰岛素睡前注射,起始剂量为 0.2U/kg 体重。根据患者空腹血糖水平调整胰岛素用量,通常每 3～5d 调整一次,根据血糖的水平每次调整 1～4 个单位直至空腹血糖达标如 3 个月后空腹血糖控制理想但 HbA1c 不达标,应考虑调整胰岛素治疗方案。

（2）起始治疗中预混胰岛素的使用： 预混胰岛素包括预混人胰岛素和预混胰岛素类似物。根据患者的血糖水平，可选择每日 1～2 次的注射方案。当使用每日两次注射方案时，应停用胰岛素促泌剂。每日 1 次预混胰岛素：起始的胰岛素剂量一般为每日 $0.2\mu/kg$，晚餐前注射。根据患者空腹血糖水平调整胰岛素用量，通常每 3～5d 调整 1 次，根据血糖的水平每次调整 1～4 个单位直至空腹血糖达标。每日两次预混胰岛素：起始的胰岛素剂量一般为每日 $0.4～0.6\mu/kg$，按 1:1 的比例分配到早餐前和晚餐前。根据空腹血糖，早餐后血糖和晚餐前后血糖分别调整早餐前和晚餐前的胰岛素用量，每 3～5d 调整一次，根据血糖水平每次调整的剂量为 1～4 单位，直到血糖达标。

（3）短期胰岛素的强化治疗：对于 HbA1c＞9，空腹血糖＞11.1mmol/L 新诊断的 2 型糖尿病患者可使用短期胰岛素的强化治疗，治疗时间在 2 周至 3 个月为宜，治疗目标是 3.9～7.2mmol/L，非空腹血糖≥10.0mmol/L，不以 HbA1c 达标为治疗目标。使用方法：①多次皮下注射胰岛素：餐时＋基础胰岛素 1～3 次/d 注射，每天血糖监测至少 3 次，每天 5～7 点监测，根据睡前和三餐前血糖的水平分别调整睡前和三餐前的胰岛素用量，每 3～5d 调整一次，根据血糖水平每次调整的剂量为 1～4 单位，直到血糖达标。②每日 2～3 次预混胰岛素，血糖监测每周至少 3d，每天 5～7 点监测，根据睡前和三餐前血糖水平进行胰岛素剂量调整，每 3～5d 调整一次，直到血糖达标。③持续皮下胰岛素输注（continuous subcutaneous insulin infusion，CSII），血糖监测每周至少 3d，每天 5～7 点监测，根据血糖监测水平调整胰岛素剂量直到血糖达标。

（4）胰岛素的强化治疗：①多次皮下注射胰岛素：在胰岛素的起始治疗基础上，经多次调整仍未达标可考虑餐时＋基础胰岛素或 3 次/d 预混胰岛素类似物进行胰岛素强化治疗，方法同上。②持续皮下胰岛素输注（CSII）。

（三）低血糖的护理

糖尿病低血糖是指糖尿病药物治疗过程中发生的血糖过低现象，可导致患者不适甚至生命危险，也是血糖控制达标的主要障碍，应该引起特别注意和重视。

> 低血糖的预防：接受药物治疗的糖尿病患者只要血糖水平≤3.9mmol/L 就属低血糖范畴。可引起低血糖的降糖药物：有胰岛素、磺脲类和非磺脲类胰岛素促泌剂，以及 GLP-1 激动剂。
>
> 低血糖的预防护理：①胰岛素或胰岛素促分泌剂从小剂量开始，谨慎地调整剂量。②患者应定时定量进餐。③运动前应增加额外的碳水化合物摄入。④应避免酗酒和空腹饮酒。⑤低血糖反复发生者应调整糖尿病的治疗方案。⑥使用胰岛素治疗的患者出现低血糖应寻找原因，调整胰岛素治疗方案和用量。⑦糖尿病患者应常规备用碳水化合物类食品。

1.低血糖定义。对非糖尿病的患者来说，低血糖症的诊断标准为血糖水平＜2.8mmol/L。而接受药物治疗的糖尿病患者只要血糖水平≤3.9mmol/L 就属低血糖范畴。

2.可引起低血糖的降糖药物。有胰岛素、磺脲类和非磺脲类胰岛素促泌剂，以及 GLP-1 激动剂，其他种类的降糖药物单独使用时一般不会导致低血糖。其他降糖药物和上述药物合用也可增加低血糖发生的风险。

3.低血糖的临床表现。与血糖水平以及血糖的下降速度有关，可表现为交感神经兴奋（如心悸、焦虑、出汗、饥饿感等）和中枢神经症状（如神志改变、认知障碍、抽搐和昏迷）。但是老年患者发生低血糖时常可表现为行为异常或其他非典型症状。夜间低血糖常常难以发现和及时处理。有些患者屡发低血糖后,可表现为无先兆症状的低血糖昏迷。

4.低血糖的可能诱因和护理

(1)胰岛素或胰岛素促分泌剂:从小剂量开始,逐渐增加剂量,谨慎地调整剂量。

(2)未按时进食,或进食过少:患者应定时定量进餐,如果进餐量减少应相应减少药物剂量,有可能误餐时应提前做好准备。

(3)运动量增加:运动前应增加额外的碳水化合物摄入。

(4)酒精摄入,尤其是空腹饮酒:酒精能直接导致低血糖,应避免酗酒和空腹饮酒。

(5)低血糖反复发生者:应调整糖尿病的治疗方案或适当调高血糖控制目标。

(6)使用胰岛素治疗的患者出现低血糖:应寻找原因,调整胰岛素治疗方案和用量。

(7)糖尿病患者应常规备用:碳水化合物类食品,出现低血糖时以便及时食用。

(四)糖尿病的营养治疗和护理

医学营养治疗是糖尿病综合治疗的重要组成部分,是糖尿病的基础治疗。糖尿病及糖尿病前期患者都需要依据治疗目标接受个体化医学营养治疗。应评估患者营养状况,设定合理的质量目标,控制总能量的摄入,合理、均衡分配营养素,达到代谢控制目标。

1.营养治疗的目标

(1)维持合理体重:超重/肥胖患者在3~6个月期间减少体重的目标是体重减轻5%~10%。消瘦患者应通过均衡的营养计划恢复并长期维持理想体重。

(2)提供均衡营养的膳食。

(3)达到并维持理想的血糖水平,降低糖化血红蛋白水平。

(4)减少心血管疾病的危险因素,包括控制血脂异常和高血压。

(5)减轻胰岛素低抗,降低胰岛β细胞负荷。

2.营养素

(1)脂肪　膳食中由脂肪提供的能量不超过饮食总能量的30%。饱和脂肪酸摄入量不应超过饮食总能量的7%,尽量减少反式脂肪酸的摄入,单不饱和脂肪酸在总脂肪摄入中的供能比宜达到10%~20%。可适当提高多不饱和脂肪酸摄入量,但不宜超过总能量摄入的10%,适当增加 N-脂肪酸摄入,食物中胆固醇摄入量<300mg/d。

(2)碳水化合物　膳食中碳水化合物所提供的能量应占总能量的50%~60%,低血糖指数食物有利于血糖控制,糖尿病患者适量摄入糖醇和非营养性甜味剂是安全的,每日定时进三餐,碳水化合物均匀分配。

(3)蛋白质　肾功能正常的糖尿病个体,推荐

> **营养素**
>
> 脂肪提供的能量不超过饮食总能量的30%。
>
> 饱和脂肪酸摄入量不超过总能量的7%。单不饱和脂肪酸在总脂肪摄入中的供能比宜达到10%~20%。胆固醇摄入量<300mg/d。
>
> 碳水化合物所提供的能量占总能量的50%~60%。蛋白质的摄入量占供能比的10%~15%。
>
> 不饮酒。膳食纤维推荐每天摄入量14g/1000kCal。食盐摄入量限制在每天6g以内。

蛋白质的摄入量占供能比的10%~15%。有显性蛋白尿的患者蛋白摄入量宜限制在0.8g/kg·d,从肾小球滤过率(GFR)下降起,即应实施低蛋白饮食,推荐蛋白质入量0.6g/kg·d,

并同时补充复方 α-酮酸制剂,单纯摄入蛋白质不引起血糖升高,但可增加胰岛素的分泌反应。

(4)饮酒 不推荐糖尿病患者饮酒。饮酒时需计算酒精中所含的总能量,女性饮酒的酒精量不超过 15g/d,男性不超过 25g/d(一份标准量为:15g 酒精相当于啤酒 450mL,红酒 150mL 或低度白酒 45mL)。每周不超过 2 次。应警惕酒精可引起低血糖,避免空腹饮酒。有 2 型糖尿病发生风险的个体应限制含糖饮料摄入。

(5)膳食纤维 膳食纤维推荐每天摄入量 14g/kCal。

(6)盐 食盐摄入量限制在每天 6g 以内,高血压患者更应严格限制摄入量。同时限制摄入含盐量高的食物,例如味精、酱油、加工食品,调味酱等。

(五)2 型糖尿病运动治疗和护理

运动在 2 型糖尿病的管理中占有重要的地位。规律运动可增加胰岛素敏感性,有助于血糖控制,有利于减轻体重,减少心血管危险因素。

运动应注意原则:运动治疗应在医生指导下进行。血糖>16.7mmol/L、明显的低血糖症或者血糖波动较大、有糖尿病急性代谢并发症以及各种心肾等器官严重慢性并发症者暂不适宜运动。运动频率和时间为每周至少 150min(如每周运动 5d,则每次 30min),中等强度(50%~70% 最大,运动有点用力,心跳、呼吸加快但不急促)有氧运动。

> **2 型糖尿病运动治疗和护理**
>
> 规律运动可增加胰岛素敏感性,有助于血糖控制,有利于减轻体重,减少心血管危险因素。运动频率和时间为每周至少 150min(如每周运动 5d,则每次 30min)。

中等强度运动包括:快走、打太极拳、骑车、打高尔夫球和园艺活动。较强体力活动为:舞蹈、有氧健身操、慢跑、游泳、骑车上坡。每周最好进行 2 次抗阻运动,锻炼肌肉力量和耐力。运动项目要和患者的年龄、病情、身体承受能力相适应。定期评估,调整运动计划。运动前后要加强血糖监测,活动量大或激烈活动时应建议糖尿病患者调整食物及药物,以免发生低血糖。

(六)戒烟

吸烟有害健康,与 2 型糖尿病患者大血管病变、过早死亡的风险增高有关。应劝诫每一位吸烟的糖尿病患者停止吸烟或应用烟草类制品。

四、糖尿病的三级预防和护理

2 型糖尿病的一级预防是预防高危个体或糖尿病前期患者发生糖尿病。2 型糖尿病的二级预防,是已诊断 2 型糖尿病患者预防并发症的发生。2 型糖尿病的三级预防是减少 2 型糖尿病并发症的加重和降低致残率和死亡率,改善生活质量。

(一)2 型糖尿病一级预防和护理

1.高危人群的筛查。成人具有下列任 1 个或以上糖尿病危险因素者均为高危人群:

(1)年龄≥40 岁;

(2)有糖调节受损(IGR)史;

(3)超重(BMI≥24kg/m²)或肥胖(BMI≥28kg/m²)和/或中心性肥胖(男性腰围≥90cm,女性腰围≥85cm);

（4）静坐生活方式；

（5）一级亲属中有糖尿病家族史；

（6）有巨大儿（出生体重≥4kg）生产史或妊娠糖尿病史妇女；

（7）高血压（血压≥140/90mmHg），或正在接受降压治疗；

（8）血脂异常（HDL-C≤35mg/dL（0.91mmol/L）及 TG≥200mg/dL（2.22mmol/L），或正在接受调脂治疗；

（9）动脉粥样硬化性心脑血管疾病患者；

（10）有一过性类固醇糖尿病病史者；

（11）多囊卵巢综合征；

（12）长期接受抗精神病药物和/或抗抑郁症药物治疗的患者。

2.干预措施

（1）强化生活方式：建议患者增加蔬菜摄入量，减少单糖和酒精的摄入量，鼓励超重和肥胖（BMI≥25kg/m²）患者减轻体重，增加活动量，每天至少进行 20min 中等强度的活动，或推荐摄入脂肪热量＜25％的低脂饮食，如果未达到标准，则进行热量限制；坚持每周至少 150min 中等强度的活动；建议 IGT、IFG 患者饮食控制和增加运动，定期随访以确保患者能坚持，进行血糖监测；同时密切关注心血管疾病危险因素（如吸烟、高血压和血脂紊乱等），并给予适当治疗。具体目标是：①使肥胖者 BMI 达到或接近 24kg/m²，或体重至少减少 5％～10％；②至少减少每日总热量 400～500kCal；③饱和脂肪酸摄入占总脂肪酸摄入的 30％以下；④体力活动增加到 250～300min/W。

（2）暂不建议药物干预。

（二）2 型糖尿病二级预防和护理

1.血糖控制：新诊断和早期 2 型糖尿病患者，严格控制血糖以降低糖尿病并发症的发生风险。

2.血压控制、血脂控制以及阿司匹林的使用：在没有明显糖尿病血管并发症但具有心血管疾病危险因素的 2 型糖尿病患者中采取降压、降糖、调脂（主要是 LDL-C）和阿司匹林的治疗，以预防心血管疾病和糖尿病微血管病变的发生。

（三）2 型糖尿病三级预防和护理

1.血糖控制：对于年龄较大、病程较长 2 型糖尿病以及有心血管疾病的患者，要充分平衡强化血糖控制的利弊，采用个性化策略。

2.血压控制、血脂控制以及阿司匹林的使用：对于年龄较大、病程较长 2 型糖尿病以及有心血管疾病的患者，采用个性化血糖控制基础上采取降压、调脂（主要是 LDL-C）和阿司匹林的治疗，以降低心血管疾病反复发生和死亡的风险，并且降低糖尿病微血管病变的发生风险。

---

2 型糖尿病的一级预防是预防高危个体或糖尿病前期患者发生糖尿病。

2 型糖尿病的二级预防，是已诊断 2 型糖尿病患者预防并发症的发生：

1.血糖控制。

2.血压控制、血脂控制以及阿司匹林的使用。

2 型糖尿病的三级预防是减少 2 型糖尿病并发症的加重和降低致残率和死亡率，改善生活质量。

1.血糖控制。

2.血压控制、血脂控制以及阿司匹林的使用。

3.并发症预防

急性并发症

(1)糖尿病酮症酸中毒　糖尿病酮症酸中毒(DKA)是由于胰岛素不足和升糖激素不适当升高引起的糖、脂肪和蛋白代谢严重紊乱综合征,临床以高血糖、高血酮和代谢性酸中毒为主要表现,可分为轻度、中度和重度。轻度仅有酮症而无酸中毒(糖尿病酮症);中度除对糖尿病大血管病变的预防,需要全面评估和控制心血管病危险因素,如高血压和血脂异常并进行适当的抗凝治疗。应始终保持对心血管病变的警惕外,还有轻至中度酸中毒(糖尿病酮症酸中毒);重度是指酸中毒伴意识障碍(糖尿病酮症酸中毒昏迷),或虽无意识障碍但有低氧血症。对单有酮症者,仅需补充液体和胰岛素治疗,持续到酮体消失。DKA应按以下方法积极治疗:小剂量胰岛素治疗方案,补液补钾纠正水电解质紊乱和酸中毒,去除诱因和治疗并发症如休克、心力衰竭和心律失常、脑水肿和肾衰竭等。

(2)高渗性高血糖状态　高渗性高血糖状态(HHS)临床以严重高血糖而无明显酮症酸中毒、血浆渗透压显著升高、失水和意识障碍为特征。主要有严重失水和神经系统两组症状体征。血糖、血钠、血浆渗透压明显增高,治疗主要包括积极补液,纠正脱水;小剂量胰岛素静脉输注控制血糖、纠正水电解质和酸碱失衡以及去除诱因治疗并发症。

慢性并发症

(1)糖尿病肾脏病变　糖尿病肾病(DN)是导致肾功能衰竭的常见原因,早期糖尿病肾病的特征是尿中白蛋白轻度增加(微量白蛋白尿),逐步进展至大量蛋白尿和血清肌酐上升,最终发生肾功能衰竭,需要透析或肾移植。治疗以改变生活方式,低蛋白饮食,控制血糖,控制血压,纠正血脂紊乱及透析治疗和移植。

(2)视网膜病变和失明　2型糖尿病患者发生糖尿病视网膜病变、白内障、青光眼、视网膜血管阻塞及缺血性视神经病变等。糖尿病眼病应根据疾病轻重每2～4月、6～12月或每年眼底复查一次,根据情况采用治疗。

(3)糖尿病神经病变　10年内常有明显的临床糖尿病神经病变的发生,其发生风险与吸烟、年龄超过40岁以及血糖控制差的糖尿病患者中神经病变的患病率更高相关,预防主要以良好控制血糖,纠正血脂异常,控制高血压,定期进行筛查及病情评价以及加强足部护理为主。采取血糖控制、神经修复、抗氧化应激改善微循环、改善代谢紊乱及神经营养等对因治疗,并控制疼痛对症治疗。

(4)糖尿病心脑血管病　糖尿病是心血管疾患(高血压、脑血管病、心血管病、下肢血管病)的独立的危险因素。对糖尿病大血管病变的预防,需要全面评估和控制心血管病危险因素,如高血压和血脂异常并进行适当的抗凝治疗(具体参考第二、三节)。

五、糖尿病教育和管理

糖尿病的控制不仅需要药物治疗,还需对血糖和其他心血管疾病的危险因素进行监测,了解是否达标,根据治疗目标调整治疗方案,糖尿病是终身性疾病,糖尿病患者的行为和自我管理能力也是糖尿病是否能控制的关键。

1.基本原则。限于目前医学水平,糖尿病仍然是一种不可根治的疾病,因此应给予糖尿病患者终身的密切医护关注。糖尿病治疗的近期目标是控制糖尿病,防止出现急性代谢并发症,远期目标是通过良好的代谢控制达到预防慢性并发症,提高糖尿病患者的生活质量和延长寿命。为了达到这一目标,应建立较完善的糖尿病教育管理体系。

　　2.接受糖尿病教育。每位糖尿病患者一旦诊断就必须接受糖尿病教育,可以是糖尿病教育课堂、小组式教育或个体化的饮食和运动指导,后两者的针对性更强。这样的教育和指导应该是长期的和随时随地进行的,特别是当血糖控制较差需要调整治疗方案或因出现并发症需要进行胰岛素治疗时,具体的教育和指导是必不可少的。

　　3.教育的内容。疾病的自然进程,糖尿病的临床表现,糖尿病的危害以及急慢性并发症的防治,个体化的生活方式干预措施和饮食计划,规律运动和运动处方,饮食、运动、口服药、胰岛素治疗及规范的胰岛素注射技术,自我血糖监测和尿糖监测(当血糖监测无法实施时),血糖监测结果的意义和应采取的相应干预措施,自我血糖监测和尿糖监测、胰岛素注射具体操作技巧,口腔、足部、皮肤护理的具体技巧,当发生特殊情况时,如疾

> **糖尿病教育和管理**
>
> 1.基本原则　近期目标是控制糖尿病,防止出现急性代谢并发症,远期目标是通过良好的代谢控制达到预防慢性并发症,提高糖尿病患者的生活质量和延长寿命。
>
> 2.接受糖尿病教育。
>
> 3.教育的内容。
>
> 4.血糖监测:(1)糖化血红蛋白(HbA1c)是评价长期血糖控制的金标准。(2)自我血糖监测(3)血糖监测时间。
>
> 5.其他心血管疾病风险因子的监测:血压与血脂的监测与血糖监测同等重要。

病、低血糖、应激、手术时的应对措施,糖尿病妇女受孕必须做到有计划和全程监护,糖尿病患者的社会心理适应等。

　　4.血糖监测

　　(1)糖化血红蛋白(HbA1c)　HbA1c是评价长期血糖控制的金标准(正常值4%～6%),也是指导临床治疗方案调整的重要依据之一。在治疗之初至少每3个月检测一次,一旦达到治疗目标可每6个月检查一次。患有血红蛋白异常性疾病的患者,HbA1c的检测结果是不可靠的,可用血糖、糖化血清白蛋白或糖化血清蛋白评价血糖的控制。

　　(2)自我血糖监测　自我血糖监测是指导血糖控制达标的重要措施,也是减少低血糖风险的重要手段。指尖毛细血管血糖检测是最理想的方法,但如条件所限不能查血糖,尿糖的检测包括定量尿糖检测也是可以接受的。自我血糖监测适用于所有糖尿病患者,但对注射胰岛素和妊娠期的患者,为了达到严格控制血糖,同时减少低血糖的发生,这些患者必须进行自我血糖监测。

　　(3)血糖监测时间:①餐前血糖检测,当血糖水平很高时空腹血糖水平是首先要关注的,有低血糖风险者(老年人,血糖控制较好者)也应测定餐前血糖。②餐后2h血糖监测适用于空腹血糖已获良好控制但HbA1c仍不能达标者。③睡前血糖监测适用于注射胰岛素的患者,特别是晚餐前注射胰岛素的患者。④夜间血糖监测了解夜间有无低血糖,胰岛素治疗已接近治疗目标而空腹血糖仍高者。⑤出现低血糖症状时或极力运动后应及时监测血糖。

　　5.其他心血管疾病风险因子的监测。血压与血脂的监测与血糖监测同等重要,是可以干预心血管疾病风险因子,每年需检查HDL-C、胆固醇、甘油三酯、LDL-C一次,每次就诊测量血压,高血压患者在家自我监测血压。

六、2 型糖尿病患者健康管理服务规范

2 型糖尿病患者健康管理纳入国家基本公共卫生服务范围,制订了健康管理服务规范。

1.服务对象。辖区内 35 岁及以上 2 型糖尿病患者。

2.服务内容

(1)筛查对工作中发现的 2 型糖尿病高危人群进行有针对性的健康教育,建议其每年至少测量 1 次空腹血糖,并接受医务人员的健康指导。

(2)随访评估 对确诊的 2 型糖尿病患者,每年提供 4 次免费空腹血糖检测,至少进行 4 次面对面随访。主要内容:①测量空腹血糖和血压,并评估是否存在危急情况,如出现血糖≥16.7mmol/L 或血糖≤3.9mmol/L;收缩压≥180mmHg 和/或舒张压≥110mmHg;有意识或行为改变;有深大呼吸、呼气有烂苹果样丙酮味,心悸、持续性心动过速(心率超过 100 次/min),体温超过 39℃、皮肤潮红、出汗,食欲减退、恶心、呕吐、腹痛,视力模糊、眼痛等危险情况之一,或存在不能处理的其他疾病时,须在处理后紧急转诊。对于紧急转诊者,乡镇卫生院、村卫生室、社区卫生服务中心(站)应在 2 周内主动随访转诊情况。②若不需紧急转诊,询问上次随访到此次随访期间的症状。③测量体重,计算体重指数(BMI),检查足背动脉搏动。④询问患者疾病情况和生活方式,包括心脑血管疾病、吸烟、饮酒、运动、主食摄入情况等。⑤了解患者服药情况。

(3)分类干预 ①对血糖控制满意(空腹血糖值<7.0mmol/L),无药物不良反应、无新发并发症或原有并发症无加重的患者,预约进行下一次随访。②对第一次出现空腹血糖控制不满意(空腹血糖值≥7.0mmol/L)或药物不良反应的患者,结合其服药依从情况进行指导,必要时增加现有药物剂量、更换或增加不同类的降糖药物,2 周内随访。③对连续两次出现空腹血糖控制不满意或药物不良反应难以控制以及出现新的并发症或原有并发症加重的患者,建

> 糖尿病患者出现下列情况,应急处理后转诊:
>
> 血糖 ≥ 16.7mmol/L 或血糖 ≤ 3.9mmol/L,收缩压≥180mmHg 和/或舒张压≥110mmHg,有意识或行为改变,有深大呼吸、呼气有烂苹果样丙酮味,心悸、持续性心动过速,体温超过 39℃、皮肤潮红、出汗,食欲减退、恶心、呕吐、腹痛,视力模糊、眼痛。

议其转诊到上级医院,2 周内主动随访转诊情况。④对所有的患者进行针对性的健康教育,与患者一起制定生活方式改进目标,并在下一次随访时评估进展。告诉患者出现哪些异常时应立即就诊。

(4)健康体检 对确诊的 2 型糖尿病患者,每年进行 1 次较全面的健康体检,体检可与随访相结合。内容包括体温、脉搏、呼吸、血压、身高、体重、腰围、皮肤、浅表淋巴结、心脏、肺部、腹部等常规体格检查,并对口腔、视力、听力和运动功能等进行粗测判断。具体内容参照《城乡居民健康档案管理服务规范》健康体检表。

3.服务流程。糖尿病患者随访流程图见图 12-4。

4.服务要求

(1)2 型糖尿病患者的健康管理由医生负责,应与门诊服务相结合,对未能按照健康管理要求接受随访的患者,乡镇卫生院、村卫生室、社区卫生服务中心(站)应主动与患者联系,

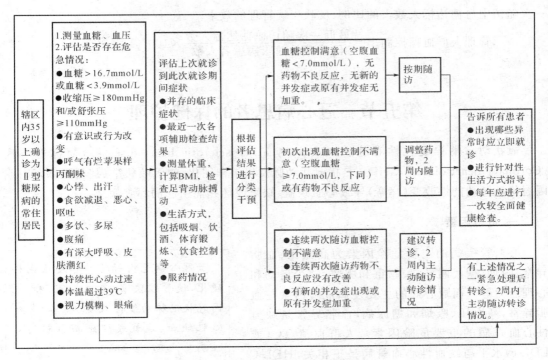

图 12-4　糖尿病患者随访服务流程

保证管理的连续性。

（2）随访包括预约患者到门诊就诊、电话追踪和家庭访视等方式。

（3）乡镇卫生院、村卫生室、社区卫生服务中心（站）要通过本地区社区卫生诊断和门诊服务等途径筛查和发现 2 型糖尿病患者，掌握辖区内居民 2 型糖尿病的患病情况。

（4）发挥中医药在改善临床症状、提高生活质量、防治并发症中的特色和作用，积极应用中医药方法开展糖尿病患者健康管理服务。

（5）加强宣传，告知服务内容，使更多的患者愿意接受服务。

（6）每次提供服务后及时将相关信息记入患者的健康档案。

5.考核指标

（1）糖尿病患者健康管理率　高血压患者健康管理率是指年度内已管理的高血压人数占辖区年度内高血压患者总人数的比例，反映社区对高血压患者管理数量。辖区糖尿病患者总人数估算方法：辖区常住成年人口总数×成年人糖尿病患病率（通过当地流行病学调查、社区卫生诊断获得或是选用本省（区、市）或全国近期糖尿病患病率指标）。

$$糖尿病患者健康管理率＝\frac{年度内已管理糖尿病患者人数}{辖区年度内糖尿病患者总人数}×100\%$$

（2）糖尿病患者规范管理率　糖尿病患者规范管理率是指按《国家基本公共卫生服务技术规范》中糖尿病患者健康管理要求进行糖尿病患者管理的人数占辖区年度内糖尿病患者总数的比例，反映管理服务的质量。

$$糖尿病患者规范管理率＝\frac{按规范进行糖尿病患者健康管理的人数}{辖区年度内管理糖尿病患者总人数}×100\%$$

（3）管理人群血糖控制率　糖尿病管理人群血糖控制率是指已管理的糖尿病患者最近

一次随访中血糖达标人数占的比例,反映疾病管理的效果。

$$管理人群血糖控制率＝\frac{最近一次随访血糖达标人数}{已管理的糖尿病患者人数}\times100\%$$

(陈雪萍)

第五节　冠心病患者的保健护理

冠状动脉粥样硬化性心脏病(Coronary atherosclerotic heart disease),简称冠心病(Coronary heart disease CHD),是指冠状动脉发生粥样硬化,使管腔狭窄、甚至阻塞,和/或因冠状动脉功能性改变(痉挛)导致心肌缺血、缺氧或坏死而引起的心脏病。

一、危险因素

心血管疾病的主要危险因素为高血压、血脂异常、吸烟、糖代谢异常、超重和肥胖、缺少运动和心理压力等。而冠心病的主要发病危险因素是血脂异常、高血压、吸烟和糖尿病,血脂异常是缺血性心血管病的重要危险因素。人群血清 TC(或 LDL-c)水平与缺血性心血管病呈正相关,HDL-C 水平与缺血性心血管病呈负相关。

> 冠心病是指冠状动脉发生粥样硬化,使管腔狭窄、甚至阻塞,和/或因冠状动脉功能性改变(痉挛)导致心肌缺血、缺氧或坏死而引起的心脏病。
>
> 危险因素是高脂血症、高血压、吸烟、糖尿病、肥胖等。

1.高脂血症:脂质代谢紊乱是冠心病最重要预测因素。总胆固醇(TC)和低密度脂蛋白胆固醇(LDLC)水平和冠心病事件的危险性之间存在着密切的关系。LDLC 水平每升高 1％,则患冠心病的危险性增加 2％～3％.甘油三酯(TG)是冠心病的独立预测因子。

2.高血压:高血压与冠状动脉粥样硬化的形成和发展关系密切。收缩期血压比舒张期血压更能预测冠心病事件。140～149mmHg 的收缩期血压比 90～94mmHg 的舒张期血压更能增加冠心病死亡的危险。

3.吸烟:吸烟是冠心病的重要危险因素,是最可避免的死亡原因。冠心病与吸烟之间存在着明显的用量-反应关系。

4.糖尿病:冠心病是未成年糖尿病患者首要的死因,冠心病占糖尿病患者所有死亡原因和住院率的近 80％。

5.肥胖:已明确为冠心病的首要危险因素,可增加冠心病死亡率。

6.尚有遗传、饮酒、环境因素、久坐生活方式等。

二、临床特点

根据冠状动脉病变的部位、范围及病变严重程度和心肌缺血发展的速度、范围和程度的不同,临床上将冠心病分为五种类型:隐匿型冠心病、心绞痛型冠心病、心肌梗死型冠心病、心力衰竭和心律失常型冠心病、猝死型冠心病。心绞痛型和心肌梗死型冠心病是常见类型。

1.心绞痛。心绞痛是由于心肌需氧和供氧之间失去平衡而发生心肌缺血的临床综合征,典型表现有:①突发的胸痛,常位于胸骨体上、中段后方或心前区,可放射至左上肢内侧达无名指和小指；②疼痛性质为缩窄性、窒息性或严重的压迫感，患者常停止原先活动；③常见诱因为劳累、激动、受寒和饱餐等；④持续时间 1~5min，很少超过 15min；⑤休息或含服硝酸甘油后迅速缓解。心绞痛发作分为劳累性、自发性及混合性三种，除劳累性心绞痛中稳定性心绞痛外，其他各型常统称为"不稳定型心绞痛"。经血管造影评价冠状动脉和左室功能是目前评价患者的长期预后的最重要的预测因素。

2. 心肌梗死。心肌梗死是指冠状动脉病变基础上，心肌血供急剧减少或中断造成心肌缺血性坏死，临床上表现为胸骨后剧烈疼痛、心律失常、休克、心力衰竭和发热、白细胞增高、血沉增快等。根据临床表现，结合心电图、负荷试验、血清心肌酶谱及冠状动脉造影等一般可作出明确的诊断。冠心病是一种严重危害人们健康的心血管疾病，冠状动脉严重狭窄或阻塞可造成相应区域供血断绝而导致心肌坏死，而坏死本身是一个不可逆的过程，坏死区域越大，心功能受损就越明显，预后也就越差。如果在血管堵塞的早期能得到积极的治疗，使堵塞的血管重新开通，则可以使坏死的心肌范围限制在最小，使坏死周围的损伤和缺血心肌得到挽救，心功能最大限度地得到保护；若治疗不及时，会导致患者死亡或产生如室壁瘤、乳头肌功能失调或断裂、心力衰竭、严重心律失常、栓塞等并发症。

三、冠心病三级预防和护理

（一）冠心病一级预防和护理

冠心病一级预防和护理是指危险因素存在，但疾病尚未发生或处于亚临床状态时，采取预防措施。

1. 戒烟。吸烟可导致血管内皮功能障碍，促使病变进展，诱发冠状动脉痉挛，可使急性心肌梗塞的死亡率加倍。目标是完全戒烟并避免被动吸烟。每次随诊时询问吸烟情况鼓励所有的吸烟患者戒烟，了解患者戒烟的意愿，采用咨询和制订戒烟计划等措施帮助患者戒烟。必要时可使用药物或参考专门的戒烟程序进行戒烟，并注意随访避免在家和工作场所被动吸烟。

2. 体重指数。体重指数与冠心病发病率呈正相关，通过适当的平衡体育锻炼、热量的摄入和正规的行为治疗以维持或达到 BMI 控制在 18.5~24.9kg/m²。对腰围超过正常范围的患者可以进行改变生活方式和按照要求考虑代谢综合征的治疗措施，腰围的治疗目标是男＜40 英寸（约 102cm），女＜35 英寸（约 89cm）。强调每次就诊时应该评估体重指数（BMI）和腰围。

3. 控制血压。强调非药物治疗改善生活方式的同时建议初始的治疗药物以控制血压，具体参看第二节。

4. 降低血脂。高脂血症是冠心病独立而重要危险因素，冠心病患者应降低饮食中胆固醇和饱和脂肪酸的摄入，多进蔬菜、水果和谷物的摄入，增加 ω-3 脂肪酸的摄入（鱼或药物 1g/d），限制饮酒，适当体育运动，控制血脂的目标是 LDL-C＜

冠心病三级预防

一级预防

1. 戒烟

2. 体重指数 BMI 控制在 18.5~24.9kg/m²，腰围男＜40 英寸（约 102cm），女＜35 英寸（约 89cm）。

3. 控制血压

4. 降低血脂 LDL-C＜100mg/dL。

2 型糖尿病 HbA1c 的控制。

二级预防

提倡"双有效"即有效药物和有效剂量。

三级预防

是病残预防。

100mg/dL,如果甘油三酯在 200～499mg/dL,非 HDL 胆固醇应该低于 130mg/dL。他汀类药物强化降脂治疗能有效降低冠心病及冠心病高危人群的心血管事件。

5.糖尿病。糖尿病是冠心病的危险症,对 2 型糖尿病 HbA1c 的控制,要求 HbA1c 达到和接近正常范围,选择改变生活方式和药物来实现治疗目的(详见第三节)。

(二)冠心病二级预防和护理

冠心病二级预防和护理是指已经发生冠心病患者采取防治降低病残病死率,防止冠心病复发。

二级预防提倡"双有效"即有效药物和有效剂量,对不稳定性心绞痛和非 ST 段抬高的心肌梗死患者采取长期药物治疗,常用药物是:

1.抗血小板聚集药物。阿司匹林作为常见的一线药物,通过血栓素 A2 的合成达到抑制血小板活化和抗血小板聚集作用。阿司匹林的最佳剂量范围为 75～150mg/d。其主要不良反应为胃肠道出血或对阿司匹林过敏。不能耐受阿司匹林的患者,可改用氯吡格雷作为替代治疗。氯吡格雷通过选择性的不可逆的抑制血小板 ADP 受体而阻断 ADP 依赖激活的 $GPII_b/III_a$ 复合物,有效地减少 ADP 介导的血小板激活和聚集。

2.β-受体阻滞剂。心肌梗死后患者长期接受 β 受体阻滞剂二级预防治疗,可减少心律失常发生,缩小梗死面积,降低心肌梗死病死亡率。目前被广泛使用的 β-受体阻滞剂有美替洛尔、阿替洛尔。β 受体阻滞剂的使用剂量应个体化,从较小剂量开始,以能缓解症状、心率不低于 50 次/min 为宜。

3.血管紧张素转换酶抑制剂(ACEI)。(ACEI)药物,能减轻心梗后心室重构,改善血流动力学和减轻充血性心衰,可降低急性心肌梗死死亡率,降低意外事件和预防心肌梗死的再发。可从小剂量开始,逐渐加大剂量到能耐受剂量。

4.他汀类降脂药物。应用他汀类降脂药物能有效降低 TC 和 LDL-C,延缓斑块进展,改善内皮细胞功能,使斑块稳定和抗炎等有益作用,并因此降低近期缺心事件的复发率,预防再梗和降低死亡率。冠心病患者 LDL-C 的目标值应<2.60mmol/L(100mg/dl),对于极高危患者(确诊冠心病合并糖尿病或急性冠状动脉综合征),治疗目标为 LDL-C<2.07mmol/L(80mg/dl)也是合理的。

慢性稳定性心绞痛的血管重建治疗,主要包括经皮冠状动脉介入治疗(PCI)和冠状动脉旁路移植术(CABG)等。对于慢性稳定性心绞痛的患者,PCI 和 CABG 是常用的治疗方法。

(三)冠心病三级预防

三级预防也是病残预防。主要针对发病期和康复期,冠心病康复治疗主要是医疗性运动(有氧运动和力量训练),配合心理治疗及行为治疗、作业治疗和危险因素纠正。康复可分三期:1 期:病情稳定后低水平的体力活动,生活能自理。2 期:逐步增加体力活动,改变不良生活方式,恢复正常生活。3 期:控制危险因素,改善和提高心血管功能和身体活动能力,最大限度恢复工作和社会活动。

四、冠心病健康教育

冠心病健康教育对象不仅是 CHD 患者,还包括家属、陪护人员、家庭、社区和社会。

主要教学内容如下：

1. 基础知识教育。包括病因、危险因素、临床症状及用药，有病早治，积极参与预防。

2. 饮食生活方式指导。平衡摄取热卡和体力活动消耗热卡，达到或保持健康体重。多吃蔬菜、水果，尤其是深色者；选择全谷和高纤维食物，只少每周吃两次鱼，特别是含 ω-3 多不饱和脂肪酸多的深海鱼，每日总热量饱和脂肪应＜7％，反式脂肪酸 1％ 以下，胆固醇的摄入量每日 300mg 以下。尽量少吃糖类饮料和食物。

3. 运动指导。适当运动能增强心肌收缩率，增加心排出量，提高心肌对活动适应性，使冠状动脉扩张，有助降压，增加心肌营养和氧供。CHD 的体育活动是治疗性，运动强度应达到 65％～75％ 最大摄氧量（VO_2max），心率达到最大运动量 75％～85％ 才能改善心血管系统的适应能力。运动量不仅要依据个人运动耐量而定，还要根据心脏功能测试结果，在医务人员指导下进行，运动方式以有氧运动为宜，每次持续时间应 20～30min 为宜，避免加重心脏负担。

4. 治疗指导。提高患者对治疗依从性，通过建立健康卡促进患者的遵医行为。

5. 心理干预。注重对患者的心理健康辅导，以良好心态对待疾病，树立战胜疾病信心，采用心理干预克服负性情绪，建立良好家庭环境，得到家庭和社会的支持。

（陈雪萍）

第六节　脑卒中患者的保健护理

脑卒中（cerebral apoplexy）又称脑血管意外（cerebral vascular accident），是一组由于脑部血管病变或全身血液循环紊乱所致的脑组织供血障碍性疾病，又称急性脑血管病。以急性脑功能损害为特征、局灶性神经功能缺失（如瘫痪、失语）为共性，特点为发病急、病情演变快，致死率、致残率高。

一、危险因素

脑血管病的危险因素分为可干预与不可干预两种，两个不可干预的危险因素是年龄和性别，还有种族和家族遗传性。随着年龄的增长，脑卒中的危险性持续增加，55 岁以后每 10 年卒中的危险性增加 1 倍。卒中的发病率男性高于女性，可干预的主要危险因素包括高血压、心脏病、糖尿病、吸烟、酗酒、血脂异常、颈动脉狭窄等，可干预的主要危险因素详见本章第二、三、四节。

二、临床特征

1. 脑卒中表现。急性脑血管病按病损的性质不同可分为出血性脑血管病和缺血性脑血管病两大类，前者包括脑出血和蛛网膜下腔出血；后者又称脑梗塞，包括短暂性脑缺血发作、脑血栓形成、脑栓塞、腔隙性脑梗塞。出血性脑血管病的主要原因是高血压、动脉硬化、脑动脉瘤和脑血管畸形；缺血性脑血管病的主要原因是动脉硬化、颈动脉或椎-基底动脉狭窄、血液流变学异常等。临床上发病最多的是脑出血和脑血栓形成。

（1）脑出血　多在白天活动或情绪激动时骤然起病。急性期主要症状有头痛、呕吐、迅即出现意识障碍、颜面潮红、呼吸深沉带有鼾音、脉搏缓慢有力、血压升高、全身大汗、大小便失禁。内囊出血有典型的"三偏征",若出血灶在主侧半球则有失语,下丘脑受累时可导致应激性溃疡而出现上消化道出血;桥脑出血可因丘脑下部体温调节中枢及呼吸中枢受损而出现持续高热和呼吸无规律,出血量大时可破入第四脑室而迅速呈深昏迷,查体见交叉性瘫痪或四肢瘫、瞳孔缩小呈针尖样;小脑出血表现为眩晕、呕吐频繁、枕部头痛、眼球震颤、共济失调。脑出血的症状常在数小时内达到高峰,严重病例可在短时间内因脑疝形成而死亡。

(2)脑血栓形成　可有头痛、头晕、肢体麻木等先兆,病情进展缓慢,一般无意识障碍,常在夜间睡眠时发生,于次晨起床时发现肢体瘫痪。颈内动脉系统血管病变表现为同侧大脑半球受损而引起对侧"三偏症";椎-基底动脉系统血管病变表现为脑干和小脑受损,多有交叉性瘫痪、共济失调等。上述表现突然起病、一般仅维持数分钟至数十分钟,症状、体征在24h消失的,称短暂性脑缺血发作,此现象应引起人们的重视,须积极治疗,可减少脑血管病发生的机会。

2.首次卒中发病机制的正确评估。了解首次卒中的病因学机制,对于积极有效地进行卒中的二级预防至关重要。首次缺血性卒中有动脉硬化血栓形成性梗死、心源性栓塞、腔隙性梗死和原因不明型四种类型。腔隙性梗死病变常位于大脑半球深部,临床表现为单纯运动障碍、单纯感觉障碍、感觉运动型腔隙综合征或共济失调性轻偏瘫。心源性栓塞则由多种心脏源性疾病诱发,包括房颤、冠心病、心肌梗死等。非心源性梗死主要原因往往是大动脉粥样硬化伴相应部位动脉狭窄。如果明确首次卒中类型为腔隙性梗死,可通过对危险因素的正确干预而减少卒中再发的风险。如果已明确首次卒中为房颤诱发心源性栓塞,则适宜应用小剂量阿司匹林(抗血小板)加华法林(抗凝)干预。对于伴有冠心病、高脂血症的患者还需加用他汀类药物调节血脂水平。首次发生脑出血的病因学机制分为高血压性出血和非高血压性出血。对于已经发生脑卒中的患者,为进一步明确发病机制,可考虑选择做下列检查:实验室检查(包括全血细胞计数、生化全套)、心电图、头颅 CT、颈动脉 B 超、头颅 MRI、磁共振血管造影(MRA)、超声心动图、心脏 Holter、经颅多普勒超声(TCD)甚至脑血管造影(DSA)等。对已发生脑卒中者选择必要的影像或其他实验室检查,尽可能明确患者的卒中类型及相关危险因素,以便针对病因采用合理的治疗措施。

三、脑卒中的治疗和护理

(一)脑卒中的院前处理

脑卒中发病后能否及时送到医院进行救治,是能否达到最好救治效果的关键。缺血性卒中成功治疗的时间窗非常短暂(3～6h)。减少转运时间的延误,需要公众和医疗服务系统的紧密配合与协作。

1.脑卒中的识别。医务人员应掌握脑卒中常见的症状:①症状突然发生。②一侧肢体(伴或不伴面部)无力、笨拙、沉重或麻木。③一侧面部麻木或口角歪斜。④说话不清或理解语言困难。⑤双眼向一侧凝视。⑥一侧或双眼视力丧失或模糊。⑦视物旋转或平衡障碍。⑧既往少见的严重头痛、呕吐。⑨上述症状伴意识障碍或抽搐。

当具有脑卒中危险因素(例如高血压、心脏病、糖尿病等)者突然出现上述表现时,高度怀疑脑卒中,应立即送往医院救治。或突然出现神志模糊或昏迷者也要意识到脑卒中的可能性,立即送往医院救治。

2.脑卒中患者的运送。保持生命体征稳定,尽早送至医院。

(1)发现可疑患者 应尽快直接平稳送往急诊室或拨打急救电话由救护车运送。应送至有急救条件(能进行急诊 CT 检查,有 24h 随诊的脑卒中专业技术人员)的医院及时诊治,最好送至有神经专科医师或脑血管病专科医院。

(2)医疗机构需做出快速反应 各医院应当制订加快脑卒中救治的计划和措施,包括有关科室医师、急诊和救护车系统之间的协调与协作,对将到院的脑卒中患者给以相应处理。

> **脑卒中的识别**
>
> 当具有脑卒中危险因素(例如高血压、心脏病、糖尿病等)者突然出现:①症状突然发生。②一侧肢体(伴或不伴面部)无力、笨拙、沉重或麻木。③一侧面部麻木或口角歪斜。④说话不清或理解语言困难。⑤双眼向一侧凝视。⑥一侧或双眼视力丧失或模糊。⑦视物旋转或平衡障碍。⑧既往少见的严重头痛、呕吐。⑨上述症状伴意识障碍或抽搐。高度怀疑脑卒中,应立即送往医院救治。或突然出现神志模糊或昏迷者也要意识到脑卒中的可能性,立即送往医院救治。

3.现场及救护车上的处理和急救。救护人员到达现场后应立即采集有关病史并进行简要评估,发病时间的信息尤为重要,因关系到急诊治疗方法(如溶栓)的选择,具体急救措施及相关处理:

(1)监测和维持生命体征。必要时吸氧、建立静脉通道及心电监护。

(2)保持呼吸道通畅,解开患者衣领,有假牙者应设法取出,必要时吸痰、清除口腔呕吐物或分泌物。

(3)昏迷患者应侧卧位。转运途中注意车速平稳,保护患者头部免受振动。

(4)对症处理,如高颅压、血压过高或过低、抽搐等的处理(详见第九章)。

(5)尽可能采集血液标本以便血常规、生化和凝血功能试验能在到达医院时立即进行。

(6)救护车上工作人员应提前通知急诊室,做好准备及时抢救。

(二)卒中后的处理

1.卒中后的血压管理。脑卒中无论是初发还是再次发作,高血压都是一种密切相关的危险因素。患者血压水平高于 160/100mmHg 可使卒中再发的风险明显增加。首次卒中后的患者,不论既往有否高血压史,均需密切监测血压水平。改变不良生活方式。积极控制高血压,在患者可耐受的情况下,最好能将血压降至<140/90mmHg。降压治疗应于卒中急性期过后患者病情稳定时(一般为卒中后 4 周)开始。

2.抗血小板聚集。对于缺血性卒中后的患者,使用抗血小板药物治疗。缺血性卒中初次发作后早期应用阿司匹林能够显著降低卒中再发的风险。单独应用阿司匹林的剂量为 50~150mg/d,一次服用。也可使用小剂量阿司匹林(25mg)加潘生丁缓释剂(200mg)的复合制剂(片剂或

> **现场及救护车上的处理和急救**
>
> (1)监测和维持生命体征。必要时吸氧、建立静脉通道及心电监护。
>
> (2)保持呼吸道通畅,清除口腔呕吐物或分泌物。
>
> (3)昏迷患者应侧卧位,保护患者头部免受振动。
>
> (4)对症处理,如高颅压、血压过高或过低、抽搐等的处理。
>
> (5)尽可能采集血液标本。
>
> (6)提前通知急诊室,做好抢救准备。

胶囊),2次/d。有条件者、高危人群或对阿司匹林不能耐受者可选用氯吡格雷(75mg/d)。

3.抗凝治疗。使用抗凝剂有增加颅内出血的风险,只有在诊断为房颤诱发心源性栓塞的患者才适宜应用抗凝剂。可使用华法林抗凝治疗,剂量为 $2\sim4mg/d$,INR 值应控制在 $2.0\sim3.0$ 之间。

4.其他心脏病的干预。其他潜在的心脏病均将大大提高栓塞性卒中的复发风险,心肌梗死是卒中发生与复发密切相关的重要危险因素。对于既往有心肌梗死或卒中时发生的心肌梗死,应该维持心输出量,给予 β-受体阻滞剂、ACEI 制剂以及适量的抗凝剂或抗血小板药物进行治疗,可改善这种危险。针对各种心脏病的病因处理原发疾病并进行积极的对症治疗,以最大限度地降低卒中复发的风险。

5.颈动脉狭窄的干预。有症状(TIA 或小卒中)的轻、中度颈动脉狭窄者首先选择内科保守治疗,无症状性颈动脉狭窄更应慎重处理,必要时可考虑是否行手术治疗。

6.高同型半胱氨酸血症的干预。高(同型)半胱氨酸血症也是心脑血管病发生和复发的重要危险因素。大剂量联合应用叶酸、VB_6 和 VB_{12},能够有效地降低血浆半胱氨酸水平。可通过合理膳食,摄入蔬菜、水果、豆类、瘦肉、鱼类及增加富含维生素的谷类食物来保证达到叶酸、VB_6 以及 VB_{12} 的推荐需要量。对于高半胱氨酸血症者给予口服叶酸 2mg/d、VB_6 30mg/d、VB_{12} 500μg/d 治疗。

7.干预短暂性脑缺血发作(TIA)。TIA 的患者都有发生完全性卒中或二次卒中的危险,且很可能在初次卒中后两周内发生。应积极去除包括高血压、血流动力学异常、吸烟、过量饮酒、高脂血症以及动脉狭窄在内的多项危险因素。一旦患者出现 TIA 时,应给予积极的抗血小板治疗。

8.卒中后血脂与血糖的管理。血清胆固醇水平高于 240mg/dl,卒中复发的危险性增加。因此,在首次卒中发生后需积极监控血脂水平,定期监测血糖、血脂,采用饮食控制及增加体育锻炼,必要时药物治疗等干预措施,使患者的血脂水平稳定在理想的范围内。

四、脑卒中的健康教育

健康教育是通过信息传播和行为干预,帮助个体或人群了解脑血管病的严重危害,使人们能够引起足够的重视,主动采取积极的预防措施;告诉人们脑血管病发病的主要危险因素和诱发因素并知道如何预防;发生了脑卒中后应该如何应对。发病后何时去看病?如何配合医护人员进行治疗和康复训练等,自愿采纳有益于健康的行为和生活方式,从而达到预防疾病或提高生活质量的目的。健康教育的内容如下:

1.了解自己的血压。首先是有高血压病史的人应该经常测量血压,以便了解自己的血压变化、服药或换药后的效果,以及是否需调整药物剂量等。无高血压病史的中年人和小于 35 岁但有高血压家族史者也应该半年至一年测量血压一次。一旦确诊为高血压后,即应开始非药物治疗或药物治疗,并要持之以恒。

2.定期体检。40 岁以上的人定期体检是非常必要的保健措施,一般每年检查一次为宜。可了解自己的心脏功能有无异常,特别是有无房颤或缺血性改变。同时也应检测血糖和血脂水平,发现异常后即应积极治疗。

3.改变不健康的生活方式　不健康的生活方式包括:体力活动过少、休息时间不规律、膳食营养成分摄入不合理等等。要教育人们注意采用健康的生活方式,多参加一些体育锻炼活动,注意劳逸结合。多吃一些含蛋白质、纤维素较高的食物和蔬菜、水果等,少吃盐和高脂饮食。

4.克服不良习惯(吸烟、酗酒嗜好)。吸烟肯定对健康有害,更容易引起脑血管病,应下决心彻底戒除。否则不但害己,而且影响他人的健康。饮酒要适度,不能过量。

(陈雪萍)

第七节　恶性肿瘤患者的保健护理

恶性肿瘤(malignant tumor)是机体细胞在致癌因素的长期作用下发生过度增生及异常分化所形成的新生物,新生物一旦形成,不会因致癌因素的消除而停止生长,其生物学特性为过度增殖、浸润、复发与转移。

据 WHO 报告,1997 年全球癌死亡数约 620 余万人,居全球人类主要死因的第 3 位,我国近期的调查也表明,恶性肿瘤死亡分别占我国城市和农村居民死因的第 1 位和第 2 位。我国男性最常见的前五位恶性肿瘤依次是:胃癌、肺癌、食管癌、肝癌、结肠癌和直肠癌,而女性前五位恶性肿瘤分别是:胃癌、宫颈癌、乳腺癌、肺癌、食管癌。在近 20 年中,我国癌谱也发生了很大的改变,如肺癌发病率的增长速度惊人,男女肺癌发病率在 20 年中增长了204.4%和 157.7%。恶性肿瘤是对人类生命危害最大的重要疾病之一,恶性肿瘤的防治是社会公众普遍关注的重要问题。

一、危险因素

肿瘤的确切病因尚未明了,但长期的流行病学调查及实验室和临床研究发现,肿瘤的发生与物理因素、化学因素、生物因素、遗传因素、内分泌因素、免疫因素及心理社会因素等有关。

1.化学致癌因素。现已证明有 1000 多种化学物质能诱发动物肿瘤,包括烷化剂如氮芥、硫苯类;多环芳烃化合物如苯并芘,燃烧纸烟、脂肪不完全燃烧、煤炭、石油以及用烟直接熏制鱼、肉时,均能产生多环芳烃化合物;芳香胺类化合物如芳香胺类染料联苯胺、α-苯胺;氨基偶氮染料如猩红、奶油黄;亚硝基化合物如 N-亚硝胺、N-亚硝酰胺;植物毒素如苏铁素、黄樟素等;金属致癌物如砷、镉、镍、铍等;真菌毒素如黄曲霉毒素、杂色曲霉毒素等。

危险因素
1.化学致癌因素
2.物理致癌因素
3.生物致癌因素
4.遗传作用
5.不良生活方式

2.物理致癌因素。以电磁辐射为主,大致可分为紫外线辐射、射频微波辐射、低频非电离辐射和电离辐射四种类型。已肯定电离辐射对所有组织器官均有致癌性,长期接受紫外线照射,可诱发各种皮肤肿瘤。另外,射频和微波辐射是否致癌,目前大多数研究者持否定态度,而低频非电离辐射是否致癌尚在研究中。

3.生物致癌因素。一些病毒、霉菌毒素、寄生虫等与人类的某些肿瘤密切相关,如 EB病毒与鼻咽癌有关,乙型肝炎病毒与肝癌有关,人类乳头状瘤病毒与妇女宫颈癌有关,C 型病毒与人白血病、肉瘤的发生有关;霉菌毒素如黄曲霉毒素是迄今所知的最强的动物致癌剂之一,与人类的肝癌发生有密切的关系,此外镰刀菌毒素可诱发消化道肿瘤;寄生虫如埃及血吸虫感染与膀胱癌有关,日本血吸虫与大肠癌、肝癌有关,寄生虫的感染在肿瘤的病原学上的作用尚有争论,一般认为只起促进癌的发生作用而不是癌症的发动作用。

4.遗传作用。有些癌症在某些家族中高发并有一定规律,多年来的肿瘤病因学研究也表明遗传因素在肿瘤的发生中起着不可忽视的作用。肿瘤遗传不是肿瘤本身直接被遗传下去,遗传的只是肿瘤的易感性。具有某些肿瘤易感性的人在外界致癌因素的作用下,容易发生肿瘤。有明显遗传因素的肿瘤有视网膜母细胞瘤、肾母细胞瘤、结肠息肉综合征、神经纤维瘤病等。此外,乳腺癌、胃肠癌、肝癌、食管癌、白血病、恶性黑色素瘤等也往往有家族聚集现象。

5.不良生活方式。长期吸烟、酗酒和不良的饮食习惯,以及长期的心理压抑、频繁的心理应激等都与恶性肿瘤的发生有密切关系。如吸烟与肺癌、咽癌有关;长期酗酒与肝癌、胃癌、直肠癌发病有关;腌制食品、咸菜等与胃癌有关,霉变食品与食管癌、肝癌有关,高脂肪低膳食纤维饮食与肠癌、乳腺癌、胰腺癌的发病有关;长期的精神紧张、抑郁、焦虑、绝望也是引起恶性肿瘤的重要原因。

二、临床特征

恶性肿瘤临床上可分早、中、晚三期。早期肿瘤小,局限于原发部位,无转移,无临床表现;中期瘤体增大,病变向周围组织或器官侵犯,有区域淋巴结转移,并有相应的症状和体征;晚期瘤体常广泛侵及邻近组织器官,不仅区域淋巴结转移且出现远处播散和恶病质。国际抗癌联盟提出 TNM 分期法:T(tumor)代表原发肿瘤,N(node)代表淋巴结,M(metastasis)代表远处转移,并在字母后标以数字,T_0 表示未见原发性肿瘤,有原发性肿瘤的按其大小分为 T_1,T_2,T_3,T_4;无淋巴结转移的为 N_0,有淋巴结转移的则按转移范围分为 N_1,N_2,N_3;没有远处转移的为 M_0,有远处转移的为 M_1。不同的 TNM 组合,表示为不同的期别,如 $T_1N_0M_0$ 表示原发肿瘤小,无区域淋巴结肿大,无远处转移。

恶性肿瘤常表现为:

1.肿块:恶性肿瘤生长较快,质地硬,活动度小,肿块表面皮肤浅表静脉扩张、温度升高。浅部肿瘤,常以局部无痛性肿块为第一表现;深部肿瘤表面症状不明显,可以出现周围组织和器官及空腔脏器的压迫和梗阻现象。

2.疼痛:恶性肿瘤早期一般不痛,易被忽视。肿瘤肿块增大时,可使脏器包膜张力增加而产生胀痛;肿瘤压迫或侵犯周围神经干时可产生剧烈疼痛。

> **恶性肿瘤常表现**
> 肿块、疼痛、溃疡、出血、
> 转移症状、全身症状。
> 转移的方式有:
> 直接蔓延、淋巴转移、血
> 行转移、种植转移。

3.溃疡:恶性肿瘤可因生长过快、血供不足等,使肿瘤表面组织坏死、形成溃疡,并产生病理性分泌物或排泄物。

4.出血:体表或与体外相通的肿瘤破溃或侵及血管时可有出血。

5.转移症状:恶性肿瘤经淋巴转移可出现区域淋巴结肿大、变硬,晚期可黏连、固定;经血行转移可出现远处转移灶的相应表现。

6.全身症状:恶性肿瘤晚期可出现贫血、低热、消瘦、乏力等恶病质表现。

肿瘤转移的发生与肿瘤本身的恶性程度、全身的抗病能力及免疫状况有关。一般来说,肿瘤的恶性程度越高越易发生转移;机体抗病能力和免疫力强的,则不易发生转移。恶性肿瘤的转移方式包括：

1.直接蔓延：肿瘤细胞向与原发灶相连续的组织扩散生长；

2.淋巴转移：多数情况为区域淋巴结转移，也可越级转移，不经区域淋巴结而转移至第二站、第三站淋巴结；

3.血行转移：癌细胞进入血管，随血流转移至远隔部位及其他脏器；

4.种植转移：肿瘤细胞脱落后在体腔或空腔脏器内的转移。

三、治疗和护理

恶性肿瘤的治疗方法主要有手术、化疗、放疗、中医及各种支持治疗。早期恶性肿瘤以根治性手术为主，并辅以放疗、化疗及免疫等综合治疗。晚期恶性肿瘤采用化疗、放疗、姑息性手术及全身支持治疗和对症处理，以延长生命。

1.心理护理。焦虑、抑郁、恐惧和担忧等是癌症患者最常见的心理反应，而且可贯穿于病程的始终。如果患者的心理反应过于消极或负性情绪时间过长，对其治疗和康复极为不利。

（1）有针对性地进行心理疏导：恶性肿瘤患者在诊治过程中往往会经历以下心理过程：①否认期：得知患病后感到震惊，怀疑诊断的可靠性，希望是良性肿瘤或是误诊，拒绝接受治疗，并辗转多家医院检查，以证实自己的猜测；②愤怒期：当患者发现身患恶性肿瘤已不可否认时，会表现出极大的愤怒，常迁怒于亲属及医护人员；③协议期：患者经过愤怒、发泄后，发现对缓解病情并无帮助，便开始寻求名医、秘方、偏方等，还会与医护人员讨价还价，祈求多活些日子，以便能完成未了的心愿；④忧郁期：一段时间后，由于效果欠佳、病情加重或癌症复发等多种原因，患者会感到无助和绝望，表现为畏缩、悲伤、哭泣、沉默、不吃不喝，甚至有自杀的倾向；⑤接受期：患者经过长时间的心理活动与思想斗争，心境变得平静，逐渐开始面对现实，并能理性地配合治疗。上述心理特点可同时、反复地发生或较长时间停留在某阶段。各期心理护理重点为：否认期主要是帮助患者理性地分析，避免因此而延误治疗；愤怒期主要是理解患者，避免与患者冲突，引导其合理宣泄自身的情绪；协议期主要是帮助患者建立治疗的信心和接受正规的治疗；忧郁期和接受期主要是加强支持系统的支持作用，增强患者信心，不断予以鼓励，帮助患者面对许多问题。

（2）发挥榜样作用：组织肿瘤患者与"抗癌明星"座谈，讲述他们治疗肿瘤、与疾病作斗争、身体康复的经历与经验。明星的现身说法往往会使患者得到很好的心理支持，增强战胜疾病的信心。

（3）信心疗法：通过认知疗法、心理暗示、社区集体心理干预等方式，对恶性肿瘤患者实行"信心疗法"，使患者建立战胜疾病的信心，有足够的毅力克服恶性肿瘤治疗后的许多不适。

2.饮食护理。少食多餐，多食新鲜的蔬菜和水果，足够的能量、高蛋白、高维生素饮食，并注意食物的色香味，营造良好的进食氛围，促进食欲。在肿瘤化疗期间，根据胃肠道反应情况调整饮食性质和量，并可采取中医食疗。

3.预防感染。化疗、放疗后，患者易发生呼吸道、泌尿道及其他部位的感染，应注意室内空气新鲜、防受凉感冒、有呼吸道感染者避免探视；多饮水，保持会阴部清洁；做好各种管道护理，如喉癌术后的喉管护理、人工肛门护理、膀胱造瘘管护理等。

4.康复护理。恶性肿瘤及时进行适当的康复治疗,可提高患者的生存质量,如乳癌术后上肢活动功能的康复、人工肛门的排便训练、喉癌术后进行食道发音功能训练等。

5.运动锻炼。恶性肿瘤患者视情况进行适度的运动锻炼,对增强体质、提高免疫力、调节情绪、增强信心都很有帮助。

6.减轻痛苦。晚期恶性肿瘤患者,在进行心理治疗的同时,采用药物镇痛,达到减轻痛苦,提高生存质量。

7.临终关怀。癌症晚期患者,做好家庭临终关怀,让濒死患者在剩余有限的日子里,能控制疼痛,在舒适、安全的环境中接受关怀,享受余晖,使患者坦然面对死亡,安详宁静地离开人世。

8.恶性肿瘤预防。人类几十年的防癌实践证明,控制肿瘤发病应重在预防。

> **恶性肿瘤预防**
>
> 健康教育。
>
> 环境整治。
>
> 做好职业防护。
>
> 维持健康心理。
>
> 建立健康的生活方式。
>
> 定期体检。
>
> 重视早期征兆。

(1)健康教育　通过各种途径向社区人群传播有关癌症知识,使人们确知各种恶性肿瘤危险因素及致病作用,促使建立良好的生活方式、合理膳食、注意环境保护、戒烟酒、远离不良环境、保持心理健康等,从一级预防水平上做好癌症的预防。

(2)环境整治　人类癌症中 80% 是由环境因素引起的,故首先应从保护人类生存环境、减少环境污染着手。在全社会树立环保意识、减轻环境污染对实施癌症的一级预防十分重要。

(3)做好职业防护　在人们的生产、工作环境中,常会接触到一些有毒的致癌物质,应注意做好职业防护,如改善生产工艺,做好生产设备的维修和管理,特别是在化工生产中防止跑、冒、滴、漏等现象,同时做好个人防护及个人卫生,如正确使用防护服、防护面具等。

(4)维持健康心理　紧张的心理情绪和不良的心理刺激可以直接影响机体的免疫功能,长期的精神紧张、抑郁、焦虑、绝望等可使机体胸腺退化,T 淋巴细胞的生长和成熟受抑制,巨噬细胞活动能力降低,白细胞活动受干扰,抗体活动能力降低等。因此,提高心理应对能力,保持乐观的心态,维持健康的心理,能提高机体免疫力,是防治癌症的重要措施。

(5)建立健康的生活方式　①膳食合理,限盐、低脂,少吃腌、泡、熏、炸食物,不吃霉变食物,增加绿叶及深色蔬菜、鱼类及豆制品、水果及坚果的摄入,常吃杂粮;②坚持体育锻炼或加强体力活动,增强自身的抗病能力,保持合适的体重;③不吸烟,少饮酒,不暴饮暴食;④注意卫生,减少日光照射与人工紫外线照射;⑤预防接种相关疫苗如乙肝疫苗,防相关病原体的感染;⑥慎用激素类药物。

(6)定期体检　定期的健康检查很有必要,可以早期发现肿瘤患者。途径有:①自我检查:通过健康教育,让人们确知常见癌症的早期表现,教会人们自我检查的方法,及早发现异常,及时就医;②健康体检:对社区人群进行普查,特殊群体定期筛检,如 40 岁以上妇女每年定期妇科体检,一级亲属有人在绝经前即确诊为乳腺癌的妇女,建议从 35 岁开始每年做乳房筛查一次。

(7)重视早期征兆　下列常为恶性肿瘤的早期征兆:①身体任何部位触及的硬结或不消的肿块;②疣或黑痣有颜色加深、迅速增大、瘙痒、脱毛、溃烂或出血等改变;③久治不愈的溃疡或持续性消化不良;④吞咽食物有哽噎感、胸骨后不适、灼痛或食道有异物感;⑤耳鸣、重听、外耳道出血或鼻塞、头痛、回缩涕带血;⑥持续性声音嘶哑、刺激性干咳或痰中带血;⑦原因不明的大便带血或黏液血便,无痛性血尿;⑧经期不规则或大出血,经期外或绝经后不规则阴道出血;⑨颈部肿块;⑩原因不明的体重减轻或持续低热。如出现以上现象,应及时就诊作进一步检查,并积极处理。

复习题

一、单选题

1. Corbin 和 Strauss 描述慢性患者自我管理需要完成三个方面的任务,除哪一项以外? （ ）
   A. 疾病的治疗管理
   B. 建立和保持在工作、家庭和朋友中的新角色
   C. 疾病的预防管理
   D. 处理和对疾病所带来的各种情绪

2. 认为个体因素、环境因素和行为三者之间是相互作用、相互影响的,其中自我效能在决定一个人的健康功能方面最为重要。这一理论是 （ ）
   A. 自我效能理论   B. 社会认知理论
   C. 弗林德斯模式   D. 压力应对模式

3. 使患者能够了解自己的病情,维持满意的生活质量,还可以对其行为和情绪方面进行有效的调节,促进慢性病患者提高治疗效果的关键是 （ ）
   A. 社区卫生保健   B. 有效的自我管理
   C. 行为转变   D. 医生和护士对患者的支持

4. 制定自我管理干预措施的目的,下列哪项是错误的? （ ）
   A. 促进其行为的改变   B. 让患者学会解决问题的技巧
   C. 制定自我管理干预措施   D. 措施要涵盖患者生理、社会和经济

5. 自我管理的影响因素,除哪项以外? （ ）
   A. 自我效能   B. 精神状态   C. 经济情况   D. 社会支持

6. 代谢综合征的核心是 （ ）
   A. 胰岛素抵抗   B. 高凝状态   C. 高尿酸血症   D. 血脂异常

7. 要重视代谢综合征"五高一低"的防治,五高除哪项以外? （ ）
   A. 高血糖   B. 高高密度脂蛋白
   C. 高血脂   D. 高凝

8. 致动脉粥样硬化的基本因素是 （ ）
   A. TG   B. 高凝状态   C. LDL   D. HDL

9. 高血压危险因素与以下哪一因素无关? （ ）
   A. 高钠、低钾膳食 B. 超重和肥胖   C. 饮酒   D. HDL

10. 代谢综合征并有糖尿病的高血压患者血压应控制在 （ ）
    A. <130/80mmHg 以下   B. <140/90mmHg 以下
    C. <120/80mmHg 以下   D. <150/90mmHg 以下

11. 患者高血压 3 级,伴靶器官损害,并患有糖尿病,根据高血压危险度分级,属于 （ ）
    A. 低度危险组   B. 中度危险组
    C. 高度危险组   D. 极高危险组

12. 甘油三酯(TG)>5.6mmol/L 时,应首先降低其水平,可选用 （ ）
    A. 贝特类药物   B. 羟甲基戊二酰辅酶 A 还原酶抑制剂
    C. 胆酸隔置剂   D. 烟酸类药物

13.胆固醇升高为主的代谢综合征患者首选药物是 （　　）

    A.贝特类药物　　　　　　　　B.羟甲基戊二酰辅酶 A 还原酶抑制剂

    C.胆酸隔置剂　　　　　　　　D.烟酸类药物

14.成年人正常体质指数多少为超重,提示需要控制体重;腰围多少也要控制体重? （　　）

    A.BMI≥28kg/m²、≥90/85cm(男/女)

    B.24～27.9kg/m、腰围＜90/85cm(男/女)

    C.28～29.9kg/m.腰围≥95/90cm(男/女)

    D.BMI≥26kg/m²、≥95/90cm(男/女)

15.降压药物应用的基本原则,下列哪项有误? （　　）

    A.小剂量　　　　　　　　　　B.尽量应用短效制剂

    C.联合用药　　　　　　　　　D.个体化

16.糖尿病前期最重要的危险因素是 （　　）

    A.糖耐量受损　　　　　　　　B.代谢综合征

    C.肥胖或超重　　　　　　　　D.摄入热量过高,体力活动的减少

17.评价长期血糖控制的金标准,也是指导临床治疗方案调整的重要依据之一是 （　　）

    A.糖化血红蛋白　　　　　　　B.空腹血糖

    C.葡萄糖负荷后 2h 血糖　　　D.随机血糖

18.阿司匹林是冠心病治疗常见的一线药物,其最佳剂量是 （　　）

    A.75～150mg/d　　　　　　　B.75～250mg/d

    C.100～200mg/d　　　　　　D.100～250mg/d

19.有关恶性肿瘤的描述以下不当的是 （　　）

    A.浅部肿瘤,常以局部无痛性肿块为第一表现

    B.深部肿瘤表面症状不明显,可以出现周围组织和器官及空腔脏器的压迫和梗阻现象

    C.晚期可出现贫血、低热、消瘦、乏力等恶病质表现

    D.机体抗病能力和免疫力与肿瘤的转移发生无关

20.以下哪项不是冠心病的危险因素? （　　）

    A.高密度脂蛋白增高　　　　　B.高血压

    C.糖尿病　　　　　　　　　　D.吸烟

21.有关致癌因素的描述以下不妥的是 （　　）

    A.燃烧纸烟、脂肪不完全燃烧以及用烟直接熏制鱼、肉,均含有致癌物质

    B.射频和微波辐射是明确的致癌因素

    C.黄曲霉毒素可致肝癌

    D.长期紫外线照射与皮肤癌有关

22.下列哪项反映糖尿病健康管理服务效果的指标 （　　）

    A.糖尿病患者健康管理率　　　B.糖尿病患者规范管理率

    C.糖尿病患者血糖控制率　　　D.糖尿病患者治疗率

23.糖尿病患者分类干预的叙述,下列不妥的是 （　　）

    A.空腹血糖值＜7.0mmol/L,无药物不良反应、无新发并发症者,预约下一次随访

    B.空腹血糖值≥7.0mmol/L 者,结合其服药依从情况进行指导,1 周内随访。

    C.连续两次出现空腹血糖控制不满意者,建议其转诊到上级医院治疗

    D.呼气有烂苹果样丙酮味,出现心悸、出汗者,立即转诊,2 周内主动随访转诊情况

24.运动可以改善人体脂质代谢,可达到 （　　）

    A.血胆固醇、甘油三酯、低密度脂蛋白、极低密度脂蛋白、高密度脂蛋白升高

  B. 血胆固醇、甘油三酯、低密度脂蛋白、极低密度脂蛋白、高密度脂蛋白降低

  C. 血胆固醇、甘油三酯、低密度脂蛋白、极低密度脂蛋降低，高密度脂蛋白升高

  D. 血胆固醇、甘油三酯、低密度脂蛋白、极低密度脂蛋白升高，高密度脂蛋白降低

25. 缺血性脑卒中初次发作后早期应用药物能够显著降低卒中再发的风险，高危人群或对阿司匹林不

  能耐受者可选用   （ ）

  A. 华法林   B. 阿司匹林加大剂量

  C. 氯吡格雷   D. 潘生丁缓释剂

26. 关于脑卒中的描述，以下哪项不妥？   （ ）

  A. 发病人群多为中老年人

  B. 脑出血常因精神紧张等因素而诱发

  C. 脑血栓形成多于夜间血流缓慢时发生

  D. 受寒冷刺激可诱发脑血栓形成

27. 脑卒中患者的急救护理措施以下哪项正确？   （ ）

  A. 患者平卧头低位，头偏向一侧

  B. 患者平卧后将其上身稍垫高，头偏向一侧

  C. 发现患者昏倒在地，应设法扶起患者或尽快背患者就医

  D. 转送患者，应头朝下坡、脚朝上坡，即下肢高于头部

二、问答题

1. 何谓慢性病自我管理？Corbin 和 Strauss 认为慢性患者自我管理需要完成哪 3 个方面的任务？

2. 何谓代谢综合征？代谢综合征危险因素有哪些特点？

3. 叙述高血压患者非药物治疗和护理。

4. 简述 2 型糖尿病营养治疗的目标。

5. 简述 2 型糖尿病低血糖的可能诱因和护理措施。

6. 简述冠心病一级预防和护理。

7. 请叙述脑卒中的院前处理。

8. 恶性肿瘤的早期征兆有哪些？

                         （陈雪萍）

第十三章　社区康复护理

学习目标

1. 说出康复、康复护理及社区康复护理的概念，理解全面康复的内涵。

2. 简述社区康复护理的对象和内容，熟练运用社区康复护理程序。

3. 熟记社区常用的康复护理评定内容和方法，描述肌力评定的分级标准和异常步态的机理。

4. 说出日常生活活动能力概念、能运用 Barthel 指数评定社区病、伤、残者的 ADL 能力。

5. 在社区康复护理中能合理采用运动疗法、作业疗法、言语疗法、心理康复等技术为患者服务。

6. 解释脑卒中康复的管理和运动功能障碍康复要求。

7. 能应用脑卒中、颈、肩、腰腿痛的康复护理措施。

社区康复服务自 1976 年由世界卫生组织倡导至今已在百余个国家和地区开展，社区康复服务就近就地，经济有效，顺应了全球病、伤、残者的需求，使广大病、伤、残者能得到社区康复服务，它不仅适合于发达国家，更适合于发展中国家。我国是一个人口众多的发展中国家，6000 万残疾人中就有 80% 生活在社区，他们迫切需要康复服务。为实现"人人享有卫生保健"的目标，我国于 1986 年正式开展社区康复护理，并将其成为社区医疗服务的重要内容之一。作为一个社区护理工作者，学习康复医学的基本知识，掌握社区康复护理的基本内容和技能，运用所学的康复知识使患者在社区内得到康复服务是非常必要的。

第一节　社区康复护理概述

社区康复护理是社区护理学的重要组成部分，也是社区康复医学的重要组成部分。社区康复护理伴随着康复医学的发展而发展。我国康复医学事业从 20 世纪 80 年代起步，目前已在知识积累、传播的基础上迈进了一个快速发展的时期，促进了整体医学的建立和发展，形成了由康复医学、保健医学、预防医学和临床医学共同组成的全面医学（Comprehensive medicine）。

一、基本概念

（一）康复

康复（rehabilitation）主要是指身心功能、职业功能和社会生活能力的恢复，世界卫生组织对康复的定义是："综合地、协调地应用医学的、社会的、教育的、职业的措施以减轻病、伤残者的身心和社会功能障碍,使其得到整体康复而重返社会。"康复的领域包括医学康复、教育康复、职业康复、社会康复四个方面的措施。

(二)社区康复

1981 年,世界卫生组织专家委员会对社区康复的定义是:"社区康复(community based rehabilitation,CBR)是指在社区的层次上采取的康复措施,这些措施是利用和依靠社区的人力资源而进行的,包括依靠有残损、残疾和残障的人员本身,以及他们的家庭和社区工作者的参与。"

> WHO 康复的定义是:"综合地、协调地应用医学的、社会的、教育的、职业的措施以减轻病、伤残者的身心和社会功能障碍,使其得到整体康复而重返社会。"
> 康复的领域包括医学康复、教育康复、职业康复、社会康复。

在我国,社区康复的内涵是:"依靠社区本身的人力资源,建设一个有社区领导、卫生人员、民政人员、志愿人员、社团、残疾者本人及其家属参加的社区康复系统。在社区进行残疾普查、预防和康复的工作,使分散在社区的病伤残者得到基本的康复服务,最大限度恢复其功能。"社区康复服务顺应了病、伤、残者的康复需求,便于散居在城乡基层的病、伤、残者就地得到康复训练,有利于把医学康复、教育康复、职业康复、心理康复和社会康复结合起来,使患者获得综合康复效果。

(三)社区康复护理

康复护理是一门研究病、伤、残者身体、精神康复的护理理论、知识和技能的科学。根据总的康复医疗计划,围绕全面康复(躯体的、精神的、职业的和社会的)的目标,通过护理工作,与康复医师和其他康复专业人员的紧密配合,以帮助患者达到康复或减轻残疾和预防继发性残疾的目的。康复护理发挥着其他医疗活动不可替代的作用。

社区康复护理(rehabilitative nursing in the community)是指在社区康复过程中,护士根据总

> **社区康复护理**
> 是指在社区康复过程中,护士根据总的康复医疗计划,围绕全面康复目标,针对病、伤、残者的整体进行生理、心理、社会诸方面的康复指导,使他们自觉地坚持康复锻炼,减少残疾的影响,预防继发性残疾,以达到最大限度的康复

的康复医疗计划,围绕全面康复目标,针对病、伤、残者的整体进行生理、心理、社会诸方面的康复指导,使他们自觉地坚持康复锻炼,减少残疾的影响,预防继发性残疾,以达到最大限度的康复。

社区康复护理的拟订和实施关键在于:"社区组织、社区参与、社区训练、社区依靠、社区受益。"

二、社区康复护理的对象

1.残疾者。包括肢体、器官和脏器等损害所引起的各类残疾者,有肢体残疾、视力残疾、听力残疾、语言残疾、智力残疾、精神残疾、脏器残疾等。世界卫生组织统计,残疾人占世界总人口 10%左右,我国 2006 年抽样调查显示,残疾人占全国总人口的 6.34%。

2.急性伤病后及手术后的患者。急性伤病后及手术后的患者,无论是处在早期还是恢

复期或后遗症期,只要存在功能障碍,就是康复护理的对象。早期康复主要在专科医院或综合性医院住院期间进行,恢复期和后遗症期康复则主要是在康复中心或社区进行。

3.慢性病患者。很多慢性病患者病程进展缓慢或反复发作,致使相应的脏器与器官出现功能障碍,从而加重了原发病的病情,形成恶性循环。社区慢性病患者通过康复护理帮助其功能恢复,同时也有助于防止原发病的进展。我国各类慢性病患者需求康复的达 2.6 亿人。

4.年老体弱者。老年人机体的脏器存在不同程度的退行性改变,功能逐渐衰退,甚至功能障碍,严重影响他们的健康。康复医学的措施有利于延缓衰老的过程,提高年老体弱者的生活质量。我国已进入老龄化时代,60 岁以上的老年人超过 1.8 亿,有康复需求的老年人达 7000 多万。

三、社区康复护理的工作内容

1.社区残疾预防。依靠社区力量,落实有关残疾预防的措施,进行残疾预防工作,如给儿童服用预防小儿麻痹症的糖丸、开展预防接种、环境卫生、保健咨询、营养卫生、安全防范措施及健康教育等。

2.社区普查残疾状况。依靠社区的力量开展社区内住户调查,普查本社区残疾发生情况及残疾人数、分布、残疾种类、致残原因和残疾严重程度等。客观、准确地评估,及时记录和报告,为制定预防和社区康复护理计划提供依据。

3.开展康复培训。在家庭或社区康复中心,开展对需要进行功能训练的病、伤、残者进行必要的、可行的康复功能训练,培训家属掌握与日常生活活动密切相关的康复训练方法,对残疾人进行以家庭为基地(或以乡镇街道为基地)的康复功能训练。如日常生活活动能力训练、步行训练、儿童游戏活动训练、简单的语言沟通训练等。

4.预防继发性残疾和并发症。在社区内协助指导下肢瘫痪和长期卧床患者的康复尤其重要,主要护理措施有:变更体位和姿势,摆好功能位,预防关节畸形、肌肉挛缩;协助体疗师进行运动疗法,重点是关节活动度训练,避免因长期不动而引起的功能性衰退和僵硬;预防压疮等并发症的发生,尽最大的努力减轻或减少残疾的程度。

5.促进日常生活活动能力的恢复。社区护理人员应掌握与日常生活活动有密切联系的运动疗法、作业疗法,采取各种措施指导患者及家属,协助患者最大限度地提高日常生活自理能力,包括日常生活活动能力的训练和步行训练。前者主要是指导训练残疾者进行床上活动、就餐、穿衣、沐浴、排便、使用家庭用具、移动体位等;后者是使用倾斜床,训练适应和学会平稳站立、动作移位,指导使用轮椅或持拐杖、手杖步行。

6.指导残疾者独立生活。支持残疾人参与社会活动与娱乐,组织独立生活互助中心,提供残疾人独立生活的咨询与指导。康复护理者应掌握各类假肢和矫形支具的性能、使用方法及注意事项,为残疾者提供假肢和矫形支具的选择,并指导患者训练和使用。尽力提高残疾者的生活质量。

四、社区康复护理程序

1.收集资料。了解患者的一般情况(如性别、年龄、家庭、婚姻、个人嗜好、生活习惯、文化水平、宗教信仰等)、家庭环境、家庭条件、经济状况等内容,建立社区康复对象档案。

2.初次评估。康复人员在训练前对康复对象进行一般体格验查、各项功能检查以及必要的专项检查,确定康复对象的运动功能水平和生活自理、学习、劳动、社会生活等能力。了解患者残疾的功能状况、障碍程度、康复潜能及影响因素,为确立康复目标和制定康复护理计划提供依据。

3.制订康复护理计划。对患者的身心障碍特点和日常生活活动能力进行综合分析,确立护理目标,选择适宜康复训练项目,制订康复护理计划。

4.实施康复计划。指导和帮助康复对象进行康复训练并作好记录。训练项目应注意从易到难,从简到繁,从少到多,循序渐进,充分调动康复对象积极性。

5.康复效果评价。康复护理计划实施之后,分阶段对康复效果进行评价;了解训练项目是否适合、有效,康复对象对训练的态度等;并根据评价结果,不断调整康复内容,制订新的护理计划,实施再评定,如此循环,直到患者康复。

第二节　康复护理评定

评定(assessment)也称评价或评估。康复护理评定是收集患者的有关资料,采用一定的方法有效和准确地评定患者的功能障碍种类、性质、部位、范围、严重程度和预后的过程。为设计康复目标、制定康复措施、评价康复效果提供依据。康复评定是康复护理的基础,它贯穿于整个康复护理的始终。在社区康复护理工作中,常常需要进行多次康复评定,一般分为初期评定、中期评定和末期评定。康复护理评定的内容包括残疾评定、躯体功能评定如关节活动度、肌力、肌张力、步态、肺功能、心功能评定等、日常生活活动能力评定、精神心理功能评定、语言功能评定及社会功能评定等。

> 康复护理评定的内容包括残疾评定;躯体功能评定、日常生活活动能力评定;精神心理功能评定、语言功能评定及社会功能评定。

一、残疾评定

残疾是指各种原因造成的躯体、心理、社会适应等方面的功能缺陷,经过临床治疗无法克服,并将长期、持续、永久存在的一种状态。致残的原因有:疾病、营养不良、遗传、意外事故、理化因素、社会及心理因素。残疾评定是通过对残疾人功能状况进行全面、综合的分析,了解残疾的类别、严重程度、残存功能,为制定和调整全面的康复护理方案、评估治疗效果、判断预后以及回归社会提供依据。

(一)WHO 残疾分类

世界卫生组织(WHO)有关"国际病损、失能、残障分类标准"颁布于 1980 年。它根据残疾的性质、程度和影响,将残疾分为病损、失能、残障。

1.病损。是指生物器官系统水平上的残疾。如第 4 腰椎骨折后导致马尾神经损伤患者,胫骨前肌肌力减退,出现足下垂,影响步态,但仍能缓慢跛行,日常生活可以自理。

2.失能。是指个体水平上的残疾,由于残损使个人日常生活能力受限或缺乏。如脑血管意外造成患者偏瘫,明显影响了患者行走、吃饭、穿衣等日常生活活动。

3.残障。是指社会水平的残疾,由于残损或残疾,限制或阻碍了患者正常的社会活动、交往和适应能力。如颈$_6$水平的完全脊髓损伤患者出现四肢瘫痪,丧失了活动和行走能力,日常生活依赖他人照顾,与社会的接触、交往基本隔绝,不能发挥应有的社会角色作用。

2001年第54届世界卫生大会讨论通过,推出"国际功能、残疾和健康分类",从而提出了一个全新的有关"功能"、"残疾"和"健康"概念的新模式。

（二）我国的残疾分类

1986年经国务院批准正式颁布的《五类残疾标准》,将残疾分为五类并进行了分级。分类如下:

> 残疾分为病损、失能、残障。
> 病损是指生物器官系统水平上的残疾。
> 失能是指个体水平上的残疾,由于残损使个人日常生活能力受限或缺乏。
> 残障是指社会水平的残疾,由于残损或残疾,限制或阻碍了患者正常的社会活动、交往和适应能力。

1. 视力残疾　是指由于各种原因导致双眼视力障碍或视野缩小,而难以完成一般人所从事的工作、学习或其他活动。包括盲和低视力两类。

2. 听力语言残疾　听力残疾是指由于各种原因导致双耳听力丧失或听觉障碍;语言残疾是指由于各种原因导致言语障碍而不能进行正常的言语交流活动。两者都经治疗一年以上不愈者。

3. 智力残疾　是指人的智力水平明显低于常人,并显示出适应性障碍。包括智力发育期间各种因素导致的智力损害和老年期智力衰退而致的痴呆。

4. 肢体残疾　是指人因四肢的残缺、麻痹及畸形而导致运动功能障碍。包括脑瘫、偏瘫、脊髓疾病及损伤、脊柱畸形。

5. 精神残疾　是指精神病患者病情持续1年以上并影响其社交能力和对家庭、社会应尽的职能。包括脑器质性病变和躯体性疾病伴发的精神障碍。

二、肌力评定

肌力是指肌肉收缩的力量。肌力评定是测试受试者在主动运动时产生的肌肉和肌群收缩的力量,以评定肌肉的功能状态。肌力测定对肌肉骨骼系统及神经系统（主要是周围神经）病损的功能评估十分重要。常用的肌力测定方法有手法和器械两种方法。

（一）徒手肌力评定

徒手肌力检查（manual muscle test,MMT）是不借助于任何器材,仅靠检查者徒手对受试者进行肌力评定的方法,此方法简便、易行、实用。检查时让受试者做标准动作,通过触摸肌腹、观察肌肉克服自身重力或者对抗阻力完成动作的能力,对被试肌肉的主动收缩能力进行评定。

> 肌力评定是测试受试者在主动运动时产生的肌肉和肌群收缩的力量,以评定肌肉的功能状态。

1. 徒手肌力评定标准。通常采用6级评定法。各级肌力的具体标准见表13-1。

表 13-1 MMT 肌力分级标准

级 别	名 称	标 准	相当于正常肌力的%
0	零(Zero,O)	无可测知的肌肉收缩	0
1	微缩(Trace,T)	有轻微收缩,但不能引起关节运动	10
2	差(Poor,P)	在减重状态下能做关节全范围运动	25
3	可(Fair,F)	能抗重力做关节全范围运动,但不能抗阻力	50
4	良好(Good,G)	能抗重力、抗一定阻力运动	75
5	正常(Normal,N)	能抗重力、抗充分阻力运动	100

2.徒手肌力检查的注意事项

(1)选择适当的测试时间,锻炼后、疲劳和饱餐后不宜做肌力检查。

(2)测试前向受试者进行解释说明,取得受试者的充分理解和积极配合。

(3)采取正确的体位和姿势,固定近侧关节,防止可能出现的关节代偿运动。

(4)测试时左右对比,尤其是肌力在 4 级或 5 级难以鉴别时,要做与对侧的比较。

(5)注意禁忌证。骨折、严重疼痛、关节活动极度受限、创伤未愈等为肌力评定的禁忌证。

(二)器械检查

肌力超过 3 级时,为了作进一步较准确的定量评估,可用专门器械作肌力测试。常用的器械有:

1.握力 用握力计测定,以握力指数评定,高于 50 为正常。握力指数=握力(kg)/体重(kg)×100%

2.捏力 用捏力计测定,其数值约为握力的 30%。

3.背肌力 用拉力计测定,以拉力指数评定。正常标准为:男 150~200,女 100~150。此法易使腰背痛者症状加重或复发,故此类患者禁用。拉力指数=拉力(kg)/体重(kg)×100%

4.四肢各组肌群的肌力测定 在标准姿势下通过钢丝绳及滑车装置牵拉固定测力计,可测定四肢各组肌群(如腕、肩、踝的屈伸肌群及肩外展肌群)的肌力。

三、关节活动度评定

关节活动度评定又称关节活动范围(range of motion,ROM)是指关节运动时所通过的最大弧度,常以度数表示。关节活动范围可分为主动活动和被动活动。关节活动度也可分为主动的关节活动度和被动的关节活动度。关节活动度的评定主要用于确定有无关节活动受限及其受限的程度,为治疗方案制订和疗效评价提供依据。

> 肌力超过 3 级时,可用专门器械作肌力测试:握力、捏力、背肌力、四肢各组肌群的肌力测定

(一)测量工具与方法

关节活动度的测量工具有通用量角器、方盘量角器及其他工具等。

目前国际通用以关节中立位为 0°肢位,以此测量各方向的关节活动度。通常解剖位即

是中立位,也是关节活动的起点。常用上下肢主要关节正常活动度分别见表 13-2 和表 13-3。

表 13-2　上肢主要关节活动度

关　节	活动范围
肩关节	屈曲 0～180°伸展 0～50°外展 0～180°内收 0～45°内旋、外旋各 0～90°
肘关节	屈曲 0～150°伸展 0°旋前、旋后:各 0～90
腕关节	掌屈 0～90°背伸 0～70°桡偏 0～25°尺偏 0～55°

表 13-3　下肢主要关节活动度

关　节	活动范围
髋关节	屈曲 0～125°伸展 0～15°内收、外展　各 0～45°内旋、外旋　各 0～45°
膝关节	屈曲 0～150°伸展 0°
踝关节	背屈 0～20°　跖屈 0～45°

(二)注意事项

1. 患者与检查者的体位应正确,测试中臂要固定,避免其移位。
2. 充分暴露受检关节,熟悉各关节的活动范围,注意保暖。
3. 先测量关节的主动活动范围,后查被动活动范围。
4. 健、患侧关节应对比测量。
5. 避免在按摩、运动及其康复治疗后立即进行检查。

四、步态分析

步态分析(gait analysis)是指采用科学的方法和手段,对被测者的步行功能进行评定。步态分析为选择合适的治疗和康复护理手段以及判断康复效果提供依据。

(一)正常步态

1. 步长　是指步行时,一侧足跟着地到对侧足跟着地之间的距离。男性步长约为 55～77cm,女性步长约为 50～70cm。
2. 步频　行走中每分钟步数为步频。成人约 100～120 步/min,快步可至 140 步/min。
3. 步态周期　行走时,一侧足跟着地到该足跟再次着地所用的时间,称为一个步态周期。一个步态周期,有站立相和摆动相两个步相,分别占整个周期的 60% 和 40%。为了对步态进行更详细的分析,将一个步态划为 7 个分期,即足跟着地期、站立中期、推离期、加速期、摆动前期、摆动中期和摆动后期。步态分析的目的是为识别异常步态帮助临床诊断。

目前临床步态评定方法有目测分析法和定量分析法两种。

(二)异常步态

1. 跛行步态　双下肢不等长,可出现短腿步态。若双下肢不等长超过 3cm 时,行走时可见短腿着地时同侧骨盆和肩峰下沉,并用足尖着地进行代偿,故又称斜肩步。
2. 偏瘫步态　因下肢伸肌张力增加,下肢挺直,呈轻度内翻和下垂。行走时患腿向外摆,划半圈,故也称划圈步态。患侧上肢屈曲,多见脑血管病。

3.蹒跚步态　行走时摇晃不稳,躯干左右倾斜,步态长短不一,步基增宽,不能走直线,多见小脑或前庭病变。

4.慌张步态　起步困难,一旦行走则身体前倾,步小且快,不易随意停步,呈前冲状,也称前冲步态。多见震颤麻痹或脑基底节区病变。

5.痉挛步态　由于两下肢肌张力明显增强,膝关节伸直,足尖着地,大腿内侧肌群痉挛,故行走时双膝内侧摩擦碰撞,足向对侧交叉,也称为剪刀步态。多见脑性瘫痪患者。

6.减痛步态　因患肢负重出现疼痛,为避免疼痛,重心由患肢迅速移向健肢,以缩短患肢的支撑期,常用足尖行走,出现短促步。多见脊椎、椎间盘、髋关节、膝关节病变。

7.跨跃步态　足下垂,行走时为避免足尖踢地,患侧下肢抬高,髋关节过度屈曲,呈迈门槛状。见于胫前肌麻痹或腓总神经损伤的患者。

8.摇摆步态　由于骨盆带肌肉及腰肌无力,步行时不能固定骨盆,身体向两侧摇摆。为维持身体重心的平衡,脊柱前凸,行走时状如鸭步。多见于肌营养不良症患者。

五、日常生活活动能力评定

日常生活活动能力(activities of daily living,ADL)是指人们为了维持生存及适应生存环境而进行的一系列最基本的、必须反复进行的、最具有共性的活动。包括:进食,穿衣,洗澡,大、小便控制,行走等基本的动作和技巧。这些活动反映了人们在家庭和社区生活中最基本的生活能力,是社区康复护理最基本和最重要的内容之一。

(一)评定范围

1.运动方面　如床上运动、轮椅上运动和转移、室内或室外行走、公共或私人交通工具的使用等。

2.自理方面　如更衣、进食、如厕、洗漱、梳头、刮脸、修饰等。

3.交流方面　如打电话、阅读、书写、使用电脑、识别环境标志等。

> 日常生活活动能力是指人们为了维持生存及适应生存环境而进行的一系列最基本的、必须反复进行的、最具有共性的活动。包括:进食,穿衣,洗澡,大、小便控制,行走等基本的动作和技巧。

4.家务劳动方面　如购物、清洁、备餐、洗衣、使用家具及电源开关、钥匙等。

(二)评定方法

1.提问法　可以采用口头提问,比如"能自己吃饭吗?"等,此方法可以在较少时间内比较全面了解患者的日常生活活动情况。

2.观察法　观察患者的日常生活活动能力,如请患者洗脸、梳头等,实际观察其进行各项活动的能力,进行评估和记录。

3.量表法　介绍Barthel指数评定法,Barthel指数评定法简单,可信度高,灵敏度也高,是目前临床应用最广、研究最多的一种日常生活活动能力的评估方法,它不仅可以用来评估治疗前后的功能状况,而且也可以预测治疗效果、住院时间及预后。该量表的内容见表13-4。

表 13-4　Barthel 指数评分标准

日常活动项目	自理	需部分帮助	需很大帮助	完全依赖
进食	10	5	0	
洗澡	5	0		
修饰(洗脸、洗手、刷牙及梳头)	5	0		
穿脱衣服	10	5	0	
大便控制	10	5(偶尔失控)	0(失控)	
小便控制	10	5(偶尔失控)	0(失控)	
如厕	10	5	0	
床椅转移	15	10	5	0
行走(平地 45m)	15	10	5(用轮椅)	0
上下楼梯	10	10		

总分为 100 分。得分越高,独立性越强,依赖性越小。评分结果:<20 分,生活完全需要依赖;20~40 分,生活需要很大帮助;40~60 分,生活需要帮助;>60 分,生活基本自理。Barthel 指数得分 40 分以上者康复治疗的效益最大。

第三节　常用康复护理方法

社区康复护理方法是以康复治疗技术为基础,而康复训练是主要手段。常用的康复护理方法有物理疗法、作业疗法、言语疗法、心理疗法、康复工程五大支柱和中医康复疗法。康复护理人员根据康复护理评估结果,选用适当的康复措施,使患者最大限度恢复残存功能,改善生活质量。

> 常用的康复护理方法有物理疗法、作业疗法、言语疗法、心理疗法、康复工程五大支柱和中医康复疗法。

一、物理疗法及护理

物理疗法(Physical therapy,PT)是指应用自然界及人工制造的各种物理因素(如力、电、光、声、磁、热及冷等)预防和治疗伤病的一种治疗方法,包括运动疗法和其他物理因子疗法。

(一)运动疗法及护理

运动疗法是物理疗法的主要部分,是康复护理方法中最常用的手段。它以力学因子和运动为主要手段,借助治疗器械、手法操作及患者自身参与,通过合适的功能活动和运动方法训练,促进患者局部或整体功能康复的一种治疗方法。主要用于神经系统、肌肉骨关节和循环呼吸系统疾患的功能恢复。常用运动疗法有:

1. 关节活动功能训练。常用于关节内外纤维组织挛缩或瘢痕黏连所引起的关节活动范围障碍。常用方法有:

(1)被动运动　是指运动时患者完全不用力,肌肉不收缩,肢体处于放松状态,由外力完成整个运动的过程。用于不能进行主动性 ROM 练习的患者,由康复医护人员、家属或持续被动活动器械进行训练。

(2)助力运动 是指部分借助外力的辅助,部分由患者主动收缩肌肉来完成的运动。护理人员在协助患者训练的过程中,逐渐减少辅助作用,鼓励患者自己进行,或用器械给予一定帮助,也可由患者健肢协助患肢进行运动。

(3)主动运动 是指不需要辅助也不给予任何助力,全部由患者主动独立完成的运动。主要为徒手体操,也可借助一些设备进行运动。

(4)软组织牵引疗法 牵引是指拉伸牵缩或短缩软组织的治疗方法。如脊椎牵引疗法是通过加在脊柱长轴上的拉力增大椎间隙和椎间孔,降低椎间盘内压,改善椎关节内的微循环障碍等机制,治疗某些脊椎及周围组织病变的方法。具体有手法牵引、机械装置被动牵引及自我牵引。

护理要点:训练应早期多次反复地进行或持续较长时间;避免牵拉已过度活动的关节;注意患者的疼痛反应。

2.肌力增强训练。常用于肌萎缩、瘫痪或需矫治的某些疾病如脊柱畸形、慢性腰痛等。进行肌力训练时要根据肌力测定的结果来选择运动的方法。

(1)被动运动 适用于 0～1 级肌力的患者,可用人力或器械进行肌肉的刺激。

(2)助力运动 适用于 1～2 级肌力的患者,可行徒手助力或悬吊助力运动。应强调主观用力,给予最低限度的助力。

(3)主动运动 当肌力达到 3 级时,即可进行对抗肢体重量的主动运动。

(4)抗阻运动 当肌力达到 3 级以上时,应由主动运动逐渐发展到抗阻运动。多用以下方法:①等长性训练:训练时让肌肉在对抗相应阻力的情况下做等长收缩,不产生关节运动,只产生较大的张力以改善肌力。训练中肌肉全力收缩维持 5～10s,重复 20 次,每次间隔 20s,这种训练是短期内最有效地获得肌力增强效果的办法。②等张性训练:训练时让肌肉在对抗相应阻力的情况下做等张收缩,产生关节运动,肌肉完成向心性收缩(缩短)或离心性收缩(拉长),从而增强肌力。训练中应选取适当的体位,并固定近端肢体,以防止其他肌肉收缩的代偿,训练过程宜缓慢。③等速性训练:采用等速训练器(Cybex 或 Biodex)进行训练,可达到用力愈大,阻力愈大;用力愈小,阻力也愈小,始终保持运动的角速度相等。可以防止肌肉损伤,取得较好的训练效果。但由于这种仪器价格较高,不能普遍用于临床治疗,多用在科研。

> **肌力增强训练**
>
> 0～1 级肌力的患者适用被动运动。
>
> 1～2 级肌力的患者适用助力运动。
>
> 肌力达到 3 级时适用主动运动。
>
> 肌力达到 3 级以上时适用抗阻运动。

护理要点:正确选择训练方法,科学地调节运动量和训练频度;鼓励患者积极参与,坚持训练;要防止损伤,避免疼痛和心血管不良反应。

3.耐力训练。耐力训练是全身大肌群参与的以发展体力为主的持续性周期性运动,其强度约为最大耗氧量的 40%～70%(为中等强度),此时体内能量代谢主要以有氧形式进行,故又称为有氧训练法。常用于强身健体,以及心血管、呼吸、代谢等系统疾患的恢复。耐力训练的项目有:

(1)散步 在优美的环境下,全身放松,缓慢步行。每次持续 30min,运动强度小。适用于高血压、神经衰弱、胃溃疡及其他慢性病患者。

(2)医疗步行　在平地或适当的坡道上做定距离、定速度的步行,中途稍事休息,按计划延长距离,每日或隔日一次,运动强度中等。适用于冠心病、糖尿病、慢阻肺、肥胖等病症。

(3)快走　即迈开跨步走,使心率加快至靶心率时再维持一定时间。一周3～5次,运动强度大,适用于心血管功能较好、有一定锻炼基础的患者。

(4)其他　如游泳、划船、骑车、爬楼梯、跳绳等。

护理要点:训练前做必要的体格检查,以免发生意外或损伤;训练要循序渐进,切忌急于求成,超量训练;运动前做准备运动,运动后做整理运动,避免训练突然开始或终止。

> 等长性训练:肌肉等长收缩,不产生关节运动,只产生较大的张力以改善肌力。
> 等张性训练:肌肉等张收缩,产生关节运动,肌肉完成向心性收缩(缩短)或离心性收缩(拉长)从而增强肌力。
> 等速性训练:采用等速训练器进行训练,可达到用力愈大,阻力愈大;用力愈小,阻力也愈小,始终保持运动的角速度相等。

4.平衡能力的训练。常用于因神经系统疾患、前庭功能损害、肌肉骨关节系统疾病等所造成的平衡能力减弱的患者。训练方法:从最稳定的体位逐步过渡到最不稳定的体位;从静态平衡过渡到动态平衡;从睁眼平衡训练逐步过渡到闭眼平衡训练。训练顺序包括坐位平衡训练、跪位平衡训练、立位平衡训练、侧方持重平衡训练、平衡板上平衡训练等。

护理要点:注意监护患者,避免损伤。

5.协调训练。主要用于深部感觉障碍,小脑性、前庭迷路性和大脑性运动失调,以及因震颤等不随意运动所致的协调运动障碍。训练的种类分为:上肢、下肢和躯干的协调性训练。包括卧位、坐位、立位、步行和增加负荷的步行训练。训练时应从简到繁,有系统有顺序地进行,并要反复练习。达到动作自动化,切忌过分用力,以免加重不协调。

6.神经肌肉易化技术。易化技术(Facilitation techniques)也称促通技术,是根据神经生理与神经发育的规律,应用促进或抑制方法改善中枢神经病损者功能障碍的康复训练技术。易化技术适用于各种类型的神经性瘫痪,如偏瘫、脑瘫、神经精神发育迟滞等。

应用原则:①基本动作的练习应按照运动发育的顺序进行。②强调运用人类正常运动模式反复训练患者。③主张肢体训练由躯体近端向远端。④多种感觉刺激(躯体的、语言的、听觉的、视觉的)并用。⑤以日常生活的功能性动作为主。

目前康复中较有代表性的方法有 Bobath 的神经发育学技术;Brunnstrom 的神经生理学技术;Bood 的多感觉刺激法;Kabatr 神经肌肉本体促进技术(PNF)等。

(二)物理疗法

应用电、光、声、磁、温热等物理因子的疗法,在我国常称为理疗。具有无痛苦、不良反应少、操作简便等特点。对某些急性炎症和许多慢性疾病的康复疗效较好,常与其他疗法联合应用。常用理疗方法有:电疗法、光疗法、超声疗法、热疗与冷疗、磁疗法等。

二、作业疗法及护理

作业疗法(Occupational therapy,OT)是指根据患者情况,选择日常生活、工作、劳动等作业活动方式,使其得到训练,促进患者躯体、心理和社会方面功能康复的一种治疗方法。

它是进行整体康复,使患者回归社会的一个重要手段。

（一）作业疗法分类

1.按作业的名称分类。有木工作业、编织作业、手工艺作业、认知训练、治疗性游戏、计算机操作、黏土作业、制陶作业、日常生活活动训练、文书类作业、园艺作业等。

2.按治疗目的和作用分类。有减轻疼痛作业、增强肌力作业、改善关节活动度作业、增强耐力作业、增加协调性作业、调节精神作业、提高日常生活能力作业等。

> 作业疗法（occupational therapy,OT）是指根据患者情况,选择日常生活、工作、劳动等作业活动方式,使其得到训练,促进患者躯体、心理和社会方面功能康复的一种治疗方法。

（二）作业疗法训练选择

1.按运动功能训练的需要选择

(1)肩、肘屈伸功能训练　选择木工、篮球运动等。

(2)腕、指关节功能训练　选择油彩、绘画、乒乓球等。

(3)手指精细活动功能训练　选择编织、泥塑、刺绣、弹琴、书法等。

(4)髋、膝屈伸训练　选择自行车运动、上下楼梯等。

(5)足、踝活动训练　选择缝纫(脚踏)、自行车等。

2.按心理及精神状况调整的需要选择

(1)转移注意力　选择下棋、玩牌、游戏、社交等趣味性活动。

(2)镇静、减少烦躁　选择绘画、刺绣、编织等简单且重复性强的作业。

(3)提高自信心　选择书法、雕塑、制陶等艺术性作业及手工艺作业。

(4)宣泄过激情绪　选择锤打作业及重体力劳动等作业。

(5)减轻罪责感　选择清洁、保养、打结等简单手工劳动。

3.按社会生活技能和素质训练的需要选择

(1)培养集体生活习惯和合群性　选择集体性活动。

(2)培养时间观念、计划性和责任感　选择计件作业、计划工作等。

> **作业疗法护理要点**
>
> 1.选择内容合适
>
> 2.注意安全防护
>
> 3.鼓励患者主动参与
>
> 4.循序渐进

(3)在选择作业活动时　要因地制宜,因人而异。

（三）护理要点

1.选择内容合适　作业疗法内容选择时,应依据患者的体力、病情、兴趣、生活与工作的需要,有明确的目的性。

2.注意安全防护　如偏瘫、脑瘫等患者进行作业活动时,必须有康复人员指导和家属监护。

3.鼓励患者主动参与　注意活动的趣味性和实用性,康复人员应耐心指导,鼓励患者提高自信,坚持不懈。

4.循序渐进　要根据患者的具体情况安排作业活动难度、作业量逐渐递加,一般每次20～40min,每日1次。

三、言语疗法及护理

言语疗法是指通过各种手段对言语功能（听、说、读、写）有障碍的患者进行针对性康复治疗。其目的是提高患者的语言理解和表达能力，包括听觉、阅读理解、语言表达、手势表达和文字书写能力，最终改善患者的言语交流能力。

言语康复可以是一对一的形式由治疗师进行，也可以在治疗师的指导下进行自主训练、小组训练和家庭训练。

(一)失语症的训练方法

1. 口形训练。

2. 听力训练：包括单词理解、语句理解练习。

3. 口语表达训练：包括单词、句子、短文练习。

4. 阅读理解和朗读训练：循序渐进地训练朗读单词、句子和短文。

5. 书写训练：包括抄写字、词、句子；让患者看图，写叙述短句；写日记、书信等。

(二)护理要点

1. 早期训练　言语障碍者进行言语训练，开展得愈早，效果愈好。训练时间应限制在30min以内，上下午各一次。

2. 督促患者持之以恒　督促患者坚持每日训练，从易到难，循序渐进，逐渐增加和更新内容。

3. 动员家属参与　让家属了解言语训练的内容和方法，为患者创造良好的心理氛围和家庭评议环境，促进康复进程。

4. 及时反馈　训练时及时反馈信息给患者，让其明白正确与否、进展如何。

四、心理康复及护理

心理康复学是运用心理学的理论和技术，研究康复护理中各种心理问题，包括情绪、认知与行为等问题。目的在于解决患者所面对的心理障碍，减少焦虑、抑郁、恐慌等精神症状，改善患者不适应社会的行为，建立良好的人际关系，促进人格的正常发展，能较好地面对生活和社会。

> 支持心理疗法是通过康复人员的解释、鼓励、指导及环境的改造，给患者以精神上的支持，克服因病而导致的焦虑、恐惧、悲观心理。
> 认知疗法是通过改变人的认识过程及在这个过程中产生的观念来纠正人的心理障碍，矫正不良的情绪和行为。

(一)常用的心理康复疗法

1. 支持性心理疗法，支持心理疗法是通过康复人员的解释、鼓励、指导及环境的改造，给患者以精神上的支持，克服因病而导致的焦虑、恐惧、悲观心理。可用于缓解致残后的心理危机，改善康复过程中出现的压抑、悲观、内心矛盾等心理。

具体方法有：认真倾听患者的陈述，有的放矢地向患者解释分析，指导和调动患者自己内在的积极性，科学地向患者作出有关方面的保证。

2. 认知疗法。认知疗法是通过改变人的认识过程及在这个过程中产生的观念来纠正人的心理障碍，矫正不良的情绪和行为。治疗者帮助患者调节、纠正错误的认知，安排特定的学习过程,改变和重建认知过程。认知疗法可用于消除康复者的自觉症状和慢性疼痛,改善残疾者的社会交往与生活障碍。

3.合理情绪疗法。合理情绪疗法是改变人们认识和对事件所持的不合理的信念,用合理的信念取而代之,从而有效地指导工作、生活,最大限度地减少患者的自毁观念,使其获得一个更现实、更远大的生活目标。其治疗过程分为三个阶段:心理诊断阶段,领悟与沟通阶段,再教育阶段。

4.集体治疗。残疾人心理方面存在某些共性,集体疗法是由心理专业工作者组织有共同问题的残疾人一起进行治疗,给他们提供帮助别人、与人交往的机会,使他们能说出苦恼,改变不良行为,克服孤独和隔离感,锻炼合群心理,培养社会生活能力。另外,也可以互相交流经验,共同鼓励,增强信心。

5.社区与家庭心理治疗。一方面要消除社会上对残疾人的偏见,营造一个关心、爱护残疾人的社区环境与氛围;另一方面应帮助残疾人培养自立、自强意识,形成良好的行为习惯和行为规范,以正确的心态面对社会,提高他们的社会适应能力。家庭内突然出现了残疾人,会给家庭带来一系列问题,需要重新调整,康复人员要经常与患者的家属及亲友取得联系,通过家庭成员了解和护理患者。

(二)护理要点

1.建立良好的护患关系。同情患者的疾苦,态度诚恳和蔼,给予更多的人性关怀,使他们对你产生信任,服从你的安排。

2.制订合理的心理康复计划。在护理过程中,应注意因人而异、因病而异,多了解患者的发病诱因、病情特点、性格爱好、人际关系、家庭角色、社交能力等,及时解决心理障碍问题。

3.掌握心理变化和康复规律。在心理变化的不同阶段采取不同内容的心理护理。要特别关注患者在抑郁反应阶段的情绪反应,工作上尽量细致入微,以防出现自杀行为。

4.培养积极的情绪状态。充分调动患者的积极性,鼓励他们战胜困难,帮助树立起生活的信心和勇气,争取最大程度地康复。

五、康复工程器具使用的护理

(一)假肢

假肢(prosthetic limb)是为截肢者恢复原有肢体的形态和功能,弥补肢体缺损,代偿已失去肢体的部分功能而装配的人工肢体。

1.假肢分类

(1)结构:分为壳式假肢(亦称外骨骼假肢)与骨骼式假肢(亦称内骨骼假肢)。

(2)安装时间:分训练型临时假肢和永久性假肢。

(3)部位:上肢假肢(补缺假肢、前臂假肢、上臂假肢、肩关节离断假肢)、功能性假肢(功能假手、工具手、装饰性假手、外部动力手)、下肢假肢(大腿假肢、小腿假肢、踝部假肢、膝部假肢)等。

2.假肢使用功能训练

上肢假肢

（1）教会患者自行穿脱假肢：发挥其替代作用。

（2）假肢基本功能操作训练：如控制电源开关，牵拉牵引索，屈伸关节，旋内旋外，训练抓、拿、握、钩等动作。

（3）日常生活活动训练：使患者自己能够穿衣、喝水、吃饭、洗漱、写字等。

（4）劳动职业训练：穿戴工具手进行劳动训练，或就某一项职业活动训练，逐步扩大假肢的使用范围。

下肢假肢

（1）指导穿脱假肢：先在残肢上涂上滑石粉，然后套上残肢袜，如果有内衬套的假肢应先穿上内衬套，再将残肢穿进假肢接受腔内。

（2）坐立平衡训练：假肢在前，健肢在后，双手压大腿下部，以健侧支撑体重，做站起、坐下动作。刚开始时，可借助拐杖、扶手进行训练，坐位时可练习屈伸髋膝。

（3）平行杠内训练：假肢内旋外旋活动，重心转移运动，交替膝关节屈伸运动，向前步行，侧方步行。

（4）实用训练：指导患者在各种不同地面上进行步行训练，如坐到地上训练，从地面站起训练，站立—跪下—站立训练，上、下坡训练，上、下台阶训练，上下公共汽车训练，在斜坡道路、沙地、碎石路面上行走等，以适应不同的工作、生活环境。

3.残肢日常护理

（1）保持残肢清洁：每天晚上睡前要仔细清洗并擦干残肢（不宜早晨进行），同时注意检查残肢有无伤痕或变色部位。残肢套至少要每天换一次，出汗多时更要勤换。

（2）注意残肢的黏连性瘢痕：像小腿残肢那样皮肤紧贴骨骼时，如果瘢痕粘连在骨骼上，会造成皮肤无法移动。这种瘢痕极易擦伤，而且伤后很难治愈。对此，应特别注意接受腔的适配和软衬套所用的材料。

（3）残肢有伤时应停止使用假肢：残肢的伤口不易愈合，故小伤也要认真处理，尽早治愈。在治疗残肢伤口期间，要指导患者下决心不穿用假肢，并对接受腔不适配的部分加以修整，以防止伤口再次伤害。另外，当发现残肢皮肤发生湿疹、水泡、囊肿、白癣、皮炎以及残端变色、浮肿等异常时，应及时对症治疗，以防感染。

（4）注意残肢套的材质及厚度：残肢套最好采用棉制品，化纤的针织品易使皮肤发炎、损伤。对于小腿的残肢套，可以利用底部加厚的棉毛运动袜，将袜子翻过来穿用，使袜底加厚部位恰好垫在小腿残肢的承重部位，有较好的缓冲性，是一种很好的残肢套。

（5）保证残肢与接受腔的精确吻合：使用现代下肢假肢时维持体重（一般不超过 3kg），以保证残肢与接受腔的精确吻合。

（二）矫形器

矫形器（orthosis）是一种减轻四肢、躯干等骨骼肌肉系统功能障碍为目的的体外支撑、保护、矫正装置。应用于人体脊柱、四肢和其他部位，其目的是预防、矫正畸形，治疗骨关节和神经肌肉疾患，并代偿他们的功能。矫形器具有稳定、支撑、补偿、矫正、保护的功能。

1.矫形器分类

（1）上肢矫形器　固定性上肢矫形器、手部制动器、可动性上肢矫形器。

（2）下肢矫形器　踝、足矫形器，膝、踝、足矫形器，膝关节矫形器，髋关节矫形器，矫形鞋。

（3）脊柱矫形器　颈椎矫形器，胸腰椎矫形器，固定式脊柱矫形器。

2.矫形器使用护理

（1）矫形器的清洗：塑料或尼龙制作的矫形器，不能用开水洗刷，以免变形。皮革类矫形器要用专用洗涤剂洗刷，然后在皮革表面涂上皮革油。结构简单的铰链要拆开清洗，结构复杂的铰链要定期找专业技术人员维护保养。

（2）矫形器放置：脱下矫形器后，要靠墙立放或横放在地面及桌面上，上面禁止放重物，以免受压变形而影响使用效果。

（3）及时检查：要养成习惯，检查肢体皮肤的表面有否擦伤或红肿，矫形器有否损坏，结构件是否完好等，一旦发现异常则请专业技术人员及时处理或修整。

（4）定期调整：矫形器使用中，要定期调整矫形器的松紧度，如发现过小或过大，以及不适合的情况，要及时请专业技术人员修整。

（5）注重实用：使用上肢矫形器，应首先进行日常生活能力训练，如穿衣、洗手、吃饭等；使用下肢矫形器，应指导如何保持身体平衡、起立行走、上下楼梯等训练。

（三）助行器

助行器（walking aids）又称助步器或步行辅助工具，包括各种拐杖、步行器，帮助步行困难的肢体残疾者支撑体重、保持平衡、减轻下肢负荷、协助行走。根据助行器的工作原理和功能可分为三类：无动力式助行器、动力式助行器、功能性电刺激肋行器。

1.常用助行器

（1）倾斜台：是一张平面式的台子，尾部装有足踏板，边缘有束缚带2～3条。可通过手动或电动方式自水平位置调整到垂直位置，每日增加倾斜度数。倾斜台是久卧病床的患者接受行走训练前的理想工具。

（2）平行杆：是固定不移动的双杆，可调整手扶把的高度和平行杆的宽窄度，适用于初学站立和行走的患者。

（3）助行器：是一种方框型、四脚架的铝制辅助行走器具，四个脚架底部均装有橡皮垫以防滑。其功能类似平行杆，特点可移动、携带。适用于初期的行走训练，如下肢无力但无双腿瘫痪者、一侧麻痹或截肢患者。

（4）拐杖：包括手杖、臂杖、腋杖和平台杖等，是最常见的一种辅助行走器具。通常在学习使用助行器行走熟练后，转而改学拐杖行走。

（5）手杖：是一种轻便易携带的助行器具，不但可以分担身体的一些重量，而且也有相当的稳定度，适用于下肢功能障碍较轻者。

2.助行器使用护理

（1）倾斜台的高度：调整高度依患者忍受直立的程度而定，训练时要经常测量患者的脉搏，若脉搏加快，则表示目前的高度不合适。

（2）助行器的作用：助行器不如平行杆稳定安全，指导患者在平地使用，不宜上下楼梯。

（3）调整杖的长度与高度：手杖的高度是地面至尺骨茎突距离，腋杖的高度为地面至腋下5cm距离。同时要检查有无橡皮垫或破损，指导患者正确使用拐杖。

（4）上下楼梯的原则：上楼梯时健肢先上，拐杖和患肢留在原阶；下楼梯时，患肢和拐杖先下，再跟上健肢。同时一手握栏杆，一手持拐杖上下楼梯会更安全。

（5）休息时要选择有扶手的座椅，将拐杖由腋下合并到一只手中，另一只手则握座椅扶手,屈肘,使身体慢慢坐入椅内。

（四）轮椅

轮椅是肢体伤残者的代步工具,伤残者借助于轮椅进行身体锻炼和参与社会活动,它不但提高伤残者在生活和工作中独立和自理能力,更有利于其就业和全面康复。轮椅可分为手动轮椅和电动轮椅两大类。

1. 轮椅的结构和功能

（1）轮椅架:是轮椅的核心部分,有固定和折叠两种,固定式轮椅架结构简单,牢固耐用,折叠式轮椅架则便于携带,两侧扶手可以是活的。

（2）轮:轮椅上装有一对大轮和一对小轮。每个大轮的外侧均装有轮环,使用者驱动轮环可使轮椅前进、后退或转向。大轮多为充气轮胎,是轮椅的承重部位,轮轴的强度必须可靠。小轮的主要功能是越过障碍物、辅助支撑和在转变时起导向作用,载重较轻,多为实心轮。手轮圈分普通型和加粗型,后者适用于双手力量较弱者。

（3）座靠:轮椅的坐垫和靠背是直接与患者的臀部和背部接触的,应具有良好的均压性,并且防潮、透气。要使患者坐着舒适,并能防止形成压疮,必须细心选择。

（4）刹车装置:轮椅的刹车装置均采用手拉板把刹住大轮。使用者上下轮椅或在坡道上停留时,均需将轮椅刹住,否则轮椅会自行滑行,造成危险。

（5）脚踏板:脚踏板除托住脚外,它要承受部分下肢重量。为了防止脚从踏板滑落而造成损伤,脚踏板上都配有限位带,起到对脚的保护作用。

2. 轮椅的选择和使用

（1）尺寸大小:座位的宽度:座位与臀部两侧之间应留有适当的空隙约 2.5cm 左右。座位的深度:乘坐者膝部后方与座位前缘应含有空隙约 6.5cm 左右。座位的高度:座位的高度与脚踏板必须配合,脚踏板与地面也应保持适当的距离约 5cm 左右。

（2）重量选择:以结实而轻为好,如完全由患者自己驱动,搬运时需选用轻型,若由辅助人员推动则稍重些也无妨;电动型较重,但若无需患者用力操作,需要时仍可选用。

（3）使用地点:室外专用者可选择尺寸稍大些的轮椅,室内外共用或室内专用者可选择尺寸稍小些的轮椅。同时要考虑住宅的宽窄、地面的平整等。

（4）操作能力:患者必须无智能障碍,应能推动本人体重的 1/25～1/30 的力,手或脚的协调亦应符合驱动要求。另外,除了掌握在平地上自行推动轮椅的较简单的方法外,还要学会后轮平衡术,以方便上下人行道及斜坡道。

（5）安全舒适度:不管选用何种轮椅,安全是第一位的,尽量避免由于轮椅的不安全因素而造成新的损伤。因此,要选用刹车可靠,车轮结实,扶手稳固,重心正确,不易倾倒的轮椅。其次要考虑座位、靠背、扶手、脚垫等是否合适与舒适。

六、中国传统康复疗法

中国传统康复疗法包括针灸、推拿、气功、传统运动疗法、中药、食疗等。

1. 针灸康复法。针灸是以中医理论为指导,运用针刺或艾灸在人体上的一定腧穴,以激发经络之气,调整脏腑气血功能,达到扶正祛邪、防治疾病、使机体康复的目的的一种治疗方法。针刺疗法有毫针疗法、电针疗法等。艾灸有直接灸法、间接灸法和温针灸等。

2. 推拿康复法。推拿又称按摩,是采用各种手法在患者体表的一定部位或穴位上进行操作,通过功力的渗透而产生作用的一种治疗方法。基本手法分6大类:摆动类、摩擦类、挤压类、振动类、叩击类、运动关节类。推拿手法的基本要求是:持久、有力、均匀、柔和、深透。按摩力量由轻到重,再由重到轻。手法动作由慢到快,再由快到慢。手法次序:自上而下,先左后右;由面到线,由线到点,由点到面。

3.传统运动康复法。传统运动康复法古代又称导引术,是患者通过体育运动的锻炼,增强身体素质,促进身心康复的方法。常用传统运动康复法有太极拳、五禽戏、八段锦、易筋经等。

> 推拿手法的基本要求是:持久、有力、均匀、柔和、深透。
> 手法次序:自上而下,先左后右;由面到线,由线到点,由点到面。

4.中药康复法。药物康复法是运用中药方剂,减轻和消除患者形神功能障碍,促进其身心康复的方法。药物康复包括内治和外治两类。

5.气功疗法。气功疗法是人体通过自我身心锻炼,调神、调身、调气,有目的地协调人体的生物场或平衡阴阳,以调和气血而达到增强体质、防病治病的作用。调神、调身、调气是气功的三大要素,调身是指锻炼时注意体位姿势和全身放松;调息是指锻炼时注意呼吸和行气;调神是指思想入静和守意。

第四节　脑卒中患者的康复护理

脑卒中具有高发病率、高致残率的特点。中国每年新发脑卒中患者约200万人,其中70%~80%的脑卒中患者因为残疾不能独立生活。脑卒中康复是降低致残率最有效的方法,也是脑卒中组织化管理模式中不可或缺的关键环节。现代康复理论和实践证明,早期、科学、合理的康复训练的介入能减轻患者功能上的残疾,有效地恢复功能,减少并发症,提高生活质量,提高患者的满意度,加速脑卒中的康复进程,降低潜在的护理费用,节约社会资源。本节重点介绍运动功能障碍(偏瘫)的康复训练。

一、脑卒中康复的管理

脑卒中康复的管理包括脑卒中的三级康复体系、公众健康教育、脑卒中的二级预防和脑卒中的康复流程。研究表明,脑卒中的三级康复可以使患者获得更好的运动功能、日常生活活动能力(activities of daily living,ADL)、生活质量(quality of life,QOL),减少并发症,是我国现阶段适合推广的脑卒中康复治疗体系。"一级康复"是指患者早期在医院急诊室或神经内科的常规治疗及早期康复治疗;"二级康复"是指患者在康复病房或康复中心进行的康复治疗;"三级康复"是指在社区或家中的继续康复治疗。

> 脑卒中康复的管理包括脑卒中的三级康复体系、公众健康教育、脑卒中的二级预防和脑卒中的康复流程。
> 脑卒中的三级康复可以使患者获得更好的运动功能、日常生活活动能力、生活质量,减少并发症。

脑卒中除常规治疗外,能够为卒中患者提供肢体功能训练、语言训练、ADL训练、认知训练、心理治疗和健康教育等全面的管理和系统的康复。脑卒中康复的根本目的是最大限度地减轻障碍和改善功能,预防并发症,提高ADL,最终使患者回归家庭,融入社会。

（一）脑卒中后康复治疗机构

1.医院及康复中心。循证医学认为卒中单元是有效的治疗模式。卒中单元为脑卒中患者提供药物治疗、肢体功能训练、语言训练、生活活动训练、认知训练、心理治疗和健康教育，既是脑卒中住院患者医疗管理的模式，又是提高康复疗效的系统。

2.社区康复机构。"三级康复"是指在社区或家中的继续康复治疗。三级康复可以使患者获得更好的运动功能、ADL 和生活质量，减少并发症。即使是在社区康复或家庭康复过程中，患者的运动功能、ADL 和生活质量方面仍有显著改善。

（二）脑卒中的三级康复

1.脑卒中的一级康复。脑卒中的早期康复是指患者早期在医院急诊室或神经内科的常规治疗及早期康复治疗。一级康复多在发病后 14 天以内开始。此阶段多为卧床期，主要进行良肢位摆放，关节被动活动，早期床边坐位保持和坐位平衡训练。

> **脑卒中的三级康复**
>
> "一级康复"是指患者早期在医院急诊室或神经内科的常规治疗及早期康复治疗；
>
> "二级康复"是指患者在康复病房或康复中心进行的康复治疗；
>
> "三级康复"是指在社区或家中的继续康复治疗。

2.脑卒中的二级康复。脑卒中恢复期的康复一般在康复中心和综合医院中的康复医学科进行。此阶段的训练内容主要是坐位平衡、移乘、站立、重心转移、跨步、进食、更衣、排泄等以及全身协调性训练、立位平衡、实用步行、手杖使用及上下楼梯等。

3.脑卒中的三级康复。脑卒中的社区康复，社区康复医生在二级康复的基础上，根据患者居住环境制订康复计划并负责实施训练。如果患者功能恢复达到平台期，可以对患者及其家属进行康复宣教，使患者可以在家中进行常规的锻炼以维持功能。如果患者功能仍有改善的空间，建议重新评价患者的功能，制订新的康复计划并继续康复治疗。

（三）评定和检查

推荐使用美国国立卫生研究院卒中量表（National Institute of Health Stroke Scale, NIHSS）。NIHSS 可用于指导急性脑卒中的治疗，根据评分可以判断脑卒中的严重程度和可能的预后，并对患者进行分层。建议在发病后起初 24h 内应用 NIHSS 评价脑卒中的严重情况；建议应用有效的、标准的筛选工具，并由有经验的临床人员对患者总体情况、运动、感觉、认知、交流和吞咽障碍等进行筛选，根据结果来判断可能的疗效，决定护理级别，制订治疗方案，并将评价结果和预期结果告知患者及其家属。

二、脑卒中的功能障碍和康复治疗

脑卒中的功能障碍主要包括运动功能障碍、感觉功能障碍、认知障碍、情绪障碍、言语和语言障碍、吞咽障碍、排泄障碍及心肺功能障碍等。

（一）运动功能障碍

1.康复治疗开始时间和强度。以往根据 WHO 提出的标准，当患者生命体征平稳，神经系统症状不再进展48h 以后开始介入康复治疗。研究发现脑卒中发病后开始康复得越早，功能恢复越好。建议脑卒中患者尽早接受全面的康复治疗，康复训练强度要考虑到患者的体力、耐力和心肺功能情况，在条件许可的情况下，适当增加训练强度是有益的。在病情稳定后即可介入康复评价和康复护理措施,以期获得最佳的功能水平,减少并发症。

2.肌力训练。肌肉无力是脑卒中后常见的损害,肌肉无力和肌肉痉挛是影响脑卒中后患者运动功能恢复的主要因素。脑卒中患者的下肢肌力增强与步行速度呈正相关,而与老年人跌倒风险发生率呈负相关。对于脑卒中肌力差的患者,在康复过程中应当针对相应的肌肉给予适当的渐进式抗阻训练,进行肌力强化训练和功能电刺激治疗。

3.痉挛的防治。痉挛是速度依赖的紧张性牵张反射过度活跃的表现,是脑卒中后患者一个最重要的损害。痉挛可以导致肌肉短缩、姿势异常、疼痛和关节挛缩。早期治疗措施包括被动扩大关节活动度,促进关节主动运动,联合应用抗痉挛药物治疗。

运动功能障碍

康复治疗开始时间和强度:病情稳定后即可介入康复评价和康复护理措施。

肌力训练:针对相应的肌肉给予适当的渐进式抗阻训练,进行肌力强化训练和功能电刺激治疗。

痉挛的防治:被动扩大关节活动度,促进关节主动运动,联合应用抗痉挛药物治疗。

训练方法:肌力增强训练、关节活动度训练、神经生理学方法、强制性运动疗法、减重步行训练、运动再学习方案等。

强制性运动疗法:每天 6h,每周训练 5d,连续两周;符合强制性运动疗法最低标准(患侧腕伸展达到 10°,每个手指伸展达到 10°)。

减重步行训练:减重步行训练用于脑卒中 3 个月后有轻到中度步行障碍的患者。

4.运动功能障碍康复训练方法的选择。运动功能的康复训练方法包括传统的肌力增强训练、关节活动度训练,神经生理学方法如 Bobath 方法、本体感觉神经肌肉促进技术(proprioceptive neuromuscular facilitation,PNF)等,以及新兴的康复训练技术如强制性运动疗法、减重步行训练、运动再学习方案等。

5.强制性运动疗法。强制性运动疗法(constraint-induced movement therapy,CIMT 或 CIT),又称强制性治疗,该方法通过限制健侧上肢活动,达到强制使用和强化训练患肢的目的。符合强制性运动疗法基本标准的亚急性期和慢性期脑卒中患者,推荐使用标准的强制性运动疗法治疗,每天 6h,每周训练 5d,连续两周;符合强制性运动疗法最低标准(患侧腕伸展达到 10°,每个手指伸展达到 10°),没有感觉和认知功能的缺损的亚急性期和慢性期脑卒中患者,可使用标准的强制性运动疗法治疗或改良的强制性运动疗法治疗方案。

6.减重步行训练。减重步行训练(body weight support treadmill gait training,BWSTT),训练通过支持一部分的体重使得下肢负重减轻,为双下肢提供对称的重量转移,使患肢尽早负重,并重复练习完整的步行周期,延长患侧下肢支撑期,同时增加训练的安全性。减重步行训练用于脑卒中 3 个月后有轻到中度步行障碍的患者,可以作为传统康复治疗的一个辅助方法。

7.运动再学习方案。传统的中枢神经系统运动功能障碍的治疗方法是基于反射或分级运动控制的模型。现代康复理论多是任务导向的训练方法,强调多系统的相互作用。

(二)触觉及本体感觉障碍的康复

触觉和本体感觉是进行运动的前提,脑卒中常导致偏身感觉障碍,它对躯体的协调、平衡及运动功能有明显影响。研究发现,触觉(浅感觉)和肌肉运动知觉(深感觉)可通过特定感觉训练而得以改善,感觉关联性训练可有助于患者功能的改善。深感觉障碍训练须将感觉训练与运动训练结合起来,如在训练中对关节进行挤压、负重;充分利用健肢引导患肢做出正确的动作并获得自身体会。浅感觉障碍训练以对皮肤施加触觉刺激为主,如使用痛触觉刺激、冰—温水交替温度刺激、选用恰当的姿势对实物进行触摸筛选等

(三)认知障碍的康复

认知障碍:脑卒中后出现的认知损害或痴呆称为卒中后认知障碍或卒中后痴呆。主要表现为结构和视空间功能、记忆力、执行功能、定向力、注意力障碍等。早期认知功能筛查是十分必要的。详细的评价有助于确定损害的类型,并且指导康复小组为患者提供合适的、针对性的认知康复方法。建议应用简易精神状态检查(MMSE)、蒙特利尔认知评估量表(MoCA)、长谷川痴呆量表(HDS)和韦氏成人智力量表(WAIS)进行认知功能评定,应用乙酰胆碱酯酶抑制剂来改善脑卒中后认知功能和全脑功能。

(四)情绪障碍的康复

卒中后抑郁(poststroke depression,PSD)是脑卒中后以持续情感低落、兴趣减退为主要特征的心境障碍(mood disorder)。所有脑卒中患者均应注意卒中后情绪障碍,在患者的全面评价中应涵盖心理史,包括患者病前性格特点、心理疾病、病前社会地位及相关社会支持情况。建议应用汉密尔顿焦虑量表(HAMA)、抑郁量表(HAMD)进行卒中后焦虑抑郁筛查。

出现卒中后抑郁或情绪不稳的患者可以使用选择性 5-羟色胺再摄取抑制剂等抗抑郁药物治疗或心理治疗。

(五)语言和交流障碍的康复

脑卒中后最常见的交流障碍是失语症和构音障碍。语言治疗的目标是:①促进交流的恢复;②帮助患者制定交流障碍的代偿方法;③教育并促进患者周围的人们与患者进行交流。建议脑卒中后失语症患者早期进行康复训练,并适当增加训练强度;集中强制性语言训练有助于以运动性失语为主的患者的语言功能恢复。

(六)吞咽障碍的康复

吞咽障碍是脑卒中患者的常见症状。吞咽障碍常对患者的生理、心理健康造成严重影响。在生理方面,吞咽功能减退可造成误吸、支气管痉挛、气道阻塞、窒息、脱水和营养不良。脑卒中后误吸可能与发生肺炎的高危险性有关。建议所有急性脑卒中患者经口进食、进水前均应完成吞咽功能筛查。建议筛查发现有误吸风险的患者,不应经口进食、进水,可以采用改变食物性状和采取代偿性进食方法如姿势和手法等改善患者吞咽状况;对不能经口维持足够的营养和水分的患者应考虑肠内营养。需长期胃肠营养者(>4 周)建议给予经皮内镜下胃造瘘喂养,需要长期管饲者应该定期评估营养状态和吞咽功能。

(七)尿便障碍的康复

脑卒中后发生膀胱和直肠功能障碍很常见,可能是脑卒中后各种相关损害的综合结果。尿失禁是脑卒中后的一个常见问题。急性脑卒中患者应常规进行膀胱功能评价,脑卒中后尿流动力学检查是膀胱功能评价的方法之一。使用弗雷氏尿管超过 48h 将增加尿道感染的危险性,建议尽早拔除;如果仍需使用,推荐使用有抗菌作用的导尿管如银涂层导尿管,而且也应尽早拔除;建议为尿便障碍的患者制订和执行膀胱、肠道训练计划。

（八）心肺功能障碍

心脏疾病是脑卒中患者常见并发症，尤其是冠状动脉粥样硬化性心脏病与脑卒中有许多相同的危险因素，所以应对这些危险因素进行控制治疗。脑卒中早期卧床不动可导致严重的心血管调节失常。对于并发冠状动脉粥样硬化性心脏病的脑卒中患者进行运动疗法干预时，应进行重要的心肺功能指标检测。当患者在训练时出现心率、血压、血氧饱和度的明显变化，或出现明显胸闷气短、晕厥、胸痛时应停止或调整训练强度；下肢肌力好的脑卒中患者，建议进行增强心血管适应性方面的训练如活动平板训练、水疗等。

三、脑卒中康复护理评定

1. 运动功能评定。脑卒中患者的肢体运动功能障碍是由于上运动神经元受损，使运动系统失去其高位中枢的控制，从而使原始的、被抑制的、皮层以下中枢的运动反射释放，引起运动模式异常，表现为肌张力增高，甚至痉挛，肌群间协调紊乱，出现异常的反射活动，即共同运动、紧张性反射等脊髓水平的原始的运动形式。目前偏瘫的运动功能评定多采用Brunnstrom 的偏瘫运动功能六期评定法（图 13-1）。

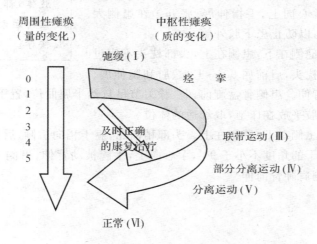

图 13-1　中枢性瘫痪恢复的本质

Ⅰ期　弛缓，肌肉松弛，不能进行任何活动。

Ⅱ期　肌肉逐渐僵硬，开始出现痉挛和共同运动。

Ⅲ期　共同运动，上肢屈肌痉挛，下肢伸肌痉挛。

Ⅳ期　痉挛状态稍减轻，脱离基本的共同运动。

> 共同运动是指某个关节运动时，其他相关关节也随着一起运动，而且这种运动有固定模式。
> 每个关节分别运动称为分离运动。

Ⅴ期　完全脱离共同运动，可以完成大部分分离动作。

Ⅵ期　痉挛状态基本消退，动作接近正常。

所谓共同运动是指某个关节运动时，其他相关关节也随着一起运动，而且这种运动有固定模式。如想举起患侧的手，结果出现"手指攥拳，手掌向上，肘关节屈曲，腋下分开"，全部关节都牵动了。共同运动包括屈肌共同运动和伸肌共同运动。与共同运动相对应,每个关节分别运动称为分离运动。

2.其他评定。如感觉功能评定、认知功能评定、言语功能评定、情感状态评定等。

四、康复护理措施

(一)早期康复

缺血性脑血管发病 3d,出血性脑血管发病一周左右就可进行康复训练。

1.良肢位的摆放。良肢位是指为防止或对抗痉挛姿势的出现,保护肩关节及早期诱发分离运动而设计的一种治疗性体位。急性期卧床阶段正确姿势的摆放,有利于预防压疮、预防关节变形和挛缩,同时也有利于防治异常的痉挛,偏瘫患者的卧位见图 13-2。

(1)仰卧位:头下置一枕头,面部朝向患侧。患侧肩胛下放一枕头,将伸展的上肢置于枕上,防止肩胛骨后缩。前臂旋后,手掌心向上,手指伸展、张开。在患侧大腿下垫枕或毛巾卷,以防止患下肢外旋。

> 缺血性脑血管发病 3d,出血性脑血管发病一周左右就可进行康复训练。
> 1.良肢位的摆放。
> 2.被动活动,病后第 3～4d 起患肢所有的关节(包括健侧肢体)都应做全范围的关节被动运动,每日 2～3 次。
> 3.按摩。

(2)健侧卧位:健侧在下,患侧在上,头部枕头不宜过高。患侧上肢垫一枕头,肩前屈 90°～130°、肘和腕伸展、前臂旋前、腕关节背伸。患侧骨盆旋前,髋、膝关节呈自然半屈曲位,置于枕上。足不能悬在枕头边缘。健侧下肢平放在床上,取舒适的体位。

(3)患侧卧位:患侧在下,健侧在上。头部稍前屈,躯干稍向后倾,后背用枕头稳固支持;患侧上肢前伸与躯干的角度不小于 90°,手心向上,手腕被动背伸;患侧下肢伸展,膝关节稍屈曲,注意保持患侧肩胛骨前伸。

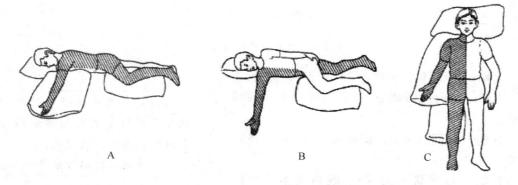

图 13-2　偏瘫患者的卧位(A 健侧卧位　B 患侧卧位　C 仰卧位)

2.被动活动。如病情较稳定,在病后第 3～4d 起患肢所有的关节(包括健侧肢体)都应做全范围的关节被动运动,每日 2～3 次,直到主动运动恢复,以防关节挛缩、肌肉萎缩。活动顺序由大关节到小关节,循序渐进,缓慢进行,切忌粗暴。

3.按摩。对患肢进行按摩可促进血液、淋巴回流,防止和减轻浮肿,同时又是一种运动感觉刺激,有利于运动功能恢复。按摩要轻柔、缓慢,有节律地进行,不使用强刺激性手法。对肌张力高的肌群用安抚性质的推摩;对肌张力低的肌群则予以擦摩和揉捏。

（二）软瘫期的康复

软瘫期又称床上训练期,是指发病后的1～3周内,相当于Brunnstrom的Ⅰ期和Ⅱ期。通常患者生命体征平稳后,除进行上述被动运动外,即可在床上进行主动性躯干肌康复运动训练。

1.翻身训练

（1）向健侧翻身　仰卧位双手交叉,患拇指置于健拇指之上（Bobath式握手）,屈膝,健腿插入患腿下方。交叉的双手伸直举向上方,做左右侧方摆动,借助摆动的惯性,让双上肢和躯干一起翻向健侧,康复护理人员可协助或帮助其转动骨盆或肩胛（图13-3）。

（2）向患侧翻身　患者仰卧位,双手Bobath式握手,向上伸展上肢,健侧下肢屈曲,双上肢左右侧方摆动,当摆向患侧时,顺势将身体翻向患侧。

2.桥式运动。在床上进行翻身训练的同时,必须加强患侧伸髋屈膝肌的练习。这对避免患者今后行走时出现偏瘫步态十分重要。

（1）双侧桥式运动　帮助患者将两腿屈曲,双足在臀下平踏床

> 软瘫期的康复:
>
> 是指发病后的1～3周内,相当于Brunnstrom的Ⅰ期和Ⅱ期。生命体征平稳后可在床上进行主动性躯干肌康复运动。
> 1.翻身训练。
> 2.桥式运动。
> 3.坐位及坐位平衡训练。

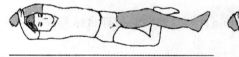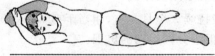

图13-3　向健侧翻身

面,让患者伸髋将臀抬离床面。如患髋外旋外展不能支持时,则帮助患膝取稳定位（图13-4A）。

（2）单侧桥式运动　当患者能完成双桥动作后,可让患者伸展健腿,患腿完成屈膝、伸髋、抬臀的动作（图13-4B）。

（3）动态桥式运动　为了获得下肢内收和外展控制能力,患者仰卧屈膝,双足踏住床面,双膝平行并拢,健腿保持不动,患腿做交替的幅度较小的内收和外展动作,并学会控制动作的幅度和速度。然后患腿保持中立位,健腿作内收外展练习。

3.坐位及坐位平衡训练。完成桥式运动后患者可由平卧位经患侧向坐位的转移。尽早让患者坐起,能防止肺部感染、静脉血栓形成、压疮等并发症,减少不良情绪。

（1）坐位耐力训练　为避免突然坐起引起体位性低血压,首先应进行坐位耐力训练。先从半坐位（约30°）开始,如患者能坚持30min并且无明显体位性低血压,则可逐渐增大角度（45°、60°、90°）、延长时间和增加次数,如患者能取90°坐位30min,则可进行从床边坐起训练。

（2）从床边坐起　患者先侧移至床边,将健腿插入患腿下,用健腿将患腿移于床边外,患

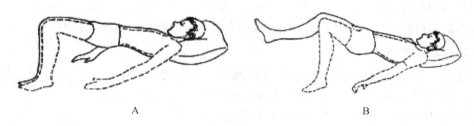

图 13-4　偏瘫患者的桥式运动(A 双桥式运动 B 单桥式运动)

膝自然屈曲。然后头向上抬,躯干向患侧旋转,健手横过身体,在患侧用手推床,把自己推至坐位,同时摆动健腿下床。必要时康复人员可以一手放在患者健侧肩部,另一手放于其臀部帮助坐起,注意千万不能拉患肩。

(3)坐位平衡训练　帮助患者坐稳的关键是坐位平衡训练。静态平衡(一级平衡)训练包括左右平衡训练和前后平衡训练。左右平衡训练:让患者坐位,康复人员坐于其患侧,一手放在患者腋下,一手放在其健侧腰部,嘱患者头部保持正直,将重心移向患侧,再逐渐将重心移向健侧,来回进行。前后平衡训练:患者在康复人员的协助下身体向前或后倾斜,然后慢慢恢复中立位,反复训练。静态平衡(一级平衡)完成后,进行自动动态平衡(二级平衡)训练,即要求患者的躯干能做前、后、左、右、上、下各方向不同角度的摆动运动。最后可进行他动动态平衡(三级平衡)训练,即在他人一定的外力推动下仍能保持平衡。

(三)痉挛期的康复

一般持续 3 个月左右,相当于 Brunnstrom Ⅲ 期。此期的护理目标是控制痉挛和异常运动模式,促进分离运动的出现。

1.抗痉挛训练。大部分患者患侧上肢以屈肌痉挛占优势,下肢以伸肌痉挛占优势。表现为肩胛骨后缩,肩带下垂,肩内收、内旋,肘屈曲,前臂旋前,腕屈曲伴一定的尺侧偏,手指屈曲内收;骨盆旋后并上提,髋伸、内收、内旋,膝伸,足趾屈内翻。因此在进行训练时要特别注意:打破左右侧和上下肢之间的联合反应,即下肢用力时患侧上肢应伸展,上肢用力时下肢应屈曲。

> **痉挛期的康复**
>
> 一般持续 3 个月左右,相当于 Brunnstrom Ⅲ 期
> 1.抗痉挛训练
> 2.坐站转换及站立平衡训练
> 3.步行训练
> 4.上下楼梯训练

卧床患者指导其采用 Bobath 式握手上举上肢,使患侧肩胛骨向前,患肘伸直;坐位时指导患者将患肘伸直,手指伸展分开,撑于椅面上,然后将身体重心缓慢移至患侧或双手向后撑于桌面上;仰卧位时双腿屈曲,Bobath 式握手抱住双膝,将头抬起轻轻前后摆动使下肢更加屈曲,或双手向前触地,或双手推球练习。站立时,肘关节伸直,身体重心向前,下肢屈曲。

2.坐站转换及站立平衡训练。康复人员指导患者双手交叉,套在其颈后,双膝顶住患者的患膝,让患者屈髋、身体前倾,重心移至双腿,然后伸膝、伸髋、挺胸直立。患者负重能力加强后,可让患者双手交叉、屈髋、身体前倾,然后自行站立。完成坐站转换后,可对患者依次进行扶站、平行杠间站立、徒手站立及站立三级平衡训练(图 13-5)。

3.步行训练。患者患腿向前迈步时,要求其躯干伸直,用健手扶栏杆,重心移至健腿,膝关节轻度屈曲。康复人员扶住其骨盆,帮助患侧骨盆向前下方运动,防止患腿迈步时外旋;

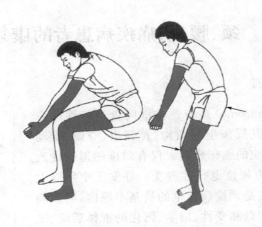

图 13-5　坐站转换

当健腿向前迈步时,患者躯干伸直,健手扶栏杆,重心前移,康复人员站在患者侧后方,一手放置于患腿膝部,防止患者健腿迈步时膝关节突然屈曲以及发生膝反张,另一手放置于患侧骨盆部,以防其后缩。健腿开始只迈至与患腿平齐位,随着患腿负重能力的提高,健腿可适当超过患足。

4.上下楼梯训练。在进行训练前应给予充分的说明和示范,以消除患者的恐惧感。首先指导患者利用手杖帮助练习,上楼时,手杖和健足先放在上级台阶,伸直健腿,把患腿提到同一台阶;下楼时,手杖与患足先下到下一级台阶,然后健足迈下到同一级台阶步态逐渐稳定后,指导患者用双手扶楼梯栏杆独自上下楼梯,患者将患手搭在楼梯扶手上,用健手按住,按健足先上、患足先下的原则,慢慢地一步一移上下楼梯。

(四)相对恢复期康复

此期患者逐渐纠正错误运动模式,产生正确运动模式。护理要点是指导患者进行改善手的功能和改善步态的训练。

1.改善手功能训练。通过编织、绘画、陶瓷工艺、橡皮泥塑等训练两手协同操作能力;通过打字、砌积木、拧螺丝、拾小钢珠等训练手的精细动作,同时加强与日常生活动作有关的训练,以提高患者的综合能力。

2.改善步态训练。主要是加强站立平衡、屈膝和踝背屈训练,同时进一步完善下肢的负重能力,提高步行效率。

(五)后遗症期康复

偏瘫患者经过大约 1 年的积极的治疗和康复后,仍有部分患者留有不同程度的后遗症,主要表现为肢体痉挛、关节挛缩畸形,运动姿势异常等。此期康复护理是指导患者继续训练和利用残余功能,指导家属尽可能改善患者的周围环境,争取患者最大程度的生活自理。

第五节　颈、腰、肩痛疾病患者的康复护理

一、颈椎病的康复护理

颈椎病(Cervical syndrome)是指颈椎椎间盘退行性改变及其继发病理改变累及其周围组织结构(神经根、脊髓、椎动脉、交感神经等),出现相应的临床表现。仅有颈椎的退行性改变而无临床表现者则称为颈椎退行性改变。好发于中年以上人群。颈椎间盘退行性变是颈椎病发生的最基本原因,向四周膨隆或向后突出的颈椎间盘和变性、增生、钙化的椎体后缘、椎间关节、韧带等,直接压迫和刺激脊髓、神经。急慢性损伤则是颈椎病发生的诱因,长期低头、伏案工作等慢性损伤,可加速颈椎退行性变;急性损伤则可使原已退变和不稳定的椎体和椎间

> 颈椎病是指颈椎椎间盘退行性改变及其继发病理改变累及其周围组织结构(神经根、脊髓、椎动脉、交感神经等),出现相应的临床表现。

结构进一步受损,从而诱发颈椎病。根据受压和受刺激的不同组织,颈椎病可分为神经根型、脊髓型、椎动脉型、交感神经型四种类型,可有两种或两种以上类型同时存在的病例。神经根型发病率最高,占 50%～60%。

(一)分型

1. 神经根型:具有根性分布的症状(麻木、疼痛)和体征;椎间孔挤压试验或/和臂丛牵拉试验阳性;影像学所见与临床表现基本相符合;排除颈椎外病变(胸廓出口综合征、网球肘、腕管综合征、肘管综合征、肩周炎、肱二头肌长头腱鞘炎等)所致的疼痛。

2. 脊髓型:出现颈脊髓损害的临床表现;影像学显示颈椎退行性改变、颈椎管狭窄,并证实存在与临床表现相符合的颈脊髓压迫;进行性肌萎缩性脊髓侧索硬化症、脊髓肿瘤、脊髓损伤、继发性黏连性蛛网膜炎、多发性末梢神经炎等除外。

> 颈椎病可分为神经根型、脊髓型、椎动脉型、交感神经型。

3. 交感型:出现交感神经功能紊乱的临床表现、影像学显示颈椎节段性不稳定。对部分症状不典型的患者,如果行星状神经节结封闭或颈椎高位硬膜外封闭后,症状有所减轻,则有助于诊断。

4. 椎动脉型:曾有猝倒发作、并伴有颈性眩晕;旋颈试验阳性;影像学显示节段性不稳定或钩椎关节增生;其他原因导致的眩晕除外;颈部运动试验阳性。

(二)康复护理评定

对颈椎病患者的生理、精神心理、ADL、营养、环境进行康复护理评估。还需进行颈椎的感觉、运动、反射功能的康复护理评估。

(三)康复护理措施

颈椎病的主要病因是机体退行性病变,很难彻底治愈,如何缓解颈椎病的临床症状和预防复发,是康复护理的主要目的。

1. 正确体位:指导患者纠正头颈部的不良体位,注意保持正确体位。

纠正与改变工作中的不良体位:不良的颈部工作姿势,使颈椎长时间处于屈曲位或某一

特定的位置,以至于颈椎间隙内压力增高引起一系列病变。

(1)定时改变头颈部位置:因工作或其他需要头颈部固定于某一体位时,需定时改变体位。如低头学习、工作20～30min后,应朝相反方向转动头颈,并做颈部及上肢活动,既有利于颈椎保健,又可消除视疲劳。

(2)调整桌面高度:桌面高度原则上以能够使头、颈、胸保持正常生理曲线为准。尚需注意椅子与桌面的高度比例,避免头颈部过度前屈或后仰。可定制一与桌面倾斜10°～30°的斜面工作板,以保持阅读时的良好头颈位置。

(3)工间活动:每天上下午均需全身活动5～

康复护理措施
纠正与改变工作中的不良体位
纠正睡眠时的不良体位
颈围(托)护理
颈椎牵引:可用于脊髓型以外的各型颈椎病,神经根型效果尤佳。
物理治疗护理。
推拿:脊髓型颈椎病患者严禁推拿。
颈椎康复操。

10min,根据各人自身情况选择工间操、慢跑、散步等。工间活动不仅对颈椎,对全身骨骼、肌肉、循环系统都十分有益。

纠正睡眠时的不良体位:人的一天中至少有1/4～1/3的时间在床上度过,若睡眠姿势不当,易加剧或诱发颈椎病,故应注意调整颈部在睡眠时的位置。

(1)适宜的枕高:枕头的高度以睡者感到舒适为宜。平卧时枕头不可过高,以免颈部过屈;侧卧时枕头不可过低,高度宜与一侧肩宽持平。适宜的枕高为10～12cm,可确保在仰卧及侧卧均能保持颈椎正常生理弯曲。还需注意枕头的形状,以中间低、两端高的元宝形为佳。枕头中间略凹陷处能对睡者头颈起相对固定作用,以减少睡眠中头部的异常活动。

(2)良好的睡姿:良好的睡姿应使头颈部保持自然仰伸位,胸、腰部保持自然屈度,双髋及双膝呈屈曲状,使全身肌肉、韧带及关节获得最大限度的放松与休息。但并非每个人都习惯于此种体位,也可根据个人习惯选择侧卧或仰卧,或侧、仰卧位交替。避免采用俯卧位,因俯卧位时颈部呈扭曲状,不利于呼吸,尤其对脊髓型颈椎病更为不宜。

(3)合适的床铺:首选是木板床,因其有利于保持颈椎、腰椎的生理曲线,可维持脊柱的平衡状态。也可在木板床上置席梦思床垫,既符合脊柱的曲线,又使睡者感到舒适。北方的火坑木板床的优点,还有加温抗寒的作用,对颈肩部肌肉痉挛有一定的缓解作用。

2.颈围(托)护理　颈围或颈托的作用是固定颈椎于适宜的位置,支撑头部重量,减轻其对颈椎的压力,限制颈椎过度活动,减少关节面间的相互摩擦,有利于炎症反应的恢复,预防颈段脊髓或神经根的进一步损伤,适用于颈椎病急性发作的患者。患者起床活动时佩戴颈围或颈托,有助于组织的修复和症状的缓解,卧床时则不需要。颈围的高度必须合适,以保持颈椎处于中间位。应指导患者挑选合适型号的颈围或颈托,教会患者怎样使用,注意预防局部压伤。目前常用的是充气式颈托,既有固定作用,又有牵引作用。围好后充气,根据需要调节充盈度,较为方便。急性期过后应及时去除颈围,以免长期应用导致颈部肌肉萎缩或关节僵硬。

3.颈椎牵引　颈椎牵引简单有效,可解除颈部肌肉痉挛,增大椎间隙,减小椎间盘等对神经根的压迫,减轻疼痛,可用于脊髓型以外的各型颈椎病,神经根型效果尤佳,治疗有效率可达70%～80%。一般采用枕颌吊带牵引,患者坐卧位均可进行牵引,坐式牵引适用于门诊及患者在家中进行,卧式牵引多适用于住院患者。

枕颌吊带牵引时着力点应侧重于枕部,避免压迫颞前动脉引起头晕。牵引重量宜先从 1.5～2kg 开始,逐渐增加至 6kg,以颈部无疼痛不适,颌面、耳、颞部无明显压迫感为宜。每日牵引 1～2 次,每次 30min,10d 为一疗程。可牵引 2～3 个疗程,两个疗程间休息 1 周。牵引期间,注意观察患者的牵引效果和不良反应,防止过度牵引造成颈段脊髓损伤。牵引结束时,由于牵引力忽然消失,有时患者会出现颈部不适感。牵引后应询问患者的自觉症状,嘱其休息片刻方可离开。

4. 物理治疗护理　理疗可促进局部血液循环,消除神经根及周围组织的炎症、水肿,缓减颈部肌肉痉挛,减轻疼痛,延缓颈部骨关节的退行性变。颈椎病患者常用的理疗方法是高频电疗、石蜡传导热疗、低频脉冲、低频磁疗等,可根据病情选择适宜的理疗方法。

5. 推拿　按摩对消除肌肉紧张,改善血液循环,松懈局部硬结,作用显著。可采用推摩、揉捏、滚法等手法按摩颈背肩臂等部位,并配合穴位按摩,以舒筋活络,减轻疼痛。应用推拿手法治疗颈椎病能使某些患者取得迅速和明显的效果,尤其适用于有后关节紊乱和颈椎关节细微错位的患者。脊髓型颈椎病患者严禁推拿,以防加重脊髓损伤。

6. 颈椎康复操　　准备姿势:两脚分开与肩同宽,两臂自然下垂,全身放松,两眼平视,均匀呼吸,站坐均可。

(1)双掌擦颈:十指交叉贴于后颈部,左右来回摩擦 100 次。

(2)左顾右盼:头先向左后向右转动,幅度宜大,以自觉酸胀为好,做 30 次。

(3)前后点头:头先前再后,前俯时颈项尽量前伸拉长做 30 次。

(4)旋肩舒颈:双手置两侧肩部,掌心向下,两臂先由后向前旋转 20～30 次,再由前向后旋转 20～30 次。

(5)颈项争力:两手紧贴大腿两侧,两腿不动,头转向左侧时,上身旋向右侧,头转向右侧时,上身旋向左侧,做 10 次。

(6)摇头晃脑:头向左一前一右一后旋转 5 次,再反方向旋转 5 次。

(7)头手相抗:双手交叉紧贴后颈部,用力顶头颈,头颈部向后用力,互相抵抗 5 次。

(8)翘首望月:头用力左旋、并尽量后仰,眼看左上方 5s,复原后,再旋向右,看右上方 5s。

(9)双手托天:双手上举过头,掌心向上,仰视手背 5s。

(10)放眼观景:手收回胸前,右手在外,劳宫穴相叠,虚按膻中,眼看前方,5s,收操。

二、腰椎间盘突出症的康复护理

腰椎间盘突出症是腰腿痛最常见的原因之一,以 20～50 岁为多发年龄,男性多于女性。下腰椎负重大,活动范围也大,故椎间盘突出最易发生部位是 $L_{4\sim5}$ 或 $L_5\sim S_1$ 之间,占 90% 以上。

退行性变和各种急、慢性损伤是腰椎间盘突出症最常见的病因,如反复弯腰、扭转等慢性积累性损伤,重物搬运时用力不当或姿势不正确,背部直接创伤或背部突然扭转动作等,均可引起腰椎间盘突出。长期工作或居住在潮湿、寒冷环境中者,先天性椎间盘构造缺损或薄弱者,风湿性关节炎、强直性脊柱炎等疾病患者,较易发生腰椎间盘突出。

> 腰椎间盘突出症是指腰椎间盘变性,纤维环破裂和髓核组织突出,刺激和压迫神经根、马尾神经所引起的一种综合征。

（一）康复护理评定

对腰椎间盘突出症患者的生理、精神心理、ADL、营养、环境进行康复护理评估,还需评估腰部和患侧下肢的感觉、运动功能和影像学检查等。

（二）康复护理措施

腰椎间盘突出急性期康复治疗护理的主要目的是减轻椎间盘承受的压力,促进突出物缩小还纳,解除神经根受压,减轻炎性水肿,松解黏连。恢复期则是增强脊柱的稳定性,恢复脊柱各轴位的运动功能,巩固疗效,减少复发。

1. 卧床休息　急性期绝对卧床两周以上,卧于加垫子的硬板床上,可减除腰椎的机械性负荷,减轻椎间盘和神经根的炎性水肿和脊柱旁肌肉痉挛所引起的疼痛,有利于突出物的还纳和椎间盘的修复。平卧位在床上大小便,切忌在床上坐起排便,因腰部过度前屈会加重椎间盘后突。牵引、推拿后均应卧床休息,离床时需用腰围保护腰部,以巩固疗效。卧床期间协助患者床上沐浴清洁,将常用物品放在床旁易取之处,指导患者不可自己取超过手指尖距离的物品,避免因取物而牵拉脊髓。同时鼓励患者自我照顾,减少依赖。

> 急性期绝对卧硬板床两周以上,切忌在床上坐起排便,因腰部过度前屈会加重椎间盘后突。
>
> 牵引重量一般相当于患者自身体重,每日牵引 1～2 次,每次 20～30min。
>
> 急性期推拿手法以解痉止痛为主,恢复期则以促进髓核还纳、松懈黏连为主。
>
> 卧床期间进行关节 ROM 活动,以预防关节僵硬、肌肉萎缩。
>
> 急性期 2 周症状初步缓解后即应开始进行腰背肌锻炼。

2. 骨盆牵引　骨盆牵引可使椎间隙增宽,减少椎间盘内压,同时减轻肌肉痉挛引起的疼痛。卧位持续牵引应用最广,患者取仰卧或俯卧位,用两个牵引套分别固定于骨盆和胸腰部进行对抗牵引。牵引重量一般相当于患者自身体重,每日牵引 1～2 次,每次 20～30min。牵引时患者应自觉疼痛减轻或有舒适感,若患者诉疼痛加重难以忍受,应及时检查牵引方法是否正确,牵引重量是否合适。也可采用电子控制牵引床进行间歇牵引,根据病情选择牵引时间和放松时间。

3. 推拿　正确的推拿、按摩可促进局部血液循环,减轻肌肉痉挛,缓解疼痛。急性期推拿手法以解痉止痛为主,恢复期则以促进髓核还纳、松懈黏连为主。推拿时患者先取俯卧位,推拿者在患侧腰腿部进行推、揉、滚等手法,同时配合穴位按摩,待肌肉放松后再行手法对抗牵引或颤抖手法;然后改取健侧卧位,作斜搬和引伸手法;最后在俯卧位或仰卧位下做放松手法。每次 15～20 min,每日或隔日进行 1 次。中央型椎间盘突出患者不宜推拿,以免损伤脊髓。

4. 腰围与腰背肌锻炼　卧床期间进行关节ROM活动,以预防关节僵硬、肌肉萎缩,并可促进血液循环。卧床 3～4 周后带腰围下地活动、锻炼。选择腰围的规格应于患者体型相适应,一般上至肋弓,下至髂嵴下,后侧不宜过分前凸,前方也不应束扎过紧,应保持腰部良好的生理曲线。佩戴腰围时间不宜过长,以防腰部肌肉萎缩。避免长时间站立、上举物品和弯腰持重物动作,以防腰部肌肉痉挛,加重疼痛。

腰椎间盘突出症患者常常因腰腹肌无力而影响腰椎稳定性,急性期 2 周症状初步缓解后即应开始进行腰背肌锻炼,如仰卧位屈膝抬臀、俯卧位抬头挺胸等,增强肌力和脊柱稳定性。腰背肌锻炼动作应由简及繁、由轻及重,视患者的年龄、体力而定,持之以恒才能见效。

5.术后康复　椎间盘切除术是切除一个或多个椎板和突出的椎间盘;植骨融合术是先切除突出的椎间盘,然后进行椎体间植骨,以稳定脊柱。术后卧硬板床休息,术后3d开始直腿抬高功能练习,拆线后开始进行腰肌、臀肌的等长收缩锻炼,逐渐增加活动量和范围,预防肌肉萎缩和神经根黏连。术后4～6周带腰围下床活动,半年内不做弯腰持重物的动作。植骨融合术患者卧床3个月后下床活动。显微镜下手术和经皮穿刺术等微创手术患者,术后平卧24h即可下床活动,48h后开始锻炼腰背肌。

三、肩关节周围炎的康复护理

肩周炎是肩关节周围炎的简称,俗称冻结肩、凝肩、五十肩等,多见于中、老年人,50岁左右易患,主要表现为肩关节疼痛和功能障碍,女多于男,左肩多于右肩。病因至今未明,通常认为是随着年龄的增长,肩部周围软组织(肌肉、肌腱、滑囊及关节囊等)发生退行性变,加上反复的微细损伤和肩部缺乏活动,产生软组织慢性炎症,致关节内外黏连,阻碍肩关节活动。根据病理变化可将病程分为3个阶段,即早期、冻结期和恢复期。

本病有自愈趋势,一般在2年内逐渐自行缓解,但有时可遗留某种程度的功能障碍。早期治疗主要是减轻疼痛,可服用非甾体类消炎镇痛药物、应用理疗、推拿及针灸疗法等,疼痛严重者可用吊带使肩部暂时制动。冻结期和恢复期患者,应着重恢复肩部活动功能,长期坚持运动疗法。

(一)康复护理评估

对肩周炎患者的生理、精神心理、ADL、营养、环境进行康复护理评估,还需评估肩部的感觉、运动功能。

(二)康复护理措施

1.缓解疼痛

早期疼痛较重时,尽量减少使用患侧上肢提举重物或过多活动肩关节,睡眠时避免患侧卧位,以减少对患肩的挤压,注意肩部保暖。疼痛影响日常生活、工作时,可服用非甾体类消炎镇痛药物,或舒筋活血药物,也可外用止痛喷雾剂、红花油等,活动前和睡前服药疗效明显,同时注意观察药物的疗效和副作用。理疗、推拿、针灸等疗法可改善血循,解除肌肉痉挛,减轻黏连,有较好的止痛作用。护理人员应通过改变患者对疼痛的认知和处理过程来帮助患者学习自我控制和自我处理疼痛的能力,教会患者肌肉放松运动和局部自我按摩、湿热敷等止痛疗法。

2.康复训练

(1)早期、冻结期训练　早期推拿时采用轻手法进行肩关节被动活动,以减轻黏连,保持关节活动功能,常用推拿手法为推摩、揉捏、拿法、弹拨法。待疼痛减轻后可增加肩关节主动运动,以牵伸挛缩组织、松解黏连、刺激萎缩肌肉。患侧肩关节只允许在无痛或轻痛范围内活动,以免疼痛加重患肩肌痉挛。患肩活动受限明显者可试行肩关节松动术,治疗时患者身体完全放松,实施者抓握和推动患肩进行渐进性上举,或向前后滑动,做完后嘱患者立即进行患肩主动活动。操作时切忌手法粗暴,避免引起骨折、脱位等并发症。

（2）恢复期训练　尽快恢复肩关节功能的关键是坚持自我锻炼,日常生活中逐步使用患侧,坚持正确有效的运动。每日锻炼 3～5 次,每次 15～30min,持之以恒才能有明显效果。锻炼内容应包括肩部 ROM 练习与增强肩胛带肌肉的练习,常用方法:①仰卧位,患肢外展并屈肘,做肩内旋和外旋主动运动,或用健侧上肢协助进行患侧肩关节各轴位运动。②立位做爬墙运动,或体前屈,上肢放松下垂,做画圈和摆臂运动。③利用体操棒或绳索滑轮装置做患肩各轴位运动练习。④双手攀住木档下蹲,利用躯干重心下移做肩部软组织牵伸练习。⑤利用哑铃做增强肩带肌肉的抗阻运动。

复习题

一、单选题

1.一患者(普通劳动者)左手小指末节截肢属　　　　　　　　　　　　　　　　　　　　（　　）

　　A.病损　　　　　　B.失能　　　　　　C.残障　　　　　　D.残疾

2.关于康复的叙述不正确的是　　　　　　　　　　　　　　　　　　　　　　　　　　（　　）

　　A.康复医学不是医疗的延续,也不是临床医疗的重复

　　B.康复工作宜在疾病后期进行

　　C.康复不是百分之百的恢复

　　D.康复是尽可能使患者身体功能得以恢复

3.肌肉能收缩,在减重状态下能做关节全范围活动的肌力为　　　　　　　　　　　　　（　　）

　　A.1 级　　　　　　B.2 级　　　　　　C.3 级　　　　　　D.4～5 级

4.以下关节活动度检查的注意事项错误的是　　　　　　　　　　　　　　　　　　　　（　　）

　　A.防止邻近关节的替代动作

　　B.需测关节的主动运动范围和被动运动范围

　　C.按摩、运动后立即进行

　　D.与健侧对比

5.以下常见的病理步态的机制哪一种是错误的　　　　　　　　　　　　　　　　　　　（　　）

　　A.蹒跚步态多见于小脑和前庭疾患

　　B.减痛步态见于肌营养不良

　　C.慌张步态见于帕金森病或其他基底节疾患

　　D.剪刀步态见于脑性瘫痪

6.ADL 运动方面不包括　　　　　　　　　　　　　　　　　　　　　　　　　　　　　（　　）

　　A.轮椅上运动和转移　　　　　　　　B.室内或室外行走

　　C.床上运动　　　　　　　　　　　　D.以慢速跑 45m

7.等张运动的描述不妥的是　　　　　　　　　　　　　　　　　　　　　　　　　　　（　　）

　　A.肌张力基本保持不变

　　B.肌纤维长度缩短或延长

　　C.根据肌肉收缩的方向可分向心性和离心性两种

　　D.关节不产生运动

8.关于运动训练叙述不正确的是　　　　　　　　　　　　　　　　　　　　　　　　　（　　）

　　A.康复人员应动作轻柔、缓慢,逐步增大活动范围

　　B.防止过度用力出现骨折、肌肉拉伤等两次损伤

　　C.活动顺序应由远端至近端,从小关节至大关节依次进行

　　D.关节有急性炎症、肿胀、骨折、异常活动时应中止训练

9.训练患者穿脱开衫上衣不妥的是 （ ）

    A.更衣活动最好在早晚间进行训练   B.患者取坐位,用健手找到衣领

    C.先穿患手再穿健手   D.按患者平时穿衣习惯而定

10.对功能障碍患者最重要的作业训练是 （ ）

    A.床上训练   B.进食训练

    C.日常生活活动能力训练   D.职业技能训练

11.不符合桥式运动训练要求的是: （ ）

    A.仰卧位双腿屈膝   B.上肢放于身体两侧

    C.保持骨盆成水平位一段时间   D.帮助臀部被动抬起

12.脑卒中患者在社区或家中的继续康复治疗是 （ ）

    A.特级康复   B.一级康复   C.二级康复   D.三级康复

13.腰椎间盘突出症急性期的首选疗法是 （ ）

    A.针灸按摩   B.物理治疗   C.绝对卧床   D.牵引疗法

二、问答题

男性,68岁,患者既往有高血压病史。于2003年7月20日在家搓麻将时情绪激动,突发头晕头痛,反复呕吐,全身麻木,语言不清,反应迟钝,继而出现意识障碍,大、小便失禁及左侧肢体活动障碍。遂到医院急诊。于7月21日行头颅CT检查示:右侧丘脑出血。急行颅脑穿刺减压术。当时有人建议及时介入康复治疗,但主管医师认为康复是在后遗症期的措施而未被采纳。1个月后,患者症状稳定出院。出院后来1年余,患者自觉日常生活活动困难而就诊于康复医学科。康复医师通过询问病史,躯体功能评估后,发现患者左侧肢体活动不利并明显肩痛,上肢呈屈曲挎篮状,下肢行走时呈划圈步态。综合评定结果,康复治疗组认为:患者左侧肢体运动功能障碍,日常生活活动大部分依赖,其中手功能错过了康复最佳时期,已无法恢复到正常手。针对患者存在的功能障碍拟定了治疗方案:以物理治疗、作业治疗为主进行功能训练和日常生活活动能力训练,保存患者残存的功能,最大限度地恢复其自理生活的能力。请问:

    1.患者右侧丘脑出血为何出现左侧肢体运动功能障碍?

    2.临床为什么要早期介入康复?

    3.作为社区护士该采取哪些康复护理措施?

（章冬瑛）

第十四章　城乡居民健康档案管理

1. 解释名词：健康档案、数据元值域代码、SOAP、健康档案建档率、健康档案合格率、健康档案使用率。
2. 叙述城乡居民健康档案的基本内容、目的意义、作用和要求。
3. 叙述电子化健康档案的优点。
4. 叙述居民健康档案建立的负责机构、信息来源及建档对象、健康档案编码方法。
5. 简述居民健康档案建立方法、健康信息填写方法、居民健康管理流程。
6. 思考如何保护居民健康隐私、如何利用居民健康档案为社区健康服务。

完整的健康档案记录便于社区医护人员正确理解个人、家庭及社区健康问题的发生、发展规律，帮助作出正确的诊断和干预，达到预防疾病、增进健康的目的。本章主要介绍《国家基本公共卫生服务技术规范》中制订的城乡居民健康档案管理，讨论城乡居民健康档案的概念、内容、管理的目的意义、建立和管理流程、技术要求与考核。

第一节　概　述

城乡居民健康档案是居民享有均等化公共卫生服务的重要体现，是医疗卫生机构为居民提供高质量医疗卫生服务的有效工具，是各级政府及卫生行政部门制定卫生政策的参考依据。

一、城乡居民健康档案的基本概念和基本内容

（一）基本概念

城乡居民健康档案是记录居民健康状况的系统性文件资料，是医疗卫生机构为城乡居民提供医疗卫生服务过程中的规范记录，是以居民个人健康为核心、贯穿整个生命过程、涵盖各种健康相关因素，满足居民自我保健和健康管理、健康决策需要的系统化信息资源。

健康档案有纸质档案和电子档案。在国家规范性文件指导下，各地积极创造条件，逐步推进建立标准化电子健康档案，以省或地级市为单位研究开发相关信息系统，逐步与新型农村合作医疗、城镇职工和居民基本医疗保险信息系统以及传染病报告、免疫接种、妇幼保健和医院电子病例等信息系统互联互通，实现信息资源共享，建立起以居民健康档案为基础的区域卫生信息平台。

（二）基本内容

根据健康档案的基本概念和系统架构,健康档案的基本内容主要由个人基本信息和主要卫生服务记录两部分组成。

1. 个人基本信息:反映个人固有特征,贯穿整个生命过程,内容相对稳定、客观性强,包括人口学和社会经济学等基础信息以及基本健康信息。主要有:

> 城乡居民健康档案由个人基本信息和主要卫生服务记录二部分组成。

（1）人口学信息:如姓名、性别、出生日期、出生地、国籍、民族、身份证件、文化程度、婚姻状况等。

（2）社会经济学信息:如户籍性质、联系地址、联系方式、职业类别、工作单位等。

（3）亲属信息:如子女数、父母亲姓名等。

（4）社会保障信息:如医疗保险类别、医疗保险号码、残疾证号码等。

（5）基本健康信息:如血型、过敏史、预防接种史、既往疾病史、家族遗传病史、健康危险因素、残疾情况、亲属健康情况等。

（6）建档信息:如建档日期、档案管理机构等。

2. 主要卫生服务记录:是对个人一生中所发生的卫生事件的详细记录,主要有以下五大领域的内容:

（1）儿童保健:出生医学证明信息、新生儿疾病筛查信息、儿童健康体检信息、体弱儿童管理信息等。

（2）妇女保健:婚前保健服务信息、妇女病普查信息、计划生育技术服务信息、孕产期保健服务与高危管理信息、产前筛查与诊断信息、出生缺陷监测信息等。

（3）疾病预防:预防接种信息、传染病报告信息、结核病防治信息、艾滋病防治信息、寄生虫病信息、职业病信息、伤害中毒信息、行为危险因素监测信息、死亡医学证明信息等。

（4）疾病管理:高血压、糖尿病、肿瘤、重症精神疾病等病例管理信息,老年人健康管理信息等。

（5）医疗服务:门诊诊疗信息、住院诊疗信息、住院病案首页信息、成人健康体检信息等。

结合国家医改要求、财政条件及循序渐进原则,现阶段健康档案记录内容将以基本医疗、0～6岁儿童、孕产妇、老年人、慢性病患者健康管理和重性精神疾病患者管理等卫生服务信息为重点。

二、城乡居民健康档案的目的和意义

1. 健康档案管理的目的和意义　建立覆盖城乡居民,符合基层实际的,统一、科学、规范的健康档案及使用和管理制度,以健康档案为载体,更好地为城乡居民提供连续、综合、适宜、经济的公共卫生服务和基本医疗服务,是建立、健全基本医疗卫生制度的重要举措,是创新基层医疗卫生机构服务模式、完善服务功能、逐步实现人人享有基本医疗卫生服务目标的重要基础。

2. 健康档案的作用

（1）提高自我保健能力:居民可以通过身份安全认证、授权查阅自己的健康档案,系统、完整地了解自己不同生命阶段的健康状况和利用卫生服务的情况,比较健康信息的变化,接受医疗卫生机构的健康咨询和指导,提高自我预防保健意识和主动识别健康危险因素的能力。

（2）便于掌握社区居民基本情况和健康现状:社区居民健康档案的基本资料来自社区卫生服务过程的记录,通过对这些资料的了解,能适时掌握居民健康基本情况和健康现状。

（3）便于正确理解社区个人、家庭和群体的健康问题:健康档案记录了社区中所有健康问题的发生、发展和变化过程,有利于社区医护人员分析、掌握社区中健康问题的发生、发展规律和变异情况,从而有利于及时诊断和正确处理,提高工作的效率和服务的水平。

> **健康档案的作用**
>
> 提高自我保健能力。
>
> 便于掌握社区居民基本情况
> 　和健康现状。
>
> 便于正确理解社区个人。
>
> 为社区预防提供决策依据。
>
> 有利于做好社区动员。
>
> 是医疗法律文书。
>
> 为社区医学教育和科研提供
> 　信息资料。

（4）为社区预防提供决策依据:通过档案管理,掌握患者的就医行踪,及时敏感地发现患者现存的和潜在的生理、心理及家庭问题,便于了解社区居民健康问题的流行病学特征;此外,健康档案包含系统的预防保健服务项目,可以提醒社区医护人员已经执行和应该执行的预防医学计划,在适当的时候及时地提供有效的预防保健服务,并为整个社区预防提供科学依据。

（5）有利于做好社区动员:通过健康档案,能够详细了解和掌握社区居民的健康状况、卫生问题和卫生资源,有利于动员社区资源,为本社区居民提供医疗保健、精神支持和经济上的协助。

（6）是医疗法律文书:规范的档案管理是评价社区医护人员服务质量和医疗技术水平的工具之一,是处理医疗护理纠纷的法律依据。

（7）为社区医学教育和科研提供信息资料:完整而准确的健康档案记录,本身就是社区医护人员自身继续教育的一个重要资料。社区医护人员通过对居民健康档案进行有意识的分析和总结,可以看到许多健康问题的自然历程,丰富自身的实践经验。同时,健康档案是对患者和家庭健康照顾的长期记录,为社区医护人员从事科研工作提供了良好的研究素材和信息资料。

三、城乡居民健康档案的基本要求

1.真实性　健康档案由各种原始资料组成,真实记录居民个人信息、健康信息、患病史、治疗经过、康复状况等详尽的资料,除了医学效力外还具法律效力,记录时力求真实可靠,对于某些不太清晰的资料,一定要通过调查确认,不可想当然地加以描述,发现录入的信息有误应及时确认更正。

2.科学性　健康档案的记录内容和数据结构、代码等都严格遵循统一的国家规范与标准。健康档案的标准化是实现不同来源的信息整合、无障碍流动和共享利用、消除信息孤岛的必要保障。此外,作为医学信息资料,应按医学科学的通用规范进行记录,健康问题描述要符合医学规范,健康问题名称要符合疾病分类的标准。各种图表制作、文字描述、计量单位使用都要符合有关规定,做到准确无误。

3.完整性　健康档案记录贯穿人的生命全程,内容不仅涉及疾病的诊断治疗过程,而且关注机体的心理、社会因素对健康的影响。一份完整的健康档案应该包括个人基本信息和一个人从出生到死亡的整个过程中其健康状况的发展变化情况以及所接受的各项卫生服务记录,同时也完整记录其社会经济状况、就医背景、病情变化、评价结果、处理计划等,并能从生物、心理、社会各个层面去完整记录。

4. 连续性 城乡居民健康档案以问题为导向的卫生服务记录方式及其使用的一些表格都充分体现了连续性这一基本特色,将居民的健康问题进行分类记录,每次患病的信息可以累加,且通过随访表,可以把健康问题的动态变化记录下来,保持了资料的连续性。此外,电子化的健康档案系统也将跨地域、跨部门的信息得以连续地记录,从而保证了档案的完整性和连续性。

5. 可用性 健康档案是为居民健康服务的文件,须具备保管简便、查找和存取方便的"活"档案要求。随着计算机信息技术和物联网技术的发展与相关知识的普及,电子化的健康档案建立和管理具备了条件。通过计算机记录个人及家庭的初始注册资料后,可随时利用计算机或者手机、iPad等设施记录其后续的所有临床资料和其他信息,通过有规律的备份操作,计算机化的健康档案几乎可做到资料保存永久,并且永远可读,具备操作快捷、数据存取方便、共享信息、并能按一定方式计算和分类达到按需要呈现资料,可大大节省人力和时间。也可通过动态图像和图片的传输,实现计算机远程会诊和远程干预;医务人员还可以利用计算机化的健康档案系统的功能,结合电话语音、网络通知等形式告知患者诊疗措施或进行社区保健服务咨询等。

> 城乡居民健康
> 档案的基本要求
> 真实性
> 科学性
> 完整性
> 连续性
> 可用性

6. 保护隐私 健康档案所记录的内容可能会涉及个人或家庭的隐私,因此要特别强调健康档案管理的可靠性、保密性。查阅、摘抄和复印健康档案必须经过档案管理人员及相关人员的具体审批。对于个人健康档案,一般规定不准其照顾者以外的人员阅读或拿取,在转诊患者时可在转诊单上书写相关健康信息,十分必要时,才把原始健康档案上的资料转给上一级医生,一般情况下,健康档案不外借。在实行计算机管理健康档案时,尤其要注意对隐私的保护,需要逐步建立和完善相关的法律制度。

第二节 城乡居民健康档案建立和管理流程

城乡居民健康档案要求资料的纪录保持动态连续性,除了记录患病资料外,还要求记录患者所提供的健康教育内容,个别内容需要根据个别患者的特殊健康状况而添加,如随访表等。档案中各类项目建立后,应继续连续动态地记录相关的信息,并使之有较高的利用率。

一、城乡居民健康档案建立与信息来源

1. 健康档案建立机构 城乡居民健康档案建立以基层卫生服务机构为主,其他医疗保健机构为辅。乡镇卫生院、村卫生室、社区卫生服务中心(站)等基层卫生服务机构负责确定建档对象。针对辖区内常住人群及重点管理人群,按照自愿与引导相结合的原则进行建档。

2. 信息来源 健康档案信息量大、来源广且具有时效性。其信息收集应融入医疗卫生

机构的日常服务工作中，随时产生、主动推送，一方采集、多方共享，实现日常卫生服务记录与健康档案之间的动态数据交换和共享利用，避免成为"死档"，并减轻基层卫生人员的负担。由于人的主要健康和疾病问题一般是在接受相关卫生服务（如预防、保健、医疗、康复等）过程中被发现和被记录，所以健康档案的信息内容主要来源于各类卫生服务记录。主要有三个方面：一是卫生服务过程中的各种服务记录；二是定期或不定期的健康体检记录；三是专题健康或疾病调查记录。

3. 信息记录表　卫生服务记录的主要载体是各类卫生服务记录表单。卫生服务记录表单是卫生管理部门依据国家法律法规、卫生制度和技术规范的要求，用于记录服务对象的有关基本信息、健康信息以及卫生服务操作过程与结果信息的医学技术文档，具有医学效力和法律效力。各地采取统一的标准化的信息

> 健康档案的信息内容主要来源主要有三个方面：
> 一是卫生服务过程中的各种服务记录；
> 二是定期或不定期的健康体检记录；
> 三是专题健康或疾病调查记录。

记录表单，可方便健康信息的互通、互用。《国家基本公共卫生服务技术规范》中有一系列的健康档案记录表单，如个人基本信息表、健康体检表、高血压患者随访表、糖尿病患者随访表、重性精神疾病患者记录表、儿童健康档案（新生儿家庭访视记录表、1 岁以内儿童健康检查记录表、1～2 岁儿童健康检查记录表、3～6 岁儿童健康检查记录表、儿童生长发育监测图）、孕产妇健康档案（基本信息、随访记录表、初筛分类表、产后访视表、产后 42 天健康检查记录表）、老年人评估表（抑郁自评量表和焦虑自评量表、MMSE 量表、老年抑郁量表、老年人生活自理能力评估表）、医疗卫生服务记录表（接诊记录表、会诊记录表、双向转诊单）等。其他还有健康教育活动记录表、疫苗免疫程序与预防接种卡、传染病报告卡、其他各类上报信息卡、各类统计表等。

二、确定建立健康档案对象

乡镇卫生院、村卫生室、社区卫生服务中心（站）等基层卫生服务机构负责，针对辖区内常住人群及重点管理人群，按照自愿与引导相结合的原则确定建档对象。

1. 就诊的辖区内常住居民　辖区内居民到乡镇卫生院、村卫生室、社区卫生服务中心（站）等基层卫生服务机构就诊或者寻求健康咨询、指导等服务时，医务人员主动、耐心宣传，解释健康档案的作用，争取居民自愿建立健康档案。可以在就诊服务中即时建立健康档案，也可采取预约的方式，择时在服务机构或居民家中建立健康档案。

> 健康档案建立对象：是基层卫生服务机构重点管理人群，包括 0～6 岁儿童、孕产妇、老年人、慢性患者和重性精神疾病患者等。

2. 辖区内重点管理人群　另外的健康档案建立对象是基层卫生服务机构重点管理人群，包括 0～6 岁儿童、孕产妇、老年人、慢性患者和重性精神疾病患者等。基层卫生服务机构开展健康档案建立的宣传活动，利用社区资源，积极引导居民主动参与健康档案的建立。可通过入户服务（访视或调查）、疾病筛查、健康体检、门诊接诊等方式，组织医务人员在居民家中或工作现场分批、分期建立健康档案。确定健康档案建立对象的流程见图 14-1。

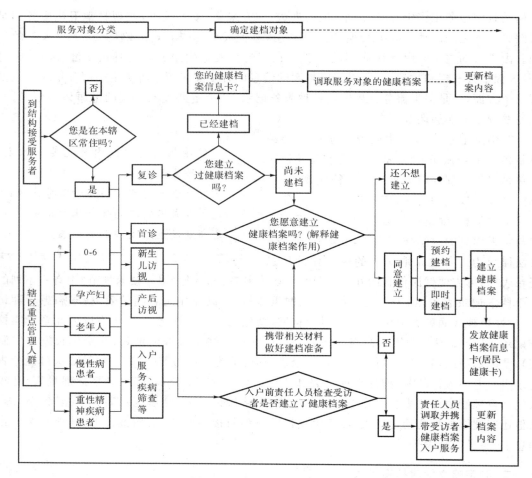

图 14-1　确定建档对象流程图

三、城乡居民健康档案管理流程

(一)纸质健康档案管理

1.健康档案建立　遵循自愿与引导相结合的原则,基层医疗服务机构的医务人员确立建档对象后,在居民家中或者在工作现场进行建档。建档过程包括填写个人基本信息表、健康体检表、各相关服务记录表、居民健康档案封面和发放居民健康档案信息卡。各表单填写严格按照国家《城乡居民健康档案管理服务规范》(2011)的有关规定和填表说明进行填写。

(1)居民健康档案封面:档案封面上应填写完整的17位居民健康档案编码,以国家统一的行政区划编码为基础,以乡镇(街道)为单位,编制居民健康档案唯一编码。封面其他信息内容见附表1。

(2)个人基本信息:包括居民个人基础信息和基本健康信息,通过询问填写,具体个人基本信息内容见附表2。

(3)健康体检记录:在居民首次建立健康档案时或者老年人、高血压患者、2型糖尿病患者和重性精神疾病患者等在接受年度健康检查时填写。中医体质辨识项由有条件的地区基层医疗卫生机构中医医务人员或经过培训的其他医务人员填写。健康体检记录信息包括：一般健康检查、健康状况及其疾病用药情况、健康评价等，见附表3。

填表注意事项：①表中带有 * 号的项目，在为一般居民建立健康档案时不作为免费检查项目；②老年人生活自理能力评估：65岁及以上老年人需填写此项；③老年人认知功能粗筛方法：告诉被检查者"我将要说三件物品的名称（如铅笔、卡车、书），请您立刻重复"，过1分钟后请其再次重复，如被检查者无法立即重复或1分钟后无法完整回忆三件物品名称为粗筛阳性，需进一步行"简易智力状态检查量表"检查；④老年人情感状态粗筛方法：询问被检查者"你经常感到伤心或抑郁吗"或"你的情绪怎么样"，如回答"是"或"我想不是十分好"，为粗筛阳性，需进一步行"老年抑郁量表"检查；⑤运动功能：请被检查者完成以下动作："两手触枕后部"、"捡起这支笔"、"从椅子上站起，行走几步，转身，坐下"判断被检查者运动功能。

（4）重点人群健康管理记录表（卡）：包括国家基本公共服务基本要求的0～6岁儿童、孕产妇、老年人、慢性病和重性精神病患者等重点人群的健康管理记录，具体见其他章节内容。

（5）其他医疗卫生服务记录：包括其他接诊、转诊和会诊记录，其他还有死亡信息记录卡等。按相关表格填写规范填写，以能够如实反映居民接受服务的全过程为目的，根据居民接受服务的具体情况填写。

（6）居民健康档案信息卡：根据居民信息如实填写，与健康档案对应项目的填写相一致，见附表4、附表5。

2.健康档案的更新和补充：居民建立健康档案后到基层医疗卫生服务机构就诊、复诊，应持居民健康档案信息卡，接诊医务人员调取其健康档案，根据复诊情况，及时更新、补充相应记录。需要转诊、会诊的，由接诊医生填写转诊、会诊记录。居民在体检、就诊、会诊时所做的各种化验及检查的报告单据，都应粘贴留存归档。

已经记录的信息如要改动，必须经特定的审批流程，并留下修改记录，以备核查。

3.健康档案的管理与使用：乡镇卫生院、村卫生室、社区卫生服务中心（站）负责首次建立健康档案、更新信息、保存档案。其他医疗卫生机构负责将相关医疗卫生服务信息及时汇总、更新至健康档案。各级卫生行政部门负责健康档案的监督和管理。

（1）存放要求：健康档案存放于基层卫生服务机构，档案保管设施要符合防盗、防晒、防高温、防潮、防尘、防火、防鼠、防虫等要求，由专人保管，保证档案的完整、安全。

（2）放置顺序：健康档案有序便于取阅，档案按封面、个人基本信息、健康体检、重点人群健康管理记录、其他医疗卫生服务记录的顺序放置，这些资料可按需要装成合订本，后面留有一定的空白页，便于后续记录。

（3）档案调用：居民就诊携带居民健康档案信息卡，由基层医护人员（导诊人员）根据其信息卡调取健康档案交由责任医生或接诊医生；入户服务或随访重点人群时，由入户服务的医护人员调取健康档案，并于当日工作结束时交回档案室。

4.纸质健康档案管理流程：见图14-2。

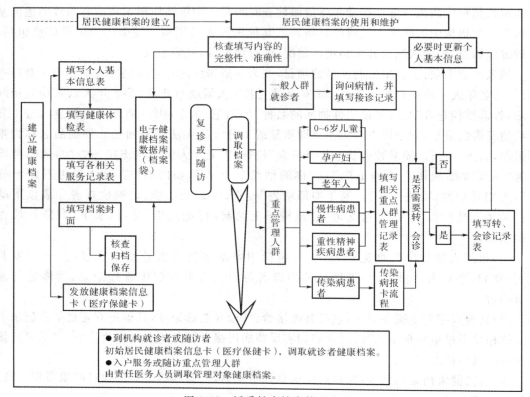

图 14-2　纸质健康档案管理流程

(二)电子健康档案管理

1.计算机电子健康档案信息系统:电子健康档案建立和管理依赖于相应的电子信息软件系统,根据电子健康档案管理信息系统功能及应用范围,可将电子健康档案管理应用分为初级、中级及高级三个不同层面。

(1)初级管理应用:主要指基于局域网运行的电子健康档案管理信息系统。社区卫生服务机构可利用计算机实现城乡居民健康档案相关的 0~6 岁儿童保健、孕产妇保健、老年人保健、慢性病患者管理、重性精神病患者管理、传染病患者管理等信息系统的互联互通,并提供相应的检索、查询、统计等功能。

(2)中、高级管理应用:主要指基于区域卫生信息平台实现居民电子健康档案信息的互联互通。中级是指区域覆盖范围内社区医疗机构之间进行健康档案信息的互联互通,信息共享;高级指区域覆盖范围内所有医疗机构(包括社区医疗机构、二三级医疗机构)疾病控制中心、妇幼保健机构等其他公共卫生信息系统之间进行健康档案信息的互联互通,信息共享。

2.电子健康档案管理:电子健康档案管理包括电子健康档案建立、使用及维护三个部分。

(1)电子健康档案建立:录入个人基本信息表、健康体检表、历史服务记录等,计算机信息系统检查校验通过,归档保存至电子健康档案库中;有条件地区增加家庭电子健康档案记录功能,在建立家庭健康卡后,应建立家庭健康档案及维护个人与家庭的关系。在社区医疗服务机构内,各服务系统产生的信息记录给电子健康档案数据库。

(2)电子健康档案使用与维护:包括健康检索、查询和统计、调取健康档案等活动。其中调取健康档案活动包括修改、迁移、注销等子活动,最后通过更新服务记录活动保存至电子健康档案数据库中。①健康卡身份识别:居民健康卡以身份证号码作为唯一标识符,以支持建档对象的可识别、可追踪。②检索和查询:社区卫生服务机构可通过刷卡调取电子健康档案。③追加和修改:电子健康档案管理系统应对信息追加与修改设置权限,建立特定的修改审批制度。④迁移:居民居住地发生改变时,应将健康档案迁移,包括迁入和迁出。⑤注销:当居民死亡后,登记死亡信息,注销个人健康档案。

第三节　城乡居民健康档案技术要求

建立健康档案是一个跨业务系统、跨生命时期、跨行政区域,持续积累、动态更新的一个长期过程。制定全国统一、科学合理、灵活适用的健康档案数据标准,是建立健康档案,达到互联共享的关键。信息规范化记录是计算机信息化管理的基本要求,是健康档案交流、传递、评价、比较的必要条件。

健康档案数据标准目前主要包括三类:健康档案相关卫生服务基本数据集标准;健康档案公用数据元标准;健康档案数据元分类代码标准。

一、城乡居民健康档案填写要求

(一)健康档案编码

编制健康档案编码应在一个地区内尽可能统一。居民健康档案编码采用17位编码制,以国家统一的行政区划编码为基础,以村(居)委会为单位,编制居民健康档案唯一编码。

17位编码结构的第一段为6位数字,表示县以及县以上的行政区划,统一使用《中华人民共和国行政区划代码》(GB/T 2260—2007);第二段为3位数字,表示乡镇(街道)级行政区划,按照国家标准《县以下行政区划代码编码规则》(GB/T 10114—2003);第三段为3位数字,表示村

> 健康档案数据标准三类:
> 健康档案相关卫生服务基本数据集标准;
> 健康档案公用数据元标准;
> 健康档案数据元分类代码标准。

(居)民委员会等,具体划分为:001~099表示居委会,101~199表示村委会,901~999表示其他组织;第四段为5位数字,表示居民个人序号,由建档机构根据建档顺序编制(见图14-3)。

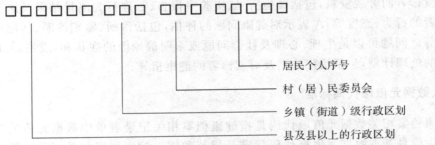

图14-3　居民健康档案编码结构图

(二)纸质城乡居民健康档案填写要求

1.填写规范　一律使用钢笔或圆珠笔填写,不得使用铅笔或红色笔填写。各表单填写

要严格按照国家《城乡居民健康档案管理服务规范》(2011年版)有关规定和填表说明进行填写,各类重点人群健康管理记录参照各专项服务规范相关表单填写要求进行规范、准确填写。在诊疗服务中,疾病名称应遵循国际疾病分类 ICD-10 填写,中医诊断病名及辨证分型时,按照《中医病证分类与代码》(GB/T15657—1995,TDC)来填写。健康体检表中中医体质辨识内容应由基层医疗卫生服务机构内中医医务人员或经过培训的其他医务人员填写。信息填写后,要核查各项记录的完整性和准确性,保证健康档案能够真实反映居民的信息,符合真实、准确、规范的要求。

2.信息修改 如居民信息有所变动,在原条目处修改,并注明修改时间。数字或代码一律用阿拉伯数字。如数字填错,用双横线将整笔数码划去,并在原数码上方工整填写正确的数码,切忌在原数码中涂改。对于"其他"或"异常"选项,在空白处填写相应的内容,并在项目栏内的"□"内填写相应的编号。如在各类表单中没有备选答案的,用文字或数据在相应的横线上或方框内根据情况填写。

(三)相关信息标准与规范

1.疾病和有关健康问题的国际疾病分类(ICD-10) 国际疾病分类(international classification for disease,ICD)是疾病分类的依据和规范,直接关系到医疗、教学、科研和管理工作的标准化,在建立和使用健康档案时应按此规范填写。ICD 使用字母数字编码,即第一个是字母,第二、第三和第四位各用1个数字表示。

2.中医病证分类与代码(TCD) 《中医病证分类与代码》是由国家中医药管理局制定,国家技术监督局批准,并于 1996 年 1 月 1 日起在全国实施的一项中医药行业的国家标准,是中医疾病名称和证候名称编码的依据,是中医诊断规范化和标准化的基础。城乡居民健康档案涉及的按此标准规范填写。

3.其他业务规范 健康档案相关的卫生服务记录表单按国家统一的规范进行记录,内容统一、用词规范,真实反映居民健康状况,实现全生命周期、跨机构、跨地域的卫生信息共享互联。

4.SOAP 接诊记录 SOAP 是接诊记录形式,接诊记录是每次患者就诊内容的详细资料记录,S 表示就诊者的主观资料,是就诊者本人或陪同者提供的主诉、症状、主观感受、疾病史、家族史和社会生活史等;O 表示就诊者的客观资料,包括体检所见、实验室报告、心理行为测量结果及医护人员观察到的患者的行为、态度等;A 表示对健康问题的评估,包括诊断、鉴别诊断、问题的轻重程度及预后等。问题可以是生理、心理及社会问题或未明确原因的症状和/或主诉;P 表示对健康问题的处理计划,包括治疗计划及对就诊者的健康指导。

> SOAP 是接诊记录形式
> S 主观资料
> O 客观资料,
> A 健康问题的评估
> P 健康问题的处理计划

二、数据元值域代码标准

健康档案相关数据元值域代码是指健康档案相关记录表单中数据元值域的规范化定义。卫生信息基本数据元值域代码标准是规范和统一健康档案相关记录数据的采集与利用、规范业务信息系统和数据库的设计开发、构筑不同卫生服务活动之间数据交换与共享的基础,是构建统一、集成、高效的数据模型和数据字典的基础。

1.健康档案相关卫生服务基本数据集标准 基本数据集是指构成某个卫生事件(或活

动)记录所必需的基本数据元集合。与健康档案相关的每一个卫生服务活动(或干预措施)均对应一个基本数据集。基本数据集标准规定了数据集中所有数据元的唯一标识符、名称、定义、数据类型、取值范围、值域代码表等数据元标准,以及数据集名称、唯一标识符、发布方等元数据标准。针对健康档案的主要信息来源,目前已制定健康档案相关卫生服务基本数据集标准共 32 个。按照业务领域(主题)分为 3 个一级类目:基本信息、公共卫生、医疗服务。其中"公共卫生"包含 4 个二级类目:儿童保健、妇女保健、疾病控制、疾病管理。32 个卫生服务基本数据集的具体标准文本见附表 6。

2. 健康档案公用数据元标准　健康档案 32 个相关卫生服务基本数据集中共包含 2252 个数据元。其中两个或两个以上数据集中都包含的数据元,称为公用数据元。公用数据元是不同业务领域之间进行无歧义信息交换和数据共享的基础。健康档案公用数据元标准规定了健康档案所必须收集记录的公用数据元最小范围及数据元标准,目的是规范和统一健康档案的信息内涵和外延,指导健康档案数据库的规划设计。

3. 健康档案数据元分类代码标准　健康档案中的数据元之间存在着一定的层次结构关系。从信息学角度对数据元进行科学分类与编码,目的是为健康档案中来源于各种卫生服务记录的所有信息(数据元),建立一个统一的、标准化的信息分类框架,使得不同的信息(数据元)根据其不同的特性,能够分别定位和存储在相应的层级结构中,方便健康档案信息利用者的快速理解和共享。健康档案数据元分类代码标准见附表 7。

第四节　城乡居民健康档案的考核

卫生部关于"规范城乡居民健康档案管理的指导意见"中指出:"地方各级卫生行政部门要充分认识建立城乡居民健康档案工作的必要性和重要性,加强领导,把建立统一居民健康档案工作作为基本医疗卫生服务制度建设、实现基本公共卫生服务均等化的重要内容纳入议事日程。要明确各级卫生行政部门的职责分工,县级卫生行政部门是建立城乡居民健康档案工作的责任主体。要层层落实工作任务,结合本地实际制定工作目标、实施计划和方案,确保建立居民健康档案工作取得实效。"建立一定的监督考核制度,是推进健康档案建立、管理和规范应用的基础。

一、考核方法

1. 制订考核办法　设立定期考核和自查制度,根据当地具体工作推进计划,制订考核办法和考核标准。可以按季度、年度对健康档案工作推进情况和工作质量进行总结和考核评价。可按自查、机构考核、上级行政部门考核不同层面开展。根据健康档案建设不同时期,设置不同的考核指标,以考核引导具体工作,如初期考核可侧重于健康档案建立的数量,后期则侧重于利用健康档案信息为社区健康服务方面,逐步提升城乡居民的健康水平。

2. 考核内容和方式　基层医疗卫生服务机构按计划实施健康档案管理,定期统计汇总居民健康档案建立数量、辖区常住居民人口数等基本数据,分类统计汇总不同重点管理人群的数据分析,对健康档案进行动态分析和考评。对健康档案质量可实行抽查,包括对健康档案的真实性、完整性和规范性的检查,同时也对健康档案的更新情况如体检资料、随访信息、新发现健康问题及其干预措施等进行检查。此外,对健康档案的管理如档案管理制度、隐私保护制度及执行情况等进行检查,也对健康档案的应用情况如利用健康档案信息对社区卫生服务的指导作用等进行检查。

二、考核指标

结合现状,目前城乡居民健康档案管理考核指标主要有健康档案建档率、电子健康档案建档率、健康档案合格率和健康档案使用率。

1. 健康档案建档率

$$健康档案建档率=\frac{建档人数}{辖区内常住居民数}\times100\%$$

2. 电子健康档案建档率

$$电子健康档案建档率=\frac{建电子档案人数}{辖区内常住居民数}\times100\%$$

3. 健康档案合格率

健康档案填写合格的标准是没有空项、漏项及逻辑错误,且填写内容符合规范要求。

$$健康档案合格率=\frac{抽查填写合格的档案数}{抽查档案总份数}\times100\%$$

4. 健康档案使用率

$$健康档案使用率=\frac{抽查档案中有动态记录的档案份数}{抽查档案总份数}\times100\%$$

有动态记录的档案

是指1年内有符合各项服务规范要求的相关服务记录的健康档案。

附表1 居民健康档案封面

编号□□□□□□－□□□－□□□－□□□□□

居民健康档案

姓　　名:＿＿＿＿＿＿＿＿＿＿＿＿＿＿

现住址:＿＿＿＿＿＿＿＿＿＿＿＿＿＿

户籍地址:＿＿＿＿＿＿＿＿＿＿＿＿＿

联系电话:＿＿＿＿＿＿＿＿＿＿＿＿＿

乡镇(街道)名称:＿＿＿＿＿＿＿＿＿＿＿＿

村(居)委会名称:＿＿＿＿＿＿＿＿＿＿＿＿

　建档单位:＿＿＿＿＿＿＿＿＿＿＿＿＿

　建档人:＿＿＿＿＿＿＿＿＿＿＿＿＿＿

　责任医生:＿＿＿＿＿＿＿＿＿＿＿＿＿

　建档日期:＿＿＿＿＿年＿＿＿月＿＿＿日

　终止日期:＿＿＿＿＿年＿＿＿月＿＿＿日

　终止缘由:＿＿＿＿＿＿＿＿＿＿＿＿＿

附表2 个人基本信息表　　　编号□□□—□□□□□

姓名：		性别	1男 2女 □	出生日期	□□□□ □□ □□
身份证号			工作单位		
本人电话		联系人姓名		联系人电话	
常住类型	1户籍 2非户籍 □		民族	1汉族 2少数民族_____ □	
血　型	1A型 2B型 3O型 4AB型 5不详/RH阴性:1否 2是 3不详				□/□
文化程度	1文盲及半文盲 2小学 3初中 4高中/技校/中专 5大学专科及以上 6不详				□
职　业	1国家机关、党群组织、企业、事业单位负责人 2专业技术人员 3办事人员和有关人员 4商业、服务业人员 5农、林、牧、渔、水利业生产人员 6生产、运输设备操作人员及有关人员 7军人 8不便分类的其他从业人员				□
婚姻状况	1未婚 2已婚 3丧偶 4离婚 5未说明的婚姻状况				□
医疗费用支付方式	1城镇职工基本医疗保险 2城镇居民基本医疗保险 3新型农村合作医疗 4贫困救助 5商业医疗保险 6全公费 7全自费 8其他_____				□/□/□
药物过敏史	1无 有:2青霉素 3磺胺 4链霉素 5其他_____				□/□/□
暴露史	1无 有:2化学品 3毒物 4射线				□/□/□

既往史	疾病	1无 2高血压 3糖尿病 4冠心病 5慢性阻塞性肺疾病 6恶性肿瘤 7脑卒中 8重性精神疾病 9结核病 10肝炎 11其他法定传染病 12职业病 13其他			
		□ 确诊时间　年　月/□ 确诊时间　年　月/□ 确诊时间　年　月 □ 确诊时间　年　月/□ 确诊时间　年　月/□ 确诊时间　年　月			
	手术	1无 2有:名称1_____时间_____/名称2_____时间_____			□
	外伤	1无 2有:名称1_____时间_____/名称2_____时间_____			□
	输血	1无 2有:原因1_____时间_____/原因2_____时间_____			□

家族史	父亲	□/□/□/□/□/□_____	母亲	□/□/□/□/□/□_____
	兄弟姐妹	□/□/□/□/□/□_____	子女	□/□/□/□/□/□_____
	1无 2高血压 3糖尿病 4冠心病 5慢性阻塞性肺疾病 6恶性肿瘤 7脑卒中 8重性精神疾病 9结核病 10肝炎 11先天畸形 12其他			

遗传病史	1无 2有:疾病名称	□
残疾情况	1无残疾 2视力残疾 3听力残疾 4言语残疾 5 肢体残疾 6智力残疾 7精神残疾 8其他残疾	□/□/□/□/□/□

生活环境*	厨房排风设施	1无 2油烟机 3换气扇 4烟囱	□
	燃料类型	1液化气 2煤 3天然气 4沼气 5柴火 6其他	□
	饮水	1自来水 2经净化过滤的水 3井水 4河湖水 5塘水 6其他	□
	厕所	1卫生厕所 2一格或二格粪池式 3马桶 4露天粪坑 5简易棚厕	□
	禽畜栏	1单设 2室内 3室外	□

附表3 健康体检表

姓名：   编号 □□□－□□□□□

体检日期	年　月　日	责任医生	

内容	检查项目		
症状	1 无症状　2 头痛　3 头晕　4 心悸　5 胸闷　6 胸痛　7 慢性咳嗽　8 咳痰　9 呼吸困难　10 多饮　11 多尿　12 体重下降　13 乏力　14 关节肿痛　15 视力模糊　16 手脚麻木　17 尿急　18 尿痛　19 便秘　20 腹泻　21 恶心呕吐　22 眼花　23 耳鸣　24 乳房胀痛　25 其他_____　　　　　　　　　　　　　　　　　□/□/□/□/□/□/□/□/□/□		

一般状况	体　温		℃	脉　率		次/分钟
	呼吸频率		次/分钟	血　压	左侧	/　　mmHg
					右侧	/　　mmHg
	身　高		cm	体　重		kg
	腰　围		cm	体质指数(BMI)		kg/m²
	老年人健康状态自我评估*	1 满意　2 基本满意　3 说不清楚　4 不太满意　5 不满意				□
	老年人生活自理能力自我评估*	1 可自理(0~3分)　2 轻度依赖(4~8分)　3 中度依赖(9~18分)　4 不能自理(≥19分)				□
	老年人认知功能*	1 粗筛阴性　2 粗筛阳性,简易智力状态检查,总分_____				□
	老年人情感状态*	1 粗筛阴性　2 粗筛阳性,老年人抑郁评分检查,总分_____				□

生活方式	体育锻炼	锻炼频率	1 每天　2 每周一次以上　3 偶尔　4 不锻炼		□
		每次锻炼时间	分钟	坚持锻炼时间	年
		锻炼方式			
	饮食习惯	1 荤素均衡　2 荤食为主　3 素食为主　4 嗜盐　5 嗜油　6 嗜糖			□/□/□
	吸烟情况	吸烟状况	1 从不吸烟　2 已戒烟　3 吸烟		□
		日吸烟量	平均　　支		
		开始吸烟年龄	岁	戒烟年龄	岁
	饮酒情况	饮酒频率	1 从不　2 偶尔　3 经常　4 每天		□
		日饮酒量	平均　　两		
		是否戒酒	1 未戒酒　2 已戒酒,戒酒年龄:_____岁		□
		开始饮酒年龄	岁	近一年内是否曾醉酒 1 是　2 否	□
		饮酒种类	1 白酒　2 啤酒　3 红酒　4 黄酒　5 其他_____		□/□/□/□
	职业病危害因素接触史	1 无　2 有(工种_____从业时间_____年)			□
		毒物种类 粉尘_____　防护措施　1 无　2 有			□
		放射物质_____　防护措施　1 无　2 有			□
		物理因素_____　防护措施　1 无　2 有			□
		化学物质_____　防护措施　1 无　2 有			□
		其他_____　防护措施　1 无　2 有			□

续表

脏器功能	口 腔	口唇 1红润 2苍白 3发干 4皲裂 5疱疹	☐
		齿列 1正常 2缺齿 3龋齿 4义齿(假牙)	☐
		咽部 1无充血 2充血 3淋巴滤泡增生	☐
	视 力	左眼_____右眼_____(矫正视力:左眼_____右眼_____)	
	听 力	1听见 2听不清或无法听见	☐
	运动功能	1可顺利完成 2无法独立完成其中任何一个动作	☐
查体	眼 底*	1正常 2异常	☐
	皮 肤	1正常 2潮红 3苍白 4发绀 5黄染 6色素沉着 7其他_____	☐
	巩 膜	1正常 2黄染 3充血 4其他	☐
	淋巴结	1未触及 2锁骨上 3腋窝 4其他_____	☐
	肺	桶状胸:1否 2是	
		呼吸音:1正常 2异常	☐
		啰音:1无 2干啰音 3湿啰音 4其他_____	☐
	心 脏	心率_____次/分钟 心律:1齐 2不齐 3绝对不齐	☐
		杂音:1无 2有_____	☐
	腹 部	压痛:1无 2有	☐
		包块:1无 2有	☐
		肝大:1无 2有	☐
		脾大:1无 2有	☐
		移动性浊音:1无 2有	☐
	下肢水肿	1无 2单侧 3双侧不对称 4双侧对称	☐
	足背动脉搏动	1未触及 2触及双侧对称 3触及左侧弱或消失 4触及右侧弱或消失	☐
	肛门指诊*	1未及异常 2触痛 3包块 4前列腺异常 5其他_____	☐
	乳 腺*	1未见异常 2乳房切除 3异常泌乳 4乳腺包块 5其他_____ ☐/☐/☐/☐	
	妇科*	外阴 1未见异常 2异常	☐
		阴道 1未见异常 2异常	☐
		宫颈 1未见异常 2异常	☐
		宫体 1未见异常 2异常	☐
		附件 1未见异常 2异常	☐
	其 他*		

续表

辅助检查	血常规*	血红蛋白_____ g/L 白细胞_____ ×10⁹/L 血小板_____ ×10⁹/L 其他_____		
	尿常规*	尿蛋白_____ 尿糖_____ 尿酮体_____ 尿潜血_____ 其他_____		
	空腹血糖*	_____ mmol/L 或_____ mg/dL		
	心电图*	1 正常　2 异常		□
	尿微量白蛋白*	_____ mg/dL		
	大便潜血*	1 阴性　2 阳性		□
	糖化血红蛋白*	_____ %		
	乙型肝炎表面抗原*	1 阴性　2 阳性		□
	肝功能*	血清谷丙转氨酶_____ U/L　　血清谷草转氨酶_____ U/L 白蛋白_____ g/L　　总胆红素_____ μmol/L 结合胆红素_____ μmol/L		
	肾功能*	血清肌酐_____ μmol/L　血尿素氮_____ mmol/L 血钾浓度_____ mmol/L　血钠浓度_____ mmol/L		
	血脂*	总胆固醇_____ mmol/L　甘油三酯_____ mmol/L 血清低密度脂蛋白胆固醇_____ mmol/L 血清高密度脂蛋白胆固醇_____ mmol/L		
	胸部 X 线片*	1 正常　2 异常_____		□
	B 超*	1 正常　2 异常_____		□
	宫颈涂片*	1 正常　2 异常_____		□
	其他*			
中医体质辨识*	平和质	1 是　　2 基本是		□
	气虚质	1 是　　2 倾向是		□
	阳虚质	1 是　　2 倾向是		□
	阴虚质	1 是　　2 倾向是		□
	痰湿质	1 是　　2 倾向是		□
	湿热质	1 是　　2 倾向是		□
	血瘀质	1 是　　2 倾向是		□
	气郁质	1 是　　2 倾向是		□
	特秉质	1 是　　2 倾向是		□

现存主要健康问题	脑血管疾病	1 未发现　2 缺血性卒中　3 脑出血　4 蛛网膜下腔出血 5 短暂性脑缺血发作　6 其他			□/□/□/□/□	
	肾脏疾病	1 未发现　2 糖尿病肾病　3 肾功能衰竭　4 急性肾炎　5 慢性肾炎　6 其他			□/□/□/□/□	
	心脏疾病	1 未发现　2 心肌梗死　3 心绞痛　4 冠状动脉血运重建　5 充血性心力衰竭　6 心前区疼痛　7 其他			□/□/□/□/□	
	血管疾病	1 未发现　2 夹层动脉瘤　3 动脉闭塞性疾病　4 其他_____			□/□/□	
	眼部疾病	1 未发现　2 视网膜出血或渗出　3 视乳头水肿　4 白内障　5 其他_____			□/□/□	
	神经系统疾病	1 未发现　2 有			□	
	其他系统疾病	1 未发现　2 有			□	

			入/出院日期	原　因	医疗机构名称	病案号
住院治疗情况		住院史	/			
			/			
		家庭病床史	建/撤床日期	原　因	医疗机构名称	病案号
			/			
			/			

	药物名称	用　法	用　量	用药时间	服药依从性 1 规律　2 间断　3 不服药
主要用药情况	1				
	2				
	3				
	4				
	5				
	6				

	名称	接种日期	接种机构
非免疫规划预防接种史	1		
	2		
	3		

健康评价	1 体检无异常　2 有异常　　　　　　　　　　　　　　　　□ 异常1 _____ 异常2 _____ 异常3 _____ 异常4 _____

健康指导	1 纳入慢性病患者健康管理 2 建议复查 3 建议转诊　　　　　　□/□/□	危险因素控制：　　　　　　　　　　□/□/□/□/□/□ 1 戒烟　2 健康饮酒　3 饮食　4 锻炼　5 减体重,目标_____ 6 建议接种疫苗_____　　　7 其他_____

405

附表 4　居民健康档案信息卡(正面)

姓名		性别		出生日期	年　月　日
健康档案编号				□□－□□□□□	
ABO 血型	□A □B □O □AB		RH 血型	□Rh 阴性□Rh 阳性□不详	
慢性病患病情况: □无　　　　□高血压　　□糖尿病　　□脑卒中　　□冠心病　　□哮喘 □职业病　　□其他疾病＿＿＿＿＿＿＿＿＿＿					
过敏史:					

附表 5　居民健康档案信息卡(反面)

家庭住址		家庭电话	
紧急情况联系人		联系人电话	
建档机构名称		联系电话	
责任医生或护士		联系电话	
其他说明:			

附表6 健康档案相关卫生服务基本数据集标准目录

序 号	一级类目	二级类目	数据集标准名称	数据集标识符
1	A 基本信息		个人信息基本数据集	HRA00.01
2		01 儿童保健	出生医学证明基本数据集	HRB01.01
3			新生儿疾病筛查基本数据集	HRB01.02
4			儿童健康体检基本数据集	HRB01.03
5			体弱儿童管理基本数据集	HRB01.04
6		02 妇女保健	婚前保健服务基本数据集	HRB02.01
7			妇女病普查基本数据集	HRB02.02
8			计划生育技术服务基本数据集	HRB02.03
9			孕产期保健服务与高危管理基本数据集	HRB02.04
10			产前筛查与诊断基本数据集	HRB02.05
11			出生缺陷监测基本数据集	HRB02.06
12	B 公共卫生	03 疾病控制	预防接种基本数据集	HRB03.01
13			传染病报告基本数据集	HRB03.02
14			结核病防治基本数据集	HRB03.03
15			艾滋病防治基本数据集	HRB03.04
16			血吸虫病患者管理基本数据集	HRB03.05
17			慢性丝虫病患者管理基本数据集	HRB03.06
18			职业病报告基本数据集	HRB03.07
19			职业性健康监护基本数据集	HRB03.08
20			伤害监测报告基本数据集	HRB03.09
21			中毒报告基本数据集	HRB03.10
22			行为危险因素监测基本数据集	HRB03.11
23			死亡医学证明基本数据集	HRB03.12
24		04 疾病管理	高血压病例管理基本数据集	HRB04.01
25			糖尿病病例管理基本数据集	HRB04.02
26			肿瘤病例管理基本数据集	HRB04.03
27			精神分裂症病例管理基本数据集	HRB04.04
28			老年人健康管理基本数据集	HRB04.05
29	C 医疗服务		门诊诊疗基本数据集	HRC00.01
30			住院诊疗基本数据集	HRC00.02
31			住院病案首页基本数据集	HRC00.03
32			成人健康体检基本数据集	HRC00.04

附表 7　健康档案数据元分类代码标准

大　类	大类代码	小类	小类代码	说明（示例）
个体标识	01		00	个体的唯一标识,数据元如:记录表单编号、身份证件标识（类别与号码）、标本编号、住院号、门诊号
人口学及社会经济学特征	02	姓名	01	数据元如:姓名、母亲姓名
		性别	02	数据元如:性别代码
		年龄	03	数据元如:母亲出生日期
		国籍	04	数据元如:国籍代码
		民族	05	数据元如:民族代码
		婚姻	06	数据元如:婚姻状况类别代码
		职业	07	数据元如:职业类别代码(国标)、工作单位名称
		教育	08	数据元如:文化程度代码
		社会保障	09	数据元如:医疗保险一类别
		角色	18	个体间的关系/角色,数据元如:血缘关系代码
		其他	99	数据元如:家庭年人均收入类别代码、家中煤火取暖标志
地址	03		00	地址相关信息,数据元如:行政区划代码、邮政编码、常住地址类别代码
通信	04		00	通信相关信息,数据元如:联系电话类别、电子邮件地址
服务者机构	21	服务者机构标识	01	服务者机构标识,数据元如:检查(测)机构名称、手术机构名称
		其他	99	与服务者机构有关的不能归入其他类目的其他信息
服务者个体	22	服务者个体标识	01	服务者个体标识,数据元如:产前筛查医师姓名
		其他	99	与服务者个体有关的不能归入其他类目的其他信息
出生信息	30		00	个体出生时的相关信息,数据元如:出生日期、出生地、出生体重、出生医学证明编号
个体卫生事件	42	类别	01	个体卫生事件的类别标识,数据元如:产前检查标志、新生儿疾病筛查标志
		时间	02	个体卫生事件发生的日期/时间,数据元如:检查(测)日期、产前筛查孕周、翻身月龄、手术日期
		地点	03	个体卫生事件发生的地点,数据元如:分娩地点类别、伤害发生地点代码

续表

大　类	大类代码	小类	小类代码	说明(示例)
观察	51	问询	01	数据元如:既往疾病史、过敏症状、婴儿喂养方式
		体格检查	02	体格检查信息,数据元如:肺部听诊结果、龋齿数
		医学检验	03	医学检验信息,数据元如:ABO 血型、白细胞计数值
		病理	04	病理学检查信息,数据元如:病理检查标志
		影像检查	05	影像学检查信息,数据元如:B 超检查结果
		其他	99	与观察有关的不能归入其他类目的其他信息
处理	52	方法	01	处理采用的方式、方法等,数据元如:产前筛查方法、分娩方式、药物使用－频率
		过程	02	处理过程中的步骤、观察、结果等,数据元如:产时出血量、会阴裂伤程度、皮埋剂埋植部位
药品、食品与材料	53	药品	01	药品相关标识,数据元如:药物名称、中药类别代码
		血液	02	
		生物制品	03	数据元如:疫苗名称代码、疫苗批号
		材料	04	卫生材料相关标识,数据元如:宫内节育器种类代码
		食品	05	数据元如:吸食烟草种类代码、饮酒种类代码
		其他	99	与药品、食品与材料有关的不能归入其他类目的其他信息,数据元如:疫苗生产厂家
计划与干预	54	计划	01	为服务对象制定的健康指导信息,数据元如:婚前卫生指导内容、计划生育指导内容、宣教内容
		干预	02	为服务对象提出的医学指导信息,数据元如:产前诊断医学意见、婚检医学意见、婚检咨询指导结果
评估与诊断	55	评估	01	医学评估,数据元如:Apgar 评分值、产前筛查结果
		诊断	02	确定的医学诊断,数据元如:临床诊断、产前诊断结果、出生缺陷类别、手术并发症、肿瘤临床分期代码
费用	56		00	数据元如:门诊费用分类、个人承担费用(元/人民币)
死亡信息	85		00	个体死亡时的相关信息,数据元如:死亡日期
其他	99		00	未能归入上述各类目的其他信息

复习题

一、单选题

1.有关居民健康档案的叙述,下列不妥的是:　　　　　　　　　　　　　　　　　　(　)

　A.是居民享有均等化公共卫生服务的重要体现

　B.是医疗卫生机构为居民提供高质量医疗卫生服务的有效工具

　C.是各级政府及卫生行政部门制定卫生政策的参考依据

　D.是居民共享个人健康信息的平台

2.电子健康档案中高级管理应用时,修改错误信息的措施以下正确的是:　　　　　　(　)

A. 三级医院接诊医生发现错误信息,可以直接在区域健康档案信息中修改信息

B. 社区卫生服务中心医务人员发现错误信息,直接在局域网上的健康档案中修改信息

C. 经过特定的审批程序后,由建档机构进行修改

D. 经过特定的审批程序后,由基层医疗服务机构或二、三级医院进行修改

3. 有关居民健康档案,下列叙述不妥的是: ( )

 A. 是医疗文书,也具法律效应   B. 发现不当的电子健康档案应及时删除

 C. 为科研提供信息和依据   D. 为整个社区预防提供科学依据

4. 纸质居民健康档案管理,下列叙述不妥的是: ( )

 A. 健康档案于居民死亡后销毁   B. 原始档案一般不外借

 C. 须建立查阅和借阅制度   D. 入户随访后当天须将健康档案归档

5. 城乡居民健康档案建档机构是: ( )

 A. 三级综合性医院   B. 专科医院

 C. 疾病预防控制机构   D. 基层社区卫生服务机构

6. 城乡居民健康档案建档对象,下列最恰当的是: ( )

 A. 全体居民   B. 妇女儿童   C. 慢性患者   D. 老年人

7. 有关居民健康档案建立,下列叙述不当的是: ( )

 A. 可在居民家中填写档案信息

 B. 对不愿建档的居民采取一定的强制措施

 C. 信息填写尽量按全国统一标准执行

 D. 中医体质辨识由中医医务人员执行

8. 居民健康卡是使用和维护电子健康档案的唯一电子介质,建议下列哪项作为唯一标识符? ( )

 A. 新农合卡号   B. 身份证号码   C. 社保卡号   D. 就诊卡号

9. 居民健康档案编码采用 17 位编码制,分四段,最后五位数是指: ( )

 A. 县以及县以上的行政区划   B. 居民个人序号

 C. 村(居)民委员会   D. 乡镇(街道)级行政区划

10. SOAP 接诊记录,其中 S 表示: ( )

 A. 就诊者的主观资料   B. 就诊者的客观资料

 C. 医生对健康问题的评估   D. 对健康问题的处置计划

11. 有关健康档案填写,下列不妥的是: ( )

 A. 用钢笔或圆珠笔填写

 B. 疾病名称按照 ICD-10 标准填写

 C. 中医辨证分型时,按照 TDC 标准填写

 D. 重点需要关注的部分用红色钢笔注明

12. 纸质健康档案修改方法,下列不妥的是: ( )

 A. 居民信息有所变动,在原条目处修改,并注明修改时间

 B. 追加信息在空白处填写相应的内容

 C. 数字填错,用双横线将整笔数码划去,并在原数码上方工整填写正确的数码

 D. 数字填错,在原数字中修改

二、问答题

1. 简述城乡居民健康档案的基本内容。

2. 请结合日常生活,谈谈如何运用居民健康档案为社区健康服务。

(陈雪萍)

参考答案

第一章　社区卫生服务

一、单选题

1. A　2. D　3. B　4. B　5. C　6. A　7. A　8. C　9. D　10. D　11. B　12. D　13. C　14. B　15. B

二、问答题

1. 社区卫生服务的主要特点。

(1)人性化服务,重视机体的生物、心理行为、社会文化等因素来观察、处理健康问题。既重视人的生物学特点,又重视人的社会心理特点。

(2)综合性服务,服务对象不分年龄、性别和疾病类型。服务内容包括医疗、预防、康复和健康促进。社区卫生服务还重视社区调查、社区诊断、社区问题评估,从卫生工作角度提出解决社区有关问题的方案,实施社区预防和社区健康教育。

(3)持续性服务,社区卫生服务从围产期保健到濒死期的临终关怀;从疾病发展的阶段,是从健康危险因素潜在期,到机体功能失调、疾病发生、演变、康复等各个时期,服务过程包括从接诊、出诊、跟踪出诊、转诊和家庭服务等。

(4)协调性服务,社区卫生服务强调的是团队合作,采用团队合作的方式,而不是个人行为发挥集体优势、互相支持、分工协作、交流学习,从而全面保证对患者和社区居民的预防、医疗、康复及健康促进等的实施。

(5)可及性服务,社区居民能及时得到社区卫生服务。

基本原则:

(1)坚持社区卫生服务的公益性质,注重卫生服务的公平、效率和可及性。

(2)坚持政府主导,鼓励社会参与,多渠道发展社区卫生服务

(3)坚持实行区域卫生规划,立足于调整现有卫生资源、辅以改扩建和新建,健全社区卫生服务网络。

(4)坚持公共卫生和基本医疗并重,中西医并重,防治结合。

(5)坚持以地方为主,因地制宜,探索创新,积极推进。

2. 社区卫生服务是社区建设的重要组成部分,是在政府领导、社区参与、上级卫生机构指导下,以基层卫生机构为主体,全科医生为骨干,合理使用社区资源和适宜技术。社区卫生服务是以人的健康为中心、家庭为单位、社区为范围、需求为导向,以妇女、儿童、老年人、慢性患者、残疾人等为重点,以解决社区主要卫生问题、满足基本卫生服务需求为目的,融预防、医疗、保健、康复、健康教育、计划生育技术服务等为一体的,有效、经济、方便、综合、连续的基层卫生服务。

3. 公共卫生服务体系和医疗服务体系,医疗保障体系和药品供应保障体系,比较科学的医疗卫生机构管理体制和运行机制,形成四位一体的基本医疗卫生制度。

第二章　社区护理

一、单选题

1. D　2. D　3. D　4. C　5. B　6. A　7. C　8. C　9. C　10. A　11. B　12. C　13. B　14. C　15. D

16. C　17. D　18. A　19. D　20. B

二、问答题

1. ①发现和评估健康问题;②协助家庭成员了解卫生知识;③提供各类人群所需要的护理服务;④控制(或尽量消除)威胁健康或降低生活兴趣的社会环境;⑤协助居民早期发现健康问题

2. ①社区护士必须要有满足社区内卫生服务需求的责任感;②社区内的弱势团体(老弱残障)应列为优先的服务对象;③社区护理的服务对象必须参与服务计划的评估;④坚持就近性、方便性、主动性、可及性的服务原则。

3. ①以健康为中心;②强调群体健康;③具有较高的自主性与独立性;④服务的长期性;⑤具有多方面的协作性。

4. ①提供社区保健服务;②提供社区急、重症患者的转诊服务;③提供社区护理健康教育;④提供社区慢性疾病患者的护理管理;⑤提供社区康复护理服务。

5. ①健康意识的唤醒者;②护理服务者;③咨询者;④管理者;⑤社区卫生代言人;⑥协调者与合作者;⑦研究者。

6. **影响健康因素**

①生物、心理因素　包括个体的遗传特性、体质、抵抗传染性疾病的能力和个体的心理品质。

②环境因素　环境是指个体的生存空间,包括生活、学习、工作、娱乐的场所、地理环境、气候变化等。气候的急剧变化、地震、噪声、水源及空气污染、生活场所是否安全等都会直接影响到个体、家庭或社区人群的健康。

③医学科技与医疗机构因素　医学科学的进步为挽救生命、延长人类的寿命起着极其重要的作用,就目前而言,医学科技的适当运用与资源的恰当分配在维持人群中起着决定作用。

④社会因素　社会因素包括社会的稳定、经济的发展、法制的完善、教育的普及、居民的收入、社会福利、家庭等都与健康有着密切的关系。

工作优先次序

①预防是社区护理工作中的最高目标;

②保护是将暴露在环境中对健康有害的因素或不良影响因素降至最低;

③促进是在社区护理工作中是属于消极和被动的,因为所采取的策略和行动不是个体在理想或最佳的健康状态下,而是为去除已造成对个体的不良影响因素及使个体恢复健康而施行的。

实施社区护理工作的措施

①教育:是给予个体信息,使之自动在认知态度或行为上有所改变,朝着有利于健康的方向转变。

②工程:是应用一种活动以提供科学技术方法

③强制:在执行教育、工程的措施后仍无法达到社区护理的目标时,不得不采取强制的命令,迫使大众执行,以达到有益于健康的目的。

第三章　环境与健康

一、单选题

1. A　2. C　3. D　4. B　5. C　6. B　7. B　8. C　9. C　10. D　11. A　12. C　13. D　14. D　15. B

二、问答题

1. ①大气污染物的控制:搞好城市规划,完善基础设施建设;减少或防止污染物的排放;治理排放的主要污染物;机动车污染控制;发展植物净化;利用环境的自净能力;加强大气管理;重视雾霾天气的预防。

②提高室内环境质量的措施:防治有害气体的污染;建筑的选址要合理;选择环保的装修材料和家具;采用合适的空气净化技术;室内种植花卉植物;养成良好的生活习惯。

③颗粒污染物的治理:机械式除尘器;湿法;过滤法;静电法。

2. 防治措施:禁止向水体排放油类、酸液、碱液或者剧毒废液;工业水污染防治;城镇水污染防治;农业和农村水污染防治。

废水处理一般可分为一级、二级和三级处理。

(1)一级处理采用物理处理方法 即用格栅、筛网、沉沙池、沉淀池、隔油池等构筑物,去除废水中的固体悬浮物、浮油,初步调整 pH 值,减轻废水的腐化程度。

(2)二级处理是采用生物处理方法及某些化学方法 去除废水中的可降解有机物和部分胶体污染物。

(3)三级处理是在二级处理的基础上,进一步采用化学法(化学氧化、化学沉淀等)、物理化学法(吸附、离子交换、膜分离技术等)以除去某些特定污染物。

水的消毒方法:可分化学的和物理的两种。物理消毒方法有加热法、紫外线法、超声波及膜消毒等;化学方法有加氯法、臭氧法、重金属离子法以及其他氧化剂法和复合消毒等。

3.职业性损害的预防应遵循医学的三级预防原则:第一级预防,即从根本上消除或最大可能地减少对职业有害因素的接触。第二级预防,当第一级预防未能完全达到要求,职业有害因素开始危害劳动者健康时,应尽早发现,采取补救措施。第三级预防,对已发展成职业性损害的患者,作出正确诊断,及时处理,包括脱离接触、实施治疗、预防并发症、促进康复等。

防治措施:

(1)法律措施:为保护职业人群的健康和保障人民群众生命和财产安全提供了有力的保障。

(2)组织管理:①领导重视 严格按有关职业卫生法规、条例和标准组织生产,履行控制职业病危害的承诺和义务,保障职工"人人享有安全与卫生"的合法权益。②加强教育,加强"预防为主"观念的教育、职业心理健康教育、上岗前职业安全教育与健康教育、与职业人群健康监护相结合的健康教育,以增强自我保护意识,积极参与职业性有害因素和职业病危害的控制。③建立健全合理的职业卫生制度。

(3)技术措施:改革工艺过程,消除或减少职业性有害因素的危害。

(4)卫生保健措施:①工作场所职业病危害因素的检测与评价 ②职业人群的健康监护 ③职业卫生技术服务 ④合理使用个体防护用品和合理供应保健食品和饮料。

第四章 食物与健康

一、单选题

1. B　2. C　3. A　4. D　5. D　6. A　7. A　8. A　9. A　10. D　11. B　12. C　13. D　14. A　15. D
16. A

二、问答题

1.①平衡膳食:每人每天应吃谷类食物 300～500g;蔬菜、水果 400～500g 和 100～200g;动物性食物125～200g;奶类和奶制品100g,豆类及豆制品50g;油脂类,每天不超过25g。

②合理的膳食制度:两次进餐间隔时间以 5h 左右较为合适;每日进餐次数应一日三餐;各餐食物分配:各餐占全天总热量:早餐 25%～30%;午餐 40%(提倡占 50%);晚餐 35%～30%。

③合理膳食:食物多样,谷类为主,粗细搭配;多吃蔬菜水果;每天吃奶类、大豆或其制品;常吃适量的鱼、禽、蛋和瘦肉;减少烹调油用量,吃清淡少盐膳食;保持体重,食量适当,多饮水,限酒,吃新鲜卫生的食物。

2.①监测生命体征。②协助采集病史。③清除未被吸收的毒物。④清除血液内毒物。⑤应用解毒药或拮抗剂。⑥抗菌治疗。⑦对症支持治疗。⑧卧床休息、易消化的流质或半流质饮食。

3.饮食宜忌应根据个体的体质、病情、服药、季节、饮食习惯等诸方面的因素综合考虑。应辨证施食、辨药施食、因人施食、因时施食。

①热证 宜清热、生津、养阴,食寒凉性和平性食物,忌辛辣、温热之品。

②寒证 宜温里、散寒,助阳,宜食温热性食物,忌寒凉、生冷之品。

③虚证 阳虚者宜温补,忌用寒凉;阴虚者宜清补,忌用温热;气血虚者可随病症的不同辨证施食。

④实证 采取急则治标、缓则治本和标本兼治的总体原则进行饮食调护,一般不宜施补。

⑤外感病证 宜饮食清淡,可食姜、葱等辛温发之散品,忌油腻厚味。

⑥其他　各类血证、阴虚阳亢证、目疾、皮肤病、痔瘘、疮疖、痈疽等病证忌辛热类食物;肝阳肝风患者忌吃鹅、公鸡、鲤鱼、猪头等;患有疔、疮、痈疡及各种皮肤病及可能复发的痼疾者,忌食发散类、海腥类食物。

第五章　社区健康教育与健康促进

一、单选题

1.D　2.D　3.A　4.D　5.C　6.A　7.B　8.C　9.D　10.C　11.B　12.B　13.D　14.A　15.B　16.B　17.C

二、问答题

1.把道德修养纳入了健康的范畴,即健康不仅没有疾病,还包括四个方面:"躯体健康、心理健康、社会的适应良好和道德健康。"躯体健康是指机体各部分结构和功能的正常状态;心理健康是能保持开朗的心境,具自知之明、和谐的人际关系,能保持统一的人格;道德健康最高标准是无私奉献,最低标准是不损害他人,不健康的标准是损人利己或损人不利己。社会健康是指个人的行为能符合复杂的社会环境的变化,能被他人所理解,被社会所接受。适应良好是指能胜任社会生活中的各种角色,充沛的精力,能应对日常生活和工作的压力,能正确认识社会,思想和行为能适应社会的发展,应变能力强,能适应环境的变化和需要。

2.主要活动领域:①制定健康政策;②创造支持性环境;③加强社区的活动;④调整卫生服务方向;⑤发展个人技能。

重点①提高社会对健康的责任感;②增加健康发展的投资;③巩固和扩大有利于健康的伙伴关系;④增加社区的能力;⑤保证健康促进的基础设施;⑥行动起来。

3.一是坚持把"人人健康"纳入经济社会发展规划目标;二是坚持公平效率统一,注重政府责任与市场机制相结合;三是坚持统筹兼顾,突出重点,增强卫生发展的整体性和协调性;四是坚持预防为主,适应并推动医学模式转变

4.首先确认人们对健康与疾病的认识,对疾病的易感性和严重性的认知,其次是对预防性健康行为的重要性的认识,知觉到预防性行为益处和哪些因素影响他们去改变行为,减少预防性行为障碍,认识采取预防性健康行为的可能性。更重要的是对个体行为效果的期望而采取行动,寻求改变的因素,使行为改变成为可能。行为转变取决于:①充满自信,排除一切干扰;②对自己的能力有正确的评价和判断,个体克服困难的经验、有无坚持的个性;③能否善于寻找其他可借助力量,如戒烟。

第六章　家庭健康护理

一、单选题

1.C　2.B　3.C　4.B　5.C　6.D　7.B　　8.C　9.A　10.C　11.D　12.D　13.B　14.C　15.B　16.D

二、问答题

1.定义:"家庭是由婚姻、血缘或收养关系所组成的社会生活的基本单位。"

要素:第一,家庭是群体。第二,婚姻是家庭的起点、基础和根据。第三,血缘关系是家庭的又一根据。第四,家庭可以是婚姻血缘关系的合理延伸,可能包括除夫妻亲子关系的其他直系旁系亲属。第五,为法律所承认或社会风俗认可的领养关系也可正式组成家庭。第六,家庭一般还应以共同生活为条件。

2.家庭结构是家庭的构成,是指家庭中成员的构成及其相互作用、相互影响的状态,以及由于家庭成员的不同配合和组织的关系而形成的联系模式。

类型:核心家庭、主干家庭、联合家庭、空巢家庭、单身家庭、单亲家庭、丁克家庭、残缺家庭。

3.基本功能:教育功能、生育功能、生产功能、消费功能、抚养功能、赡养功能、感情交流与娱乐功能。

健康功能:①提供健康照顾方面的主要职责。②保持有利于健康的生理、心理居住环境。③提供保持

家庭成员健康的资源。④提供条件以满足家庭成员的精神需要。⑤能积极面对矛盾,解决问题。⑥促进健康和进行健康教育。

影响:遗传的影响;对生长发育的影响;对疾病和死亡的影响;对疾病传播的影响;对康复的影响。

4.访视前:①选择访视对象:熟悉访视对象,阅读健康档案,是初次访视还是连续性访视。②确定访视的目的和目标。③准备访视用品:基本物品,需要增设的访视物品。④联络被访家庭:电话预约,核实访视时间、路程。⑤安排访视路线:访视顺序,按病情轻重,工作单位留下访视家庭住户名称、时间。

访视中:①说明目的 介绍自己,向家庭说明访视的目的,尊重对象意见和态度。

②评估 对家庭进行护理评估,初访可按家庭评估单评估,包括初步的个人评估,家庭结构、功能、环境、资源等评估。重点是主要护理对象的评估。

③计划 根据评估对初次访视对象的现状和潜在的健康问题做出初步判断,和家庭讨论计划和措施。对上次访问的家庭,与家庭共同评估结果并调整或终止护理计划。

④实施 根据计划与家庭共同实施护理干预,并进行健康教育和护理指导。

⑤结束家访 整理用物,洗手,简要记录访视情况。征求家属意见决定是否需要下次家访,需要者预约下次家访的时间和内容。

5.①自身:穿合适得体或单位服装,整洁、协调、便于工作。随身带工作证、零钱。

②行程计划 准备好行程计划,选择合适时间,避开吃饭时间,家访时间一般30min~1h,工作单位留下访视家庭住户姓名、时间、交通工具,如果变更要证得单位同意。

③态度:注意礼节,稳重大方,不接受礼物。运用沟通技巧,取得家庭成员的信任,充分表示对访视家庭的关心和尊重,重视家庭的提问和咨询,结合开展健康教育。注意观察护理对象的变化。观察家庭成员对家访的反应。

④尊重:尊重家庭的意见,不要让自己的态度、价值观、信仰等影响访视对象做决定,确保家庭决策的自主性。保守家庭的秘密。

⑤注意安全:护理箱要放在合适位置,用后盖好,保证安全;发生意外要沉着应对,保护家庭成员的安全;去偏僻场所访视要求有陪同人员;路途要注意交通安全。

⑥签订家庭访视协议书:双方签订家庭访视协议书,对于服务项目与收费由社区卫生服务机构制定,护患双方要明确收费项目与免费项目。

第七章 社区疾病预防与控制

一、单选题

1. B 2. D 3. D 4. C 5. A 6. B 7. A 8. A 9. C 10. B 11. C 12. D 13. B 14. C 15. B

二、问答题

1. 卡介苗——防结核病
乙肝疫苗——防乙型肝炎
麻疹减毒活疫苗——防麻疹
脊髓灰质炎疫苗——防脊髓灰质炎
百白破三联疫苗——防百日咳、白喉、破伤风
基础免疫程序(右表)

2. 阐明现实意义与政策依据;工作计划期望达到的效果与阶段性指标;为达到工作目标需要完成的工作任务;为完成主要工作任务需要采取的措施;人、财、物等方面的管理与保障措施;各项具体工作步骤与时间安排;考核与

接种年龄	卡介苗	乙肝	脊灰	百白破	麻疹
出生	√	√			
1月龄		√			
2月龄			√		
3月龄			√	√	
4月龄			√	√	
5月龄			√		
6月龄		√			
8月龄					√
18~24月				√	√(麻腮风疫苗)

评价。

3.答题要点:(1)依法宠物管理;(2)狂犬病发病与危害及预防措施的社区健康教育工作;(3)动物咬伤后的伤口正确处理。

第八章 灾害护理

一、单选题

1.C 2.A 3.B 4.A 5.D 6.A 7.A 8.C 9.B 10.A

二、问答题

1.

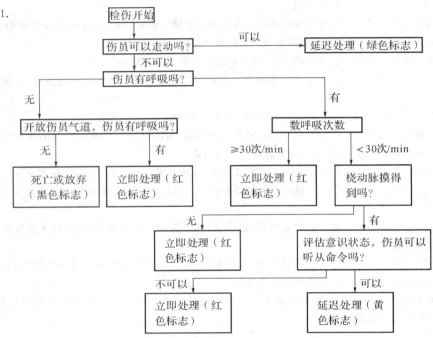

2.全年均可发生,但以夏秋季多发。沿海地区多发,可以跨国、省、区流行,也可呈地方性流行。分为暴发、流行与散发。

①传染源:患者、带菌者为唯一传染源。

②传播途径:经粪—口途径传播。主要为经水传播,其次为食物,尤其是水产品。

③易感性:人群普遍易感。

④潜伏期:短至数 h,长至 6d,一般 1~2d。

⑤传染期:发病期可连续排菌 5~14d,传染性较强,有的可成为长期带菌者。

第九章 社区儿童保健

一、单选题

1.D 2.B 3.C 4.A 5.D 6.B 7.C 8.B 9.D 10.C 11.D 12.A

二、问答题

1.①进食:自添加辅食开始,训练用勺子进食;7~8月后学习用杯喝水或奶,促进咀嚼、吞咽和口腔协调动作的发展;9~10月可训练抓取食物的能力,促进眼、手协调动作的发展。

②睡眠:婴儿2月后渐减少夜间喂奶次数;3~4月以后可停止夜间喂奶,不轻易打乱婴儿睡眠习惯。

③大小便:婴儿3月起可把尿,会坐后练习大小便坐盆,每次约 3~5min;6月始进行小便训练,先白天

不用尿布,定时排尿,然后夜间定时叫醒坐盆小便,逐步过渡到夜间也不用尿布。

④说话:婴儿出生后,利用一切机会和婴儿说话或逗引婴儿"咿呀"学语,利用日常接触的人和物,引导婴儿把语言同人和物及动作联系起来。5～6月培养婴儿对简单语言作出动作反应,如用眼睛找询问的物品,用动作回答简单的要求,以发展理解语言的能力。9月始培养有意识的模仿发音,如"妈妈"、"爸爸"等。

⑤行走:2月时,婴儿可在空腹时练习俯卧,培养俯卧抬头;3～6月,应用玩具训练婴儿抓握能力,训练翻身;7～9月,用能够滚动的颜色,鲜艳的玩具逗引婴儿爬行,同时练习婴儿站立、迈步,以增强婴儿的活动能力和扩大其活动范围;10～12月,可和婴儿玩"躲猫猫"游戏,训练走路。

2.小儿由于呼吸道黏膜柔嫩,血管丰富,局部特异性、非特异性免疫功能均较差,分泌型 IgA 含量低,故易患呼吸道感染。若有营养不良、贫血、佝偻病、先天性心脏病,呼吸道感染易反复发生。

预防:①合理喂养,顺序添加辅食;②按计划接种疫苗;③呼吸道疾病流行季节不去公共场所;④注意气候变化,及时增减衣服,防受凉;⑤积极治疗相关疾病如佝偻病、贫血、营养不良等。

3.家庭制作口服液体,可用米粥、面汤、果汁或白开水里加少量食盐。制备方法:用米汤 500mL＋细盐 1.75g(半个啤酒瓶盖)或用白开水 500mL＋白糖 10g(2 小勺)＋细盐 1.75g 配制。

4.①养成良好的口腔卫生习惯:正确的刷牙方法,每次餐后刷牙,尤其是睡前刷牙更重要;②控制饮食中的糖,多吃蔬菜、水果和富含钙、磷、维生素的食物,少吃零食,建立良好的饮食习惯;③点隙裂沟封闭;④定期口腔检查,做到早发现、早治疗。

5.答题要点:①社区情况描述;②预防方法;③社区实施。

第十章　社区妇女保健

一、单选题

1.A　2.B　3.C　4.D　5.A　6.B　7.A　8.D　9.B　10.C　11.D　12.D　13.C　14.D　15.C　16.C

二、问答题

1.指母亲奶胀时,应唤醒婴儿进行喂哺;孩子想吃时,进行喂哺。其重要性是可满足婴儿生长发育的需要;预防乳汁淤积或乳腺炎的发生;促进乳汁分泌。

2.(1)保持体温:将新生儿放在辐射热源下;拿走湿毛巾,早产儿需提高室内温度,盖上塑料单。

(2)摆正体位:新生儿仰卧;轻度伸仰;颈部"鼻吸气"体位;使咽后壁、喉和气管成直线。

(3)清理呼吸道(必要时)先是吸引口腔,然后鼻子。

(4)擦干全身,刺激呼吸,重新摆正体位

(5)如新生儿有呼吸,但是有中心性紫绀,则需常压给氧。

3.根据 Rubin 研究结果,产褥期妇女的心理调适过程一般需经历 3 个时期:

(1)依赖期为产后第 1～3 日。表现为产妇的很多需要都通过别人来满足,如对孩子的关心、喂奶、淋浴等,丈夫及家人的关心帮助,医务人员的关心指导都极为重要。

(2)依赖-独立期为产后第 3～14 日。容易产生压抑,可能与分娩后产妇情感脆弱、太多的母亲责任、爱的被剥夺感、痛苦的妊娠和分娩过程及糖皮质激素和甲状腺处于低水平等因素有关。产妇可有哭泣,对周围漠不关心,停止应该进行的活动等表现。

(3)独立期为产后 2 周～1 个月。新的家庭形成并运作。在这一时期,产妇及丈夫往往会承受许多压力,如兴趣与需要的背离、哺育孩子、承担家务及维持夫妻关系中各自角色扮演的矛盾等。

4.(1)适当增加鱼、禽、蛋、瘦肉及海产品的摄入量。

在哺乳期的前 6 个月每天能量的摄入适度比非孕期要增加 500Cal;哺乳期 7～9 个月,每天摄入能量需增加 400Cal。母亲应增加蛋白质 20g 摄入、增加铁的补充,补充维生素及微量元素。

(2)适当增饮奶类和汤水,乳母每日需摄入 1200mg 钙。每日摄入 500mL 奶,可以从中获得约 600g 优质钙。

(3)食物应均衡多样,不过量,食物中包括糖类、蛋白质、脂肪、维生素、矿物质、纤维素及水等各种人体需要的营养素,食物要合理搭配,如荤素搭配、粗细搭配,使各种营养素平衡。

(4)忌烟酒,避免喝浓茶和咖啡。

(5)科学活动和锻炼,保持健康体重

三、综合题

5.(1)孕前保健咨询内容:①通过评估,了解受孕前的危险因素。对危险因素进行健康教育和指导。进行相关的实验室检查。②营养咨询、叶酸补充方法。③妊娠心理及经济准备。④讨论避孕方法,强调早期及连续性产前检查的重要性。

(2)建议:选择初秋季节受孕较为理想。

(3)自我监测:妊娠 30 周起指导胎动计数来监测胎儿宫内的情况,每日早、中、晚固定时间数胎动,每次数 1h,把早、中、晚 3 次的胎动数相加×4,如 12h 的胎动数在 30 或 30 次以上为正常,<20 次胎儿有异常,<10 次则胎儿宫内有明显缺氧,如胎动减少或明显增剧,应立即去医院就诊。

第十一章 社区老年人保健护理

一、单选题

1.D 2.A 3.A 4.C 5.C 6.D 7.C 8.D 9.B 10.A 11.A 12.D 13.B 14.A 15.C 16.C 17.B

二、问答题

1.(1)遗传:阿尔茨海默病有家族遗传倾向,因此父母或兄弟中有老年性痴呆症患者,本人患老年性痴呆症的可能性要比无家族史者高出 4 倍。

(2)低教育者。接受过正规教育的人其发病年龄比未受过教育者可推迟 7~10 年。

(3)离群丧偶者。长期情绪抑郁、离群独居、丧偶且不再婚、不参加社交活动、缺乏体力和脑力活动等社会心理因素也易致阿尔茨海默病。

(4)重金属摄入者。随饮食或呼吸进入体内的有害元素比如铜、汞和铝也是阿尔茨海默病的诱因。

(5)其他。许多疾病也可诱发阿尔茨海默病。如脑变性疾病、脑血管病、内分泌疾患、营养及代谢障碍、肿瘤、药物以及其他物质中毒、艾滋病、梅毒等。

2.原则:(1)护理者应帮助患者、照料者或患者家属。(2)鼓励家属参与支持性团体。(3)应协助照料者或家属为患者构建适宜的生活环境。(4)协助照料者或家属建立辅助支持系统。(5)应充分尊重患者的尊严、隐私。(6)提高患者的自信心和成就感。(7)提供身心统一的整体护理。(8)保持患者与家属之间的亲密关系。(9)注意潜在性的危险和意外。

轻度痴呆患者的护理:(1)躯体锻炼;(2)认知治疗;(3)综合的娱乐性治疗;(4)参加支持性小组;(5)积极改善睡眠;(6)每 6 个月评估一次患者的驾驶能力;(7)个性化的活动指导;(8)各种提示物的使用。

3.(1)遗传因素:白种人、黄种人比黑人发生骨质疏松症的几率高,且症状较重;身材矮小的人较身材高大的易发生骨质疏松症。

(2)营养不均衡:钙缺乏、膳食钙磷比例不平衡、维生素 D 缺乏、脂肪摄入过多、长期蛋白质摄入不足、微量元素摄入不足、高盐饮食等。

(3)内分泌失调:卵巢功能减退、雌激素分泌下降、肾上腺皮质功能亢进、雄激素缺乏、甲状旁腺激素分泌增加、降钙素分泌不足、甲状腺功能亢进和减退、垂体功能紊乱等。

(4)年龄和性别:骨质疏松多见于 65 岁以上的老人和绝经后的妇女。

(5)不良生活方式:运动过少,特别是户外运动减少。吸烟、酗酒、大量饮咖啡等。

(6)长期应用糖皮质激素。

4.一级预防:(1)教育与督促患者戒烟;(2)控制职业性或环境污染;(3)定期注射流感疫苗、肺炎菌苗;(4)改善患者营养状态;(5)加强体育锻炼;(6)中医治疗。

二级预防:(1)稳定期的管理目标:降低未来风险,减轻当前症状。(2)教育与管理。(3)药物治疗:支气管舒张剂、糖皮质激素、磷酸二酯酶抑制剂及其他祛痰药、抗生素等药物。(4)氧疗:鼻导管吸氧,氧流量为 1.0~2.0L/min,吸氧>15h/d。(5)康复护理:正确咳嗽、排痰,腹式呼吸和缩唇呼吸。(6)手术治疗。

三级预防:(1)确定急性加重期的原因及病情严重程度。(2)根据病情严重程度决定门诊或住院治疗。(3)支气管舒张药。(4)控制性吸氧。(5)抗生素。(6)糖皮质激素。

5.(1)注意保护关节;(2)避免关节受损伤;(3)控制体重,减轻关节负担;(4)关节和肌力训练:关节功能训练、肌力训练、晨僵护理、合适的锻炼时机和减少不合理的运动。

第十二章 社区常见慢性非传染性疾病患者的保健护理

一、单选题

1. C 2. B 3. B 4. D 5. C 6. A 7. B 8. C 9. D 10. A 11. D 12. A 13. B 14. A 15. B 16. A 17. A 18. A 19. D 20. A 21. B 22. C 23. B 24. C 25. C 26. D 27. B

二、问答题

1.慢性病自我管理是指用自我管理方法来控制慢性病,即在卫生保健专业人员的协助下,个人承担一些预防性或治疗性的卫生保健活动。

三个方面的任务:疾病的治疗管理;建立和保持在工作、家庭和朋友中的新角色;处理由疾病所带来的各种情绪。

2.代谢综合征是一组以肥胖、高血糖、血脂异常(三酸甘油酯偏高、高密度脂蛋白胆固醇偏低)以及高血压等聚集发病。

特点:

(1)代谢综合征的核心是胰岛素抵抗。

①对重要器官产生损害。

②启动一系列炎症反应。

③出现高凝状态。

(2)肥胖 肥胖是多种疾病的危险因素,引起血脂异常、高血压、2 型糖尿病、睡眠呼吸暂停、高尿酸血症、痛风等。

(3)血脂高 血脂异常作为脂质代谢障碍的表现,对健康的损害则主要在心血管系统,导致冠心病及其他动脉粥样硬化性疾病。

(4)高血压 高血压与高钠、低钾膳食、超重和肥胖、饮酒、遗传、精神紧张等因素有关。

3.非药物治疗主要指生活方式干预,即去除不利于身体和心理健康的行为和习惯。

(1)减少钠盐摄入,增加钾盐摄入 钠盐摄入量应少于 6g/d,尽可能减少烹调用盐,建议使用可定量的盐勺;减少味精、酱油等含钠盐的调味品用量;少食或不食含钠盐量较高的各类加工食品;增加蔬菜和水果的摄入量;肾功能良好者,使用含钾的烹调用盐。

(2)控制体重 成年人正常体质指数为 18.5—23.9kg/m²,在 24—27.9kg/m² 为超重,提示需要控制体重;BMI≥28kg/m² 为肥胖,应减重。成年人正常腰围<90/85cm(男/女),如腰围≥90/85cm(男/女),同样提示需控制体重,如腰围≥95/90cm(男/女),也应减重,最有效的减重措施是控制能量摄入和增加体力活动。在饮食方面要遵循平衡膳食的原则,控制高热量食物(高脂肪食物、含糖饮料及酒类等)的摄入,适当控制主食(碳水化合物)用量。在运动方面,规律的、中等强度的有氧运动是控制体重的有效方法。减重的速度因人而异,通常以每周减重 0.5~1kg 为宜。

(3)不吸烟 督促高血压患者戒烟,并鼓励患者寻求药物辅助戒烟(使用尼古丁替代品、安非他酮缓释片等),同时也应对戒烟成功者进行随访和监督,避免复吸。

(4)不过量饮酒 每日酒精摄入量男性不应超过 25g;女性不应超过 15g。不提倡高血压患者饮酒,如饮酒,则应少量。

（5）体育运动　建议每天应进行适当的 30min 左右的体力活动；而每周则应有 1 次以上的有氧体育锻炼。

（6）减轻精神压力，保持心理平衡　应帮助患者预防和缓解精神压力以及纠正和治疗病态心理，必要时建议患者寻求专业心理辅导或治疗。

4.（1）维持合理体重：超重/肥胖患者在 3～6 个月期间减少体重的目标是体重减轻 5％－10％。消瘦患者应通过均衡的营养计划恢复并长期维持理想体重。

（2）提供均衡营养的膳食。

（3）达到并维持理想的血糖水平，降低糖化血红蛋白水平。

（4）减少心血管疾病的危险因素，包括控制血脂异常和高血压。

（5）减轻胰岛素低抗，降低胰岛 β 细胞负荷。

5.（1）胰岛素或胰岛素促分泌剂不当：应从小剂量开始，逐渐增加剂量，谨慎的调整剂量。

（2）未按时进食，或进食过少：患者应定时定量进餐，如果进餐量减少应相应减少药物剂量，有可能误餐时应提前做好准备。

（3）运动量增加：运动前应增加额外的碳水化合物摄入。

（4）酒精摄入，尤其是空腹饮酒：酒精能直接导致低血糖，应避免酗酒和空腹饮酒。

（5）低血糖反复发生者：应调整糖尿病的治疗方案或适当调高血糖控制目标。

（6）使用胰岛素治疗的患者出现低血糖：应寻找原因，调整胰岛素治疗方案和用量。

（7）糖尿病患者应常规备用：碳水化合物类食品，出现低血糖时以方便及时食用。

6.是指危险因素存在，但疾病尚未发生或处于亚临床状态时，采取预防措施。

（1）戒烟　目标是完全戒烟并避免被动吸烟。每次随诊时询问吸烟情况，鼓励所有的吸烟患者戒烟，了解患者戒烟的意愿，采用咨询和制订戒烟计划等措施帮助患者戒烟。必要时可使用药物或参考专门的戒烟程序进行戒烟，并注意随访避免在家和工作场所被动吸烟。

（2）体重指数　通过适当的平衡体育锻炼、热量的摄入和正规的行为治疗以维持或达到 BMI 控制在 $18.5～24.9kg/m^2$。腰围的治疗目标是男＜40 英寸（约 102cm），女＜35 英寸（约 89cm）。强调每次就诊时应该评估体重指数（BMI）和腰围。

（3）控制血压　强调非药物治疗改善生活方式的同时建议初始的治疗药物以控制血压。

（4）降低血脂　冠心病患者应降低饮食中胆固醇和饱和脂肪酸的摄入，多进蔬菜、水果和谷物的摄入，增加 ω-3 脂肪酸的摄入（鱼或药物 1g/d），限制饮酒，适当体育运动，控制血脂的目标是 LDL-C＜100mg/dL，他汀类药物强化降脂治疗能有效降低冠心病及冠心病高危人群的心血管事件。

（5）糖尿病　糖尿病是冠心病的危险症，对 2 型糖尿病 HbA1c 的控制，要求 HbA1c 达到和接近正常范围，选择改变生活方式和药物来实现治疗目的。

7.脑卒中发病后能否及时送到医院进行救治，是能否达到最好救治效果的关键。

（1）脑卒中的识别　脑卒中常见的症状：①症状突然发生。②一侧肢体（伴或不伴面部）无力、笨拙、沉重或麻木。③一侧面部麻木或口角歪斜。④说话不清或理解语言困难。⑤双眼向一侧凝视。⑥一侧或双眼视力丧失或模糊。⑦视物旋转或平衡障碍。⑧既往少见的严重头痛、呕吐。⑨上述症状伴意识障碍或抽搐。

当有脑卒中危险因素（例如高血压、心脏病、糖尿病等）者突然出现上述表现时，高度怀疑脑卒中，应立即送往医院。或突然出现神志模糊或昏迷者也要意识到脑卒中的可能性，立即送往医院。

（2）脑卒中患者的运送

①发现可疑患者应尽快直接平稳送往急诊室或拨打急救电话由救护车运送。

②医疗机构需做出快速反应，对将到院的脑卒中患者给以相应处理。

（3）现场及救护车上的处理和急救　救护人员到达现场后应立即采集有关病史并进行简要评估。具体急救措施及相关处理：

①监测和维持生命体征。必要时吸氧、建立静脉通道及心电监护。

②保持呼吸道通畅,解开患者衣领,有假牙者应设法取出,必要时吸痰、清除口腔呕吐物或分泌物。

③昏迷患者应侧卧位。转运途中注意车速平稳,保护患者头部免受振动。

④对症处理,如高颅压、血压过高或过低、抽搐等的处理(详见第九章)。

⑤尽可能采集血液标本以便血常规、生化和凝血功能试验能在到达医院时立即进行。

⑥救护车上工作人员应提前通知急诊室,做好准备及时抢救。

8.早期征兆有:身体任何部位触及的硬结或不消的肿块;疣或黑痣有颜色加深、迅速增大、瘙痒、脱毛、溃烂或出血等改变;久治不愈的溃疡或持续性消化不良;吞咽食物有哽噎感、胸骨后不适、灼痛或食道有异物感;耳鸣、重听、外耳道出血或鼻塞、头痛、回缩涕带血;持续性声音嘶哑,刺激性干咳或痰中带血;原因不明的大便带血或黏液血便,无痛性血尿;经期不规则或大出血,经期外或绝经后不规则阴道出血;颈部肿块;原因不明的体重减轻或持续低热。

第十三章　社区康复护理

一、单选题

1.A　2.B　3.B　4.C　5.A　6.D　7.D　8.C　9.D　10.C　11.D　12.D　13.C

二、问答题

1.脑卒中患者的肢体运动功能障碍是由于上运动神经元受损,使运动系统失去其高位中枢的控制,从而使原始的、被抑制的、皮层以下中枢的运动反射释放,引起运动模式异常,表现为肌张力增高,甚至痉挛,肌群间协调紊乱,出现异常的反射活动,即共同运动、紧张性反射等脊髓水平的原始的运动形式。

2.当患者生命体征平稳,神经系统症状不再进展48h以后开始介入康复治疗。研究发现脑卒中发病后开始康复得越早,功能恢复越好。建议脑卒中患者尽早接受全面的康复治疗,康复训练强度要考虑到患者的体力、耐力和心肺功能情况,在条件许可的情况下,适当增加训练强度是有益的。在病情稳定后即可介入康复评价和康复护理措施,以期获得最佳的功能水平,减少并发症。

3.(1)早期康复　缺血性脑血管发病3天,出血性脑血管发病1周左右就可进行康复训练。良肢位的摆放:良肢位是指为防止或对抗痉挛姿势的出现。被动活动:病后第3~4d起患肢所有的关节(包括健侧肢体)都应做全范围的关节被动运动,每日2~3次。按摩

(2)软瘫期的康复:发病后的1~3周内,生命体征平稳后可在床上进行主动性躯干肌康复运动:翻身训练、桥式运动、坐位及坐位平衡训练。

(3)痉挛期的康复:一般持续3个月左右,控制痉挛和异常运动模式,促进分离运动的出现:抗痉挛训练、坐站转换及站立平衡训练、步行训练、上下楼梯训练。

第十四章　城乡居民健康档案管理

一、单选题

1.D　2.C　3.B　4.A　5.D　6.A　7.B　8.B　9.B　10.A　11.D　12.D

二、问答题

1.基本内容有:由个人基本信息和主要卫生服务记录两部分组成。个人基本信息包括:人口学信息、社会经济学信息、亲属信息、社会保障信息、基本健康信息、建档信息;主要卫生服务记录:儿童保健、妇女保健、疾病预防、疾病管理、医疗服务。

2.答题要点:(1)有较好的生活案例,叙述严谨。

(2)通过健康档案,分析、找出社区存在的健康问题。

(3)利用健康档案,发现、整合社区资源,动员社区参与。

(4)利用健康档案,汇总、分析健康问题,提出解决策略,促进政策出台,推动社区健康促进项目。

(5)利用健康档案信息,开展个人、家庭个性化的健康教育工作。

参考文献

1.林菊英.社区护理(第2版).北京:科学出版社,2001.

2.姚蕴伍.社区护理学(第2版).杭州:浙江大学出版社,2009.

3.尤黎明,吴瑛.内科护理学(第5版).北京:人民卫生出版社,2012.

4.陈灏珠,林果为,王吉耀(第14版).实用内科学.北京:人民卫生出版社,2013.

5.贾建平.中国痴呆与认知障碍诊治指南.北京:人民卫生出版社,2010.

6.陆再英,等.内科学(第7版).北京:人民卫生出版社,2008.

7.田金洲.中国痴呆诊疗指南.北京:人民卫生出版社,2012.

8.胡俊峰,侯培森.当代健康教育与健康促进.北京:人民卫生出版社,2005.

9.傅华.预防医学(第6版).北京:人民卫生出版社,2013.

10.凌文华.预防医学(第3版).北京:人民出版社,2012.

11.那彦群.2007版中国泌尿外科疾病诊断治疗指南.北京:人民卫生出版社,2007.

12.王菊吾,章冬瑛.社区康复护理技能(下册).杭州:浙江大学出版社,2008.

13.章冬瑛,陈雪萍.老年慢性病康复护理.杭州:浙江大学出版社,2009.

14.刑爱红.康复护理学.北京:人民军医出版社,2007.

15.罗彩凤.灾难护理学.南京:江苏科学技术出版社,2013.

16.于珺美.营养学基础.北京:科学出版社,2003.

17.黄承钰.医学营养学.北京:人民卫生出版社,2006.

18.李春玉.社区护理学.北京:北京大学医学出版社,2010.

19.化前珍.老年护理学(第2版).北京:人民卫生出版社,2006.

20.常春.健康教育与健康促进(第2版).北京:北京大学医学出版社,2010.

21.郑修霞.妇产科护理学(第5版).北京:人民卫生出版社,2012.

22.华嘉增.妇女保健新编.上海:复旦大学出版社,2001.

23.姚蕴伍.现代护理学新编.杭州:浙江大学出版社,2011.

24.舒剑萍.妇婴保健.北京:高等教育出版社,2005.

25.秦怀金,陈博文.国家基本公共卫生服务技术规范.北京:人民卫生出版社,2012.

26.杨周生.环境与人类健康.合肥:安徽师范大学出版社,2011.

27.石碧清.环境污染与人体健康:中国环境科学出版社,2007.

28.李忠泰.康复护理学.北京:人民卫生出版社,2004.

29.崔焱.儿科护理学(第5版).北京:人民卫生出版社,2012.

30.赵秋利.社区护理学(第2版).北京:人民卫生出版社,2006.

31.王思斌.社会学教程(第2版).北京大学出版社,2005.

32.薛延.骨质疏松症防治指南.北京:人民卫生出版社,2008.

33.詹思延.流行病学进展.北京:人民卫生出版社,2010(第12卷)

33.陈宜菲.我国水环境污染现状及其防治[J].黑龙江科技信息,2008(35).

34.高贵凡.饮用水二次污染问题分析与对策[J].环境与健康杂志,2013,30(3).

35.王锐刚.环境监测中水质指标间关系分析[J].能源环境保护杂志,2011,(6).

36.裴军.城市环境污染的现状、原因及对策建议[J].中国科技论坛杂志,2009,(2).

37.阚海东,黄薇,陈秉衡.中国城市大气污染和健康影响研究的回顾和展望[J].环境与健康展望杂志,2008,(03).

38.安树伟.近年来我国城市环境污染的趋势、危害与治理[J].城市发展研究杂志,2013(5).

39.罗光明.职业中毒所致呼吸系统损害的特点及其防治的再认识[J].职业与健康杂志,2012(22).

40.廖旭.环境、疾病与人口健康研究综述[J].经济生活文摘(下半月),2013(4).

41.伍晨.水质指数在水质综合评价中的应用研究进展[J].环境与健康杂志 2014,31(1).

42.吴俊,叶晓艳,曹玉广.饮用水中病毒消毒的研究进展[J].[期刊论文]—中国消毒学杂志,2010(3).

43.赵继芳.我国水资源污染的现状、原因及对策[J].科技创新与应用,2013(35).

44.甘萍浅析我国水资源污染状况及处理技术[J].江西化工,2006,(04):82—83.

45.王宝贞.优质饮用水的消毒方法[J].哈尔滨工业大学学报,2002,34(4).

46.沈霖,杨艳萍.国人原发性骨质疏松症诊断标准研究[J].中国中医骨伤科杂志,2003(02).

47.柳炳吉.放射性核素骨显像与骨密度测定法对骨质疏松诊断的相关性研究[D].青岛大学,2007.

48.佟丽,胡俊峰,侯培森.健康素质和健康素养[J].中国健康教育,2006,22(4):293.

49.易静,周燕荣,康军,等.我国全面建设小康社会的健康素质指标体系及标准研究[J]现代预防医学,2005,32(10):1289.

50.刘腊梅,周兰姝,吕伟波.我国老年家庭护理服务的利用情况及现状分析[J].护理研究[2],2007,8,21(8):1982—1984.

51.刘俊超,周育瑾,秦红。社区居家老人护理需求调查研究[J].中国医药导报,2011,8(17):167.

52.魏华伟,任梅芳.代谢综合征的干预进展[J].中华护理杂志,2005,40(10):760.

53.黄艾,许少英,陈秋荣,等.影响老年痴呆病人住院安全的因素及对策[J].全科护理,2009,7(3):695—696.

54.冯雪艳,房海英,孙静.行为症状对轻度认知功能障碍的护理难点与护理应对[J].护士进修杂志,2009,24(l2):1142—1144.

55.童宗斌家庭与家庭结构:概念、类型及其经验准则的反思[J].社会工作下半月(理论),2007(10):15.

56.王跃生.当代中国家庭结构变动分析[J].中国社会科学,2006(1).

57.徐汉明,顾瑜琦.结构式家庭治疗对精神分裂症患者家庭结构与功能的影响[J].医学与社会,2010(05).

58.吕欣.几种水处理方法对污水中病毒清除作用的评估[J].中国公共卫生,2004(11).

59.老年人高血压和高血压合并2型糖尿病50例的临床分析[J].中国社区医师(医学专业),2012,14(28).

60.卫生部.慢性阻塞性肺疾病诊疗规范(2011年版).中国医学前沿杂志(电子版),2012(01).

61.中华医学会骨质疏松和骨矿盐疾病分会,原发性骨质疏松症诊治指南,2011(3).

62.中国医师协会心血管内科医师分会.高血压合并2型糖尿病患者的血压控制专家指导意见(2013版).慢性病学杂志,2013,14(11).

63.中华医学会骨质疏松和骨矿盐疾病分会.原发性骨质疏松症诊治指南(2011年).中华骨质疏松和骨矿盐疾病杂志,2011—3(4—1).

64..中华医学会呼吸病学分会慢性阻塞性肺疾病学组.慢性阻塞性肺疾病诊治指南(2013年修订版).中华结核和呼吸杂志,2013—11—15.

65.《良性前列腺增生诊断治疗指南》解读:治疗篇《泌尿外科杂志(电子版)》,2011(04).

66.良性前列腺增生诊治的更新与发展.中国老年医学杂志 2009.7(28—7).

67. 卫生部. 国家标准化管理委员会. 生活饮用水卫生标准. 生活饮用水标准检验方法（合订本）中国标准出版社 GB5749－2006,2007(1).

68. 中华人民共和国国家卫生和计划生育委员会《全国慢性病预防控制工作规范（试行）》卫疾控发〔2011〕18 号 2011－04－12.

69. 中华人民共和国卫生部. 中国国家标准化管理委员会《中华人民共和国生活饮用水卫生标准》GB5749－2006,2006－12－29.

70. 中国高血压防治指南修订委员会,中国高血压防治指南 2010 年修订版(第三版).

71. 环境保护部文件 GB 3095—2012 环境空气质量标准.中国环境科学出版社环发[2012]11 号.

72.《中华人民共和国环境保护法》中国法制出版社 2014 年 4 月 24 日.

73. 第九届全国人民代表大会常务委员会. 中华人民共和国大气污染防治法. 北京:法律出版社,2000(4).

74. 全国人民代表大会常务委员会. 中华人民共和国水污染防治法. 北京:中国民主法制出版社,2008(6).

75. 国家卫生与计划生育委员会. 儿童保健指导技术规范. http://www. nhfpc. gov. cn/zhuzhan/wsbmgz/201304/23623f839ce64d0498e3d372115ecef8. shtml〔2013－04－15〕〔2014－01－28〕

76. 国家卫生与计划生育委员会. 儿童喂养与营养指导技术规范. http://www. nhfpc. gov. cn/zhuzhan/wsbmgz/201304/d8a8bd0cb3c242fe86a4804a8810e741. shtml〔2012－05－02〕〔2014－01－28〕

77. 国家卫生与计划生育委员会. 儿童心理保健技术规范.

http://www. nhfpc. gov. cn/zhuzhan/wsbmgz/201304/23623f839ce64d0498e3d372115ecef8. shtml〔2013－04－15〕〔2014－01－28〕

78. 国家卫生与计划生育委员会. 城乡居民健康档案基本数据集. http://www. nhfpc. gov. cn/zwgkzt/s9497/201108/52775. shtml〔2011－08－29〕〔2014－02－03〕

79. 国家卫生与计划生育委员会. 国家基本公共卫生服务规范(2011 年版).

http://www. nhfpc. gov. cn/zhuzhan/wsbmgz/201304/cb5978bb42814451a26e5c97dd855254. shtml〔2011－05－24〕〔2014－01－28〕

80. Davies M, Macdowall W. *Health Promotion Theory*. Open University Press 2006. ISBN 0335218377

81. . Macdowall W, Bonell C, Davies M. *Health Promotion Practice*. Open University Press 2006. ISBN 0335218407

81. Sandi Gordon. Parkinson's A personal story of acceptance ,Banden Publishing Company, Boston, MA ,1992

82. Rosamund M Bryar,Jane M Griffiths, Practice development in community Nursing London：A member of the Hodder Headline Group ,2003

83. Chris Brooker, Maggie Nicol , The practice of caring. Mosby An Imprint of Elsevier Science Edinburgh London New York,2003

84. Wiley－Blackwell Practice Development in Community Nursing：Principles and ProcessesJournal of Advanced Nursing, Volume 46, Number 6, June 2004, pp. 675－675(1)

85. Maggie Davies. Wendy Macdowal. Chris Bonnell Health Promotion Practice Open University Press 2006. 11

86. Jennie Naidoo BSc MSc PGDip PGCE、Jane Wills BA MA MSc PGCE Developing Practice for Public Health and Health Promotion Bailliere Tindall；3 2009. 2

87. Bruce G. Simons-Morton, Kenneth R. McLeroy. Monica L. Wendel Behavior Theory in Health Promotion Practice and Research Jones and Bartlett Publishers, Inc；1 2011. 11

88. Karen M. Stolte Wellness：Nursing Diagnosis for Health Promotion Lippincott Williams &. Wilkins；Spi 1995. 12